全国中医药行业高等教育"十四五"规划教材
全国高等中医药院校规划教材（第十一版）

方 剂 学

（新世纪第五版）

（供中医学、针灸推拿学、中西医临床医学、中药学等专业用）

主 编 李 冀 左铮云

中国中医药出版社
·北 京·

图书在版编目（CIP）数据

方剂学 / 李冀，左铮云主编 . —5 版 . —北京：
中国中医药出版社，2021.6（2024.9重印）
全国中医药行业高等教育"十四五"规划教材
ISBN 978-7-5132-6871-4

Ⅰ . ①方… Ⅱ . ①李… ②左… Ⅲ . ①方剂学—中医
学院—教材 Ⅳ . ① R289

中国版本图书馆 CIP 数据核字（2021）第 053498 号

融合出版数字化资源服务说明

全国中医药行业高等教育"十四五"规划教材为融合教材，各教材相关数字化资源（电子教材、PPT 课件、
视频、复习思考题等）在全国中医药行业教育云平台"医开讲"发布。

资源访问说明

扫描右方二维码下载"医开讲 APP"或到"医开讲网站"（网址：www.e-lesson.cn）注
册登录，输入封底"序列号"进行账号绑定后即可访问相关数字化资源（注意：序列号
只可绑定一个账号，为避免不必要的损失，请您刮开序列号立即进行账号绑定激活）。

资源下载说明

本书有配套 PPT 课件，供教师下载使用，请到"医开讲网站"（网址：www.e-lesson.cn）认证教师身份
后，搜索书名进入具体图书页面实现下载。

中国中医药出版社出版

北京经济技术开发区科创十三街 31 号院二区 8 号楼
邮政编码 100176
传真 010-64405721
保定市西城胶印有限公司印刷
各地新华书店经销

开本 889×1194 1/16 印张 21 字数 561 千字
2021 年 6 月第 5 版 2024 年 9 月第 6 次印刷
书号 ISBN 978-7-5132-6871-4

定价 79.00 元

网址 www.cptcm.com

服 务 热 线 010-64405510 微信服务号 zgzyycbs
购 书 热 线 010-89535836 微商城网址 https://kdt.im/LIdUGr
维 权 打 假 010-64405753 天猫旗舰店网址 https://zgzyycbs.tmall.com

如有印装质量问题请与本社出版部联系（010-64405510）

全国中医药行业高等教育"十四五"规划教材
全国高等中医药院校规划教材（第十一版）

《方剂学》
编委会

主　编
李　冀（黑龙江中医药大学）　　　　左铮云（江西中医药大学）

副主编（以姓氏笔画为序）

于　洋（广州中医药大学）　　　　　许二平（河南中医药大学）

杨　桢（北京中医药大学）　　　　　沈　涛（成都中医药大学）

张　晗（天津中医药大学）　　　　　范　颖（辽宁中医药大学）

季旭明（浙江中医药大学）

编　委（以姓氏笔画为序）

于　斌（济宁医学院）　　　　　　　王　蕾（首都医科大学）

王均宁（山东中医药大学）　　　　　王迎寒（承德医学院）

王雨穋（上海中医药大学）　　　　　王虎平（甘肃中医药大学）

文　磊（厦门大学）　　　　　　　　方向明（安徽中医药大学）

龙一梅（宁夏医科大学）　　　　　　付　强（黑龙江中医药大学）

冯玉华（山西中医药大学）　　　　　朱慧渊（陕西中医药大学）

刘春慧（内蒙古医科大学）　　　　　刘蔚雯（福建中医药大学）

李　铭（昆明医科大学）　　　　　　李恩庆（暨南大学）

杨力强（广西中医药大学）　　　　　吴喜利（西安交通大学）

张卫华（南京中医药大学）　　　　　张文风（长春中医药大学）

张智华（湖北中医药大学）　　　　　武密山（河北中医学院）

罗成宇（湖南中医药大学）　　　　　周　静（贵州中医药大学）

胡　浩（新疆医科大学）　　　　　　宫健伟（滨州医学院）

姚　娓（大连医科大学）　　　　　　姚凤云（江西中医药大学）

秦　竹（云南中医药大学）　　　　　袁立霞（南方医科大学）

韩　彬（广东药科大学）　　　　　　戴水平（海南医学院）

全国中医药行业高等教育"十四五"规划教材
全国高等中医药院校规划教材（第十一版）

专家指导委员会

匡海学（黑龙江中医药大学教授、教育部高等学校中药学类专业教学指导委员会主任委员）

吕志平（南方医科大学教授、全国名中医）

吕晓东（辽宁中医药大学党委书记）

朱卫丰（江西中医药大学校长）

朱兆云（云南中医药大学教授、中国工程院院士）

刘　良（广州中医药大学教授、中国工程院院士）

刘松林（湖北中医药大学校长）

刘叔文（南方医科大学副校长）

刘清泉（首都医科大学附属北京中医医院院长）

李可建（山东中医药大学校长）

李灿东（福建中医药大学校长）

杨　柱（贵州中医药大学党委书记）

杨晓航（陕西中医药大学校长）

肖　伟（南京中医药大学教授、中国工程院院士）

吴以岭（河北中医药大学名誉校长、中国工程院院士）

余曙光（成都中医药大学校长）

谷晓红（北京中医药大学教授、教育部高等学校中医学类专业教学指导委员会主任委员）

冷向阳（长春中医药大学校长）

张忠德（广东省中医院院长）

陆付耳（华中科技大学同济医学院教授）

阿吉艾克拜尔·艾萨（新疆医科大学校长）

陈　忠（浙江中医药大学校长）

陈凯先（中国科学院上海药物研究所研究员、中国科学院院士）

陈香美（解放军总医院教授、中国工程院院士）

易刚强（湖南中医药大学校长）

季　光（上海中医药大学校长）

周建军（重庆中医药学院院长）

赵继荣（甘肃中医药大学校长）

郝慧琴（山西中医药大学党委书记）

胡　刚（江苏省政协副主席、南京中医药大学教授）

侯卫伟（中国中医药出版社有限公司董事长）

姚　春（广西中医药大学校长）

徐安龙（北京中医药大学校长、教育部高等学校中西医结合类专业教学指导委员会主任委员）

高秀梅（天津中医药大学校长）

高维娟（河北中医药大学校长）

郭宏伟（黑龙江中医药大学校长）

唐志书（中国中医科学院副院长、研究生院院长）

彭代银（安徽中医药大学校长）

董竞成（复旦大学中西医结合研究院院长）

韩晶岩（北京大学医学部基础医学院中西医结合教研室主任）

程海波（南京中医药大学校长）

鲁海文（内蒙古医科大学副校长）

翟理祥（广东药科大学校长）

秘书长（兼）

陆建伟（国家中医药管理局人事教育司司长）

侯卫伟（中国中医药出版社有限公司董事长）

办公室主任

周景玉（国家中医药管理局人事教育司副司长）

李秀明（中国中医药出版社有限公司总编辑）

办公室成员

陈令轩（国家中医药管理局人事教育司综合协调处处长）

李占永（中国中医药出版社有限公司副总编辑）

张峘宇（中国中医药出版社有限公司副总经理）

芮立新（中国中医药出版社有限公司副总编辑）

沈承玲（中国中医药出版社有限公司教材中心主任）

编审专家组

全国中医药行业高等教育"十四五"规划教材
全国高等中医药院校规划教材（第十一版）

组　长

余艳红（国家卫生健康委员会党组成员，国家中医药管理局党组书记、局长）

副组长

张伯礼（天津中医药大学教授、中国工程院院士、国医大师）

秦怀金（国家中医药管理局副局长、党组成员）

组　员

陆建伟（国家中医药管理局人事教育司司长）

严世芸（上海中医药大学教授、国医大师）

吴勉华（南京中医药大学教授）

匡海学（黑龙江中医药大学教授）

刘红宁（江西中医药大学教授）

翟双庆（北京中医药大学教授）

胡鸿毅（上海中医药大学教授）

余曙光（成都中医药大学教授）

周桂桐（天津中医药大学教授）

石　岩（辽宁中医药大学教授）

黄必胜（湖北中医药大学教授）

前　言

　　为全面贯彻《中共中央 国务院关于促进中医药传承创新发展的意见》和全国中医药大会精神，落实《国务院办公厅关于加快医学教育创新发展的指导意见》《教育部 国家卫生健康委 国家中医药管理局关于深化医教协同进一步推动中医药教育改革与高质量发展的实施意见》，紧密对接新医科建设对中医药教育改革的新要求和中医药传承创新发展对人才培养的新需求，国家中医药管理局教材办公室（以下简称"教材办"）、中国中医药出版社在国家中医药管理局领导下，在教育部高等学校中医学类、中药学类、中西医结合类专业教学指导委员会及全国中医药行业高等教育规划教材专家指导委员会指导下，对全国中医药行业高等教育"十三五"规划教材进行综合评价，研究制定《全国中医药行业高等教育"十四五"规划教材建设方案》，并全面组织实施。鉴于全国中医药行业主管部门主持编写的全国高等中医药院校规划教材目前已出版十版，为体现其系统性和传承性，本套教材称为第十一版。

　　本套教材建设，坚持问题导向、目标导向、需求导向，结合"十三五"规划教材综合评价中发现的问题和收集的意见建议，对教材建设知识体系、结构安排等进行系统整体优化，进一步加强顶层设计和组织管理，坚持立德树人根本任务，力求构建适应中医药教育教学改革需求的教材体系，更好地服务院校人才培养和学科专业建设，促进中医药教育创新发展。

　　本套教材建设过程中，教材办聘请中医学、中药学、针灸推拿学三个专业的权威专家组成编审专家组，参与主编确定，提出指导意见，审查编写质量。特别是对核心示范教材建设加强了组织管理，成立了专门评价专家组，全程指导教材建设，确保教材质量。

　　本套教材具有以下特点：

　　1.坚持立德树人，融入课程思政内容

　　将党的二十大精神进教材，把立德树人贯穿教材建设全过程、各方面，体现课程思政建设新要求，发挥中医药文化育人优势，促进中医药人文教育与专业教育有机融合，指导学生树立正确世界观、人生观、价值观，帮助学生立大志、明大德、成大才、担大任，坚定信念信心，努力成为堪当民族复兴重任的时代新人。

　　2.优化知识结构，强化中医思维培养

　　在"十三五"规划教材知识架构基础上，进一步整合优化学科知识结构体系，减少不同学科教材间相同知识内容交叉重复，增强教材知识结构的系统性、完整性。强化中医思维培养，突出中医思维在教材编写中的主导作用，注重中医经典内容编写，在《内经》《伤寒论》等经典课程中更加突出重点，同时更加强化经典与临床的融合，增强中医经典的临床运用，帮助学生筑牢中医经典基础，逐步形成中医思维。

3.突出"三基五性"，注重内容严谨准确

坚持"以本为本"，更加突出教材的"三基五性"，即基本知识、基本理论、基本技能，思想性、科学性、先进性、启发性、适用性。注重名词术语统一，概念准确，表述科学严谨，知识点结合完备，内容精炼完整。教材编写综合考虑学科的分化、交叉，既充分体现不同学科自身特点，又注意各学科之间的有机衔接；注重理论与临床实践结合，与医师规范化培训、医师资格考试接轨。

4.强化精品意识，建设行业示范教材

遴选行业权威专家，吸纳一线优秀教师，组建经验丰富、专业精湛、治学严谨、作风扎实的高水平编写团队，将精品意识和质量意识贯穿教材建设始终，严格编审把关，确保教材编写质量。特别是对 32 门核心示范教材建设，更加强调知识体系架构建设，紧密结合国家精品课程、一流学科、一流专业建设，提高编写标准和要求，着力推出一批高质量的核心示范教材。

5.加强数字化建设，丰富拓展教材内容

为适应新型出版业态，充分借助现代信息技术，在纸质教材基础上，强化数字化教材开发建设，对全国中医药行业教育云平台"医开讲"进行了升级改造，融入了更多更实用的数字化教学素材，如精品视频、复习思考题、AR/VR 等，对纸质教材内容进行拓展和延伸，更好地服务教师线上教学和学生线下自主学习，满足中医药教育教学需要。

本套教材的建设，凝聚了全国中医药行业高等教育工作者的集体智慧，体现了中医药行业齐心协力、求真务实、精益求精的工作作风，谨此向有关单位和个人致以衷心的感谢！

尽管所有组织者与编写者竭尽心智，精益求精，本套教材仍有进一步提升空间，敬请广大师生提出宝贵意见和建议，以便不断修订完善。

国家中医药管理局教材办公室

中国中医药出版社有限公司

2023 年 6 月

编写说明

　　方剂学是中医药院校各专业必修的基础课程。本书对选收之基础方、代表方及常用方，以辨证论治思想为核心分析证治机理，以"药力"为依据阐述组方及配伍原理，以中医学的逻辑思维方式详释方解。全书注重传承前人组方之精华，立足不违中医本源之"守正创新"，重基础而不离实践，重经典而精于权变，重配伍而不离方证，重实效而不忘思辨，方精而条理清晰，义简而不失深刻，由点及面，从医悟道，希冀学生掌握、领悟方剂的组方原理、配伍意义等理论知识，培养其分析、运用方剂及临证组方的能力。强调临证遣方之时，需根据病证之变化进行药物之加减化裁，以合病证变化之需，实现临证治疗之"个体化"主旨，即"方之用，变也"。

　　本教材除绪言外，分为上、下两篇。上篇总论，重点介绍方剂的起源与发展、方剂与治法、方剂的分类、方剂的剂型、方剂的煎服法、方剂的组方原则与变化等基本理论与基础知识，并附古今用药度量衡简释。下篇各论，依据以法统方的原则，按功用将方剂分为解表剂、泻下剂、和解剂、清热剂、祛暑剂、温里剂、表里双解剂、补益剂、固涩剂、安神剂、开窍剂、理气剂、理血剂、治风剂、治燥剂、祛湿剂、祛痰剂、消食剂、驱虫剂、涌吐剂、治痈疡剂等21章，共选正方235首，附方216首。书后附有方名索引和主要参考书目。今方剂之数，不知凡几，存世之方，无良莠之别。经方之传世，不因仲景所载，而为理明法简，用之效著。教材所列举寥寥之方剂，唯以典型，以助学生领悟方剂之精妙。恰如星星之火，做燎原之势。所谓"方无至方，方以效论"。虽方无至方，然方有至效，"至"以"效"为本，"效"以"变"为基。

　　各论每章首冠概述，简述本章方剂的概念、适应证及分类、使用注意事项等。每首正方方名下列出处、组成、用法、功用、主治、证治机理、方解、运用、附方、鉴别、方论选录、医案举例、方歌等项。其中，组成保留原书剂量，括弧内为当今常用参考剂量。方剂组成中的中药名与原书保持一致，方解及鉴别等项中的中药名按临床常用名称进行规范。每章均附复习思考题。

　　本教材方解中未以君臣佐使一法尽释诸方，亦根据制方者所据之法而融入药力组方之法；对每首正方方解中所凝练之方剂配伍特点，谨守治法，兼顾药性、脏腑，力求言简意赅。

　　本教材绪言、上篇、下篇第三章由李冀编写；下篇第一章第一、二节由沈涛编写；第一章第三节由李恩庆编写；第二章第一、二节由许二平编写；第二章第三、四、五节由袁立霞编写；第四章第一、二、三节由张智华编写；第四章第四节由文磊编写；第四章第五、六节由季旭明编写；第五章由左铮云编写；第六章第一、二节由张晗编写；第六章第三节由刘春慧编写；第七章第一、二节由付强编写；第七章第三节由周静编写；第八章第一节由龙一梅编写；第八章第二、三、四节由杨桢编写；第八章第五节由王蕾编写；第八章第六节由王虎平编写；第九章由于洋编写；第十章第一节由于斌编写；第十章第二节由王雨穰编写；第十章第三节由吴喜利编写；第十一章由姚凤云编写；第十二章第一节由王均宁编写；第十二章第二节由方向明编写；第十三章第一节由杨力强编写；第十三章第二节由罗成宇编写；第十四章第一节由刘蔚雯编写；第十四章第二节由朱慧渊编写；第十五章由武密山编写；第十六章第一、二、三节由张卫华编写；第十六章第四节由宫健伟编写；第十六章第五、六节由张文风编写；第十七章第一、二、三节由范颖编写；第十七章第四节由姚娓编写；第十七章第五节由韩彬编写；第十八章第一节由胡浩编写；第十八章第二节由王迎寒编写；第十九章由冯玉华编写；第二十章由戴水平编写；第二十一章第一节由秦竹编写；第二十一章第二、三节由李铭编写。统稿由李冀完成。本教材融入了课程思政教学内容，同时附有融合出版数字化资源。本教材的数字化工作由李冀、左铮云、于洋、付强负责，全体数字化资源编创委员会成员参与。

为进一步提高本教材的质量，希望各中医药院校教师及广大读者提出宝贵意见，以便再版时修订。

《方剂学》编委会
2021 年 5 月

扫一扫，查阅
本书数字资源

绪　言

　　方剂，是在辨证审因、确定治法后，依据组方理论，选择适宜的药物，明确用量，并酌定剂型、用法而成的药物配伍组合。"方剂"一词，首见于唐·姚思廉所著之《梁书·陆襄传》，其云："襄母卒病心痛，医方须三升粟浆……忽有老人诣门货浆，量如方剂。"方，即医方、药方、处方。汉·王充著《论衡·定贤》云："譬医之治病也……方施而药行。"《庄子·逍遥游》云："宋人有善为不龟手之药者……客闻之，请买其方百金。"方，又有规矩之意。《周礼·考工记》云："圆者中规，方者中矩。"《孟子·离娄上》云："不以规矩，不能成方圆。"剂，古与"齐"通，即整齐之意，又作"调和"解。《汉书·艺文志·方技略》云："调百药齐，和之所宜。"简言之，方剂即依据组方理论配伍而成之药物组合。

　　方剂学是研究治法与方剂组方原理、配伍规律（特点）及其临证运用的一门学科。方剂学的教学任务是通过讲授一定数量的方剂，引导学生掌握组方原理与配伍法则，培养学生分析、运用方剂，以及据证求"变"的组方能力。

　　学习方剂学的目的，是通过对一定数量的基础方、代表方及常用方的研习，领悟前贤配伍组方之要旨，并能根据临证之需，圆机活法地掌握方剂变化之精妙，即所谓"医之道，悟也；方之用，变也"。学习方剂学，首先要有扎实的中药学知识；其次要具备中医基础理论和中医诊断学等相关学科知识；第三，要掌握一定数量的方剂，并背诵方歌；第四，对组成、功用、主治相近似的方剂，要加以比较鉴别，从中掌握其配伍特点与变化。如此，才能熟练地据证选方、变化成方和创制新方。

上篇
总 论

扫一扫，查阅本章数字资源，含 PPT、音视频、图片等

原始社会时期，我们的祖先就在生活实践中逐渐发现了药物。最初只是用单味药治病，经过长期的经验积累，认识到对于多数病证而言，几味药配合应用的疗效优于单味药，于是便逐渐形成了方剂。晋·皇甫谧在《针灸甲乙经·序》中云："伊尹以亚圣之才，撰用神农本草以为汤液。"后世多以此为方剂之始萌。

现存最早记载方剂的医书是 1973 年长沙马王堆汉墓中出土的《五十二病方》。该书原无书名，因其将所载之 283 首方剂分列于五十二类疾病之下，且有"凡五十二（病）"的字样，故名其为《五十二病方》。从其内容和字义分析，该书成书年代似早于《黄帝内经》和《神农本草经》。

《黄帝内经》约成书于春秋战国时期，是现存医籍中最早的中医药理论经典著作。全书虽只载 13 首方剂，但在剂型上已有汤、丸、散、丹、膏、酒之分，并总结出辨证、治法与组方原则、组方体例等相关理论，为方剂学的形成和发展奠定了理论基础。

《汉书·艺文志》曾记载"经方十一家"，其中有《五脏六腑痹十二病方》《五脏六腑疝十六病方》《五脏六腑瘅十二病方》《风寒热十六病方》《秦始皇帝扁鹊俞拊方》《五脏伤中十一病方》《客疾五脏癫狂病方》《金疮瘈疭方》《妇人婴儿方》《汤液经法》《神农黄帝食禁》等。这些方书现虽已亡佚，但在汉代曾广泛流传。

东汉·张仲景著《伤寒杂病论》（约成书于公元 205 年），后经晋·王叔和整理编次，宋·林亿等校正刊印，分为《伤寒论》与《金匮要略》。全书创造性地融理、法、方、药于一体，系统论述了外感与内伤的病因、病机、病证、诊治、方剂，前者载方 113 首，后者载方 262 首，去其重者，共载方 314 首。其中绝大多数方剂配伍严谨，用药精当，疗效卓著，被后世誉为"方书之祖"（《伤寒论集注》），其所载方剂被称为"经方"。

东晋·葛洪著《肘后备急方》（约成书于公元 3 世纪末），书中所辑之方，多为价廉、易得、简便、有效的单方、验方，反映了晋以前的医药成就和民间疗法水平。东晋·陈延之所撰《小品方》，亦是晋代的一部重要方书，全书理、法、方、药俱备，对临床确有指导意义，但原书已于北宋末年亡佚，现有后人辑校本刊行。由晋末刘涓子所传，南齐·龚庆宣整理而成的《刘涓子鬼遗方》（约成书于公元 483 年），总结了晋以前外科方面的经验和成就，颇切临床实际应用，是中国现存最早的外科专著，对后世用于治疗金疮、痈疽、疥癣、烫火伤等外科疾病的方剂的发展有很大影响。

唐·孙思邈编撰《备急千金要方》（成书于公元 652 年），孙氏在序中云："人命至重，有贵千金；一方济之，德逾于此。"故以"千金"名之。全书共 30 卷，凡 232 门，合方、论 5300 余首。孙氏尤其注重医德，"若有疾厄来求救者，不得问其贵贱贫富，长幼妍媸，怨亲善友，华夷

愚智，普同一等，皆如至亲之想，亦不得瞻前顾后，自虑吉凶……一心赴救"。公元 682 年，孙氏鉴于《备急千金要方》有诸多遗漏，"犹恐岱山临目，必昧秋毫之端，雷霆在耳，或遗玉石之响"，又撰《千金翼方》以辅之。全书共 30 卷，包括妇人、伤寒、小儿、养性、补益、杂病、疮痈、针灸等，凡 189 门，合方、论、法 2900 余首。唐代另一著名方书《外台秘要》是王焘取其数十年搜集且视为"秘密枢要"的医方编著而成（撰于公元 752 年），全书共 40 卷，论述内、外、妇、儿、五官各科病证，收载医方 6800 余首。该书保存了《深师》《集验》《小品方》等众多方书的部分内容，是研究唐以前医学成就的重要文献。

　　宋代王怀隐等编著的《太平圣惠方》是中国历史上由政府组织编写的第一部方书（成书于公元 992 年）。全书共 100 卷，分 1670 门，载方 16834 首。本书是宋以前各家验方及医论的汇编，既继承了前代医学成就，又总结了当代医学经验，是一部临床实用的方书。《圣济总录》是继《太平圣惠方》之后，由政府组织编写的又一方书巨著（成书于公元 1117 年）。全书共 200 卷，载方近 20000 首，系征集当时民间及医家所献医方和"内府"所藏秘方，经整理汇编而成。《太平惠民和剂局方》是宋代官府药局——和剂局的成药配本（初刊于公元 1078—1085 年），载方 297 首。至大观年间（公元 1107—1110 年），经当时名医陈承、裴宗元、陈师文等校正，内容有所增订。至淳祐年间（公元 1241—1252 年），历经 160 余年的多次重修，增补至 788 首方剂。这是中国历史上第一部由政府编制颁行的成药药典，其中许多方剂至今仍在临床中广泛应用。此外，宋代尚有诸多著名方书，如钱乙所著之《小儿药证直诀》（成书于公元 1119 年）、王贶所著之《全生指迷方》（成书于公元 1125 年）、许叔微所著之《普济本事方》（约刊于公元 1132 年）、陈言所著之《三因极一病证方论》（成书于公元 1174 年）、王璆所著之《是斋百一选方》（刊于公元 1196 年）、陈自明所著之《妇人大全良方》（成书于公元 1237 年）、严用和所著之《济生方》（成书于公元 1253 年）等。

　　金元时期，成无己著《伤寒明理药方论》（成书于公元 1156 年），是历史上首次依据君臣佐使理论剖析组方原理的专著，虽然只分析了《伤寒论》中的 20 首方剂，但开方论之先河，使方剂学组方理论得到了新的提升。张元素著《医学启源》（刊于公元 1186 年），全书共 3 卷，其善于化裁古方，自制新方，师古而不泥古。刘完素著《黄帝素问宣明论方》（简称《宣明论方》，刊于公元 1172 年）及《素问玄机原病式》《素问病机气宜保命集》（均刊于公元 1186 年），提出"六气皆从火化"，倡导辛凉解表和泻热养阴为治疗热病的治则，充分体现了偏重寒凉的治疗大法，后世称为"寒凉派"。张从正著《儒门事亲》（刊于公元 1228 年），全书共 15 卷，详细记述汗、吐、下三法的应用，主张"治病应着重在祛邪，邪去则正安，不可畏攻而养病"，因其用药偏攻慎补，自成"攻下派"。李杲著《内外伤辨惑论》（刊于公元 1247 年）《脾胃论》（刊于公元 1249 年）等，重点论述了由于饮食劳倦所致的脾胃疾病，强调"人以胃气为本"及"内伤脾胃，百病由生"，主张补脾胃、升阳气等，被后世称为"补土派"。朱震亨著《格致余论》（刊于公元 1347 年）、《丹溪心法》（刊于公元 1381 年），主要论述"阳常有余，阴常不足"之说，独重滋阴降火，故后人称为"滋阴派"。

　　迨至明代，朱橚编纂《普济方》（刊于公元 1406 年），全书共 426 卷，载方 61739 首，是中国现存古医籍中载方量最多的方书。李时珍著《本草纲目》（刊于公元 1578 年），为本草学之大成，亦附方 11096 首。此间，阐发方剂组方原理的专著亦不断问世。赵以德著《金匮要略方论衍义》（刊于公元 1368 年），对《金匮要略》方剂进行了较为深入的分析。许宏著《金镜内台方议》（约撰于公元 1422 年），对《伤寒论》113 方均详为释义，是继《伤寒明理药方论》之后的又一方论专著。吴崑著《医方考》（成书于公元 1584 年），选历代良方 700 余首，按病证分为 44 类，每类集同类方若干首，"考其方药，考其见证，考其名义，考其事迹，考其变通，考其得失，考其所以然之故"，是较有影响力的方剂学专著。张介宾著《景岳全书》（刊于公元 1624 年），其中"古方八阵"收录历代方剂 1516 首，而"新方八阵"则收载张氏自制方剂 186 首。"八阵"对方剂以功用分类影响颇深。施沛著《祖剂》（成书于公元 1640 年），收载主方 70 余首、附方 700 余首，以仲景方为祖，将后世方剂同类相附，推衍每类方剂之组方源流，对后世方剂按主方分类及相关学术研究影响重大。

清代，温病学派崛起。叶天士著《温热论》（刊于公元 1746 年），分析了温邪的传变规律，创立了卫、气、营、血的辨证体系。杨璿著《伤寒温疫条辨》（刊于公元 1784 年），全书共 6 卷，详细辨析伤寒与温病，分列脉证与治法，载方 180 首，附方 34 首。余霖著《疫疹一得》（撰于公元 1794 年），虽只有 2 卷，但对疫疹的治疗研究颇具独到之处。吴鞠通著《温病条辨》（撰于公元 1798 年），创立了三焦辨证，全书共 6 卷，载方 198 首，外附 3 方。此间，尚有许多阐发方剂理论的专著相继问世。如罗美著《古今名医方论》（刊于公元 1675 年），选辑历代名方 150 余首，方论 200 余则，既详述其药性配伍，又对类似方加以鉴别比较。汪昂著《医方集解》（刊于公元 1682 年），选录临床常用方剂，"正方三百有奇，附方之数过之"，按功用分类为 21 门（另附救急良方），每方均说明组成、主治、方义及附方加减等，颇具实用价值。因其内容较多，汪氏又著《汤头歌诀》（刊于公元 1694 年），以功用分类为纲，将临证常用之 300 余首方剂以七言歌诀形式编纂，对后世影响颇深。王子接著《绛雪园古方选注》（刊于公元 1732 年），全书共 3 卷，载方 345 首。上卷以祖方归类，独明仲景 113 方；中、下二卷分科列方，方后均附以注言。张秉成著《成方便读》（刊于公元 1904 年），全书共 4 卷，汇集古今成方 290 余首，编成歌诀并加以方义注释。

历代方书和方论专著，极大地丰富了方剂学之内涵，使其逐步成为一门具有完善理论体系的学科。近年来，随着中医药高等教育的发展，系统的方剂学教材和专著相继出版，不断丰富和完善着方剂学之理论体系。同时，现代科学技术与方法被广泛应用于方剂学的研究领域，为方剂学增添了时代色彩。

第二章
方剂与治法

第一节　方剂与治法的关系

　　方剂与治法皆为中医学理、法、方、药体系的重要组成部分。治法是在审明病因、辨清证候的基础上所制定的治疗方法。方剂则是在治法的指导下，按照组方理论配伍而成的药物组合，即"法随证立""方从法出"。如患者症见恶寒发热，头痛身痛，无汗而喘，舌苔薄白，脉浮而紧，辨证属风寒表证，根据"治寒以热"的治疗原则，确立"其在皮者，汗而发之"的辛温发汗解表法，选择相应的药物，组成辛温解表之方（麻黄汤等），使汗出表解，邪去人安。概而言之，治法是用方或组方的依据，方剂是体现治法的主要手段。方与法二者之间是相互依存，密不可分的。

第二节　常用治法

　　《黄帝内经》中有关治法的记载较丰富。如《素问·阴阳应象大论》云："形不足者，温之以气；精不足者，补之以味。其高者，因而越之；其下者，引而竭之；中满者，泻之于内。其有邪者，渍形以为汗；其在皮者，汗而发之。"《素问·至真要大论》云："寒者热之，热者寒之，微者逆之，甚者从之，坚者削之，客者除之，劳者温之，结者散之，留者攻之，燥者濡之，急者缓之，散者收之，损者温之，逸者行之，惊者平之，上之下之，摩之浴之，薄之劫之，开之发之，适事为故。"《黄帝内经》奠定了中医学治法理论基础，后世医家依据个人临床经验对《黄帝内经》治法理论不断发展完善，创制了众多治法理论，其中以清·程钟龄提出的"八法"理论最具代表性和概括性。程钟龄《医学心悟·医门八法》云："论病之原，以内伤、外感四字括之。论病之情，则以寒、热、虚、实、表、里、阴、阳八字统之。而论治病之方，则又以汗、和、下、消、吐、清、温、补八法尽之。"

　　1.汗法　是通过开泄腠理、调畅营卫、宣发肺气等方法，使在表的六淫之邪随汗而解的一类治法。凡外感表证、疹出不透、疮疡初起，以及水肿、泄泻、咳嗽、疟疾而见恶寒发热、头痛身疼等表证，均可用汗法治疗。然病情有寒热，邪气有兼夹，体质有强弱，故汗法有辛温、辛凉之别，且常与补法、下法、消法、温法、清法等合用。

　　2.吐法　是通过涌吐的方法，使停留在咽喉、胸膈、胃脘的痰涎、宿食、有毒物质等从口中吐出的一种治法。吐法主要适用于中风痰壅、宿食壅阻胃脘、毒物尚在胃中、痰涎壅盛之癫狂与喉痹、干霍乱吐泻不得等，属于病情急迫又急需吐出之证。因吐法易伤胃气，故体虚气弱、妇人新产、孕妇等均应慎用。

3. 下法 是通过荡涤肠胃、通泄大便的方法，使停留于肠胃的有形积滞从下窍排出的一种治法。下法适用于燥屎内结、冷积不化、瘀血内停、宿食不消、结痰停饮、虫积等病证。由于积滞有寒热，正气有盛衰，故下法又分为寒下、温下、润下、逐水、攻补兼施等法。临床依据病情需要，下法也可与汗法、消法、补法、清法、温法等其他治法配合运用。

4. 和法 是通过和解或调和的方法，使半表半里之邪，或脏腑、阴阳、表里失和之证得以解除的一种治法。其中，和解法，也称为和解少阳法，主要适用于半表半里的少阳证。《伤寒明理药方论》卷四云："伤寒邪气在表者，必渍形以为汗；邪气在里者，必荡涤以为利；其于不内不外，半表半里，既非发汗之所宜，又非吐下之所对，是当和解则可矣。"至于调和法，其概念内涵比较广泛，戴天章《广温疫论》云："寒热并用之谓和，补泻合剂之谓和，表里双解之谓和，平其亢厉之谓和。"凡邪在少阳、邪在募原、肝脾不和、肠寒胃热、气血失和、营卫失和、表里同病等均可使用和法治疗。

5. 清法 是通过清热、泻火、凉血、解毒等方法，以解除在里之热邪的一种治法。适用于热证、火证、热毒证及虚热证等。热邪在里，既有在气分、营分、血分之别，又有热壅成毒、脏腑蕴热及虚热之不同，因而清法又常分为清气分热、清营凉血、清热解毒、气血两清、清脏腑热、清虚热、清热祛暑等法。由于热邪容易耗气伤津，也易形成里热结实，因此清法有时需要与补法、下法等配合应用。

6. 温法 是通过温散里寒的方法，使在里的寒邪得以消散的一种治法。适用于寒邪在里之里寒证。里寒证，或因寒邪直中于里而成；或因失治误治或过食寒凉，损伤阳气而成；或因素体阳气虚弱，寒从内生而成。在里之寒邪，又有在脏、在腑、在经络之不同，故温法又多分为温中祛寒、回阳救逆、温经散寒等。由于寒邪在里往往损伤阳气，使里寒与阳虚并存，所以温法又常与补法配合运用。

7. 消法 是通过消食导滞、行气活血、化痰利水、驱虫等方法，使气、血、痰、食、水、虫等有形之邪渐消缓散的一种治法。适用于饮食停滞、气滞血瘀、癥瘕积聚、水湿内停、痰饮不化、疳积虫积等病证。消法与下法均可治疗有形实邪，但在适应病证上有所不同。下法所治病证，大抵病势急迫，形证俱实，邪在肠胃，必须速除，且可从下窍而出者；消法所治病证，主要是邪在脏腑、经络、肌肉之间渐积而成，且多虚实夹杂，尤其是气血积聚而成之癥瘕痞块、痰核瘰疬等，难以迅即消除，必须渐消缓散。消法常与补法、下法、温法、清法等合用。

8. 补法 是通过滋养补益的方法，以恢复人体正气，治疗各种虚证的一种治法。由于虚证有气虚、血虚、阴虚、阳虚及脏腑虚损之分，故补法又有补气、补血、气血双补、补阴、补阳、阴阳并补，以及补心、补肝、补肺、补脾、补肾等。此外，因虚证有缓急寒热之别，脏腑有五行相生之理，尚有峻补、缓补、温补、清补及"虚则补其母"等法。补法一般是在无外邪时使用，但若邪气壅盛而又兼有正气亏虚，正虚无力祛邪时，则补法亦可与汗法、下法、消法等配合使用。

临证中，病情复杂多端，常需数法合用，即所谓"一法之中，八法备焉；八法之中，百法备焉"（《医学心悟》）。

第三章
方剂的分类

方剂分类方法是随着方剂学科的发展而不断发展完善的。纵观历代方剂学文献，有以病证为纲分类者，有以病因为纲分类者，有以脏腑为纲分类者，有以组成为纲分类者，有以治法（功用）为纲分类者，现代亦有仅为检索之便而以方名汉字笔画为纲分类者。

一、病证分类

以病证分类首见于《五十二病方》。该书记载了52类病证，涉及内、外、妇、儿、五官等科。东汉·张仲景《伤寒杂病论》、唐·王焘《外台秘要》、宋·王怀隐等《太平圣惠方》、明·朱橚《普济方》、清·吴谦《医宗金鉴》等均属按病证分类方剂之作，便于临床以病索方。脏腑分类亦系病证分类之属，只是首列脏腑，下分病证。如唐·孙思邈《备急千金要方》、清《古今图书集成医部全录》中的"脏腑身形"等。病因分类亦属病证分类，是以病因为纲，分列诸证诸方。如宋·陈言《三因极一病证方论》中有中风、中寒、中湿等，清·张璐《张氏医通》中有伤寒、伤暑、伤湿、伤燥、伤火、伤饮食、劳倦等，皆属此类。

二、组成分类

组成分类可上溯至《黄帝内经》。如《素问·至真要大论》有"君一臣二，制之小也；君一臣三佐五，制之中也；君一臣三佐九，制之大也""君一臣二，奇之制也；君二臣四，偶之制也；君二臣三，奇之制也；君二臣六，偶之制也""奇之不去则偶之，是谓重方"等。金·成无己在《伤寒明理药方论·序》中云："制方之用，大、小、缓、急、奇、偶、复七方是也。"首次明确提出了"七方"的概念，并将《内经》的"重"改为"复"。后世引申"七方"为最早的方剂分类法，但迄今仍未见到按此分类的方书。"七方"的实质是以病邪的轻重、病位的上下、病势的缓急、病体的强弱作为制方的依据。所谓大方，是指药味多或用量大，用治邪气方盛的重剂；小方，是指药味少或用量小，用治病浅邪微的轻剂；缓方，是指药性缓和，用治病势缓慢且需长期服用的方剂；急方，是指药性峻猛，用治病势急重且取效迅速的方剂；奇方，是指单数药味组成的方剂；偶方，是指由双数药味组成的方剂；复方，是指两方或数方组合的方剂。

明·施沛《祖剂》为确切以组成分类者。该书"首冠《素》《灵》二方，次载伊尹汤液一方以为宗，而后悉以仲景之方为祖，其《局方》二陈、四物、四君子等汤，以类附焉"，共载历代名方788首，列主方70余首，附方700余首。清·张璐《张氏医通》中编著"祖方"一卷，选古方36首为主，附衍化方391首。

三、治法分类

治法分类也称功用分类，始于北齐·徐之才《药对》，但原书已佚。据《本草纲目·序例》记载，"徐之才曰：药有宣、通、补、泄、轻、重、涩、滑、燥、湿十种"，并于"宣可去壅""通可去滞""补可去弱""泄可去闭""轻可去实""重可去怯""滑可去著""涩可去脱""燥可去湿""湿可去枯"之下，各举数药为例。北宋·寇宗奭《本草衍义》在药物"十种"的基础上补充了"寒""热"，而成十二种，"陶隐居云：药有宣、通、补、泄、轻、重、涩、滑、燥、湿。此十种今详之，惟寒、热二种何独见遗？如寒可去热，大黄、朴硝之属是也。如热可去寒，附子、桂之属也。今特补此二种，以尽厥旨"。宋·赵佶《圣济经》于每种治法之后加一"剂"字，如《圣济经·审剂》云："故郁而不散为壅，以宣剂散之。"金·成无己在《伤寒明理药方论》中云："制方之体，宣、通、补、泻、轻、重、涩、滑、燥、湿，十剂是也。"至此，方书中始用"十剂"之名。后世各家有所增补，明·缪仲淳增加升、降二剂；明·徐思鹤的《医家全书》在原"十剂"基础上，又增加调、和、解、利、寒、温、暑、火、平、夺、安、缓、淡、清而成"二十四剂"。然而，除清·陈修园《时方歌括》按照宣、通、补、泻、轻、重、燥、湿、涩、滑、寒、热将该书收载的 108 首方分为"十二剂"外，鲜有按此法分类者。明·张介宾鉴于"古方之散列于诸家者，既多且杂，或互见于各门，或彼此之重复"，提出将方剂"类为八阵，曰补、和、攻、散、寒、热、固、因"。《景岳全书·新方八略引》释曰"补方之制，补其虚也""和方之制，和其不和者也""攻方之制，攻其实也""用散者，散表证也""寒方之制，为清火也，为除热也""热方之制，为除寒也""固方之制，固其泄也""因方之制，因其可因者也。凡病有相同者，皆按证而用之，是谓因方"。共选 1516 首古方，自制 186 首新方，按照"八阵"进行分类，分别称之为"古方八阵"和"新方八阵"。"八阵"之外，复列有妇人、小儿、痘疹、外科诸方，以便临证应用。清·汪昂《医方集解》开创了新的功用分类法，即以治法分类为主，兼顾临床科目。该书选正方三百有奇，附方之数过之，分为补养、发表、涌吐、攻里、表里、和解、理气、理血、祛风、祛寒、清暑、利湿、润燥、泻火、除痰、消导、收涩、杀虫、明目、痈疡、经产共 21 类及救急良方。此分类法概念比较明确，切合临床实际需要，故清·吴仪洛《成方切用》、张秉成《成方便读》等均仿其法而有所增改。

四、笔画分类

现代大型方剂辞书等仅为检索之便，以方名汉字笔画为纲进行分类。其中，《中医方剂大辞典》将古今 96592 首方剂按名称首字的笔画数，依次排列诸方。这种分类方法便于查阅，利于鉴别同名异方。

本教材遵循以法统方的原则，采用治法分类，将所选之方分为解表剂、泻下剂、和解剂、清热剂、祛暑剂、温里剂、表里双解剂、补益剂、固涩剂、安神剂、开窍剂、理气剂、理血剂、治风剂、治燥剂、祛湿剂、祛痰剂、消食剂、驱虫剂、涌吐剂、治痈疡剂，共计 21 章，每章分若干小节。

第四章
方剂的剂型

　　剂型，是在方剂组成之后，根据病情的需要和药物的不同性能，加工制成的一定形态的制剂形式。方剂的剂型历史悠久，早在《内经》的 13 首方剂中，就已出现汤、丸、散、膏、酒、丹等剂型。后世医家多有发展，如锭、线、条、饼、露等剂型。随着制药工业的发展，又研制出片剂、冲剂、注射剂等。

一、液体剂型

　　1. 汤剂　又称煎剂，古称汤液，是将药物饮片加水或酒浸泡后，再煎煮一定时间，去渣取汁而制成的液体剂型。汤剂主要供内服，如麻黄汤等；外用的多作洗浴、熏蒸及含漱。汤剂是在临证中最能体现"方之用，变也"思维模式之常用剂型。其优点是吸收快，能迅速发挥药效，尤其是具有其他剂型所无法比拟的适应"个性化"治疗的优势。其根据病情变化而随证加减，能较全面、灵活地切合每位患者及其具体病证阶段的特殊性，尤宜于病证复杂或病情不稳定的患者。李杲曰："汤者荡也，去大病用之。"但汤剂的制备相对不便，服用口感欠佳，携带贮存受限。

　　2. 酒剂　又称药酒，古称酒醴，是将药物用白酒或黄酒浸泡，或加温隔水炖煮，去渣取液后供内服或外用的制剂。酒有活血通络、易于发散和助长药力的特性，故常于祛风通络和补益剂中使用。外用酒剂尚可祛风活血、止痛消肿。但酒剂使用时存在个体局限性。

　　3. 酊剂　是以不同浓度的乙醇为溶媒，经过不同的方法浸出中药的有效成分所得到的液体，多为外用。一般中草药酊剂的浓度为 20%，有毒药物浓度则为 10%。酊剂具有有效成分高、用量少、作用快、不易腐败等特点。

　　4. 露剂　亦称药露，选取新鲜并含有挥发性成分的药物，用蒸馏法制成的具芳香气味的澄明水溶液。一般作为饮料及清凉解暑剂，药露气味清淡，口感适宜。

　　5. 糖浆剂　是将药物煎煮、去渣取汁、浓缩后，加入适量蔗糖溶解后制成的浓蔗糖水溶液。糖浆剂具有味甜、量小、服用方便、吸收较快等特点，尤其适于儿童服用。

　　6. 口服液　是将药物用水或其他溶剂提取，经精制而成的内服液体制剂。口服液具有剂量较小、吸收较快、服用方便、口感适宜等优点。

　　7. 注射液　亦称针剂，是将药物经过提取、精制、配制等步骤而制成的灭菌溶液、无菌混悬液或供配制成液体的无菌粉末，供皮下、肌内、静脉注射的一种制剂。

二、固体剂型

　　1. 散剂　是将药物粉碎、混合均匀制成的粉末状制剂。散剂分为内服和外用两类。内服散剂一般是将药物研成细粉，以温开水冲服，量小者亦可直接吞服，如七厘散；亦有制成粗末，以水煎取汁服者，称为煮散，如银翘散。散剂的特点是制作简便、吸收较快、节省药材、便于服用与携带。李杲云："散者散也，去急病用之。"外用散剂一般用作外敷，掺撒疮面或患病部位；亦有作点眼、吹喉等。

2. 丸剂　是将药物研成细粉或使用药材提取物，加适宜的黏合剂所制成的球形固体剂型。丸剂与汤剂相比，吸收较慢、药效持久、节省药材、便于服用与携带。李杲云："丸者缓也，舒缓而治之也。"丸剂适用于慢性、虚弱性疾病，如六味地黄丸等；但也有些丸剂的药性比较峻猛，多为芳香类药物或毒性较大的药物，不宜作汤剂煎服，如安宫牛黄丸、三物备急丸等。常用的丸剂有蜜丸、水丸、糊丸、浓缩丸等。

（1）蜜丸　是将药物细粉用炼制的蜂蜜为黏合剂所制成的丸剂，分为大蜜丸和小蜜丸两种。蜜丸性质柔润，作用缓和持久，并有补益和矫味作用，常用于治疗慢性病和虚弱性疾病，多可长期服用，如补中益气丸、归脾丸等。

（2）水丸　俗称水泛丸，是将药物细粉用水（冷开水或蒸馏水）或酒、醋、蜜水、药汁等为黏合剂所制成的小丸。水丸较蜜丸的崩解、溶散、吸收、起效等速度均快，易于吞服，适用于多种疾病，如防风通圣丸等。

（3）糊丸　是将药物细粉用米糊、面糊、曲糊等为黏合剂所制成的小丸。糊丸黏合力强，质地坚硬，崩解、溶散迟缓。内服可延长药效，减轻某些毒性药的不良反应和对胃肠的刺激，如舟车丸等。

（4）浓缩丸　是将药物或方中部分药物煎汁浓缩成膏，再与其他药物细粉混合干燥、粉碎，用水或蜂蜜或药汁制成丸剂。因其体积小、有效成分含量高、服用剂量小，可用于治疗多种疾病。

3. 茶剂　是将药物经粉碎加工而制成的粗末状制品，或加入适宜黏合剂制成的方块状制剂。用时以沸水泡汁或煎汁，不定时饮用。大多用于治疗感冒、食积、腹泻等病证。

4. 条剂　亦称药捻，是用桑皮纸粘药后搓捻成细条，或将桑皮纸捻成细条再粘药粉而成的外用制剂。用时插入疮口或瘘管内，能化腐拔毒、生肌收口，常用的有红升丹药条等。或将艾叶和药研成粗末，用纸裹制成圆条，供灸治使用，也称"艾条"。

5. 线剂　亦称药线，是将丝线或棉线置于药液中浸煮，经干燥制成的外用制剂。线剂用于治疗瘘管、痔疮或赘生物，通过所含药物的轻度腐蚀作用和药线的机械紧扎作用，使其引流通畅或萎缩、脱落。

6. 丹剂　有内服和外用两种。内服丹剂没有固定剂型，有丸剂，也有散剂，每以药品贵重或药效显著而名之曰丹，如至宝丹、活络丹等。外用丹剂亦称丹药，是以某些矿物类药经高温烧炼制成的不同结晶形状的制品，常研粉涂撒疮面，治疗疮疡痈疽；亦可制成药条、药线和外用膏剂应用。

7. 锭剂　是将药物研成细粉，加适当的黏合剂所制成规定形状的固体剂型，有纺锤形、圆柱形、条形等，可供外用与内服。内服以研末调服或磨汁服，外用则磨汁涂患处，常用的有紫金锭、万应锭等。

8. 片剂　是将药物细粉或药材提取物与辅料混合压制而成的片状制剂。片剂用量准确，体积小，异味少，服用和储存方便。如需在肠道吸收的药物，则又可用包肠溶衣，使之在肠道中崩解。此外，尚有口含片、泡腾片等。

9. 冲剂　是将药材提取物加适量赋形剂或部分药物细粉制成的干燥颗粒状或块状制剂，用时以开水冲服。冲剂具有体积较小、服用方便等特点。

10. 栓剂 古称坐药或塞药，是将药物细粉与基质混合制成一定形状的固体制剂，用于腔道并在其间融化或溶解而发挥药效，有杀虫止痒、滑润、收敛等作用。《伤寒杂病论》中曾有蛇床子散坐药及蜜煎导法，即最早的阴道栓和肛门栓。栓剂便于婴幼儿直肠给药。

11. 胶囊剂 分为硬胶囊剂和软胶囊剂（胶丸），大多供口服应用。

（1）硬胶囊剂 是将一定量的药材提取物与药粉或辅料制成均匀的粉末或颗粒，填充在空心胶囊中而成；或将药材粉末直接分装于空心胶囊中制成。胶囊剂亦可用于腔道给药。

（2）软胶囊剂 是将一定量的药材提取物密封于球形或椭圆形的软质囊材中，可用滴制法或压制法制备。软胶囊易于服用，可掩盖药物的不良气味。

三、半固体剂型

膏剂是将药物用水或植物油煎熬去渣而制成的剂型。有内服和外用两种，内服膏剂有流浸膏、浸膏、煎膏三种；外用膏剂分软膏、硬膏两种。其中流浸膏与浸膏多数用于调配其他制剂使用，如合剂、糖浆剂、冲剂、片剂等。现将煎膏与外用膏剂分述如下。

（1）煎膏 又称膏滋，是将药物加水反复煎煮，去渣浓缩后，加炼蜜或炼糖制成的半固体剂型。其特点是体积小、含量高、便于服用、口味甜美，有滋润补益的作用，一般用于慢性虚弱患者，有利于较长时间用药。

（2）软膏 又称药膏，是将药物细粉与适宜的基质制成具有适当稠度的半固体外用制剂。其中用乳剂型基质的，亦称乳膏剂。多用于皮肤表面、黏膜或疮面。软膏具有一定的黏稠性，外涂后渐渐软化或溶化，使药物被慢慢吸收，持久发挥疗效，适用于外科疮疡疖肿、烧烫伤等。

（3）硬膏 又称膏药，古称薄贴，是以植物油将药物煎至一定程度后去渣，再煎至滴水成珠，加入黄丹等搅匀、冷却制成的硬膏。用时加温摊涂在布或纸上，软化后贴于患处或穴位上，可治疗局部疾病和全身性疾病，如疮疡肿毒、跌打损伤、风湿痹证以及腰痛、腹痛等。

此外，尚有滴丸剂、熨剂、灌肠剂、搽剂、气雾剂、海绵剂等。

第五章
方剂的煎服法

方剂的煎服法是方剂运用过程中的重要环节，虽药物配伍合理、剂量准确、剂型适宜，倘若煎药法或服药法不当，也会影响疗效。正如清·徐大椿《医学源流论》所云："病之愈不愈，不但方必中病，方虽中病，而服之不得其法，则非特无功，而反有害，此不可不知也。"

一、煎药法

1. 煎药用具　一般以陶瓷器皿、砂锅为好。现代亦有用不锈钢器皿，忌用铁器、铜器。煎具的容量宜稍大些，以利于药物的翻动，并可避免药汁外溢。同时应适时加盖，以防水分蒸发过快，使药物的有效成分过度挥发。

2. 煎药用水　以洁净、新鲜、无杂质为原则，如自来水、井水、蒸馏水均可。前人常用流水、泉水、甘澜水（亦称劳水）、米泔水等；根据药物特点和疾病性质，也有用酒或水酒合煎者。

3. 加水量　可视药量、质地及煎药时间而定，一般以高于饮片平面 3～5cm 为宜。每剂药一般煎煮 2 次，亦有煎煮 3 次者。第一煎水量可适当多些，第二、三煎则可略少。每次煎煮所得药量以 150mL 左右为宜。

4. 煎药火候　一般有"武火""文火"之分。急火煎之，谓"武火"；慢火煎之，谓"文火"。常规先用武火，沸腾后即改用文火。同时，应根据药物性味及所需煎煮时间的要求，酌定火候。解表剂和泻下剂，煎煮时间宜短，其火宜急，水量宜少；补益之剂，煎煮时间宜长，其火宜慢，水量略多。如不慎将药物煎煮焦枯，则应弃之不用。

5. 煎药方法　煎药前，应先将药物浸泡 20～30 分钟之后再行煎煮，使有效成分易于煎出。需特殊煎法的药物，应在处方中加以注明。

（1）先煎　贝壳类（如牡蛎、珍珠母等）、角骨甲类（如水牛角、龟甲、鳖甲等）和矿物类（如生石膏、代赭石等）药物，因质地坚实，难以煎煮，应打碎先煎，煮沸后 20 分钟左右，再加入其他药同煎。某些质地较轻而又用量较多（如玉米须、夏枯草等），或含泥沙多的药物（如灶心土、糯稻根等），亦可先煎取汁，然后以其药汁代水煎药。另外，有毒药物（如附子、生草乌、生川乌等）可先煎以降低其毒烈之性。

（2）后下　气味芳香的药物，药效易于挥发，一般煎煮时间较短，以 5 分钟左右为宜。其他如大黄取其攻下作用，应后下，一般煎 10～15 分钟即可。后下药物均应先进行浸泡然后再煎。

（3）包煎　某些煎后药液混浊或对咽喉有刺激作用的药物，或易于粘锅的药物，如旋覆花、辛夷、车前子、赤石脂等，要先用纱布包好，再放入锅内与其他药同煎。

（4）单煎　某些贵重的药物，为尽量减少损耗，需将其切成小片，单味煎煮 2～3 小时，单独服用或与其他药液合服，如羚羊角、西洋参、鹿茸等。

（5）溶化（烊化） 胶质类或黏性大且易溶化的药物，如阿胶、龟甲胶、鹿角胶、蜂蜜等，应单独溶化，趁热与煎好的药液混合均匀，顿服或分服，以免因其性黏而影响其他药物的煎煮。

（6）冲服 某些芳香或贵重药物，如麝香、牛黄等，应研为细末，用药液或温水冲服。

此外，汤剂煎取药液后，应对药渣进行适当压榨，以收取残液。

二、服药法

服药法是否恰当，对疗效亦有一定的影响，其中包括服药时间、服用方法以及药后调护等。

1. 服药时间 《神农本草经》记载："病在胸膈以上者，先食后服药；病在心腹以下者，先服药而后食；病在四肢血脉者，宜空腹而在旦；病在骨髓者，宜饱食而在夜。"一般而言，病在上焦，宜食后服；病在下焦，宜食前服；补益药和泻下药，宜空腹服；安神药宜临卧服；对胃肠有刺激的，应食后服。急性重病则不拘时服，慢性病应按时服，治疟药宜在发作前 2 小时服。另外，某些方剂服药时间有特殊要求，如十枣汤宜在"平旦"服，鸡鸣散宜在"五更"服等。服药时间与临床疗效有一定的相关性。

2. 服用方法 服用汤剂，一般 1 日 1 剂，分 2～3 次温服。根据病情需要，可 1 日只服 1 次，或 1 日数服，或煎汤代茶服，甚至 1 日连服 2 剂。散剂和丸剂一般根据病情和具体药物定量，日服 2～3 次。李杲云："病在上者，不厌频而少；病在下者，不厌顿而多。少服则滋荣于上，多服则峻补于下。"此外，尚有热服、冷服等方法。如治疗热证可寒药冷服，治疗寒证可热药热服，以辅助药力。若病情严重，服药后可能出现呕吐等拒药反应，应寒药热服，或热药冷服，以防邪药格拒。《素问·五常政大论》云"治温以清，冷而行之；治清以温，热而行之。""治热以寒，温而行之；治寒以热，凉而行之。"对于服药呕吐者，宜先服少量姜汁，或嚼少许陈皮，然后服药；亦可采取冷服、少量频服等方法。对于昏迷或吞咽困难者，可用鼻饲法给药。

使用峻烈药和毒性药时，宜从小量开始，逐渐加量，取效即止，慎勿过量，以免中毒或损伤正气。《神农本草经》云："若用毒药疗病，先起如黍粟，病去即止，不去倍之，不去十之，取去为度。"总之，应根据病情、病位、病性和药物特点等选择适宜的服用方法。

3. 药后调护 服药后的调养和护理是服药法的重要环节，它关系着药效的发挥和患者的康复。如桂枝汤方后云"啜热稀粥一升余，以助药力。温覆令一时许，遍身漐漐微似有汗者益佳，不可令如水流漓，病必不除"。其他如十枣汤服法中强调"得快下利后，糜粥自养"，五苓散服后宜"多饮暖水，汗出愈"等。一般服解表药，应取微汗，不可大汗，然亦不可汗出不彻。服泻下剂后，应注意饮食，不宜进食生冷及不易消化的食物，以免影响脾胃之运化。

服药后的饮食宜忌主要有两方面：一者是疾病对饮食的宜忌。《黄帝内经》云："肝病禁辛，心病禁咸，脾病禁酸，肾病禁甘，肺病禁苦。"饮食禁忌应结合病邪性质及疾病自身特点，如水肿病者宜少食盐、下利者慎油腻、寒证者禁生冷等。二者是药物对饮食的宜忌，如服地黄者忌萝卜，服土茯苓者忌茶叶，服荆芥者忌河豚和无鳞鱼等。《本草纲目》在"服药食忌"中明示："凡服药，不可杂食肥猪犬肉，油腻羹鲙，腥臊陈臭诸物。凡服药，不可多食生蒜、胡荽、生葱、诸果、诸滑滞之物。"

此外，尚有汗后避风，以及慎劳役、戒房事、节恚怒等，以防"劳复""食复"。

第六章

方剂的组方原则与变化

清·徐大椿在《医学源流论·方药离合论》中云："药有个性之专长，方有合群之妙用。"方剂是由药物组成的，药物通过配伍，增强或改变其自身功用，调其偏胜，制其毒性，消除或减缓其对人体的不良反应，发挥药物间相辅相成或相反相成等综合作用，使各具特性的药物组合成为一个整体，从而发挥更好的预防与治疗疾病的作用。此谓"方之既成，能使药各全其性，亦能使药各失其性，操纵之法，有大权焉，此方之妙也"（《医学源流论·方药离合论》）。

一、组方原则

方剂的组方原则即君臣佐使。其源于《黄帝内经》，是方剂学组方理论中应用最为广泛者，历代医家多有发微。现代学界诸多学者首肯将"君臣佐使"作为方剂的组方原则。历代医家以此法创制出许多行之有效之方，故今人多依此法解析前人之方。然方之所成，不惟君臣佐使一法，其组方理论中亦有性味配伍之法、脏腑用药之法等，遂不可独取君臣佐使一法尽释诸方，当依其制方者所据之法而析之，方能领悟是方之精要。

制方之道，以效为先，方效之于法，异曲同工，其玄机于配伍，配伍之宗，焉可离乎药力，所谓"方以效论"。自金代张元素明确提出"力大者为君"以来，以"药力"大小为依据区分君臣佐使之理论逐渐被众医家所接受。药物在方剂中的作用是由药物自身在方中的药力大小所决定的。通过辨析方中药物之药力大小，进而夺定君、臣、佐、使，或领悟其主旨法则之配伍意义，方可充分把握其功用与主治病证。

1. 君臣佐使释义 《素问·至真要大论》借喻当时国家体制君、臣、佐、使的不同设置，揭示药物在方剂中主次从属的不同关系，曰："主病之谓君，佐君之谓臣，应臣之谓使。"另有"君一臣二""君一臣三佐五""君一臣三佐九"等记载。后世医家亦多有阐发。张元素云："力大者为君。"首次明确依据药力分辨君臣佐使。李杲《脾胃论》曰："君药分量最多，臣药次之，使药又次之，不可令臣过于君。"张介宾《类经·方剂君臣上下三品》谓："主病者，对证之要药也，故谓之君，君者味数少而分两重，赖之以为主也。佐君者谓之臣，味数稍多而分两稍轻，所以匡君之不逮也。应臣者谓之使，数可出入而分两更轻，所以备通行向导之使也。此则君臣佐使之义。"

君药是针对主病或主证起主要治疗作用的药物，是方中不可或缺，且药力居首的药物。

臣药一是辅助君药加强治疗主病或主证作用的药物；二是针对兼病或兼证起治疗作用的药物。其在方中之药力小于君药。

佐药一是佐助药，即协助君、臣药以加强治疗作用，或直接治疗次要兼证的药物；二是佐制药，即制约君、臣药的峻烈之性，或减轻、消除君、臣药毒性的药物；三是反佐药，即根据某些病证之需，配伍少量与君药性味或作用相反而又能在治疗中起相成作用的药物。其在方中之药力小于臣药，一般用量较轻。

使药一是引经药，即能引方中诸药以达病所的药物；二是调和药，即具有调和诸药作用的药物。其在方中之药力较小，用量亦轻。

例：麻黄汤出自《伤寒论》，主治外感风寒表实证，症见恶寒发热、头痛身疼、无汗而喘、苔薄白、脉浮紧。其病机是风寒外束，卫闭营郁，毛窍闭塞，肺气失宣。治宜发汗解表，宣肺平喘。方用麻黄三两，桂枝二两，杏仁七十个，甘草一两。根据药物性能及用量分析，其药力最大者为麻黄，其他依次为桂枝、杏仁、甘草。

君药　麻黄——辛温，发汗散风寒，兼宣肺平喘。

臣药　桂枝——辛甘温，解肌发表，透达营卫，助麻黄发汗。

　　　　　　与麻黄合用，可使风寒去，营卫和。

佐药　杏仁——苦微温，利肺气。

　　　　　　配合麻黄宣肺散邪，利肺平喘，可使邪气去，肺气和。

使药　甘草——甘平，调和诸药。

　　　　　　并可延缓药力，以防麻、桂之发汗太过。

方剂中除君药外，臣、佐、使药均有两种或两种以上的意义，但在一首方中并非同时具有各种意义之臣、佐、使药，而一味药物在方中亦可同时具有臣佐、佐使等意义。每首方剂中的君、臣、佐、使药是否齐备及具体药味的多少，当视病情和治法的需要，以及所选药物的功效而定。一般而言，一首方剂中，君药是必备的，而臣、佐、使药并非齐备。有些方剂的君药或臣药本身就兼具佐药或使药的作用。在组方体例上，君药宜少，一般只用一味，《苏沈良方》云："主病者，专在一物。"若病情较为复杂，亦可用至一味以上，但君药味数不宜过多，多则药力分散，影响疗效。臣药味数可多于君药，佐药常多于臣药，而使药多为一味。

综上所述，方中药物君臣佐使之分以"药力"为依据。组方之核心原则是通过方中药物相互配伍，能最大限度地使每味药物与病证相宜之药力得以充分发挥。首先，必须明确方中"药力"最大者为君药，其在方中所能发挥出的作用，乃为该方之主要作用，然其又赖于臣、佐、使药之协助、制约。当然，决定方中以何药为君，还应从临床病证出发，选取针对主证及主要病机之药物，即"主病者"为君药。

2. 药力之影响因素　所谓药力，是指药物在方剂配伍中才能体现出的功用大小，即自身在方剂中的作用大小。药物在方中的药力是由多种因素决定的。影响药力的因素主要有"药性""药量""配伍"。此外，尚有剂型、服法、调护方法及体质等。概言之，通过"线性"的表达方式，即"药力＝药性＋药量＋配伍＋剂型＋服法＋调护＋体质＋……"，揭示方剂组方配伍的"非线性"开放式理念，所谓"医之道，悟也"。

药性是指药物本身所具有的四气、五味、归经、升降浮沉、毒性等性能，即药物自身的属性。方中药性是制方者、医者在药物临证运用中悟得的理性认知。中药的性能决定了药物间在等量情况下自身作用的大小。

药量是药物在方中药力大小的直接决定因素。岳美中曰："中医不传之妙，就是量。"揭示了药量在方剂中的重要地位。药量，即药物在方剂中的用量。药量与药力多为正比关系，即药物的药量越大，其在方中的药力就越大。

配伍是决定药物在方中作用趋向、药力大小的重要因素。配伍指根据病情需要和药性特点，选择性地将一味以上药物配合应用。配伍是解析方中药物药力大小最灵活的因素。药物经与他药配伍之后，其药力既能增强又能减弱，可谓"双向性"。再则，一味药物有多种功效，配伍直接影响其在方中表达何种功效及程度。由于配伍不同，其以何种功效为主所发挥的药力亦不相同。

此外，剂型、服法、调护、体质及药材质地等诸多因素均可影响方中药物之药力。遂有理中丸"然不及汤"、徐彬言桂枝汤"表证得之，为解肌和营卫；内证得之，为化气调阴阳"、银翘散"香气大出，即取服，勿过煮，肺药取轻清，过煮则味厚入中焦矣"、《备急千金要方》"用药必依州土"及徐灵胎之"天下有同此一病，而治此则效，治彼则不效……医者必细审其人之种种不同，而后轻重缓急、大小先后之法因之而定"等经典论诫。

"君臣佐使"之组方原则是基于《黄帝内经》之组方配伍理论，并总结众多方剂的配伍规律而来，有利于分析古方、创制新方，值得深入学习和研究。然而，不以君臣佐使之法所创之方，不可概以其法牵强释之。但仍可运用权衡影响药力的各项因素，明确各药之药力大小，阐述是方组方之法的主体效价及药物效能主旨，从而构建出"药力→组方"这一既具功能上灵活性，又不失结构严谨性之组方理论体系。

二、方剂的变化

方剂的组成是根据病情的需要及患者体质、性别、年龄之不同，并参照季节与气候的变化、地域的差异等因素而确定的。因此，运用成方，或遣药组方时，必须因病、因人、因时、因地制宜，将原则性和灵活性相结合，使方药与病证丝丝入扣，做到师其法而不泥其方。徐大椿在《医学源流论》中亦云："欲用古方，必先审病者所患之症，悉与古方前所陈列之症皆合，更检方中所用之药，无一不与所现之症相合，然后施用，否则必须加减，无可加减，则另择一方。"临证遣方，需根据病证的变化进行药物加减变化，以符合病证变化之需要，从而实现治疗的"个体化"主旨，即"方之用，变也"。方剂本身无优劣之分，只有疗效差异之别。正所谓"方无至方，方以效论"。

1. 药味加减 方剂是由药物组成的，药物是通过与方中其他药物的配伍关系而体现自身之药性的，其体现的程度，即为该药在方中之"药力"。而药物间的配伍关系是决定药物在方中药力大小及如何发挥作用的重要因素之一，是决定方剂功用的主要因素。因此，当增加或减少方剂中的药物时，必然使方中药物间的配伍关系发生变化，进而使方剂之功用发生相应改变。大凡运用君臣佐使原则而组成的方剂，针对某一具体成方之药味加减的变化，是指在君药不变的前提下，加减方中其他药物，以适应病情变化的需要。药味加减变化一般有两种情况：一是佐使药的加减，因为佐使药在方中的药力较小，不至于引起该方功用的根本改变，故这种加减是在主症不变的情况下，对某些药物进行加减，以适应一些次要兼症的需要。以桂枝汤（桂枝、芍药、生姜、大枣、甘草）为例，本方主治太阳中风表虚证，症见发热头痛、汗出恶风、鼻鸣干呕、苔薄白、脉浮缓。若兼见咳喘者，可加厚朴、杏仁下气平喘（桂枝加厚朴杏子汤）。二是臣药的加减，这种变化改变了方剂的主要配伍关系，使方剂的功用发生较大变化。例如麻黄汤，适用于外感风寒表实证，具有发汗解表、宣肺平喘之功。若去桂枝，只用麻黄、杏仁、甘草三味，名三拗汤，解表之力减弱，功专宣肺散寒、止咳平喘，为治风寒犯肺之鼻塞声重、语音不出、咳嗽胸闷之方。又如麻黄加术汤，即麻黄汤原方加白术，且白术用量为四两，则成发汗解表、散寒祛湿之剂，适用于风寒湿痹、身体烦痛、无汗等症。

2. 药量加减 药量是药物在方中药力大小的重要标识之一。如两首方剂的组成药物相同，但用量不相同时，随着方中药物药力的相应变化，必然导致配伍关系相应变化，遂使功用、主治各有所异。如小承气汤与厚朴三物汤虽均由大黄、厚朴、枳实三药组成，但小承气汤以大黄四两为君，枳实三枚为臣，厚朴二两为佐，其功用为攻下热结，主治阳明热结实证的潮热、谵语、大便秘结、胸腹痞满、舌苔老黄、脉沉数；而厚朴三物汤则以厚朴八两为君，枳实五枚为臣，大黄四两为佐使，其功用为行气消满，主治气滞腹满、大便不通。前者行气以助攻下，病机是因热结而浊气不行；后者泻下以助行气，病机是因气郁而大便不下（表1-1）。

表1-1 小承气汤与厚朴三物汤比较

方名	组成药物			功用	病证	症状
	君	臣	佐使			
小承气汤	大黄四两	枳实三枚	厚朴二两	泻热通便	阳明腑实	大便秘结，潮热谵语，脘腹痞满
厚朴三物汤	厚朴八两	枳实五枚	大黄四两	行气通便	气滞便秘	腹满胀痛，大便秘结

可见，方剂中药物的用量十分重要。组成药物必须有量，无量则是"有药无方"，难以辨析药物在方中的药力，进而无法明确其确切功用及主治病证。

3. 剂型更换 方剂的剂型各有所长，同一方剂，尽管用药及其用量完全相同，但剂型不同，其作用亦异。当然，这种差异往往只是药力大小和峻缓的区别，在主治病情上有轻重缓急之分而已。例如理中丸与人参汤，两方组成、用量完全相同。前者共为细末，炼蜜为丸，如鸡子黄大，治中焦虚寒之脘腹疼痛、自利不渴或病后喜唾；后者为汤剂，主治中、上二焦虚寒之胸痹，症见心胸痞闷、气从胁下上逆抢心。前者虚寒较轻，病势较缓，取丸以缓治；后者虚寒较重，病势较急，取汤以速治（表1-2）。

表1-2 理中丸与人参汤比较

方名	组成药物				主治病证	剂型及用法
	人参	干姜	白术	炙甘草		
理中丸	三两	三两	三两	三两	中焦虚寒，脘腹疼痛，自利不渴，病后喜唾	炼蜜为丸如鸡子黄大，每服一丸
人参汤	三两	三两	三两	三两	中焦虚寒，阴寒上乘，心胸痞闷，气从胁下上逆抢心	水煎，分三次服

总之，方剂的药味加减、药量加减、剂型更换皆会使方中药物的药力发生变化，特别是主要药物及其用量的加减变化，将改变方中药物的配伍关系，使其功用与主治发生相应变化。

古今用药度量衡简释

度量衡是计量长度、容积、重量标准的简称。中国统一度量衡始萌于秦，至汉渐成体系。《汉书·律历志》云："度者，分、寸、尺、丈、引也，所以度长短也……一为一分，十分为寸，十寸为尺，十尺为丈，十丈为引。""量者，龠、合、升、斗、斛也，所以量多少也……合龠为合，十合为升，十升为斗，十斗为斛。""权者，铢、两、斤、钧、石也，所以秤物平施，知轻重也……一龠容千二百黍，重十二铢，两之为两，二十四铢为两，十六两为斤，三十斤为钧，四钧为石。"可见，汉代度、量是十进制；衡以二十四铢为一两，十六两为一斤，三十斤为一钧，四钧为一石。

汉代医著中药物计量多以度量衡为单位（亦有"枚""个"等数量，"鸡子大""弹丸大"等拟量，"把""握"等估量值），包括铢、两、斤、合、升、尺等。由于年代久远，对汉与今之药物分量折算的考证多有难度，且各家考证时所依据的文物不同，结果多不相一致。如李时珍言："古之一两，今用一钱；古之一升，即今之二合半。"张介宾认为："古之一两，为今之六钱；古之一升，为今之三合三勺。"陈修园云："大抵古之一两，折今为三钱。"钱天来云："汉之一两，即今之二钱七分也。"现代诸家考证，汉代一两等于今之 13.75 ～ 15.625g。但应注意的是，《伤寒论》中方剂大多煮一遍分为三服（亦有"分温再服""少少温服""温顿服"者），今则多煮两遍分为二服，这对药物分量折算亦有影响。是以《经方实验录》言："古今煎法服法悬殊。古者若桂枝汤但取初煎之汁，分之为三，曰一服、二服、三服。今则取初煎为一服，次煎为二服，是其间不无径庭。"并按："近世章太炎以汉五铢钱考证，每两约当今三钱，则原方三两，一剂当得九钱，再以分温三服折之，每服亦仅得三钱耳。"陆渊雷《伤寒论今释》亦据桂枝汤"分为三服，今当每服用各二钱"，此均是按今每服校正的折算剂量。对于汉代容量单位"升"的考证，诸家意见比较一致，即汉之一升约今之五分之一升（约 200mL）。

此外，古方用量有刀圭、方寸匕、钱匕、一字等名称，大多用于散药，实际重量与所测药物质地有关。所谓方寸匕者，陶弘景云："方寸匕者，作匕正方一寸，抄散取不落为度。"钱匕者，一般认为是以汉五铢钱抄取药末，亦以不落为度；半钱匕者，则为抄取一半。亦有学者认为钱匕是表示重量单位，作砝码之用，如章太炎认为："宋人所谓钞五钱匕者，则是开元通宝五钱之重，实非钱匕。"一字者，即以开元通宝钱币（币上有"开元通宝"四字）抄取药末，填去一字之量。刀圭者，乃一方寸匕的十分之一。另有以类比法标记药量之方，如一鸡子黄 = 一弹丸 =40 桐子 =80 粒大豆 =160 粒小豆 =480 粒大麻子 =1440 粒小麻子（古称细麻，即胡麻）。

自汉以降，历代度量衡多有变迁。晋隋唐在汉制铢、两中增"分"，以六铢为一分，四分为一两，即陶弘景所言："古秤唯有铢两，而无分名。今则以十黍为一铢，六铢为一分，四分成一两，十六两为一斤。"至于古方丸散中所用之分，非指药物重量，而是说明剂量比例。且在此期，权衡古今大小两制同用，大制约为小制（古制）3 倍，目前一般认为唐时医药用量是取小制。宋承唐制，而改铢、分进制为两、钱、分（此分不同于汉之"六铢为一分"之分）、厘、毫的十进位制。《太平圣惠方》中规定："其方中凡言分者，即二钱半为一分也；凡言两者，即四分为一两也；凡言斤者，即十六两为一斤也。凡煮汤，云用水一盏者，约合一升也；一中盏者，约五合也；一小盏者，约三合也。"宋时逐渐用大制取代小制，如《伤寒总病论》云："古之三两，准今之一两，古之三升，今之一升。"有学者考证宋时一斤（大制）约为今之 634g（一两约为今之 40g）。明清度量衡变化不大，据考证其一两约合今之 36.2g。

根据中华人民共和国国务院的指示，从 1979 年 1 月 1 日起，中国中医处方用药的计量单位一律采用以"g"为单位的国家标准。兹附十六进制与中国标准计量单位换算率如下：

1 斤（16 两）=0.5kg=500g

1 市两 =31.25g

1 市钱 =3.125g

1 市分 =0.3125g

1 市厘 =0.03125g

（注：换算尾数可以舍去）

方剂中药物的用量一般应以最新版《中华人民共和国药典》为指导，根据药物性质、剂型、配伍关系，患者的年龄、体质、病情，以及季节的变化而酌定。本教材每首方剂中药物标注的剂量多为两种：一是录其古方原著之用量，冀以领悟古方的配伍意义、组方特点，并作为今人临证用药配伍比例之参考；另一种则以"（×g）"标注，此为现代临床作为汤剂使用时的参考剂量〔个别不宜作汤剂者，其组成药物下之"（×g）"剂量，为作丸、散等时的现代参考用量〕。后者是依据古今度量衡、方剂用法之差异，并参考当代临床习用剂量而定，其与原方古代剂量并非是度量衡制上的绝对等值换算，切忌以此推算古今剂量之换算标准。而且，同一时代，甚至同一原著各方中同一药物之剂量相同，但教材中所提供之当今临证参考用量亦不尽一致。学者当以今人临床实际应用为准，不可过于刻求拘泥于古今度量衡折算之剂量。

复习思考题

1. 何谓方剂？怎样理解方剂学的含义？

2. 如何理解方剂与治法的关系？

3. 方剂的分类主要有哪几种？

4. 汤剂如何体现中医药的独特优势？

5. 依据方剂组方原则解析君臣佐使的要素是什么？

6. 何谓"药力"？影响"药力"的主要因素有哪些？

7. 方剂的变化形式主要有哪几种？各自的特点是什么？

8. 为什么说"药力判定公式（药力 = 药性 + 药量 + 配伍 +……）"是以线性形式表达非线性理念？

9. 如何理解"医之道，悟也；方之用，变也"？

10. 如何理解"方无至方，方以效论"？

下篇
各　论

第一章

解表剂

扫一扫，查阅
本章数字资源，
含 PPT、音视
频、图片等>
扫一扫，查阅
本章数字资源，
含 PPT、音视
频、图片等

凡以发汗、解肌、透疹等作用为主，用于治疗表证的方剂，统称为解表剂。根据《素问·阴阳应象大论》之"其在皮者，汗而发之"的原则立法，属于"八法"中之"汗法"。

解表剂适用于六淫外邪侵袭人体肌表、肺卫所致的表证。凡风寒外感或温病初起，以及麻疹、疮疡、水肿、痢疾等初起，症见恶寒、发热、头痛、身疼、苔薄白、脉浮者，均为其适用范围。

由于外邪有寒热之异，体质有强弱之别，故表证属风寒者，当辛温解表；属风热者，当辛凉解表；兼见气、血、阴、阳诸不足者，当辅以补益之法，以扶正祛邪。故本章方剂分为辛温解表剂、辛凉解表剂、扶正解表剂三类。具有疏散外风、祛暑解表、轻宣外燥、祛风胜湿等作用的方剂，分别列入治风剂、祛暑剂、治燥剂、祛湿剂。

解表剂多用辛散轻扬之品组方，故不宜久煎，以免药力耗散，作用减弱。汤剂一般宜温服，服后避风寒，并增衣被，或啜热粥以助取汗。汗出以遍身微汗为佳，若汗出不彻，恐病邪不解；汗出太过，易耗气伤津。若汗出病瘥，即当停服，不必尽剂。同时，应注意禁食生冷、油腻之品，以免影响药物的吸收和药效的发挥。若表邪未尽，而又见里证者，一般原则应先解表，后治里；表里并重者，则当表里双解。若外邪已入于里，或麻疹已透，或疮疡已溃，或虚证水肿，均不宜使用。

第一节　辛温解表剂

辛温解表剂，适用于风寒表证。代表方如麻黄汤、桂枝汤、九味羌活汤、小青龙汤等。

麻黄汤
《伤寒论》

【组成】麻黄去节，三两（9g）　桂枝去皮，二两（6g）　杏仁去皮尖，七十个（9g）　甘草炙，一两（3g）

【用法】上四味，以水九升，先煮麻黄，减二升，去上沫，内诸药，煮取二升半，去滓，温服八合。覆取微似汗，不须啜粥，余如桂枝法将息（现代用法：水煎服，温覆取微汗）。

【功用】发汗解表，宣肺平喘。

【主治】外感风寒表实证。恶寒发热，头身疼痛，无汗而喘，舌苔薄白，脉浮紧。

【证治机理】本证系由风寒束表，肺气失宣所致。风寒之邪侵袭肌表，营卫首当其冲，寒性收引凝滞，致使卫阳被遏，营阴郁滞，即卫闭营郁。卫气抗邪，正邪相争，则恶寒、发热；营卫不畅，腠理闭塞，经脉不通，则无汗、头痛、身痛、骨节疼痛；皮毛内合于肺，寒邪束表，肺气不宣，则上逆为喘；舌苔薄白，脉浮紧，皆是风寒束表之象。法当发汗解表，宣肺平喘。

【方解】方中麻黄辛温，《本草纲目》谓其"肺经之专药"，为发汗之峻剂，既开腠理、透毛窍，发汗以祛在表之风寒；又开宣肺气，宣散肺经风寒而平喘，为君药。风寒外束，卫闭营郁，仅以麻黄开表散寒，恐难解营郁之滞，遂臣以辛温而甘之桂枝解肌发表，通达营卫，既助麻黄发汗散寒之力，又可温通营卫之郁。麻黄、桂枝相须为用，发汗之力较强，可使风寒去而营卫和。肺主宣降，肺气郁闭，宣降失常，故又佐以杏仁利肺平喘，与麻黄相伍，一宣一降，以复肺气宣降之权而平喘，又使邪气去而肺气和。使以炙甘草，既调和药性，又缓麻、桂峻烈之性，使汗出而不致耗伤正气。四药相伍，麻桂相须，腠开营畅，麻杏相使，宣降得宜，使风寒得散，肺气得宣，诸症可愈。

【运用】本方既为治疗外感风寒表实证之代表方，又为辛温发汗法之基础方。以恶寒发热，无汗而喘，脉浮紧为辨证要点。本方为辛温发汗之峻剂，当中病即止，不可过服。柯琴指出："此乃纯阳之剂，过于发散，如单刀直入之将，投之恰当，一战成功，不当则不戢而招祸。故用之发表，可一而不可再。"（《伤寒来苏集》）对于"疮家""淋家""衄家""亡血家"，以及外感表虚自汗、血虚而脉兼"尺中迟"、或误下而见"身重心悸"等，虽有表寒证，亦皆应禁用。

【附方】

1. 三拗汤（《太平惠民和剂局方》）甘草不炙　麻黄不去根节　杏仁不去皮尖，各等分（各6g）上㕮咀为粗末，每服五钱（15g），水一盏半，姜五片，同煎至一盏，去滓，通口服。以衣被盖覆睡，取微汗为度。功用：宣肺解表。主治：外感风寒，肺气不宣证。症见鼻塞声重，语音不出，咳嗽胸闷等。

2. 麻黄加术汤（《金匮要略》）麻黄去节，三两（9g）　桂枝去皮，二两（6g）　甘草炙，一两（3g）　杏仁去皮尖，七十个（9g）　白术四两（12g）上五味，以水九升，先煮麻黄，减二升，去上沫，内诸药，煮取二升半，去滓，温服八合，覆取微似汗。功用：发汗解表，散寒祛湿。主治：风寒湿痹证。症见身体疼烦，无汗等。

3. 麻黄杏仁薏苡甘草汤（《金匮要略》）麻黄去节，汤泡，半两（6g）　杏仁去皮尖，炒，十个（9g）　薏苡仁半两（12g）　甘草炙，一两（3g）上锉麻豆大，每服四钱匕（12g）。水盏半，煮八分，去滓，温服。有微汗，避风。功用：发汗解表，祛风除湿。主治：风湿在表，湿郁化热证。症见一身尽痛，发热，日晡所剧者。

4. 华盖散（《博济方》）紫苏子炒　麻黄去根节　杏仁去皮尖　陈皮去白　桑白皮　赤茯苓去皮，各一两（各6g）　甘草半两（3g）七味同为末，每服二钱（6g），水一盏，煎至六分，温服。功用：宣肺解表，止咳祛痰。主治：风寒袭肺证。症见咳嗽上气，痰气不利，呀呷有声，胸膈痞满，鼻塞声重，苔白，脉浮紧。

【鉴别】麻黄加术汤与麻黄杏仁薏苡甘草汤均由麻黄汤加减而成，皆为治疗风寒湿痹之方。但前方证属风、寒、湿三邪俱重，其症身体疼烦而无汗，表寒及身痛较后者为重，故用麻黄、桂枝与白术相配，以发汗解表、散寒祛湿；后方不仅风寒较轻，且有湿邪化热之象，其症身痛、发热、日晡所剧，故而不用桂枝、白术，改用薏苡仁渗湿清化，且全方用量尤轻，为微汗之用。

三拗汤与华盖散皆为麻黄汤去桂枝，重在宣散肺中风寒，主治风寒犯肺之咳喘证。但三拗汤为宣肺解表的基础方，主治风寒袭肺的咳喘轻证；华盖散主治风寒袭肺、痰气不利的咳嗽上气、呀呷有声证，遂又加苏子、陈皮、桑白皮、赤茯苓以祛痰降气，增强止咳平喘之功。

【方论选录】名曰麻黄汤者，君以麻黄也。麻黄性温，味辛而苦，其用在迅升；桂枝性温，味辛而甘，其能在固表。证属有余，故主以麻黄必胜之算也；监以桂枝，制节之师也。杏仁之苦温，佐麻黄逐邪而降逆；甘草之甘平，佐桂枝和内而拒外。饮入于胃，行气于元府，输精于皮毛，斯毛脉合精，溱溱汗出，在表之邪，必尽去而不留；痛止喘平，寒热顿解，不须啜粥而借汗于谷也。必须煮掠去上沫者，恐令人烦，以其轻浮之气，过于引气上逆也。其不用姜、枣者，以生姜之性横散于肌，碍麻黄之迅升，大枣之性泥滞于膈，碍杏仁之速降，此欲急于直达，少缓则不迅，横散则不升矣。然此为纯阳之剂，过于发汗，如单刀直入之将，用之若当，一战成功；不当，则不戢而召祸。故可一而不可再。如汗后不解，便当以桂枝代之。此方为仲景开表逐邪发汗第一峻药也。（吴谦《医宗金鉴·订正仲景全书伤寒论注》）

【医案举例】一乡人邱生者，病伤寒，许为诊视，发热头痛烦渴，脉虽浮数而无力，尺以下迟而弱。许曰：虽麻黄证，而尺迟弱，仲景云：尺中迟者，荣气不足，血气微少，未可发汗。用建中汤加当归、黄芪令饮。翌日脉尚尔，其家煎迫，日夜督发汗药，言几不逊矣。许忍之，但只用建中调荣而已。至五日尺部方应，遂投麻黄汤，啜二服，发狂，须臾稍定，略睡，已得汗矣。信知此事为难，仲景虽云不避晨夜即宜便治，医者须察其表里虚实，待其时日。若不循次第，暂时得安，亏损五脏，以促寿限，何足贵也。（《名医类案》卷一）

【方歌】麻黄汤中用桂枝，杏仁甘草四般施，
　　　　发热恶寒头项痛，伤寒服此汗淋漓。

大青龙汤
《伤寒论》

【组成】麻黄去节，六两（12g）　桂枝二两（6g）　甘草炙，二两（6g）　杏仁去皮尖，四十枚（6g）　石膏如鸡子大，碎（18g）　生姜三两（9g）　大枣十二枚，擘（6g）

【用法】上七味，以水九升，先煮麻黄，减二升，去上沫，内诸药，煮取三升，去滓，温服一升，取微似汗。汗出多者，温粉扑之。一服汗者，停后服。若复服，汗多亡阳，遂虚，恶风烦躁，不得眠也（现代用法：水煎温服，取微汗）。

【功用】发汗解表，兼清里热。

【主治】

1. 外感风寒，内有郁热证。恶寒发热，头身疼痛，不汗出而烦躁，脉浮紧。

2. 溢饮。身体疼重，或四肢浮肿，恶寒身热，无汗，烦躁，脉浮紧。

【证治机理】风寒束表，卫阳被遏，营阴郁滞，毛窍闭塞，故见恶寒发热、头身疼痛、无汗、脉浮紧之风寒表实证。表寒证又与烦躁、口渴并见，当系阳盛之体，外受风寒，寒邪较甚，表气闭郁较重，致使阳气内郁而化热，热邪伤津则口渴；热无宣泄之径，扰于胸中则烦，烦甚则躁。正如张秉成所谓："阳盛之人，外为风寒骤加，则阳气内郁而不伸，故见燥烦不宁之象。"（《成方便读》）此证为风寒束表，里有郁热。法当发汗解表为主，兼清郁热。

《金匮要略》又以本方治疗外感风寒，水饮内郁化热之溢饮。溢饮乃"饮水流行，归于四肢，当汗出而不汗出，身体疼重"之病证。风寒外束，水饮溢于四肢，则身体疼痛或浮肿，饮邪郁而化热则烦躁。二者病症虽异，但同属风寒束表、里有郁热之证，故皆用本方以异病同治。

【方解】方中麻黄为君，发汗解表、宣肺平喘、利水消肿，其量为麻黄汤之倍，则开泄腠理，发汗散寒之力尤峻。桂枝辛温，解肌发汗，助麻黄解表而和营卫；石膏辛甘而寒，清里热并透郁热，二者同为臣药。麻黄得石膏，辛温发表而无助热之弊；石膏得麻黄，大寒清热而无凉遏

之虞。杏仁降利肺气，与麻黄相合，宣降肺气，以适肺性；生姜、大枣合用则和脾胃、调营卫，兼助解表、益汗源，共为佐药。甘草益气和中，既缓辛温峻散之力，又调和诸药，且防石膏寒凉伤中，为佐使药。诸药相伍，寒温并用，发汗散寒之中又兼清解里热之效。

本方麻黄发汗解表，桂枝温阳化气，生姜温胃散水，皆助麻黄发汗行水。麻黄、杏仁宣降肺气以通调水道；石膏清泄溢饮郁热；姜、枣、草益气和中，和营卫，运化水湿。全方发汗解表，宣通腠理，开鬼门以发越水气；宣降肺气，通调水道以利湿化饮，故亦治溢饮有表证兼里热者。

【运用】本方为治疗外感风寒，里兼郁热证之常用方。以恶寒发热，无汗，烦躁，脉浮紧为辨证要点。表虚者，不可用，故原书强调："若脉微弱，汗出恶风者，不可服。"本方发汗之功居解表诸方之冠，故"一服得汗者，停后服"，以防过剂；原书要求"取微似汗""汗出多者，温粉扑之"。

【鉴别】大青龙汤与麻黄汤均可治疗外感风寒表实证，同用麻黄、桂枝辛温解表发汗。然大青龙汤系由麻黄汤倍用麻黄、甘草，减少杏仁用量，再加石膏、生姜、大枣而成。证属风寒重证，兼内有郁热，故方中配以辛甘大寒之石膏以清解内热；且倍用麻黄以确保其发汗之力；减杏仁用量，乃因无喘逆之症。

【方论选录】此即加味麻黄汤也。诸症全是麻黄，而有喘与烦躁之不同。喘者是寒郁其气，升降不得自如，故多杏仁之苦以降气；烦躁是热伤其气，无津不能作汗，故特加石膏之甘以生津。然其质沉，其性寒，恐其内热顿除，而外之表邪不解，变为寒中而协热下利，是引贼破家矣。故必倍麻黄以发汗，又倍甘草以和中，更用姜、枣以调营卫，一汗而表里双解，风热两除。此大青龙清内攘外之功，所以佐麻、桂二方之不及也。（柯琴《伤寒来苏集·伤寒论注》卷二）

【医案举例】何保义从王太尉军中，得伤寒，脉浮涩而紧。许叔微曰："若头痛，发热，恶风无汗，则麻黄证也；烦躁，则青龙汤证也。"何曰："今烦躁甚。"投以大青龙汤，三投汗解。（《古方医案选编》）

【方歌】大青龙汤桂麻黄，杏草石膏姜枣藏，
　　　　太阳无汗兼烦躁，风寒两解此为良。

桂枝汤
《伤寒论》

【组成】桂枝去皮，三两（9g）　芍药三两（9g）　甘草炙，二两（6g）　生姜切，三两（9g）　大枣擘，十二枚（6g）

【用法】上五味，㕮咀，以水七升，微火煮取三升，适寒温，服一升。服已须臾，啜热稀粥一升余，以助药力。温覆令一时许，遍身漐漐微似有汗者益佳，不可令如水流漓，病必不除。若一服汗出病瘥，停后服，不必尽剂；若不汗，更服如前法；又不汗，后服小促其间，半日许，令三服尽。若病重者，一日一夜服，周时观之，服一剂尽，病证犹在者，更作服；若汗不出，乃服至二三剂。禁生冷、黏滑、肉面、五辛、酒酪、臭恶等物（现代用法：水煎服，温覆取微汗）。

【功用】解肌发表，调和营卫。

【主治】外感风寒表虚证。恶风发热，汗出头痛，鼻鸣干呕，苔白不渴，脉浮缓或浮弱。

【证治机理】本证因外感风寒，营卫不和所致。《伤寒论》谓其"太阳中风""营弱卫强"。"卫强"是指卫中邪气盛，"营弱"是指营中阴气弱。中风者，乃外受风寒，但以风邪为主。风邪外感，风性疏泄，卫气因之失其固护之性，不能固护营阴，致令营阴不能内守而外泄，故恶风、

发热、汗出；肺合皮毛，其经脉还循胃口，邪气袭表，肺胃失和，肺系不利，胃失和降，则鼻鸣干呕；苔白不渴，脉浮缓或浮弱，俱为风邪袭表之征。法当解肌发表，调和营卫，即祛邪调正兼顾为治。

【方解】方中桂枝辛温，助卫阳，通经络，解肌发表而祛在表之风寒，为君药。芍药酸甘而凉，益阴敛营，敛固外泄之营阴，为臣药。桂枝、芍药等量配伍，既营卫同治，邪正兼顾，相辅相成；又散中有收，汗中寓补，相反相成。生姜辛温，助桂枝散表邪，兼和胃止呕；大枣甘平，协芍药补营阴，兼健脾益气。生姜、大枣相配，补脾和胃，化气生津，益营助卫，共为佐药。炙甘草调和药性，合桂枝辛甘化阳以实卫，合芍药酸甘化阴以益营，功兼佐使之用。药虽五味，但配伍严谨，发中有补，散中有收，营卫同治，邪正兼顾，阴阳并调。故柯琴誉其为"仲景群方之冠，乃滋阴和阳、调和营卫、解肌发汗之总方也"（《伤寒来苏集》）。

本方治证中已有汗出，何以又用桂枝汤发汗？盖本证之自汗，是由风邪外袭，卫阳不固，营阴失守，津液外泄所致。故外邪不去，则汗不能止。桂枝汤虽曰"发汗"，实寓解肌发表与调和营卫双重用意，外邪去而肌表固密，营卫和则津不外泄。故如法服用本方，于遍身微汗之后，则原证之汗出自止。近贤曹颖甫以"病汗""药汗"别之，区分两种汗出的不同性质。故指出："病汗常带凉意，药汗则带热意。病汗虽久，不足以去病；药汗瞬时，而功乃大著，此其分也。"（《经方实验录》）

本方具有调和营卫、阴阳之功，故其治疗范围不仅局限于外感风寒表虚证，亦可用于病后、产后、体弱等因营卫、阴阳不和所致之病证。正如徐彬《金匮要略论注》所云："药用桂枝汤者，此汤，表证得之，为解肌和营卫；内证得之，为化气调阴阳。"

【运用】本方既为治疗外感风寒表虚证之基础方，又是调和营卫、调和阴阳法之代表方。以恶风，发热，汗出，脉浮缓为辨证要点。服用本方需"适寒温""服已须臾，啜热稀粥"，借水谷之精气，充养中焦，不但易为酿汗，更可使外邪速去而不致重感。同时"温覆令一时许"，即是避风助汗之意。待其"遍身漐漐微似有汗"，是肺胃之气已和，津液得通，营卫和谐，腠理复固，故云"益佳"。至于服后汗出病瘥，停后服；或不效，再服；以及禁生冷黏腻、酒肉、臭恶等，尤其是"不可令如水流漓，病必不除"等均为服解表剂应该注意之通则。

【附方】

1. 桂枝加厚朴杏子汤（《伤寒论》） 桂枝去皮，三两（9g） 芍药三两（9g） 生姜切，三两（9g） 甘草炙，二两（6g） 大枣擘，十二枚（3枚） 厚朴炙，去皮，二两（6g） 杏仁去皮尖，五十枚（6g） 上七味，以水七升，微火煮取三升，去滓。温服一升，覆取微似汗。功用：解肌发表，降气平喘。主治：宿有喘病，又感风寒。症见桂枝汤证兼咳喘者。

2. 桂枝加葛根汤（《伤寒论》） 桂枝去皮，二两（6g） 芍药二两（6g） 生姜切，三两（9g） 甘草炙，二两（6g） 大枣擘，十二枚（6g） 葛根四两（12g） 上六味，以水一斗，先煮葛根，减二升，内诸药，煮取三升，去滓，温服一升。覆取微似汗，不须啜粥，余如桂枝法将息及禁忌。功用：解肌发表，升津舒筋。主治：风寒客于太阳经输，营卫不和证。症见桂枝汤证兼项背强而不舒者。

3. 桂枝加桂汤（《伤寒论》） 桂枝去皮，五两（15g） 芍药三两（9g） 生姜切，三两（9g） 甘草炙，二两（6g） 大枣擘，十二枚（6g） 上五味，以水七升，煮取三升，去滓，温服一升。功用：温通心阳，平冲降逆。主治：心阳虚弱，寒水凌心之奔豚。太阳病误用温针或因发汗太过而发奔豚，气从少腹上冲心胸，起卧不安，有发作性者。

4. 桂枝加芍药汤（《伤寒论》） 桂枝去皮，三两（9g） 芍药六两（18g） 甘草炙，二两（6g） 大枣擘，十二枚（6g） 生姜切，三两（9g） 上五味，以水七升，煮取三升，去滓，温分三服。功用：温脾和中，缓急止痛。主治：太阳病误下伤中，土虚木乘之腹痛。

【鉴别】麻黄汤和桂枝汤同属辛温解表之剂，皆可用治外感风寒表证。然麻黄汤因麻、桂相须，并佐杏仁，则发汗散寒力强，兼能宣肺平喘，为辛温发汗之重剂，主治外感风寒表实证之恶寒发热无汗而喘；桂枝汤为桂、芍配用，并佐姜、枣，则发汗解表之力逊，但调和营卫之功尤著，为辛温解表之和剂，主治外感风寒表虚证之恶风发热而有汗。

桂枝加厚朴杏子汤、桂枝加葛根汤、桂枝加桂汤、桂枝加芍药汤均为桂枝汤类方，营卫不和或气血阴阳失调是其病机共性，故皆以桂枝汤和营卫、调阴阳。桂枝加厚朴杏子汤主治宿有喘病，又感风寒而见桂枝汤证者；或风寒表证误下，表证未解而见微喘者，其证皆为外邪束表而肺气上逆，故以桂枝汤解肌和营卫，加厚朴、杏仁以降气平喘。桂枝加葛根汤主治外感风寒，太阳经气不舒，津液不能敷布，经脉失去濡养之恶风汗出、项背强而不舒，故用桂枝汤加葛根以解肌发表，生津舒筋。桂枝加桂汤与桂枝加芍药汤仅因药量之变化，则由治表之剂变为治里之方，其中前方主治太阳病发汗太过，耗损心阳，心阳不能下蛰于肾，肾中寒水之气上犯凌心所致的奔豚病，故加桂二两以加强温通心阳，平冲降逆的作用；后方主治太阳病误下伤中，邪陷太阴，土虚木乘之腹满，故用桂枝汤通阳温脾，倍芍药以柔肝缓急止痛。

【方论选录】名曰桂枝汤者，君以桂枝也。桂枝辛温，辛能发散，温通卫阳；芍药酸寒，酸能收敛，寒走阴营。桂枝君芍药，是于发汗中寓敛汗之旨；芍药臣桂枝，是于和营中有调卫之功。生姜之辛，佐桂枝以解表；大枣之甘，佐芍药以和中。甘草甘平，有安内攘外之能，用以调和中气，即以调和表里，且以调和诸药。以桂芍之相须，姜枣之相得，借甘草之调和，阳表阴里，气卫血营，并行而不悖，是刚柔相济以相和也。而精义在服后须臾啜稀粥以助药力。盖谷气内充，不但易为酿汗，更使已入之邪不能少留，将来之邪不得复入也。又妙在温覆令一时许，漐漐微似有汗，是授人以微汗之法也。不可令如水流漓，病必不除，是禁人以不可过汗之意也。此方为仲景群方之冠，乃解肌发汗、调和营卫之第一方也。凡中风、伤寒，脉浮弱，汗自出而表不解者，皆得而主之。（吴谦《医宗金鉴·订正仲景全书伤寒论注》）

【医案举例】一人伤寒六日，谵语狂笑，头痛有汗，大便不通，小便自利。众议承气汤下之。脉之，浮而大。因思仲景云：伤寒不大便六七日，头疼有热，小便清，知不在里，仍在表也。方今仲冬，宜与桂枝汤。众皆咋舌掩口，谤甚力，以谵狂为阳盛，桂枝入口必毙矣。李曰：汗多神昏，故发谵妄，虽不大便，腹无所苦，和其营卫，必自愈耳。遂违众用之，及夜笑语皆止，明日大便自通。故夫病变多端，不可胶执。向使狐疑而用下药，其可活乎？（《续名医类案》卷一）

【方歌】桂枝汤治太阳风，芍药甘草姜枣同，
　　　　解肌发表调营卫，汗出恶风此方功。

九味羌活汤

张元素方，录自《此事难知》

【组成】羌活（9g）　防风（9g）　苍术（9g）　细辛（3g）　川芎（6g）　香白芷（6g）　生地黄（6g）　黄芩（6g）　甘草（6g）（原著本方无用量）

【用法】上㕮咀，水煎服。若急汗，热服，以羹粥投之；若缓汗，温服，而不用汤投之（现代用法：水煎服）。

【功用】发汗祛湿，兼清里热。

【主治】外感风寒湿邪，内有蕴热证。恶寒发热，无汗，头痛项强，肢体酸楚疼痛，口苦微渴，舌苔白或微黄，脉浮或浮紧。

【证治机理】本证由外感风寒湿邪，兼内有蕴热所致。风寒湿邪侵犯肌表，郁遏卫阳，闭塞腠理，阻滞经络，气血运行不畅，故恶寒发热、无汗、头痛项强、肢体酸楚疼痛；里有蕴热，故口苦微渴；苔白或微黄、脉浮，是表证兼里热之佐证。治当以发散风寒湿邪为主，清泄里热为辅。

【方解】方中羌活辛苦性温，气味雄烈，入太阳经，功擅解表寒，祛风湿，利关节，止痹痛，《本草经疏》云其"治足太阳风湿相搏，头痛肢节痛，一身尽痛者，非此不能除"，故为君药。防风辛甘性温，功善祛风，并能胜湿止痛；苍术辛苦而温，入太阴经，功善燥湿，并能祛风散寒，共助君药祛风散寒，除湿止痛，为臣药。细辛、白芷、川芎俱能祛风散寒。其中细辛主入少阴经，尤能止痛；白芷主入阳明经，兼可燥湿；川芎主入少阳、厥阴经，行气活血，宣痹止痛。此三味助君臣药祛风寒湿邪以除病因，畅行气血以解疼痛，共为佐药。生地、黄芩清泄里热，并防诸辛温燥烈之品助热伤津，亦为佐药。甘草调和诸药为使。诸药配伍，主以辛温，少佐寒凉，既兼治内外，又分属六经，协调表里而成发汗祛湿、兼清里热之剂。

【运用】本方为治疗外感风寒湿邪而兼里热证之常用方。以恶寒发热，头痛无汗，肢体酸楚疼痛，口苦微渴为辨证要点。原书用法提示：若寒邪较甚，表证较重，宜热服，且应啜粥以助药力，以助酿汗祛邪；若邪不甚，表证较轻，则不必啜粥，温服即可。方中药备六经，临证当灵活权变。原书服法中强调："当视其经络前、后、左、右之不同，从其多、少、大、小、轻、重之不一，增损用之，如神奇效。"明示本方当据病位的侧重，用药相应进退。

【附方】大羌活汤《此事难知》 防风 羌活 独活 防己 黄芩 黄连 苍术 白术各三钱（各9g） 甘草炙 细辛 知母生 川芎 地黄各一两（各30g） 上㕮咀，每服半两（15g），水二盏，煎至一盏半，去渣，得清药一大盏，热饮之。不解再服，三四盏解之亦可，病愈则止。若有余证，并依仲景随经法治之。功用：发散风寒，祛湿清热。主治：外感风寒湿邪兼有里热证。症见头痛身重，发热恶寒，口干烦满而渴，舌苔白腻，脉浮数。

【鉴别】九味羌活汤与大羌活汤均可治外感风寒湿邪而兼有里热之证。大羌活汤比九味羌活汤少白芷，多黄连、知母、防己、独活、白术，故其清热祛湿之功较强，宜于外感风寒湿邪而兼见里热较甚者。

【方论选录】触冒四时不正之气，而成时气病，憎寒壮热，头疼身痛，口渴，人人相似者，此方主之。谓春时应暖而反大寒，夏时应热而反大凉，秋时应凉而反大热，冬时应寒而反大温，此非其时而有其气，是以一岁之中，长幼之病多相似也。药之为性，辛者得天地之金气，于人则为义，故能匡正而黜邪。羌、防、苍、细、芎、芷，皆辛物也，分经而主治：邪在太阳者，治以羌活；邪在阳明者，治以白芷；邪在少阳者，治以黄芩；邪在太阴者，治以苍术；邪在少阴者，治以细辛；邪在厥阴者，治以川芎；而防风者，又诸药之卒徒也。用生地所以去血中之热；而甘草者，又所以和诸药而除气中之热也。易老自序云：此方冬可以治寒，夏可以治热，春可以治温，秋可以治湿，是诸路之应兵也。用之以治四时瘟疠，诚为稳当，但于阴虚、气弱之人，在所禁尔。（吴崑《医方考》卷一）

【方歌】九味羌活用防风，细辛苍芷与川芎，
　　　　黄芩生地同甘草，三阳解表效力彰。

香苏散
《太平惠民和剂局方》

【组成】香附子炒香，去毛　紫苏叶各四两（各12g）　甘草炙，一两（3g）　陈皮不去白，二两（6g）

【用法】上为粗末。每服三钱（9g），水一盏，煎七分，去滓，热服，不拘时候，日三服。若作细末，只服二钱（6g），入盐点服（现代用法：作汤剂，水煎服）。

【功用】疏散风寒，理气和中。

【主治】外感风寒，气郁不舒证。恶寒身热，头痛无汗，胸脘痞闷，不思饮食，舌苔薄白，脉浮。

【证治机理】本证因外感风寒，内兼气滞而成。外感风寒则恶寒发热、头痛无汗；气郁不舒则胸脘痞闷，不思饮食；苔薄白而不腻，说明湿邪不明显而偏于气郁。风寒在表，宜用发散之药祛邪于外；气郁于里，当用理气之品解郁于内，故治法以解表与理气并行。

【方解】本方苏叶辛温，归肺、脾二经，既可解表散寒，又能理气宽中，一药两用，切中病机，用为君药。香附辛苦甘平，行气解郁，是为臣药。君臣相伍，苏叶得香附之助，则调畅气机之功著；香附借苏叶之升散，则可上行外达以祛邪，此即李时珍所谓香附生用"则上行胸膈，外达皮肤……得紫苏、葱白则能解散邪气"（《本草纲目》卷十四）。胸脘痞闷，虽因于气郁，但亦与湿滞有关，故佐用陈皮理气燥湿，一可助君臣行气以除气滞，二可燥湿以针对气滞所致津停。甘草健脾和中，与香附、陈皮相合，则行气而不耗气，并调和药性，是为佐使药。诸药共用，辛温疏表与理气行滞相伍，表里同治，重在解表。

【运用】本方为治疗外感风寒而兼气滞的常用方。临床应用以恶寒发热，头痛无汗，胸脘痞闷，苔薄白，脉浮为辨证要点。

【附方】**加味香苏散**（《医学心悟》）　紫苏叶一钱五分（5g）　陈皮　香附各一钱二分（各4g）　甘草炙，七分（2.5g）　荆芥　秦艽　防风　蔓荆子各一钱（各3g）　川芎五分（1.5g）　生姜三片　上锉一剂，水煎温服。微覆似汗。功用：发汗解表，理气解郁。主治：外感风寒，兼有气滞证。症见头痛项强，鼻塞流涕，身体疼痛，发热恶寒或恶风，无汗，胸脘痞闷，苔薄白，脉浮。

【鉴别】香苏散与加味香苏散皆可治外感风寒而兼有气滞证，后方乃前方加荆芥以助苏叶辛温解表之力；加防风、秦艽、蔓荆子以疏风除湿止痛；加川芎祛风止痛；生姜辛散解表。故后方辛散解表止痛之功强于前方，宜用于外感风寒较重而兼有气滞者。

【方论选录】此手太阴药也。紫苏疏表气而散外寒，香附行里气而消内壅，橘红能兼行表里以佐之（橘红利气，兼能发表散寒，盖气行则寒散，而食亦消矣），甘草和中，亦能解表为使也。（汪昂《医方集解》）

【方歌】香苏散内草陈皮，疏散风寒又理气，
　　　　外感风寒兼气滞，寒热无汗胸脘痞。

小青龙汤
《伤寒论》

【组成】麻黄去节，三两（9g）　芍药三两（9g）　细辛三两（3g）　干姜三两（6g）　甘草炙，三两（6g）　桂枝去皮，三两（9g）　五味子半升（9g）　半夏洗，半升（9g）

【用法】上八味，以水一斗，先煮麻黄，减二升，去上沫，内诸药，煮取三升，去滓，温服一升（现代用法：水煎服）。

【功用】解表散寒，温肺化饮。

【主治】外寒内饮证。恶寒发热，头身疼痛，无汗，喘咳，痰涎清稀而量多，胸痞，或干呕，或痰饮喘咳，不得平卧，或身体疼重，头面四肢浮肿，舌苔白滑，脉浮。

【证治机理】本方主治外感风寒，寒饮内停之证。恶寒发热、无汗、身体疼重，乃风寒束表，卫阳被遏，营阴郁滞，毛窍闭塞引起，属风寒表实证无疑。素有水饮之人，一旦感受外邪，每致表寒引动内饮。《难经·四十九难》云："形寒饮冷则伤肺。"水寒相搏，内外相引，饮动不居，寒饮射肺，肺失宣降，则咳喘痰多而稀，或喘咳难以平卧；饮停心下，阻滞气机，则胸痞；胃气上逆，则干呕；饮溢肌肤，则浮肿身重；舌苔白滑，脉浮，为外寒内饮之征。法当解表散寒，温肺化饮。

【方解】方以辛温之麻黄、桂枝相须为君，发汗解表，且麻黄兼能开宣肺气以解喘咳之证，桂枝化气行水以利内饮之化。臣用辛热之干姜、辛温之细辛，温肺化饮，兼协麻黄、桂枝解表祛邪。佐用辛苦而温之半夏，燥湿化痰，和胃降逆。然素有痰饮，脾肺本虚，纯用辛温，恐辛散耗气、温燥伤津，故伍酸甘之五味子敛肺止咳、芍药和营养血，二药与辛散之品相配，既令散中有收，以利肺气开阖，增强止咳平喘之功，又可防诸辛散温燥之药耗气伤津之虞，亦为佐药。炙甘草益气和中，兼调和辛散酸收之性，为佐使之药。八味相伍，辛散与酸收相配，散中有收；温化与敛肺相伍，开中有合；解表与化饮同施，表里双解。

【运用】本方为治疗外感风寒、寒饮内停而致喘咳之常用方。以恶寒发热，无汗，喘咳，痰多而稀，舌苔白滑，脉浮为辨证要点。临证中见外寒内饮之证而以外寒为主者，可重用麻、桂为君；若内饮为主，则宜重用干姜、细辛为君；二者俱重，则麻黄、干姜共为君药。

【附方】

1. **射干麻黄汤**《金匮要略》 射干三两（9g） 麻黄四两（9g） 生姜四两（12g） 细辛三两（3g） 紫菀三两（9g） 款冬花三两（9g） 大枣七枚（3g） 半夏大者，洗，半升（9g） 五味子半升（9g） 上九味，以水一斗二升，先煮麻黄两沸，去上沫，内诸药，煮取三升，分温三服。功用：宣肺祛痰，降气止咳。主治：痰饮郁结，气逆喘咳证。症见咳而上气，喉中有水鸡声者。

2. **小青龙加石膏汤**《金匮要略》 麻黄 芍药 桂枝 细辛 甘草 干姜各三两（各9g） 五味子 半夏各半升（各9g） 石膏二两（6g） 上九味，以水一斗，先煮麻黄，去上沫，内诸药，煮取三升。强人服一升，羸者减之，日三服，小儿服四合。功用：解表蠲饮，清热除烦。主治：肺胀，心下有水气。症见咳而上气，烦躁而喘，脉浮者。

【鉴别】射干麻黄汤、小青龙加石膏汤与小青龙汤皆有解表化饮之功。但射干麻黄汤证为风寒较轻，痰饮郁结，肺气上逆较重，故于小青龙汤基础上减桂枝、芍药、甘草；增入祛痰肃肺，止咳平喘之射干、款冬花、紫菀等药。可见小青龙汤解表散寒之力大，功偏治表；射干麻黄汤祛痰降气之力强，功偏治里。小青龙加石膏汤即在小青龙汤基础上加石膏二两而成，主治外感风寒、内有饮邪郁热之证，故用小青龙汤解表化饮，加少量石膏清热除烦。石膏药性虽大寒，但用量较少，故不悖全方辛温之旨。

大、小青龙汤以"青龙"名之，因其皆具"治水"之能，同用麻黄、桂枝、甘草，均治外寒内饮之证。但大青龙汤主治表证较重，风寒外束，且水饮内郁化热，属表寒里饮化热之证，故麻黄用量倍于后方，其发汗力强，遂名曰"大青龙汤"，重发其汗以越水饮之邪；入石膏以清泄饮郁所化之热，且制麻、桂之温，更配姜、枣和营卫，以防重剂开表伤正之弊。小青龙汤主治外寒内饮证，表寒与内饮相当，其发汗力较弱，故名曰"小青龙汤"，麻、桂发汗以解表，配干姜、细辛温肺化饮，并协麻、桂解表散寒；又佐入半夏燥湿化痰以助蠲饮，五味子敛肺止咳、白芍和营养血、甘草益气和中，使散中有收，并防诸辛散温燥之药耗气伤津。

【方论选录】前方（指大青龙汤）因内有郁热而表不解，此方因内有水气而表不解。然水气不除，肺气壅遏，营卫不通，虽发表何由得汗？故用麻黄、桂枝解其表，必以细辛、干姜、半夏等辛燥之品，散其胸中之水，使之随汗而出。《金匮》所谓腰以上者，当发汗，即《内经》之"开鬼门"也。水饮内蓄，肺必逆而上行，而见喘促上气等证。肺苦气上逆，急食酸以收之，以甘缓之，故以白芍、五味子、甘草三味，一以防肺气之耗散，一则缓麻、桂、姜、辛之刚猛也。名小青龙者，以龙为水族，大则可以兴云致雨，飞腾于宇宙之间；小则亦能治水驱邪，潜隐于波涛之内耳。（张秉成《成方便读》卷一）

【医案举例】徐，二十六岁，二月初十日。酒客脉弦细而沉，喘满短气，胁连腰痛，有汗，舌白滑而厚，恶风寒，倚息不得卧，此系里水招外风为病，小青龙去麻、辛证也。姜半夏六钱，桂枝六钱，炒白芍四钱，旋覆花（包煎）三钱，杏仁泥五钱，干姜三钱，制五味一钱五分，炙甘草一钱，生姜五片。煮三杯，分三次服。（《明清名医全书大成·吴鞠通医学全书·吴鞠通医案》卷一）

【方歌】小青龙汤治水气，喘咳呕哕渴利慰，
　　　　姜桂麻黄芍药甘，细辛半夏兼五味。

止嗽散
《医学心悟》

【组成】桔梗炒　荆芥　紫菀蒸　百部蒸　白前蒸，各二斤（各12g）　甘草炒，十二两（4g）　陈皮水洗，去白，一斤（6g）

【用法】上为末。每服三钱（9g），开水调下，食后临卧服。初感风寒，生姜汤调下（现代用法：作汤剂，水煎服）。

【功用】宣利肺气，疏风止咳。

【主治】风邪犯肺之咳嗽证。咳嗽咽痒，咯痰不爽，或微恶风发热，舌苔薄白，脉浮缓。

【证治机理】本证为外感风邪咳嗽，或因治不如法，表解不彻而咳仍不止者。风邪犯肺，肺失清肃，或虽经发散，因表解不彻而其邪未尽，故仍咽痒咳嗽、咯痰不爽；微恶风发热，舌苔薄白，脉浮，是表邪尚存之征。此时外邪十去八九，而肺气失于宣降，治之之法，重在宣肺止咳，兼以解表。

【方解】方中紫菀、百部甘苦而微温，专入肺经，为止咳化痰要药，对于新久咳嗽皆宜，故共用为君。桔梗苦辛而性平，善于宣肺止咳；白前辛苦微温，长于降气化痰。两者协同，一宣一降，以复肺气之宣降，合君药则止咳化痰之力尤佳，共为臣药。荆芥辛而微温，疏风解表，以祛在表之余邪；陈皮行气化痰，二者共为佐药。甘草合桔梗以利咽止咳，兼能调和诸药，是为佐使之用。诸药配伍，肺气得宣，外邪得散，则咳痰咽痒得瘥。诚如《医学心悟》所谓："本方温润和平，不寒不热，既无攻击过当之虞，大有启门驱贼之势。是以客邪易散，肺气安宁。"

【运用】本方为治疗表邪未尽，肺气失宣而致咳嗽之常用方。以咳嗽咽痒，微恶风发热，苔薄白为辨证要点。若为"外感风寒"表证著者，当"生姜汤调下"以助解表之功。

【附方】金沸草散（《博济方》）旋覆花三两（90g）　麻黄去节，三两（90g）　前胡三两（90g）　荆芥穗四两（120g）　甘草炙，一两（30g）　半夏洗净，姜汁略浸，一两（30g）　赤芍药一两（30g）　上为末，每

服二钱（6g），水一盏，加生姜、大枣，同煎至六分，热服。如汗出并三服。功用：发散风寒，降气化痰。主治：伤风咳嗽。症见恶寒发热，咳嗽痰多，鼻塞流涕，舌苔白腻，脉浮。

【鉴别】止嗽散与金沸草散皆属治疗风邪犯肺之常用方。止嗽散以紫菀、白前、百部、桔梗等宣利止咳为主，解表祛邪之力不足，故主治外邪将尽、肺气不利之咳嗽；金沸草散则以旋覆花、半夏、前胡与麻黄、荆芥穗等相配，解表与化痰之功略胜，故主治风邪犯肺初起之咳嗽痰多者。

【方论选录】药不贵险峻，惟期中病而已。此方系予苦心揣摩而得也。盖肺体属金，畏火者也，过热则咳；金性刚燥，恶冷者也，过寒亦咳。且肺为娇脏，攻击之剂既不任受，而外主皮毛，最易受邪，不行表散则邪气留连而不解。经曰：微寒微咳。寒之感也，若小寇然，启门逐之即去矣。医者不审，妄用清凉酸涩之剂，未免闭门留寇，寇欲出而无门，必至穿窬而走，则咳而见红。肺有二窍，一在鼻，一在喉，鼻窍贵开而不闭，喉窍宜闭而不开。今鼻窍不通，则喉窍将启，能无虑乎？本方温润和平，不寒不热，既无攻击过当之虞，大有启门驱贼之势。是以客邪易散，肺气安宁。宜其投之有效欤？（程国彭《医学心悟》卷三）

【医案举例】衙前施，风邪未清，左脉浮滑。咳逆，舌薄白，头痛较甚。宜止嗽、化痰、疏风。百部八分，紫菀钱半，马兜铃一钱，冬桑叶三钱，生甘草七分，白前钱半，橘红一钱，光杏仁三钱，桔梗钱半，荆芥钱半，川贝钱半，枇杷叶三片（引，去毛）。四帖。（《中国医学大成·邵兰荪医案》卷一）

【方歌】止嗽散中用白前，陈皮桔梗草荆添，

　　　　紫菀百部同蒸用，感冒咳嗽此方先。

第二节　辛凉解表剂

辛凉解表剂，适用于风热表证。代表方如银翘散、桑菊饮、麻黄杏仁甘草石膏汤等。

银翘散
《温病条辨》

【组成】连翘一两（30g）　银花一两（30g）　苦桔梗六钱（18g）　薄荷六钱（18g）　竹叶四钱（12g）　生甘草五钱（15g）　芥穗四钱（12g）　淡豆豉五钱（15g）　牛蒡子六钱（18g）

【用法】上杵为散。每服六钱（18g），鲜苇根汤煎，香气大出，即取服，勿过煮。肺药取轻清，过煮则味厚入中焦矣。病重者，约二时一服，日三服，夜一服；轻者，三时一服，日二服，夜一服；病不解者，作再服（现代用法：作汤剂，加芦根18g，水煎服）。

【功用】辛凉透表，清热解毒。

【主治】温病初起。发热，微恶风寒，无汗或有汗不畅，口渴头痛，咽痛咳嗽，舌尖红，苔薄白或薄黄，脉浮数。

【证治机理】温病初起，邪在卫分，卫气被郁，开阖失司，则发热、微恶风寒、无汗或有汗不畅；肺位最高而开窍于鼻，邪自口鼻而入，上犯于肺，肺气失宣，则咳嗽；风热蕴结成毒，侵袭肺系门户，则咽喉红肿疼痛；温邪伤津，则口渴；舌尖红、苔薄白或微黄、脉浮数，均为温病初起之象。法当辛凉透表，清热解毒。

【方解】方中重用银花、连翘为君，银花甘寒，《本草纲目》谓其能"散热解毒"；连翘苦

寒，《医学衷中参西录》载其"能透表解肌，清热逐风，又为治风热要药"，二药气味芳香，既能疏散风热、清热解毒，又可辟秽化浊，在透散卫分表邪的同时，兼顾温热病邪易蕴而成毒及多挟秽浊之气的特点。薄荷、牛蒡子味辛而性凉，功善疏散上焦风热，兼可清利头目，解毒利咽；风温之邪居卫，恐惟用辛凉难开其表，遂入辛而微温之荆芥穗、淡豆豉协君药开皮毛以解表散邪，俱为臣药。芦根、竹叶清热生津；桔梗合牛蒡子宣肃肺气而止咳利咽，同为佐药。生甘草合桔梗利咽止痛，兼可调和药性，是为佐使。是方所用药物均系轻清之品，加之用法强调"香气大出，即取服，勿过煮"，体现了吴氏"治上焦如羽，非轻莫举"（《温病条辨》）的用药原则。全方辛凉与辛温配伍，主以辛凉；疏散与清解相配，疏清兼顾。

【运用】《温病条辨》称本方为"辛凉平剂"，是治疗风温初起之常用方。以发热，微恶寒，咽痛，口渴，脉浮数为辨证要点。方中药物多为芳香轻宣之品，不宜久煎，"过煮则味厚而入中焦矣"。原书记载本方加减："胸膈闷者，加藿香三钱，郁金三钱，护膻中；渴甚者，加花粉；项肿咽痛者，加马勃、元参；衄者，去芥穗、豆豉，加白茅根三钱，侧柏炭三钱，栀子炭三钱；咳者，加杏仁利肺气；二三日病犹在肺，热渐入里，加细生地、麦冬保津液；再不解，或小便短者，加知母、黄芩、栀子之苦寒，与麦、地之甘寒，合化阴气，而治热淫所胜。"

【方论选录】本方谨遵《内经》"风淫于内，治以辛凉，佐以苦甘；热淫于内，治以咸寒，佐以甘苦"之训；又宗喻嘉言芳香逐秽之说，用东垣清心凉膈散，辛凉苦甘。病初起，且去入里之黄芩，勿犯中焦；加银花辛凉，芥穗芳香，散热解毒；牛蒡子辛平润肺，解热散结，除风利咽，皆手太阴药也。……此方之妙，预护其虚，纯然清肃上焦，不犯中下，无开门揖盗之弊，有轻以去实之能，用之得法，自然奏效。（吴鞠通《温病条辨》卷一）

【医案举例】赵，二十六岁，乙酉年十一月初四。六脉浮弦而数，弦则为风，浮为在表，数则为热，证现喉痛。卯酉终气，本为温病之明文。虽头痛、身痛、恶寒甚，不得误用辛温，宜辛凉芳香清上。盖上焦主表，表即上焦也。桔梗五钱，豆豉三钱，银花三钱，人中黄二钱，牛蒡子四钱，连翘三钱，荆芥穗五钱，郁金二钱，芦根五钱，薄荷五钱。煮三饭碗，先服一碗，即饮白开水，热啜一碗，覆被令微汗佳。得汗后，第二三碗不必饮热水。服一帖而表解，又服一帖而身热尽退。初七日，身热虽退，喉痛未止，与代赈普济散，日三四服，三日后痊愈。（《明清名医全书大成·吴鞠通医学全书·吴鞠通医案》卷一）

【方歌】银翘散主上焦医，竹叶荆牛薄荷豉，
　　　　甘桔芦根凉解法，风温初感此方宜。

桑菊饮
《温病条辨》

【组成】桑叶二钱五分（7.5g）　菊花一钱（3g）　杏仁二钱（6g）　连翘一钱五分（5g）　薄荷八分（2.5g）　苦桔梗二钱（6g）　生甘草八分（2.5g）　苇根二钱（6g）

【用法】水二杯，煮取一杯，日二服（现代用法：水煎温服）。

【功用】疏风清热，宣肺止咳。

【主治】风温初起，邪客肺络证。但咳，身热不甚，口微渴，脉浮数。

【证治机理】本证系风温初起之轻证。温热病邪从口鼻而入，邪犯肺络，肺失清肃，故以咳嗽为主症；因邪浅病轻，则身不甚热、口渴亦微。正如吴氏所言："咳，热伤肺络也；身不甚热，病不重也；渴而微，热不甚也。"治当从"辛凉微苦"立法，即疏风清热，宣肺止咳。

【**方解**】方中桑叶甘苦性凉，善走肺络，疏散风热，又清宣肺热而止咳嗽；菊花辛甘性寒，疏散风热，又清利头目而肃肺。二药相须，直走上焦，协同为用，以疏散肺中风热见长，共为君药。杏仁苦降，肃降肺气；桔梗辛散，开宣肺气，相须为用，一宣一降，以复肺之宣降功能而止咳，共为臣药。薄荷辛凉解表，助君药疏散风热之力；连翘透邪解毒；芦根清热生津，共为佐药。甘草调和诸药为使。诸药相伍，使上焦风热得以疏散，肺气得以宣降，则表证解，咳嗽止。

【**运用**】本方为治疗风热犯肺咳嗽之常用方。以咳嗽，发热不甚，微渴，脉浮数为辨证要点。因本方为"辛凉轻剂"，故肺热著者，当适当加味，以免病重药轻。原著指出："二三日不解，气粗似喘，燥在气分者，加石膏、知母；舌绛，暮热，甚燥，邪初入营，加元参二钱，犀角一钱；在血分者，去薄荷、芦根，加麦冬、细生地、玉竹、丹皮各二钱；肺热甚，加黄芩；渴者，加花粉。"

【**鉴别**】银翘散与桑菊饮中均有连翘、桔梗、甘草、薄荷、芦根五药，功能辛凉解表而治温病初起。但银翘散用银花配伍荆芥、豆豉、牛蒡子、竹叶，解表清热之力强，为"辛凉平剂"；桑菊饮用桑叶、菊花配伍杏仁，肃肺止咳之力大，而解表清热之力逊，故为"辛凉轻剂"。

【**方论选录**】此辛甘化风、辛凉微苦之方也。盖肺为清虚之脏，微苦则降，辛凉则平，立此方所以避辛温也。今世佥用杏苏散通治四时咳嗽，不知杏苏散辛温，只宜风寒，不宜风温，且有不分表里之弊。此方独取桑叶、菊花者，桑得箕星之精，箕好风，风气通于肝，故桑叶善平肝风；春乃肝令而主风，木旺金衰之候，故抑其有余，桑叶芳香有细毛，横纹最多，故亦走肺络而宣肺气。菊花晚成，芳香味甘，能补金水二脏，故用之以补其不足。风温咳嗽，虽系小病，常见误用辛温重剂销铄肺液，致久嗽成劳者，不一而足。圣人不忽于细，必谨于微，医者于此等处，尤当加意也。（吴鞠通《温病条辨》卷一）

【**医案举例**】乙酉五月二十四日，刘，十七岁。三月间春温呛咳见血。现在六脉弦细，五更丑、寅、卯时单声咳嗽甚，谓之木扣金鸣，风本生于木也。议辛甘化风，甘凉柔木。连翘三钱，细生地三钱，薄荷一钱，银花二钱，苦桔梗三钱，桑叶三钱，天冬一钱，茶菊花三钱，甘草二钱，麦冬三钱，鲜芦根三钱。二十八日，咳嗽减，食加，脉犹洪数，左大于右。效不更方，再服四五帖。六月初二日，木扣金鸣，与柔肝清肺已效，左脉洪数已减。于前方去气分辛药，加甘润。（《明清名医全书大成·吴鞠通医学全书·吴鞠通医案》卷四）

【**方歌**】桑菊饮中桔梗翘，杏仁甘草薄荷饶，
　　　　芦根为引轻清剂，热盛阳明入母膏。

麻黄杏仁甘草石膏汤
《伤寒论》

【**组成**】麻黄去节，四两（9g）　杏仁去皮尖，五十个（9g）　甘草炙，二两（6g）　石膏碎，绵裹，半斤（18g）

【**用法**】上四味，以水七升，煮麻黄，减二升，去上沫，内诸药，煮取二升，去滓。温服一升（现代用法：水煎服）。

【**功用**】辛凉疏表，清肺平喘。

【**主治**】外感风邪，邪热壅肺证。身热不解，有汗或无汗，咳逆气急，甚则鼻扇，口渴，舌苔薄白或黄，脉浮而数。

【**证治机理**】本证是表邪入里化热，壅遏于肺，肺失宣降所致。风寒之邪郁而化热入肺，或

风热袭表，表邪不解而入里，热邪充斥内外，则身热不解、汗出、口渴、苔黄、脉数；热壅于肺，肺失宣降，故咳逆气急，甚则鼻扇；若表邪未尽，或肺气闭郁，则毛窍闭塞而无汗；苔薄白、脉浮亦是表证未尽之征。治当清肺热，止咳喘，兼以疏表透邪。

【方解】方中麻黄辛温，宣肺平喘，解表散邪。《本草正义》曰："麻黄轻清上浮，专疏肺郁，宣泄气机，是为治外感第一要药。虽曰解表，实为开肺；虽曰散寒，实为泄邪。风寒固得之而外散，即温热亦无不赖之以宣通。"石膏辛甘大寒，清泄肺热以生津。二药相伍，一以宣肺为主，一以清肺为主，合而用之，既宣散肺中风热，又清宣肺中郁热，共为君药。石膏倍于麻黄，相制为用。全方主以辛凉，麻黄得石膏，宣肺平喘而不助热；石膏得麻黄，清解肺热而不凉遏。杏仁苦温，宣利肺气以平喘咳，与麻黄相配则宣降相因，与石膏相伍则清肃协同，是为臣药。炙甘草既能益气和中，又防石膏寒凉伤中，更能调和于寒温宣降之间，为佐使药。四药相伍，辛温与寒凉并用，宣肺而不助热，清肺而不凉遏。

【运用】本方为治疗表邪未解，邪热壅肺而致喘咳之基础方。因石膏倍麻黄，其功用重在清宣肺热，不在发汗，所以临床应用以发热、喘咳、苔黄、脉数为辨证要点。

【附方】越婢汤《金匮要略》　麻黄六两（12g）　石膏半斤（24g）　生姜三两（9g）　甘草二两（6g）大枣十五枚（12g）　上五味，以水六升，先煮麻黄，去上沫，内诸药，煮取三升，分温三服。功用：发汗行水。主治：风水夹热证。症见恶风，一身悉肿，脉浮不渴，续自汗出，无大热者。

【鉴别】麻杏甘石汤与麻黄汤皆用麻黄、杏仁、甘草治喘咳。但前方主治之喘咳，证属表邪入里化热，壅遏于肺，故去麻黄汤桂枝之温，以麻黄配石膏，清热宣肺为主，兼以解表祛邪；后方主治之喘咳，系风寒束表、肺气失宣所致，故以麻黄配桂枝，相须为用，发汗解表为主，兼以宣肺平喘。二方仅一药之差，然功用及主治证却大相径庭，仲景精于遣药配伍，于此可窥其一斑。

越婢汤与麻杏甘石汤皆用麻黄配石膏以宣肺疏表，清泄肺热。前方以一身悉肿为主，是水在肌表之征，故加大麻黄用量，配生姜发汗以祛肌表之水湿，并宣畅肺气，通调水道，使水湿下走；用枣、草益气健脾，意在培土制水；不喘，故去杏仁。后方以咳喘为主，是肺失宣降之征，故配杏仁、甘草宣降肺气，止咳平喘。

【方论选录】石膏为清火之重剂，青龙、白虎皆赖以建功。然用之不当，适足以召祸。故青龙以无汗烦躁，得姜、桂以宣卫外之阳也；白虎以有汗烦渴，须粳米以存胃中之液也。此但热无寒，故不用姜、桂，喘不在胃而在肺，故不须粳米。其意在存阴，不必虑其亡阳也，故于麻黄汤去桂枝之监制，取麻黄之专开，杏仁之降，甘草之和，倍石膏之大寒，除内外之实热，斯溱溱汗出，而内外之烦热与喘悉除矣。（吴谦《医宗金鉴·删补名医方论》）

【方歌】仲景麻杏甘石汤，辛凉宣肺清热良，
　　　　邪热壅肺咳喘急，有汗无汗均可尝。

柴葛解肌汤
《伤寒六书》

【组成】柴胡（6g）　干葛（9g）　甘草（3g）　黄芩（6g）　羌活（3g）　白芷（3g）　芍药（6g）　桔梗（3g）（原著本方无用量）

【用法】水二盅，加生姜三片，大枣二枚，槌法加石膏末一钱（3g），煎之热服（现代用法：水煎温服）。

【功用】解肌清热。

【主治】外感风寒，郁而化热证。恶寒渐轻，身热增盛，无汗头痛，目疼鼻干，心烦不眠，咽干耳聋，眼眶痛，舌苔薄黄，脉浮微洪。

【证治机理】本方所治证候乃太阳风寒未解，化热入里。外感风寒，本应恶寒较甚，而此恶寒渐轻、身热增盛者，为寒郁肌腠逐渐化热所致。因表寒未解，故恶寒仍在，并见头痛、无汗等症。阳明经脉起于鼻，经眼眶下行；少阳经脉行于耳后，经面颊到眶下。入里之热初犯阳明、少阳，故目疼鼻干、眼眶痛、咽干、耳聋；热扰心神，则见心烦不眠；脉浮而微洪，是外有表邪、里有热邪之征。此证乃太阳风寒未解，郁而化热，渐次传入阳明，波及少阳，故属三阳合病。治宜辛凉解肌，兼清里热。

【方解】方中葛根味辛性凉入阳明，外透肌热，内清郁热，《本草经疏》谓其为"解散阳明温病热邪之要药"；柴胡味辛性寒入少阳，"为少阳经表药"（《本草经疏》），善于祛邪解表退热。二药相须，解肌清热之力著，共用为君。羌活、白芷助君药辛散发表，并止诸痛；黄芩、石膏清泄里热，俱为臣药。其中葛根配白芷、石膏，清透阳明之邪热；柴胡配黄芩，透解少阳之邪热；羌活发散太阳之风寒。如此配合，三阳兼治，治阳明为主。桔梗宣畅肺气以利祛邪外出；芍药、大枣益阴养血，既防热邪伤阴，又制疏散太过；生姜发散风寒，均为佐药。甘草调和药性，为使药。诸药相伍，温清并用，三阳同治，表里兼顾，重在疏泄透散。

【运用】本方为治疗太阳风寒未解，入里化热，初犯阳明或三阳合病之常用方。以发热重，恶寒轻，头痛，眼眶痛，鼻干，脉浮微洪为辨证要点。原著强调："本经无汗，恶寒甚者，去黄芩，加麻黄。冬月宜加，春宜少，夏秋去之，加苏叶。"

【附方】柴葛解肌汤（《医学心悟》） 柴胡一钱二分（6g） 葛根一钱五分（6g） 黄芩一钱五分（6g） 赤芍一钱（6g） 甘草五分（3g） 知母一钱（5g） 生地二钱（9g） 丹皮一钱五分（3g） 贝母一钱（6g） 水煎服。心烦，加淡竹叶十片（3g）；谵语，加石膏三钱（12g）。功用：解肌清热。主治：外感风热，里热亦盛证。症见不恶寒而口渴，舌苔黄，脉浮散。

【鉴别】程氏《医学心悟》方比陶氏《伤寒六书》柴葛解肌汤少羌活、白芷、桔梗，是因其主治为外感风热，而里热较重，故减辛温香燥之品，以防助热伤津；虽去石膏，但配入知母、贝母、丹皮、生地，不仅清热，尚能滋阴；若见谵语，则其力不逮，故又加入石膏。程氏方重在清里，陶氏方重在解肌。

【方论选录】治三阳合病，风邪外客，表不解而里有热者。故以柴胡解少阳之表，葛根、白芷解阳明之表，羌活解太阳之表，如是则表邪无容足之地矣。然表邪盛者，内必郁而为热，热则必伤阴，故以石膏、黄芩清其热，芍药、甘草护其阴，桔梗能升能降，可导可宣，使内外不留余蕴耳。用姜、枣者，亦不过藉其和营卫，致津液，通表里，而邪去正安也。（张秉成《成方便读》卷一）

【方歌】柴葛解肌陶氏汤，邪在三阳热势张，
　　　　芩芍桔甘羌活芷，石膏大枣与生姜。

升麻葛根汤
《太平惠民和剂局方》

【组成】升麻 白芍药 甘草炙，各十两（各6g） 葛根十五两（9g）

【用法】上为粗末。每服三钱（9g），用水一盏半，煎取一中盏，去滓，稍热服，不计时候，

日二、三服。以病气去，身清凉为度（现代用法：水煎服）。

【功用】解肌透疹。

【主治】麻疹初起。疹发不出，身热头痛，咳嗽，目赤流泪，口渴，舌红，苔薄而干，脉浮数。

【证治机理】麻疹由肺胃蕴热，又感麻毒时疫之邪所致。若麻疹初起，又遇外邪袭表，抑遏疹毒外达之机，以致疹发不出，或疹出不畅。麻毒、外邪侵犯肺卫，邪正相争，清肃失调，则身热头痛、咳嗽、脉浮数等；风邪疹毒上攻头面，故目赤流泪；热灼津伤，则口渴，舌红苔干。治当辛凉解肌，透疹解毒。

【方解】方中升麻辛甘微寒，入肺、胃经，为透疹之要药，既可辛散透疹，又能清热解毒，为君药。葛根辛甘性凉，入胃经，解肌透疹，生津除热，为臣药。二药轻扬升散，通行肌表内外，对疹毒欲透未透、病势向外者，能因势利导，相配则透达疹毒之功彰。芍药益阴和营，以防君臣升散太过，为佐药。使以炙甘草调和药性。四药配伍，辛凉与酸甘合法，主以升散清解，少佐酸敛益阴，共奏解肌透疹之功。

【运用】本方为治疗麻疹未发，或发而不透之基础方。以疹发不出或出而不畅，舌红，脉数为辨证要点。

【附方】

1. 宣毒发表汤（《医宗金鉴》）　升麻（3g）　葛根（3g）　前胡（5g）　桔梗（3g）　枳壳麸炒（3g）　荆芥（3g）　防风（3g）　薄荷叶（3g）　木通（3g）　连翘去心（5g）　牛蒡子炒，研（5g）　淡竹叶（2g）　生甘草（2g）　引加元荽，水煎服。功用：解表透疹，止咳利咽。主治：麻疹初起，透发不畅。症见发热咳嗽，烦躁口渴，小便赤。

2. 竹叶柳蒡汤（《先醒斋医学广笔记》）　西河柳五钱（15g）　荆芥穗一钱（3g）　干葛一钱五分（4.5g）　蝉蜕一钱（3g）　薄荷叶一钱（3g）　鼠粘子炒，研，一钱五分（4.5g）　知母蜜炙，一钱（3g）　玄参二钱（6g）　甘草一钱（3g）　麦门冬去心，三钱（9g）　竹叶三十片（3g）（甚者加石膏五钱，冬米一撮）　水煎服。功用：透疹解表，清热生津。主治：痧疹初起，透发不出。症见喘嗽，鼻塞流涕，恶寒轻，发热重，烦闷躁乱，咽喉肿痛，唇干口渴，苔薄黄而干，脉浮数。

【鉴别】升麻葛根汤、宣毒发表汤与竹叶柳蒡汤均有透疹清热之功，用治麻疹初起，透发不出。升麻葛根汤专于解肌透疹，其透散清热之力皆不强，是治麻疹初起未发之基础方。宣毒发表汤为升麻葛根汤去芍药，加荆、防、牛、薄解肌清热，助升麻、葛根透疹除热；加枳、桔、前宣畅肺气，止咳祛痰；加连翘清上焦之热，木通、竹叶导热下行，甘草和中。本方宣肺与清热之力均强于升麻葛根汤。竹叶柳蒡汤用西河柳、葛根透疹；牛蒡子、蝉蜕、薄荷疏风清热解毒；竹叶清热除烦；荆、葛解肌开腠；知母、玄参、麦冬清热生津，甘草和中。是方不仅透疹清热之力大，且兼生津止渴之功，主治麻疹透发不出、热毒内蕴兼有津伤。

【方论选录】表热壮盛，此邪实于表也。经曰：轻可以去实，故用升麻、葛根以疏表，甘草佐之，可以和在表之气。芍药佐之，可以和在表之荣，去其实邪，和其营卫，风寒则解，痘疹则出，诚初间之良剂也。如至四五日，痘中夹疹者，亦此方主之。疹散，只依常法治痘。（吴崑《医方考》卷六）

【方歌】《局方》升麻葛根汤，芍药甘草合成方，
　　　　麻疹初起出不透，解肌透疹此方良。

葱豉桔梗汤
《重订通俗伤寒论》

【组成】鲜葱白三枚至五枚（9g）　苦桔梗一钱至钱半（5g）　焦山栀二钱至三钱（6g）　淡豆豉三钱至五钱（9g）　苏薄荷一钱至钱半（5g）　青连翘钱半至二钱（6g）　生甘草六分至八分（2g）　鲜淡竹叶三十片（3g）

【用法】水煎服（现代用法：水煎服）。

【功用】疏风清热。

【主治】风温初起证。头痛身热，微恶风寒，咳嗽，咽痛，口渴，舌尖红，苔薄白，脉浮数。

【证治机理】风温初起乃风热之邪侵犯肺卫所致。风热袭表，卫气被郁，则发热、微恶风寒；风邪袭阳位，致经脉不利，故头痛；肺气失宣，则咳嗽；风热侵袭肺系门户，则咽痛；温热伤津，则口渴；舌尖红，苔薄白，脉浮数，均为风温初起之征。治当疏风兼以清热。

【方解】方中葱白辛温通阳，豆豉解肌发表，二者合用，疏风散邪，共为君药。薄荷、连翘疏散风热，助君解表，用以为臣。桔梗宣肺止咳利咽；山栀、竹叶清泻心肺之热，并导热从小便而去，俱为佐药。生甘草合桔梗以清利咽喉，又可调和药性，为佐使之用。如此配伍，使风温之邪，既得辛散从外而解，又得清泄从下而去，诸症悉除。

【运用】本方为治疗风温初起证之常用方。以头痛身热、咳嗽、咽痛、口渴、脉浮数为辨证要点。俞氏加减法："如咽阻喉痛者，加紫金锭两粒磨冲，大青叶三钱；如胸痞，原方去甘草，加生枳壳二钱，白蔻末八分冲；如发疹，加蝉衣十二只，皂角刺五分，大力子三钱；如咳甚痰多，加苦杏仁三钱，广橘红钱半；如鼻衄，加生侧柏叶四钱，鲜茅根五十支、去衣；如热盛化火，加条芩二钱，绿豆二两煎药；如火旺就燥，加生石膏八钱，知母四钱。"

【方论选录】《肘后》葱豉汤，本为发汗之通剂，配合刘河间桔梗汤，君以荷、翘、桔、竹之辛凉，佐以栀、草之苦甘，合成轻扬清散之良方。善治风温、风热等初起证候，历验不爽。惟刘氏原方，尚有黄芩一味，而此不用者，畏其苦寒化燥，涸其汗源也。若风火证初起，亦可酌加。（俞根初《重订通俗伤寒论》）

【方歌】葱豉桔梗薄荷翘，山栀竹叶合甘草，

　　　　热邪束肺嗽咽痛，风温初起此方疗。

第三节　扶正解表剂

扶正解表剂，适用于正气不足而又感受外邪之证。代表方如败毒散、参苏饮、再造散等。

败毒散（原名人参败毒散）
《太平惠民和剂局方》

【组成】柴胡去苗　甘草　桔梗　人参去芦　川芎　茯苓去皮　枳壳去瓤，麸炒　前胡去苗，洗　羌活去苗　独活去苗，各三十两（各9g）

【用法】为粗末。每服二钱（6g），水一盏，入生姜、薄荷各少许，同煎七分，去滓，不拘

时候，寒多则热服，热多则温服（现代用法：加生姜 3g，薄荷 2g，水煎服）。

【功用】散寒祛湿，益气解表。

【主治】气虚外感风寒湿证。憎寒壮热，头项强痛，肢体酸痛，无汗，鼻塞声重，咳嗽有痰，胸膈痞满，舌苔白腻，脉浮而重按无力。

【证治机理】本证是由气虚而风寒湿邪束表，痰湿内生，肺气失宣所致。风寒湿邪束于肌表，卫阳被遏，邪正交争，故见憎寒壮热、无汗；寒主收引，湿性重着，肢体关节经络气血运行不畅，故头项强痛、肢体酸痛；脾虚气弱，湿痰内生，加之风寒犯肺，肺失宣降，故鼻塞声重、咳嗽有痰、胸膈痞满、舌苔白腻；脉浮、重按无力，为气虚外感之征。由于"元气素弱之人，药虽外行，气从中馁，轻者半出不出，留连为困；重者随元气缩入，发热无休"（《寓意草》），故以散寒祛湿，益气解表立法。

【方解】方中羌活、独活并用，祛风散寒，除湿止痛，通治一身上下之风寒湿邪，共为君药。柴胡发散退热，助君解表；川芎行气活血，助君宣痹止痛，俱为臣药。桔梗宣肺，枳壳降气，前胡化痰，茯苓渗湿，升降相合，宽胸利气，化痰止咳，皆为佐药。佐入人参，意在扶助正气以鼓邪外出，并使祛邪不更伤正气，且可防邪复入。如喻昌所论："……虚弱之体，必用人参三、五、七分，入表药中少助元气，以为驱邪之主，使邪气得药，一涌而去，全非补养虚弱之意也。"（《寓意草》）生姜、薄荷为引，以助发散表邪；甘草调和药性，兼以益气和中，共为佐使。诸药相伍，主辛温以解表，辅宣肃以止咳，佐益气以助祛邪，共奏祛风散寒、除湿止痛、宽胸利气、化痰止咳之功。喻嘉言又用本方治外邪陷里而成痢疾者，使陷里之邪还出表解，此谓"逆流挽舟"之法。

【运用】本方原名"人参败毒散"，为益气解表之常用方。以恶寒发热，头身重痛，无汗，脉浮、重按无力为辨证要点。

【附方】荆防败毒散《摄生众妙方》 羌活　独活　柴胡　前胡　枳壳　茯苓　荆芥　防风　桔梗　川芎各一钱五分（各4.5g）　甘草五分（1.5g）　用水一盅半，煎至八分，温服。功用：发汗解表，消疮止痛。主治：疮肿初起。症见红肿疼痛，恶寒发热，无汗不渴，舌苔薄白，脉浮数。

【鉴别】荆防败毒散即败毒散去人参、生姜、薄荷，加荆芥、防风而成，其祛风散寒之力增强而无扶正之功，为祛风散寒、除湿解表之剂，是治疗外感风寒湿表证之常用方。原用治疮疡初起，寒热无汗者。

【方论选录】此足太阳、少阳、手太阴药也。羌活入太阳而理游风；独活入少阴而理伏风，兼能去湿除痛；柴胡散热升清，协川芎和血平肝，以治头痛目昏；前胡、枳壳降气行痰，协桔梗、茯苓以泄肺热而除湿消肿；甘草和里而发表；人参辅正以匡邪，疏导经络，表散邪滞，故曰败毒。（汪昂《医方集解·发表之剂》）

【医案举例】一人饮酒患伤风，头疼身疼，如火热，骨痛无比，不吃饭，人参败毒散加干葛。（《名医类案》）

【方歌】人参败毒茯苓草，枳桔柴前羌独芎，
　　　　薄荷少许姜三片，四时感冒有奇功。

参苏饮
《太平惠民和剂局方》

【组成】陈皮去白　枳壳去瓤，麸炒　桔梗去芦　甘草炙　木香各半两（各6g）　半夏　紫苏用叶

干葛洗 前胡去苗 人参去芦 茯苓去皮,各三分(各9g)

【用法】上咬咀。每服四钱(12g),水一盏半,姜七片,枣一个,煎六分,去滓,微热服,不拘时候(现代用法:加生姜7片,大枣1枚,水煎温服)。

【功用】益气解表,理气化痰。

【主治】气虚外感,内有痰湿证。恶寒发热,无汗,头痛鼻塞,咳嗽痰白,胸脘满闷,倦怠无力,气短懒言,苔白脉弱。

【证治机理】本证由素体气虚,内有痰湿,又外感风寒而致。风寒束表,正邪交争,卫阳郁遏,肺气郁闭,故见恶寒发热、无汗、头痛鼻塞;风寒犯肺,痰湿内壅,气机不畅,故咳嗽痰白、胸脘满闷;倦怠无力、气短懒言、脉弱,乃气虚之征。气虚则无力鼓邪,法当益气解表,理气化痰。

【方解】方中苏叶辛温,发散表邪,宣肺宽中,故为君药。臣以葛根助君药发散风寒,解肌舒筋。佐以半夏、前胡、桔梗化痰止咳;陈皮、木香、枳壳理气宽胸;脾为生湿生痰之源,茯苓健脾渗湿以治生痰之源。化痰与理气兼顾,既寓"治痰先治气"之意,又使升降复常,有助于表邪之宣散、肺气之开阖。更佐入人参益气扶正,既助解表,又使表药祛邪不伤正。炙甘草合茯苓、人参益气健脾,兼和诸药,为佐使。煎服时,少加生姜、大枣,可助发表、益脾。诸药相合,散补同用,燥行合法,散不伤正,补不留邪,使邪去正安,气顺痰消。

【运用】本方为治疗气虚外感风寒,内有痰湿证之常用方。以恶寒发热,无汗头痛,咳痰色白,胸脘满闷,倦怠乏力,苔白,脉弱为辨证要点。

【鉴别】参苏饮与败毒散皆佐入人参、茯苓、甘草,治气虚外感风寒之证。然败毒散以羌活、独活、川芎、柴胡等祛邪为主,以治风寒夹湿之表证;而参苏饮以苏叶、葛根配半夏、陈皮等,治外感表邪而内有痰湿之证。

【方论选录】盖邪之所凑,其气必虚,故君人参以补之。皮毛者,肺之合也,肺受风寒,皮毛先病,故有头痛无汗、发热憎寒之表,以苏叶、葛根、前胡为臣以散之。肺一受邪,胸中化浊,故用桔、枳、二陈以清之,则咳嗽、涕唾稠黏、胸膈满闷之证除矣。加木香以宣诸里气,加姜、枣以调诸表气,斯则表里之气和,和则解也。(吴谦《医宗金鉴·删补名医方论》)

【医案举例】相国戴莲士,发热,头痛,干呕,烦躁。众皆以冬月伤寒,当用麻黄汤发汗。余曰:脉浮大而滑,此外感风寒,内停痰饮,且脉浮而不紧,邪尚轻浅,非伤寒邪甚而深也,宜进参苏饮去枣,加杏仁、葱白,以解表和中,则邪散而痰消矣。次日客邪悉退,脉静身凉,惟心部虚涩,乃思虑劳心,故虚烦不寐,易服归脾汤。数帖而愈。(《临证医案笔记》)

【方歌】参苏饮内用陈皮,枳壳前胡半夏宜,
　　　　干葛木香甘桔茯,内伤外感此方推。

再造散

《伤寒六书》

【组成】黄芪(6g) 人参(3g) 桂枝(3g) 甘草(1.5g) 熟附(3g) 细辛(2g) 羌活(3g) 防风(3g) 川芎(3g) 煨生姜(3g)(原著本方无用量)

【用法】水二盅,枣二枚,煎至一盅。槌法再加炒芍药一撮,煎三沸,温服(现代用法:加大枣2枚,炒白芍3g,水煎服)。

【功用】助阳益气,解表散寒。

【主治】阳气虚弱，外感风寒表证。恶寒发热，热轻寒重，无汗肢冷，倦怠嗜卧，面色苍白，语声低微，舌淡苔白，脉沉无力或浮大无力。

【证治机理】本证为素体阳气虚弱，复感风寒所致。恶寒发热，无汗，是外感风寒、邪在肌表之象。热轻寒重与肢冷嗜卧、神疲懒言、面色苍白并见，则是素体阳气虚弱，又感风寒之征。素体阳虚，四肢失于温煦，故肢冷嗜卧；阳气衰微，故见神疲懒言、面色苍白、脉沉细无力。"阳加于阴谓之汗"，若阳气虚馁，无力作汗，"服发汗药二三剂，汗不出者"，此为"无阳证"（《伤寒六书》）。若强发其汗，易致阳随汗脱，唯有助阳益气与解表散寒兼顾，方为两全之策。

【方解】方中君以桂枝、羌活，臣以防风、细辛，君臣相伍旨在发散风寒。佐入熟附子温补元阳，黄芪、人参补益元气，既可鼓舞正气以利发散，又可防止阳随汗脱；川芎行气活血，并能祛风；白芍养血敛阴，合桂枝有调和营卫之意，并制附、桂、羌、辛诸药之温燥；煨生姜温胃，大枣滋脾，合用以助脾胃升发之气，滋汗源以助解表。使以甘草调和药性。诸药相合，辛温与甘温合法，共成助阳益气、解表散寒之功。

【运用】本方为益气助阳解表之常用方。以恶寒发热，热轻寒重，无汗，肢冷倦怠，舌淡苔白，脉沉无力为辨证要点。

【方论选录】此足太阳药也。经曰：阳之汗，以天地之雨名之。太阳病汗之无汗，是邪盛而真阳虚也。故以参、芪、甘草、姜、桂、附子大补其阳，而以羌、防、芎、细发其表邪；加芍药者，于阳中敛阴，散中有收也。人第知参、芪能止汗，而不知能发汗。以在表药队中，则助表药而能解散也。东垣、丹溪治虚人感冒，多用补中益气加表药，即同此意也。（《伤寒六书》）

【方歌】再造散用参芪甘，桂附羌防芎芍参，

细辛加枣煨姜煎，阳虚无汗法当谙。

麻黄细辛附子汤
《伤寒论》

【组成】麻黄去节，二两（6g） 细辛二两（3g） 附子炮，去皮，一枚，破八片（9g）

【用法】上三味，以水一斗，先煮麻黄，减二升，去上沫，内诸药，煮取三升，去滓，温服一升，日三服（现代用法：水煎服）。

【功用】助阳解表。

【主治】素体阳虚，外感风寒表证。发热，恶寒甚剧，其寒不解，神疲欲寐，脉沉微。

【证治机理】本证是因素体阳虚，复感风寒所致。外受风寒，邪正相争则恶寒发热。加之素体阳虚，故恶寒甚剧，其寒不解；神疲欲寐，脉不浮反沉微，更知阳气虚弱。此阳虚外感，表里俱寒之证。若纯以辛温发散，则因阳虚而无力作汗，或虽得汗必致阳随液脱，治当助阳与解表并行。

【方解】方以麻黄为君，取其辛温，发汗散寒解表。以制附子为臣，取其大辛大热之性，温补阳气，助麻黄鼓邪外出。因麻黄发汗之力较峻，阳虚之人用之则恐损耗其阳，且阳虚更无力助其辛散表邪，遂与附子同用则无伤阳之弊，相辅相成，为助阳解表之常用配伍。细辛归肺肾二经，芳香气浓，性善走窜，通彻表里，既能祛风散寒以助麻黄解表，又可鼓动阳气以协附子助阳散寒，为佐助之用。三药并用，解表与温里合法，辛温并用，助阳解表，使外感风寒之邪得以表散，在里之阳气得以振奋，则阳虚外感可愈，为治表里俱寒、太少两感之剂。

【运用】本方为治疗阳虚外感风寒表证之基础方。以恶寒重，发热轻，神疲欲寐，脉沉为辨

证要点。

【鉴别】麻黄细辛附子汤与再造散均用附子、细辛，皆能助阳解表，用治阳虚外感风寒表证。但麻黄细辛附子汤药仅三味，主治阳虚感寒、太少两感之证；再造散不用麻黄，取羌、防、桂、辛及参、芪、附等助阳益气之品相合，散寒解表与助阳益气兼顾，兼具调和营卫之功，故用治阳虚气弱、复感风寒之证。

【方歌】麻黄细辛附子汤，发表温经两法彰，

若非表里相兼治，少阴反热曷能康。

加减葳蕤汤
《重订通俗伤寒论》

【组成】生葳蕤二钱至三钱（9g）　生葱白二枚至三枚（6g）　桔梗一钱至钱半（4.5g）　东白薇五分至一钱（3g）　淡豆豉三钱至四钱（12g）　苏薄荷一钱至钱半（4.5g）　炙草五分（1.5g）　红枣二枚

【用法】水煎，分温再服。

【功用】滋阴解表。

【主治】阴虚外感风热证。头痛身热，微恶风寒，无汗或有汗不多，咳嗽，心烦，口渴，咽干，舌红，脉数。

【证治机理】本证由素体阴虚，外感风热所致。风热袭表，肺卫失和，故见头痛身热、微恶风寒、无汗或有汗不畅、咳嗽、口渴等症；阴虚本津液不足，又易生内热，加之感受风热外邪，故除风热袭表之见症外，尚有咽干、心烦、舌红、脉数等阴虚内热之症。对于阴虚之人复感外邪之证，因其人汗源不足，若专事解表，不仅表邪难为汗解，且更劫阴液，两全之法，唯滋阴与解表同用。阴虚津液不足，风热上袭肺卫，兼有内热是本证的病机要点，故治当滋阴清热，辛凉解表。

【方解】方中葳蕤（玉竹）甘平滋润，滋阴润燥；薄荷疏散风热、清利咽喉，为"温病宜汗解者之要药"（《医学衷中参西录》），二者配伍，滋阴解表，共为君药。葱白、淡豆豉助薄荷发表散邪，用为臣药。佐以白薇清热益阴，桔梗宣肺止咳，大枣甘润养血，合白薇以滋阴液。使以甘草调和药性。诸药配伍，辛凉与甘寒合法，汗不伤阴，滋不碍邪。

【运用】本方为治疗素体阴虚，外感风热之常用方。以身热微寒，咽干口燥，舌红，苔薄白，脉数为辨证要点。

【方歌】加减葳蕤用白薇，豆豉生葱桔梗随，

草枣薄荷共八味，滋阴发汗此方魁。

葱白七味饮
《外台秘要》

【组成】葱白连须切，一升（9g）　干葛切，六合（9g）　新豉绵裹，一合（6g）　生姜切，二合（6g）　生麦门冬去心，六合（9g）　干地黄六合（9g）

【用法】劳水八升，此水以杓扬之一千遍。上药用劳水煎之三分减二，去滓，分温三服。相去行八九里，如觉欲汗，渐渐覆之（现代用法：水煎服）。

【功用】养血解表。

【**主治**】血虚外感风寒证。病后阴血亏虚，调摄不慎，感受外邪，或失血（吐血、便血、咳血、衄血）之后，复感风寒，头痛身热，微寒无汗。

【**证治机理**】本证因血虚之人复感风寒所致。风寒束表，邪正相争，卫阳被遏，故头痛身热、无汗，表寒不重则微寒。风寒表证，治当发汗散寒，然汗血同源，"夺血者无汗，夺汗者无血"（《灵枢·营卫生会篇》），仲景亦有"亡血忌汗"之论。血虚之人外感，只发表难以取汗，汗出又重伤阴血，故以养血解表立法。

【**方解**】方中葱白、葛根解表散邪，共为君药。干地黄、麦冬养血滋阴，同为臣药。豆豉、生姜助君药发表散邪，俱为佐药。原方用千扬劳水煎之，取劳水之味甘体轻以养脾胃。诸药合用，发散解表与养血滋阴合法，温而不燥，汗不伤血，邪正兼顾，养血解表。

【**运用**】本方为治疗血虚外感风寒证之常用方。以头痛身热，恶寒无汗兼见血虚或有失血病史为辨证要点。服法中有药后"相去行八九里，如觉欲汗，渐渐覆之"，意为不可温覆过早，以免汗出过多。

【**鉴别**】葱白七味饮与加减葳蕤汤均为滋阴养血药与解表散邪药同用之方。葱白七味饮系补血药与辛温解表药并用，治血虚外感风寒证，临床以头痛身热、恶寒无汗、舌淡苔白、脉虚缓，兼见血虚或失血病史为主要依据；而加减葳蕤汤是补阴药与辛凉解表药合用，治阴虚外感风热证，临床以身热头痛、微恶风寒、心烦口渴、舌红脉数为辨证要点。

【**方歌**】葱白七味《外台》方，新豉葛根与生姜，

麦冬生地千扬水，血虚外感最相当。

复习思考题

1. 如何理解麻黄汤的配伍特点？

2. 大青龙汤主治中既有内热，为何还重用性温之麻黄？其配伍意义是什么？

3. 如何理解桂枝汤以"汗法"治"汗出"？

4. 九味羌活汤配伍黄芩和生地的意义是什么？如何理解本方用法之"若急汗"和"若缓汗"？临证运用时应如何权变本方之君、臣药？

5. 小青龙汤主治外感，为何伍以酸收的白芍和五味子？

6. 从主治病证、用药配伍及功用等方面鉴别大青龙汤与小青龙汤。

7. 银翘散主治风热表证，为何配伍辛温之荆芥与淡豆豉？原书用法中为什么要强调"香气大出，即取服，勿过煮"？

8. 从麻黄与石膏配伍用量变化等方面阐述大青龙汤、小青龙加石膏汤、麻杏甘石汤、越婢汤主治、功用之异同。

9. 柴葛解肌汤的配伍中是如何体现三阳同治的？

10. 败毒散中配伍人参的意义何在？如何理解"逆流挽舟"法？

11. 参苏饮与败毒散在主治病证、功用、配伍用药等方面有何异同？

12. 如何理解再造散中芍药之配伍意义？

13. 麻黄细辛附子汤中麻黄与附子的配伍意义是什么？

扫一扫，查阅
本章数字资源，
含PPT、音视
频、图片等

凡以通便、泻热、攻积、逐水等作用为主，用于治疗里实证的方剂，统称为泻下剂。根据《素问·阴阳应象大论》"其下者，引而竭之""其实者，散而泻之"的原则立法，属于"八法"中之"下法"。

泻下剂是为有形实邪内结而设，凡燥屎内结、冷积不化、瘀血内停、宿食不消、结痰停饮、虫积之脘腹胀满、腹痛拒按、大便秘结或泻利、苔厚、脉沉实等属里实证者，均可用泻下剂治疗。里实证的证候表现有热结、寒结、燥结、水结之不同。热结者，当寒下；寒结者，当温下；燥结者，当润下；水结者，当逐水；里实而兼见正气不足者，当攻补兼施。故泻下剂相应地分为寒下剂、温下剂、润下剂、逐水剂、攻补兼施剂五类。

泻下剂多由药力迅猛之品组方，易伤胃气，故应得效即止，慎勿过剂。服药期间，应忌食油腻及不易消化的食物，以防重伤胃气。如表证未解，里未成实者，不宜使用泻下剂。若表证未解而里实已成，宜用表里双解法；如兼有瘀血者，配伍活血祛瘀药治之；兼有虫积者，配伍驱虫药治之。年老体虚、病后伤津、亡血者，以及孕妇、产妇、月经期女性，均应慎用或禁用。

第一节　寒下剂

寒下剂适用于里热积滞实证。代表方如大承气汤、大陷胸汤等。

大承气汤
《伤寒论》

【组成】大黄酒洗，四两（12g）　厚朴去皮，炙，半斤（24g）　枳实炙，五枚（12g）　芒硝三合（9g）

【用法】上四味，以水一斗，先煮二物，取五升，去滓，内大黄，更煮取二升，去滓，内芒硝，更上微火一两沸，分温再服，得下，余勿服（现代用法：水煎服。先煎枳实、厚朴，后下大黄，溶服芒硝）。

【功用】峻下热结。

【主治】

1.阳明腑实证。大便不通，频转矢气，脘腹痞满，腹痛拒按，按之硬，甚或潮热谵语，手足溅然汗出，舌苔黄燥起刺，或焦黑燥裂，脉沉实。

2.热结旁流证。下利清水，色纯青，其气臭秽，脐腹疼痛，按之坚硬有块，口舌干燥，脉滑实。

3. 里实热证而见热厥、痉病、发狂者。

【证治机理】本证为伤寒邪传阳明之腑，入里化热，并与肠中燥屎结滞，腑气不通所致。里热结实，腑气不通，故大便不通，频转矢气，脘腹痞满，腹痛拒按、按之硬，舌苔黄燥起刺或焦黑燥裂，脉实。前人将其归纳为"痞、满、燥、实"四字。"痞"，即自觉胸脘有闷塞压重感；"满"，是指脘腹胀满，按之有抵抗；"燥"，是指肠中燥屎，干结不下；"实"，是指腹痛拒按，大便不通或下利清水而腹痛不减，以及谵语、潮热、脉实有力等。实热燥屎结于肠胃，热盛而津液耗伤。治当峻下热结，以救阴液，亦即"釜底抽薪""急下存阴"之法。

"热结旁流"之证，乃腑热炽盛，燥屎内结不出，迫肠中之津从旁而下所致。故"旁流"是现象，"热结"是本质。治以寒下通之，即所谓"通因通用"之法。

邪热积滞，闭阻于内，阳盛格阴于外，而成厥逆；或伤津劫液，筋脉失养则痉；或热扰神明，心神浮越则狂。其中厥只是表象，里实热是其本质。故其厥逆的同时，必有里热实证，故当治以寒下，即所谓"寒因寒用"之法。痉病、发狂亦病同此因，机同此理，俱当以寒下之法治之。

上述诸证虽异，然病机相同，皆因邪热积滞，阻于肠腑，故均用峻下热结之法。

【方解】方中大黄苦寒泻热，攻积通便，荡涤肠胃邪热积滞，用为君药。芒硝咸苦而寒，泻热通便，润燥软坚，协大黄则峻下热结之力尤增，以为臣药。芒硝、大黄配伍，相须为用，"芒硝先化燥屎，大黄继通地道"（《古今名医方论》），既可苦寒泻下，又能软坚润燥，泻热推荡之力颇峻。积滞内阻，致使腑气不通，则内结之实热积滞，恐难速下，故本方重用厚朴亦为君药，行气消胀除满。即柯琴《伤寒来苏集》所谓："由于气之不顺，故攻积之剂必用行气之药以主之……厚朴倍大黄，是气药为君，名大承气。"臣以枳实下气开痞散结，助厚朴行气而除痞满。二者与大黄、芒硝相伍，泻热破气，推荡积滞，以成速泻热结之功。诚如方有执《伤寒论条辨》所云："枳实，泄满也；厚朴，导滞也；芒硝，软坚也；大黄，荡热也。"四药合用，辛苦通降与咸寒合法，泻下与行气并重，相辅相成，使塞者通，闭者畅，热得泄，阴得存，阳明腑实之证可愈。全方峻下行气，通导大便，以承顺胃气下行之特点而名曰"承气"。

【运用】本方既为治疗阳明腑实证之代表方，亦为寒下法之基础方，后世众多泻下类方剂均由此方化裁而成。以数日不大便，脘腹痞满胀痛，苔黄厚而干，脉沉数有力为辨证要点。原方煎药时，先煮枳实、厚朴，后下大黄，汤成去滓后溶入芒硝，是因大黄煎煮过久，减缓泻下之力。《伤寒来苏集》云："生者气锐而先行，熟者气钝而和缓。"本方药力峻猛，应中病即止，慎勿过剂。

【附方】

1. **小承气汤**（《伤寒论》）　大黄四两（12g）　厚朴去皮，炙，二两（6g）　枳实炙，大者三枚（9g）　以水四升，煮取一升二合，去滓，分温二服。初服汤，当更衣，不尔者，尽饮之。若更衣者，勿服之。功用：轻下热结。主治：阳明腑实证。症见谵语，便秘，潮热，胸腹痞满，舌苔老黄，脉滑而疾；或痢疾初起，腹中胀痛，里急后重等。

2. **调胃承气汤**（《伤寒论》）　大黄去皮，清酒洗，四两（12g）　甘草炙，二两（6g）　芒硝半升（12g）上三味，切以水三升，煮二物至一升，去滓，内芒硝，更上微火一二沸，温顿服之，以调胃气。功用：缓下热结。主治：阳明病，胃肠燥热证。症见大便不通，口渴心烦，蒸蒸发热，或腹中胀满，舌苔黄，脉滑数；以及胃肠热盛而致发斑吐衄，口齿咽喉肿痛等。

3. **宣白承气汤**（《温病条辨》）　生石膏五钱（15g）　生大黄三钱（9g）　杏仁粉二钱（6g）　栝蒌皮一钱五分（5g）　水五杯，煮取二杯，先服一杯。不知再服。功用：泻下热结，宣肺化痰。主治：阳明温病，热结肠腑，痰热壅肺。潮热便秘，喘促胸闷，痰涎壅滞，舌质红，舌苔黄厚腻，脉沉滑数，右寸实大。

【鉴别】大承气汤、小承气汤、调胃承气汤合称"三承气汤"。三方均以等量大黄（四两）泻热通便，主治阳明腑实之证。但由于各方组成的药味和剂量不同，故作用同中有异。大承气汤厚朴倍大黄，先煎枳实、厚朴，后下大黄，芒硝烊化，泻下与行气并重，其功峻下，主治痞、满、燥、实具备之阳明腑实重证；小承气汤，药少芒硝一味，且厚朴用量较大承气汤减少了四分之三，大黄倍厚朴，枳实亦少二枚，更三味同煎，其功轻下，主治以痞、满、实为主之阳明腑实轻证；调胃承气汤用大黄、芒硝而不用枳实、厚朴，且大黄与甘草同煎，取其和中调胃，下不伤正，故名"调胃承气汤"，主治以燥实为主之阳明热结证。调胃承气汤的服法尤有妙意，对于胃热偏盛、燥实不甚者，"少与调胃承气汤"，意取缓下泻热、调胃和中；对于胃热燥实者，则一剂顿服，旨在清泻燥热、承顺胃气。可见，每首方剂的组成、剂量及煎服法不同，功用、主治亦有所区别，即药力与药性、用量、配伍、服法等因素相关。

大承气汤与宣白承气汤均可用治阳明里实证。但大承气汤主治阳明腑实之痞满燥实俱全者，其泻下热结之力尤强；而宣白承气汤主治阳明里实，痰涎壅肺证，可上宣肺气，下通地道，脏腑并调。故以大黄泻下热结，用石膏、杏仁、瓜蒌清热化痰，肃降肺气，旨在宣肺通肠，泻肺实而助通大便，攻热结而助降肺气。

【方论选录】伤寒阳邪入里，痞、满、燥、实、坚全俱者，急以此方主之。调胃承气汤不用枳、朴者，以其不作燥、满，用之恐伤上焦虚无氤氲之元气也。小承气汤不用芒硝者，以其实而未坚，用之恐伤下焦血分之真阴，谓不伐其根也。此则上、中、下三焦皆病，痞、满、燥、实、坚皆全，故主此方以治之。厚朴苦温以去痞，枳实苦寒以泄满，芒硝咸寒以润燥软坚，大黄苦寒以泄实去热。（吴崑《医方考》卷一）

此苦辛通降咸以入阴法。承气者，承胃气也。盖胃之为腑，体阳而用阴，若在无病时，本系自然下降，今为邪气蟠踞于中，阻其下降之气，胃虽自欲下降而不能，非药力助之不可，故承气汤通胃结，救胃阴，仍系承胃腑本来下降之气，非有一毫私智穿凿于其间也，故汤名承气。学者若真能透彻此义，则施用承气，自无弊窦。大黄荡涤热结，芒硝入阴软坚，枳实开幽门之不通，厚朴泻中宫之实满。曰大承气者，合四药而观之，可谓无坚不破，无微不入，故曰大也。非真正实热蔽痼、气血俱结者，不可用也。（吴鞠通《温病条辨》卷二）

【医案举例】陆祖愚治顾玉严，年六十，患伤寒，服药头疼骨痛已除，身热烦躁，兼发赤斑而狂。诊之，六脉沉数有力。目睛直视，噤不出声，舌黑芒刺，四肢冰冷。询其大便，二十日不行。谓年虽高，脉尚有神，力任无事。投以大承气汤，目闭昏沉，咸谓决死。一二时顷腹中鸣响，去燥屎若干，诸症脱然，仅存一息，改用人参、麦冬、归、芍、芪、术调理而安。（《续名医类案》）

【方歌】大承气汤用芒硝，枳实厚朴大黄饶，
　　　　救阴泻热功偏擅，急下阳明有数条。

大陷胸汤

《伤寒论》

【组成】大黄去皮，六两（10g）　芒硝一升（10g）　甘遂一钱匕（1g）

【用法】上三味，以水六升，先煮大黄，取二升，去滓，内芒硝，煮一两沸，内甘遂末，温

服一升。得快利止后服（现代用法：水煎，溶芒硝，冲服甘遂末）。

【功用】泻热逐水。

【主治】大结胸证。心下疼痛，拒按，按之硬，或心下至少腹硬满疼痛而不可近，大便秘结，日晡潮热，或短气烦躁，舌上燥而渴，脉沉紧，按之有力。

【证治机理】本方主治之大结胸证由太阳病误治，邪热内陷，水热互结所致。水热互结，则气机不通，轻者心下疼痛拒按，甚者心下至少腹硬满疼痛而不可近；里热成实，腑气不通，故见大便秘结；膈为邪踞，升降被阻，故见短气烦躁；水热互结，津液不能上承，故舌燥而口渴；由于邪热内陷，燥热累及阳明，故日晡潮热；脉沉紧，按之有力，为邪气盛而正气未虚。治宜泻热逐水。

【方解】方中甘遂苦寒，泻热散结，尤善峻下泻水逐饮，《珍珠囊》言其"水结胸中，非此不能除"。苦寒之大黄，荡涤胸腹之邪热；芒硝咸寒，泻热通滞，润燥软坚。二药相须为用，以泻热破积、软坚通滞。三药相伍，寒下峻逐并用，前后分消，药简效宏，共奏峻下逐水泻热之功。

【运用】本方为治疗水热互结之大结胸证的常用方。以心下硬满而痛不可近，苔黄舌燥，脉沉为辨证要点。煎药时，应先煎大黄。本方药力峻猛，中病即止，以防过剂伤正；素体虚弱者慎用。

【附方】大陷胸丸（《伤寒论》）大黄半斤（15g）葶苈子熬，半升（9g）芒硝半升（9g）杏仁去皮尖，熬黑，半升（9g）上四味，捣筛二味，内杏仁、芒硝，合研如脂，和散，取如弹丸一枚，别捣甘遂末一钱匕，白蜜二合，水二升，煮取一升，温顿服之。一宿乃下，如不下，更服，取下为效。功用：泻热逐水。主治：结胸证。症见胸中硬满而痛，项强如柔痉状。

【鉴别】大陷胸汤与大承气汤同为寒下峻剂，皆用大黄、芒硝，但主治、配伍及用法有异。大承气汤主治里实热结于胃肠之中，燥屎在肠，必借枳实、厚朴的推荡之力，大黄后下以求"生者行速"之功；大陷胸汤主治水热互结于胸腹之间，结滞在胃，故用甘遂逐饮之长，大黄先煎以求"熟者行迟"，是"治上者治宜缓"之意。

大陷胸丸与大陷胸汤同属泻热逐水之剂，均治水热互结之结胸证。但大陷胸汤证以从心下至少腹硬满而痛不可近为主；大陷胸丸证则以胸中硬满而痛，项强如柔痉状为主，邪结部位偏上，故在大陷胸汤基础上加葶苈子、杏仁以泻肺，并将汤剂改作丸，用白蜜煎服，取缓攻之意。

【方论选录】治太阳病表邪不解，而反下之，热陷于里，其人素有水饮停胸，以致水热互结心下，满而硬痛，手不可近，不大便，舌上燥而渴，成结胸胃实之证。以甘遂之行水直达所结之处，而破其澼囊，大黄荡涤邪热，芒硝咸润软坚。三者皆峻下之品，非表邪尽除、内有水热互结者，不可用之。（张秉成《成方便读》卷一）

【方歌】大陷胸汤用硝黄，甘遂一克效力强，
　　　　擅疗热实结胸证，泻热逐水效专长。

第二节　温下剂

温下剂，适用于里寒积滞实证。代表方如大黄附子汤、温脾汤等。

大黄附子汤
《金匮要略》

【组成】大黄三两（9g）　附子炮，三枚（12g）　细辛二两（3g）

【用法】上三味，以水五升，煮取二升，分温三服；若强人煮二升半，分温三服。服后如人行四五里，进一服（现代用法：水煎服）。

【功用】温里散寒，通便止痛。

【主治】寒积里实证。腹痛便秘，胁下偏痛，发热，畏寒肢冷，舌苔白腻，脉弦紧。

【证治机理】本方所治之寒积里实证为里寒积滞内结，阳气不运所致。阴寒凝滞，冷积内结，腑气不通，故腹痛便秘、胁下偏痛；积滞阻结，气机被郁，故见发热；阳气不运，则畏寒肢冷；舌苔白腻、脉弦紧，是寒实内结之象。治宜温里散寒，通便止痛。

【方解】方中重用附子温里助阳，散寒止痛，为君药。里已成实，虽用温药以祛其寒，同时亦需配伍泻下之品以通其结，故以大黄通导大便，荡涤肠道积滞，为臣药。大黄性虽寒凉，与入辛大热之附子相伍，其寒性去而走泄之性存，为"去性存用"之制。附子、大黄并用，前者散寒助阳，后者通积导滞，是温下法的常用配伍。佐以细辛，辛温宣通，既散寒结以止痛，又助附子温里祛寒。三药并用，苦寒辛热合法，相反相成，共奏温里散寒、攻下寒积之效。

【运用】本方为温下法之基础方，乃治疗寒积里实证之代表方。以腹痛便秘，手足不温，苔白腻，脉弦紧为辨证要点。方中附子用量应大于大黄，以达温里散寒、泻结行滞之目的。

【方论选录】胁下偏痛而脉紧弦，阴寒成聚，偏着一处，虽有发热，亦是阳气被郁所致。是以非温不能已其寒，非下不能去其结，故曰宜以温药下之。程氏曰：大黄苦寒，走而不守，得附子、细辛之大热，则寒性散而走泄之性存是也。（尤怡《金匮要略心典》）

【医案举例】脾肾之阳素亏，醉饱之日偏多。腹痛拒按，自汗如雨，大便三日未行，舌垢腻，脉沉实。湿痰食滞，团结于内，非下不通，而涉及阳虚之体，又非温不动。许学士温下之法，原从仲景大实痛之例化出，今当宗之。制附子五分，肉桂四分，干姜五分，生大黄四钱，枳实一钱五分，厚朴一钱。再诊，大腑畅行，痛止汗收，神思倦而脉转虚细，拟养胃和中。（《柳选四家医案》）

【方歌】大黄附子细辛汤，散寒通便止痛良，
　　　　寒积里实服此方，邪去正安腹通畅。

温脾汤
《备急千金要方》卷十三

【组成】当归　干姜各三两（各9g）　附子　人参　芒硝各二两（各6g）　大黄五两（15g）　甘草二两（6g）

【用法】上七味，㕮咀，以水七升，煮取三升，分服，日三（现代用法：水煎服，后下大黄）。

【功用】攻下冷积，温补脾阳。

【主治】阳虚冷积证。便秘腹痛，脐周绞痛，手足不温，苔白不渴，脉沉弦而迟。

【证治机理】本方所治之阳虚冷结证为脾阳不足，寒积中阻所致。脾阳不足，运化失常，冷

积中阻，腑气不通，故便秘腹痛、脐周绞痛；阳气不足，四肢失于温煦，故手足不温；苔白不渴，脉沉弦而迟，是阴寒里实之象。治宜攻下寒积，温补脾阳。

【方解】方中附子大辛大热，温脾阳以散寒凝；干姜温中助阳，增附子温阳祛寒之力；大黄苦寒沉降，荡涤泻下而除积滞；芒硝软坚，助大黄泻下攻积，四药相配，温下以攻逐寒积。脾阳虚弱，脾气亦怠，运化无力，故入人参、甘草补益脾气，且二者与附子、干姜相伍，有阳虚先益气之意。甘草尚能调药和中。当归养血润燥，既润肠以资泻下，又使泻下而不伤正。诸药合用，辛热甘温咸寒合法，寓补于攻，温下相成，共成泻下冷积，温补脾阳之剂。

【运用】本方为治疗脾阳不足、冷积内停证之常用方。以便秘腹痛，得温则缓，倦怠少气，手足欠温，苔白，脉沉弦为辨证要点。

【附方】**温脾汤**（《备急千金要方》卷十五）　大黄四两（12g）　附子大者一枚（12g）　干姜　人参　甘草各二两（各6g）　上五味，㕮咀，以水八升，煮取二升半，分三服。功用：攻下寒积，温补脾阳。主治：下利赤白，连年不止，霍乱，脾胃冷积不消，手足欠温，苔白不渴，脉沉弦而迟。

【鉴别】温脾汤与大黄附子汤同属温下剂，组成中均有大黄、附子，皆具温阳泻下、攻下寒积之功，用治寒积腹痛便秘。但温脾汤又伍以当归、干姜、人参、芒硝、甘草，寓温补于攻下之中，下不伤正，主治脾阳不足、冷积阻滞之便秘腹痛，证属虚中夹实；大黄附子汤以大黄、附子配细辛，通便止痛，辛温宣通力强，主治寒积腹痛之里实证。

《备急千金要方》"卷十三"和"卷十五"之温脾汤二方皆含附子、大黄，均有温下之功。但"卷十五"之温脾汤较"卷十三"之温脾汤少芒硝、当归，大黄减至四两，且附子用量大于干姜，该方所治为久利赤白，虽有寒积，但其证大便自利，故只用大黄，并减其用量，同时重用附子，意在以温阳为主；而"卷十三"之温脾汤治证为大便不通，脐腹绞痛，其证以寒积为主，故芒硝、大黄并用，同时重用干姜。

【方论选录】此方治寒积之一法也。凡积之所成，无不由于正气之虚，故以参、甘以培其气，当归以养其血，使气血复其常度，则邪去而正乃不伤。病因寒起，故以姜、附之辛热，使其走者走，守者守，祛寒散结，纤悉无遗，而后硝、黄导之，由胃入肠，何患乎病不去哉？（张秉成《成方便读》卷一）

【方歌】温脾参附与干姜，甘草当归硝大黄，
　　　　寒热并行治寒积，脐腹绞结痛非常。

三物备急丸
《金匮要略》

【组成】大黄一两（30g）　干姜一两（30g）　巴豆去皮、心，熬，外研如脂，一两（30g）

【用法】先捣大黄、干姜为末，研巴豆内中，合治一千杵，用为散，蜜和丸亦佳，密器中贮之，勿令泄。以暖水若酒服大豆许三四丸，或不下，捧头起，灌令下咽，须臾当瘥。如未瘥，更与三丸，当腹中鸣，即吐下，便瘥；若口噤，亦须折齿灌之（现代用法：为丸剂，成人每服0.6～1.5g，用米汤或温开水送下；若口噤不开者，用鼻饲法给药）。

【功用】攻下寒积。

【主治】寒实腹痛。猝然心腹胀痛，痛如锥刺，气急口噤，大便不通。

【证治机理】本证由饮食不节，冷食积滞，阻结胃肠，或暴饮暴食之后，又复感寒邪，以致气机不行，甚则气机逆乱所致，故见猝然心腹胀痛，痛如锥刺，气急口噤，大便不通。此时非用

大辛大热之品，不能开结散寒；非用急攻峻下之品，不能祛其积滞。

【方解】方中巴豆辛热峻下，"开窍宣滞，去脏腑沉寒"（《本草从新》），为君药。干姜辛温，温中兼能散结，助巴豆辛热峻下，攻逐肠胃冷积，为臣药。佐以大黄，荡涤胃肠积滞，推陈致新。大黄苦寒之性，既为巴豆、干姜辛热所制，又能监制巴豆辛热之毒，乃相反相成之伍，《本草纲目》言巴豆得大黄则"泻人反缓"。诸药合用，苦寒泻下与辛热峻下合法，相反相成，共成温下峻剂。

【运用】本方为治疗寒实冷积，暴急之证之常用方。以猝然心腹胀痛，大便不通，苔白，脉沉实为辨证要点。本方重在攻除冷积，服药后或吐或泻，是邪去之象，故方后云"当腹中鸣，即吐下便瘥"。若服药后不下，或下之不快，可服热粥以助药力。巴豆毒性较大，对胃肠刺激较强，当依据病情轻重选择剂量。孕妇、年老体弱者，均当慎用。若服用本方后泻下较剧烈，可以服冷粥止泻。

【方论选录】备，先具以待用也。急，及也，谓临事之迫也。《金匮》以备急丸救中恶客忤、神昏口噤者，折齿灌之立苏，若临时制药则无及矣。巴豆辛热大毒，生用性急，开通水谷道路之闭塞，荡练五脏六腑之阴霾，与大黄性味相畏，若同用之，泻人反缓。妙在生大黄与生干姜同捣，监制其直下之性，则功专内通于心，外启胃之神明，协助心神归舍，却有拨乱反正之功。（王子接《绛雪园古方选注》）

【医案举例】虞恒德治一妇，年五十余，身材瘦小，得大便燥结不通，饮食少进，小腹作痛。虞诊之，六脉皆沉伏而结涩。作血虚治，用四物汤加桃仁、麻仁、煨大黄等药，数服不通，反加满闷。与东垣枳实导滞丸及备急大黄丸等药，下咽片时即吐出，盖胃气虚而不能久留性速之药耳。遂以备急大黄丸外以黄蜡包之，又以细针穿一窍，令服三丸，盖以蜡匮者，制其不犯胃气，故得出幽门，达大小肠也。明日，下燥屎一升许，继以四物汤加减作汤，使吞润肠丸。如此调理月余，得大便如常，饮食进而安。（《名医类案》卷九）

【方歌】三物备急巴豆研，干姜大黄炼蜜丸，
　　　　猝然腹痛因寒积，速投此方急救先。

第三节　润下剂

润下剂，适用于津枯肠燥所致大便秘结证。代表方如麻子仁丸、五仁丸、济川煎等。

麻子仁丸（又名脾约丸）
《伤寒论》

【组成】麻子仁二升（20g）　芍药半斤（9g）　枳实炙，半斤（9g）　大黄去皮，一斤（12g）　厚朴炙，去皮，一尺（9g）　杏仁去皮尖，熬，别作脂，一升（10g）

【用法】上六味，蜜和丸，如梧桐子大，饮服十丸，日三服，渐加，以知为度（现代用法：药研为末，炼蜜为丸，每次9g，每日1～2次，温开水送服；亦可作汤剂，水煎服）。

【功用】润肠泄热，行气通便。

【主治】脾约证。大便干结，小便频数，脘腹胀痛，舌红苔黄，脉数。

【证治机理】本方所治乃《伤寒论》之脾约证，由肠胃燥热，脾津不足，肠道失于濡润所致。《伤寒明理论》云："脾主为胃行其津液者也。今胃强脾弱，约束津液，不得四布，但输膀

胱，致小便数而大便硬，故曰其脾为约。"即由于胃肠燥热，使脾受约束而失其布津之职，津液但输膀胱则致肠失濡润，故大便干结、小便频数、脘腹胀痛、舌红苔黄、脉数。治宜润肠通便，泄热行气。

【方解】方中麻子仁性味甘平，质润多脂，润肠通便。肺与大肠相表里，宣降肺气有助于通降肠腑，故配杏仁肃降肺气而润肠；白芍养阴和里以缓急；大黄苦寒沉降，泻热通便以通腑；枳实、厚朴行气破结消滞，以助腑气下行而通便；蜂蜜润燥滑肠，调和诸药。诸药合用，泻下与润下相伍，泻而不峻，下不伤正，使燥热去，腑气通，阴液复，脾津布，而大便自调。

【运用】本方为治疗胃热肠燥便秘之常用方。以大便秘结，小便频数，或脘腹胀痛，舌质红，苔薄黄，脉数为辨证要点。用法中要求"饮服十丸"，强调"渐加，以知为度"，即应从小剂量逐渐加量，以取效为度。

【鉴别】麻子仁丸即小承气汤加麻子仁、杏仁、白芍、蜂蜜组成。方中虽法取小承气汤之轻下热结，但服用量较小，更用质润多脂的果仁类药物麻子仁、杏仁配伍白芍、蜂蜜，既益阴润肠以通便，又减缓小承气汤之攻伐，使全方下不伤正。本方意在润肠通便，属缓下之剂。

【方论选录】胃强脾弱，不能四布津液濡润大肠，后便燥结者，此方主之。润可以去燥，麻仁、杏仁、芍药是也；苦可以胜燥，枳实、厚朴、大黄是也。（吴崑《医方考》卷二）

【方歌】麻子仁丸小承气，杏芍麻仁治便秘，
胃热津亏解便难，润肠通便脾约济。

五仁丸
《世医得效方》

【组成】桃仁　杏仁麸炒，去皮尖，各一两（各15g）　松子仁一钱二分半（9g）　柏子仁半两（5g）　郁李仁炒，一钱（5g）　陈皮另研末，四两（15g）

【用法】将五仁别研为膏，再入陈皮末研匀，炼蜜为丸，如梧桐子大，每服五十丸，空心米饮送下（现代用法：五仁研为膏，陈皮为末，炼蜜为丸，每服9g，每日1～2次，温开水送服；亦可作汤剂，水煎服）。

【功用】润肠通便。

【主治】津枯便秘。大便干燥，艰涩难出，以及年老或产后血虚便秘。

【证治机理】素体阴虚，或年老阴气自半，津液日亏，或产后失血，血虚津少，均可导致津枯肠燥，大肠传导失司，大便艰难，发为津枯便秘。治宜润肠通便。

【方解】本方以质润多脂之杏仁滋肠燥，降肺气，利大肠传导之职，"通大肠气秘"（《本草从新》）；桃仁润燥滑肠，"通大肠血秘"（《本草从新》）；柏子仁性多润滑，"润肺治燥……治虚秘"（《本草纲目》）；郁李仁质润性降，润滑肠道，专治肠胃燥热、大便秘结；松子仁润五脏，"治大肠虚秘"（《本草从新》）；复以陈皮理气行滞，使气行则大肠得以运化。炼蜜为丸，更能助其润下之功。五仁合用，主以质润，润中寓行，肠肺同调，润肠通便不伤津液，用治津枯肠燥之便秘。

【运用】本方为润肠通便之常用方。以大便秘结，口干渴饮，舌燥少津，脉细涩为辨证要点。方中桃仁、郁李仁均能活血，故孕妇慎用。

【附方】润肠丸（《脾胃论》）　大黄去皮　当归梢　羌活各五钱（各15g）　桃仁汤浸，去皮尖，一两（30g）　麻子仁去皮取仁，一两二钱五分（37.5g）上除麻仁另研如泥外，余为细末，炼蜜为丸，如梧桐

子大。每服五十丸，空心用白汤送下。功用：润肠通便，活血祛风。主治：饮食劳倦，风结血结。症见大便秘涩或干燥闭塞不通，全不思食。

【鉴别】五仁丸与润肠丸均为润肠通便之剂。但五仁丸以润燥为主，配伍少量行气导滞之陈皮组方，善治津亏肠燥之便秘证；润肠丸以当归、桃仁、麻子仁等养血润肠通便之品为主，配伍大黄、羌活等泻下活血祛风之品组方，主治风热入于大肠所致之风结、血结之证。

【医案举例】某，高年下焦阴弱，六腑之气不利，多痛，不得大便，乃幽门之病。面白脉小，不可峻攻，拟五仁润燥，以代通幽，是王道之治。火麻仁、郁李仁、柏子仁、松子仁、桃仁、当归、白芍、牛膝。（《临证指南医案》）

【方歌】五仁柏子杏仁桃，松子陈皮郁李饶，
　　　　炼蜜为丸米饮下，润肠通便效力高。

济川煎
《景岳全书》

【组成】当归三至五钱（9～15g）　牛膝二钱（6g）　肉苁蓉酒洗去咸，二至三钱（6～9g）　泽泻一钱半（4.5g）　升麻五分至七分或一钱（1.5～3g）　枳壳一钱（3g）

【用法】水一盅半，煎七分，食前服（现代用法：水煎服）。

【功用】温肾益精，润肠通便。

【主治】肾虚便秘。大便秘结，小便清长，腰膝酸冷，舌淡苔白，脉沉迟。

【证治机理】本方所治之肾虚便秘证为肾虚精亏，开阖失司所致。肾司气化而主二便之开阖，肾阳虚弱，气化失司，津液不布，肠失濡润，传导不利，故大便秘结、小便清长；腰为肾之府，肾主骨生髓，肾虚精亏，髓海不充，故腰膝酸软、头晕目眩。舌淡苔白，脉沉迟为肾精亏虚之象。治宜温肾益精，润肠通便。

【方解】方中肉苁蓉咸温，入肾与大肠经，善于温补肾精、暖腰润肠，为君药，《本草从新》谓其："补命门相火，滋润五脏……峻补精血，滑大便。"当归养血和血，润肠通便；牛膝补肾壮腰，善行于下，二者共为臣药。枳壳宽肠下气助通便，《本草纲目》卷十六云"利肠胃……大肠秘塞、里急后重，又以枳壳为通用"；泽泻性降，渗利泄浊，共为佐药。少加升麻升举清阳，使清升浊降以助通便，用为佐使。诸药合用，寓通于补，既可温肾益精以治其本，又能润肠通便以治其标，而成标本兼顾之剂。方名"济川"，意在滋润河川以行舟车。

【运用】本方为治疗肾虚便秘之常用方。以便秘，小便清长，腰膝酸冷，舌淡苔白，脉虚弱为辨证要点。原著载："如气虚者，但加人参无碍；如有火，加黄芩；若肾虚，加熟地。"

【附方】半硫丸（《太平惠民和剂局方》）　半夏汤浸七次，焙干，为细末　硫黄明净好者，研令极细，用柳木槌子杀过，各等分　以生姜自然汁同熬，入干蒸饼末搅和匀，入白内杵数百下，丸如梧桐子大。每服空心，温酒或生姜汤送下十五丸至二十丸，妇人醋汤下。功用：温肾祛寒，通阳泄浊。主治：老人下元虚冷便秘，或阳虚寒湿久泻。

【鉴别】济川煎与半硫丸皆可治疗阳虚便秘。济川煎所治为肾阳虚衰、精津不足之证，可见大便秘结伴腰膝酸软等；半硫丸治证阳虚较重，便秘或腹泻伴见手足不温、腹中冷痛等。

【方论选录】夫济川煎，注重肝肾，以肾主二便，故君以苁蓉、牛膝，滋肾阴以通便也；肝主疏泄，故臣以当归、枳壳，一则辛润肝阴，一则苦泄肝气。妙在升麻升清气以输脾，泽泻降浊气以输膀胱，佐蓉、膝以成润利之功。（俞根初《重订通俗伤寒论》）

【方歌】济川归膝肉苁蓉，泽泻升麻枳壳从，

　　　　　肾虚精亏肠中燥，寓通于补法堪宗。

第四节　逐水剂

逐水剂，适用于水饮壅盛于里之实证。代表方如十枣汤、禹功散等。

十枣汤
《伤寒论》

【组成】芫花熬　甘遂　大戟各等分

【用法】三味等分，各别捣为散。以水一升半，先煮大枣肥者十枚，取八合去滓，内药末。强人服一钱匕（2g），羸人服半钱（1g），温服之，平旦服。若下少病不除者，明日更服，加半钱。得快下利后，糜粥自养（现代用法：三药研细末，或装入胶囊，每次服 0.5 ～ 1g，每日 1次，以大枣 10 枚煎汤送服，清晨空腹服，得快下利后，糜粥自养）。

【功用】攻逐水饮。

【主治】

1. 悬饮。咳唾胸胁引痛，心下痞硬，干呕短气，头痛目眩，或胸背掣痛不得息，舌苔白滑，脉沉弦。

2. 水肿。一身悉肿，尤以身半以下为重，腹胀喘满，二便不利，脉沉实。

【证治机理】本证系水饮壅盛，停聚于里，内外泛滥所致。饮停胸胁，上迫于肺，气机阻滞，则咳唾引胸胁疼痛，甚或胸背掣痛不得息；水饮停于心下，则心下痞硬，干呕短气；上扰清阳，则头痛目眩；水饮泛溢肢体，则成水肿；阻滞胸腹，气机壅塞，则腹胀喘满；舌苔白滑，脉沉弦均为水饮壅盛之象，治当遵循"留者攻之""有水可下之"的原则，宜攻逐水饮。

【方解】方中甘遂苦寒有毒，善行经隧之水湿；大戟苦寒，善泻脏腑之水邪；芫花辛温，善消胸胁伏饮痰癖。三药峻烈，各有所长，合而用之，峻泻攻逐，可将胸腹积水迅速逐出体外。大枣煎汤送服，取其益脾缓中，防止逐水伤及脾胃，并缓和诸药毒性，使邪去而不伤正，且寓培土制水之意。《医方集解》载："芫花、大戟性辛苦以逐水饮；甘遂苦寒，能直达水气所结之处，以攻决为用；三药过峻，故用大枣之甘以缓也。益土所以胜水，使邪从二便而出也。"

【运用】本方为峻下逐水法之基础方，是治疗悬饮、水肿实证之代表方。以咳唾胸胁引痛，或水肿腹胀，二便不利，脉沉弦为辨证要点。本方服法乃"三药"为末，枣汤送服；"平旦"空腹服之；从小剂量始，据证递加；"得快下利后"，停后服，"糜粥自养"。因其逐水之力峻猛，只宜暂用，不可久服；孕妇忌服。

【附方】

1. 舟车丸（《太平圣惠方》录自《袖珍方》）黑丑头末，四两（120g）　甘遂面裹煮　芫花　大戟俱醋炒，各一两（各 30g）　大黄二两（60g）　青皮　陈皮　木香　槟榔各五钱（各 15g）　轻粉一钱（3g）上为末，水糊丸如小豆大，空心温水下，初服五丸，日三服，以快利为度。功用：行气逐水。主治：水热内壅，气机阻滞证。症见水肿水胀，口渴，气粗，腹坚，二便秘涩，脉沉数有力。

2. 控涎丹（《三因极一病证方论》，又名妙应丸、子龙丸）甘遂去心　紫大戟去皮　白芥子各等分　上为末，煮糊丸如梧子大，晒干，食后临卧，淡姜汤或熟水下五七丸至十丸（2 ～ 3g）。如痰猛气

实，加数丸不妨。功用：祛痰逐饮。主治：痰涎伏在胸膈上下，忽然胸背、手脚、颈项、腰胯隐痛不可忍，连筋骨，牵引钓痛，走易不定，或令头痛不可举，或神志昏倦多睡，或饮食无味，痰唾稠黏，夜间喉中痰鸣，多流涎唾，手脚重，腿冷痹。

3. 甘遂半夏汤《金匮要略》 甘遂大者三枚（2g） 半夏十二枚（5g），以水一升，煮取半升，去滓 芍药五枚（10g） 甘草炙，如指大一枚（3g） 上四味，以水二升，煮取半升，去滓，以蜜半升，和药汁煎取八合，顿服之。功用：化痰逐饮。主治：留饮脉伏，其人欲自利，利后虽自觉轻快，但心下仍然坚满者。

【鉴别】十枣汤、舟车丸、控涎丹、甘遂半夏汤皆为逐水之剂。十枣汤为攻逐水饮之通用剂，尤善治悬饮；舟车丸即十枣汤去大枣，加诸多破气之品，尤重加黑丑、轻粉，其逐水之力峻猛，适用于水肿实证而病情急重者，此乃逐水与行气相配，前后二阴水陆并行，故称"舟车"；控涎丹即十枣汤去芫花、大枣，加白芥子，改为丸剂，其逐水之力较十枣汤略缓，又增祛痰之力，尤能祛皮里膜外之痰，故主治多种伏痰之证；甘遂半夏汤只用甘遂加半夏、芍药、甘草，其逐水之力尤缓，加半夏和胃化痰，且方中甘遂与甘草为伍，相反相成，激发药力，独具匠心，主治留饮心下坚满。

【方论选录】表邪已罢，非汗散之法所宜；里邪充斥，又非淡渗之品所能胜。非选利水之所至峻者以直折之，中气不支，束手待毙耳。甘遂、芫花、大戟三味，皆辛苦气寒而禀性最毒，并举而用，气味合相济相须，故可交相去邪之巢穴，决其渎而大下之，一举而水患可平也。然水利所凑，其元气已虚，而毒药攻邪，必脾胃反弱，使无健脾调胃之品为主宰，邪气尽，而大命亦随之矣。故选十枣之大而肥者以君之，一以培脾土之虚，一以制水气之横，一以解诸药之毒。得一物而三善备，既不使邪气之盛而不制，又不使元气之虚而不支，此仲景立法之尽善也。（罗美《古今名医方论》卷三）

【方歌】十枣逐水效堪夸，大戟甘遂与芫花，
　　　　悬饮内停胸胁痛，大腹肿满用无差。

禹功散

《儒门事亲》

【组成】黑牵牛头末，四两（12g） 茴香炒，一两（3g），或加木香一两（3g）

【用法】上为细末，以生姜自然汁调一二钱（3～6g），临卧服（现代用法：二药为散，每服3g，食后临卧，以生姜汁或温开水送服；亦可作汤剂，水煎服）。

【功用】逐水通便，行气消肿。

【主治】阳水。遍身水肿，腹胀喘满，大便秘结，小便不利，脉沉有力。

【证治机理】本证系水湿壅盛泛溢所致。泛溢肌肤，则遍身水肿；内聚脏腑，气机阻滞，则大便秘结、小便不利；脉沉有力为水湿内结之象。治宜逐水通便，行气消肿。

【方解】方中牵牛子苦寒，通利二便，逐水消痰为君药。小茴香辛温芳香，行气止痛，与牵牛相伍，既能增其逐水之功，又无寒凝碍水之弊，为臣药。姜汁调服，利水和胃为佐药。诸药配伍，逐水通便之中佐辛散行气之品，共奏逐水消肿之功，因其逐水之力，"如神禹决水"，故名"禹功散"。

【运用】本方为治疗水湿泛溢阳水证之常用方。以遍身浮肿，二便不利，脉沉有力为辨证要点。孕妇及年老体弱者慎用。

【附方】**导水丸**《儒门事亲》 大黄二两（6g） 黄芩二两（6g） 滑石四两（12g） 黑牵牛另取头末，四两（12g） 上为细末，滴水丸如梧桐子大，每服五十丸（6g），或加至百丸（12g），临卧温水下。功用：攻下逐水。主治：水肿。症见遍身浮肿，二便不利，口渴，溲赤，苔黄，脉数。或湿热腰痛，痰湿流注身痛。

【鉴别】导水丸与禹功散均以牵牛子为主，主治水湿壅盛之水肿，见有二便不利者。导水丸配伍滑石、大黄，其通利二便之力较强，且有黄芩清热之功，主治水肿湿热之证；禹功散配伍少量茴香，逐水之力专，且能行气止痛，主治水肿实证属水气内聚者。

【方论选录】禹功者，脾湿肿胀肉坚，攻之如神禹决水。牵牛苦热，入脾泻湿，欲其下走大肠，当从舶茴辛香引之，从戊入丙至壬，开通阳道，走泄湿邪，决之使下，一泻无余，而水土得平。（王子接《绛雪园古方选注》）

【方歌】《儒门事亲》禹功散，牵牛茴香一同研，
　　　　　行气逐水又通便，姜汁调下阳水痊。

第五节　攻补兼施剂

攻补兼施剂，适用于里实正虚证。代表方如黄龙汤、增液承气汤等。

黄龙汤
《伤寒六书》

【组成】大黄（9g） 芒硝（6g） 枳实（9g） 厚朴（9g） 甘草（3g） 人参（9g） 当归（6g）（原著本方无用量）

【用法】水二盅，姜三片，枣子二枚，煎之后，再入桔梗一撮，热服为度（现代用法：水煎服）。

【功用】攻下热结，益气养血。

【主治】阳明腑实，气血不足证。下利清水，色纯青，或大便秘结，脘腹胀满，腹痛拒按，身热口渴，神倦少气，谵语甚或循衣撮空，神昏肢厥，舌苔焦黄或焦黑，脉虚。

【证治机理】本证系阳明热结腑实，兼气血两虚所致。燥热内结肠中，腑气不通，故大便秘结，或下利清水、色纯青（即"热结旁流"），脘腹胀满，腹痛拒按；里热炽盛，故身热；邪热伤津，故身热口渴，舌苔焦黄或焦黑；气血两伤，则见神倦少气，脉虚；余如神昏谵语、肢厥、循衣撮空等，皆为热结于里、上扰神明之危重证候。治当攻下热结，益气养血。

【方解】方中法取大承气汤之意，以大黄泻热通便，荡涤积滞；芒硝润燥软坚，以助大黄泻热攻逐之力；枳实、厚朴行气导滞，荡涤胃肠实热积滞；人参、当归益气养血，与前药相伍，扶正祛邪，使攻下而不伤正；桔梗开宣肺气而通肠腑，与承气性降相伍，使气机升降复常，寓"欲降先升"之妙；生姜、大枣、甘草和中益胃。诸药相伍，峻下热结与补益气血并用，攻补兼施，以攻为主，热结得去，气血得复，诸症自除。方名"黄龙"者，乃喻本方之功效，有龙能兴云致雨而润燥土之意。

【运用】本方为治疗阳明腑实兼气血不足证之基础方。以大便秘结，或自利清水，脘腹胀痛，身热口渴，神倦少气，舌苔焦黄，脉虚为辨证要点。本方虽为攻补兼施之剂，但其攻下之力较强，使用时当据气血虚衰之程度，选用相应补益药。

【附方】**新加黄龙汤**（《温病条辨》） 细生地五钱（15g） 生甘草二钱（6g） 人参另煎，一钱五分（4.5g） 生大黄三钱（9g） 芒硝一钱（3g） 玄参五钱（15g） 麦冬连心，五钱（15g） 当归一钱五分（4.5g） 海参洗，二条（2条） 姜汁六匙（6匙） 以水八杯，煮取三杯。先用一杯，冲参汁五分、姜汁二匙，顿服之。如腹中有响声，或转矢气者，为欲便也；候一二时不便，再如前法服一杯；候二十四刻，不便，再服第三杯。如服一杯即得便，止后服。酌服益胃汤（沙参、麦冬、细生地、玉竹、冰糖）一剂，余参或可加入。功用：泄热通便，滋阴益气。主治：热结里实，气阴不足证。症见大便秘结，腹中胀满而硬，神倦少气，口干咽燥，唇裂舌焦，苔焦黄或焦黑燥裂，脉沉细。

【鉴别】黄龙汤和新加黄龙汤均为攻补兼施之剂。然黄龙汤含大承气汤之意，泻下热结之力强，适用于热结较甚兼气血不足者；新加黄龙汤以调胃承气汤缓下热结，滋阴增液之力强，适用于热结里实、气阴不足者。

【方论选录】证本应下，耽误失治，或为缓药因循，火邪壅闭，耗气搏血，精神殆尽，邪火独存，以致循衣摸床，撮空理线，肉瞤筋惕，肢体震颤，目中不了了，皆缘应下失下之咎。邪热一毫未除，元神将脱，补之则邪毒愈甚，攻之则几微之气不胜其攻。攻之不可，补之不可，补泻不及，两无生理，不得已勉用陶氏黄龙汤。（吴有性《温疫论》）

【医案举例】王氏子于四月间患感冒，昏热喘胀便闭，腹中雷鸣，服硝黄不应，脉之气口弦滑，按之则芤，其腹胀满，按之则濡，此痰湿夹瘀、浊阴锢闭之候，与黄龙汤去芒硝，易桂、芩、半夏、木香，下瘀垢甚多。因宿有五更咳嗽，更以小剂异功加细辛润之。（《续名医类案》）

【方歌】黄龙枳朴与硝黄，参归甘桔枣生姜，
　　　　阳明腑实气血弱，攻补兼施效力强。

增液承气汤
《温病条辨》

【组成】玄参一两（30g） 麦冬连心，八钱（24g） 细生地八钱（24g） 大黄三钱（9g） 芒硝一钱五分（4.5g）

【用法】水八杯，煮取三杯，先服一杯，不知，再服（现代用法：水煎服，芒硝溶服）。

【功用】滋阴增液，泄热通便。

【主治】阳明热结阴亏证。大便秘结，下之不通，脘腹胀满，口干唇燥，舌红苔黄，脉细数。

【证治机理】本证系阳明温病，热结阴亏所致。胃肠燥热内结，传导失司，则大便秘结，脘腹胀满；燥屎不下，热结愈盛则阴津愈枯，热结津亏，肠道失于濡润，故下之不通，即"津液不足，无水舟停"（《温病条辨》）；口干唇燥，舌红苔黄，脉细数，皆为热伤津亏之象。治应甘凉濡润以滋阴增液，咸苦润下以泄热通便。

【方解】方中重用甘咸性寒之玄参，滋阴降火，泄热软坚。麦冬、生地黄甘寒质润，与玄参相伍（三药相合即增液汤），滋阴增液，泄热降火，共奏滋阴增液之功。热结既成，恐独取清润之法难以尽下燥结，故以大黄、芒硝泄热通便，软坚润燥。诸药合伍，重用甘寒，佐以苦寒，寓攻下于增水行舟之中，攻补兼施，使阴液得复，热结得除，诸症可愈。

【运用】本方为治疗热结阴亏，肠燥便秘证之基础方。以燥屎不行，下之不通，口干唇燥，苔黄，脉细数为辨证要点。津液不足，无水舟停者，《温病条辨》主张先服增液汤；不下者，再服增液承气汤。方中玄参、生地黄、麦冬用量宜重，否则难达"增水行舟"之功。本方虽为攻补

兼施之剂，但方中有攻伐之大黄、芒硝，不宜久服，中病即止。

【方论选录】温病热结阴亏，燥屎不行者，下法宜慎。此乃津液不足，无水舟停，间服增液汤（生地、玄参、麦冬），即有增水行舟之效；再不下者，然后再与增液承气汤缓缓服之，增液通便，邪正兼顾。方中生地、玄参、麦冬，甘寒、咸寒，滋阴增液；配伍大黄、芒硝，苦寒、咸寒，泄热通便，合为滋阴增液，泄热通便之剂。（冉小峰《历代名医良方注释》）

【方歌】增液承气玄地冬，加入硝黄效力增，

　　　　热结阴亏大便秘，增水行舟肠腑通。

复习思考题

1.结合大承气汤的主治证候，分析其药物配伍意义。方中何药为君，为什么？

2.试从组成、功用、主治证及用法等方面比较"三承气汤"之异同。

3.结合药物配伍分析大承气汤与大陷胸汤的功用、主治之异同。

4.试比较《备急千金要方》卷十三与卷十五二首温脾汤在组成、主治及配伍方面之异同。

5.十枣汤中大枣有何配伍意义？本方服法的要点有哪些？

6.试分析比较十枣汤、舟车丸在配伍用药及适应证方面之异同。

7.黄龙汤与增液承气汤皆为攻补兼施之剂，二方的主治证候有何异同，为什么？

8.结合大承气汤、麻子仁丸、五仁丸、济川煎之组方用药，阐述寒下、润下法中配伍行气药之意义。

扫一扫，查阅
本章数字资源，
含 PPT、音视
频、图片等

凡以和解少阳、调和肝脾、调和寒热等作用为主，用于治疗伤寒邪在少阳、肝脾不和、寒热错杂的方剂，统称为和解剂。属于"八法"中之"和法"。

和法，亦称和解法，是通过和解与调和的作用，以达祛除病邪、调整脏腑功能的治疗方法。该法适应证较为广泛，所谓"寒热并用之谓和，补泻合剂之谓和，表里双解之谓和，平其亢厉之谓和"（《广瘟疫论》卷四）。本草之分类，并无"和解药"之类，故"和法"乃由方中药物间相互配伍方能体现。《景岳全书·新方八略引》云："和方之制，和其不和者也。凡病兼虚者，补而和之；兼滞者，行而和之；兼寒者，温而和之；兼热者，凉而和之。"兼表者，散而和之；兼里者，攻而和之。《景岳全书·新方八略引》又云："和之为义广矣。亦犹土兼四气，其于补泻温凉之用，无所不及，务在调平元气，不失中和之为贵也。"

本章所选之方主要适用于少阳证，肝郁脾虚、肝脾不和以及寒热互结、肠胃不和等证。故本章方剂分为和解少阳剂、调和肝脾剂、调和寒热剂三类。

凡邪在肌表，未入少阳，或邪已入里，阳明热盛者，皆不宜使用和解剂。和解之剂，总以祛邪为主，兼顾正气。故劳倦内伤、气血虚弱等纯虚证者，亦非本类方剂所宜。

第一节　和解少阳剂

和解少阳剂，适用于邪在少阳之证。代表方如小柴胡汤、蒿芩清胆汤等。

小柴胡汤
《伤寒论》

【组成】柴胡半斤（24g）　黄芩三两（9g）　人参三两（9g）　甘草炙，三两（9g）　半夏洗，半升（9g）　生姜切，三两（9g）　大枣擘，十二枚（4枚）

【用法】上七味，以水一斗二升，煮取六升，去滓，再煎，取三升，温服一升，日三服（现代用法：水煎服）。

【功用】和解少阳。

【主治】

1.伤寒少阳证。往来寒热，胸胁苦满，默默不欲饮食，心烦喜呕，口苦，咽干，目眩，舌苔薄白，脉弦。

2.妇人中风，热入血室。经水适断，寒热发作有时。

3.疟疾、黄疸等病而见少阳证者。

【证治机理】少阳经脉循胸布胁，位于太阳、阳明表里之间。伤寒邪犯少阳，病在半表半里，邪正相争，邪胜欲入里并于阴，正胜欲拒邪出于表，故往来寒热；邪在少阳，经气不利，郁而化热，胆火上炎，而致胸胁苦满、心烦、口苦、咽干、目眩；胆热犯胃，胃失和降，胃气上逆，则喜呕，默默不欲饮食。苔白、脉弦为邪在少阳可见之征。若妇人经期，感受风邪，邪热内传，热与血结，血热瘀滞，疏泄失常，故经水不当断而断、寒热发作有时。疟疾、黄疸等病亦可见往来寒热、胸胁胀痛、食欲不振、心烦呕恶等症。邪在表者，当从汗解；邪入里者，则当吐、下。今邪既不在表，又不在里，而在表里之间，则非汗、吐、下所宜，故唯宜和解之法。

【方解】方中柴胡苦平，入肝胆经，透泄少阳之邪，并能疏泄气机之郁滞，使少阳之邪得以疏散，《神农本草经》谓其主治"寒热邪气"，《本草正义》云柴胡可使邪"在半表半里者，引而出之，使还于表而寒邪自散"，故为君药。臣以苦寒之黄芩，清泄少阳之热，如《本草纲目》谓"黄芩，得柴胡退寒热"。柴胡、黄芩相配伍，一散一清，恰入少阳，以解少阳之邪。胆气犯胃，胃失和降，佐以半夏、生姜和胃降逆止呕。邪从太阳传入少阳，缘于正气本虚，故又佐以人参、大枣益气补脾，一者取其扶正以祛邪，一者取其益气以御邪内传，俾正气旺盛，则邪无内向之机；参、枣与夏、姜相伍，以利中州气机之升降。炙甘草助参、枣扶正，且能调和诸药，用为佐使。诸药合用，透散清泄以和解，升清降浊兼扶正，以和解少阳为主，兼和胃气，使邪气得解，枢机得利，则诸证自除。

【运用】本方为治疗少阳病证之基础方，又是和解少阳法之代表方。以往来寒热，胸胁苦满，默默不欲饮食，心烦喜呕，口苦，咽干，目眩，苔白，脉弦为辨证要点。原方"去滓再煎"，使汤液之量更少，药性更为醇和。小柴胡汤为和解剂，服药后或不经汗出而病解，或见汗而愈。《伤寒论》云："上焦得通，津液得下，胃气因和，身濈然汗出而解。"若少阳病证经误治损伤正气，或患者素体正气不足，服用本方后，可见先寒战后发热而汗出之"战汗"，属正气来复，祛邪外出之征。若胸中烦而不呕，为热聚于胸，去半夏、人参，加瓜蒌清热理气宽胸；渴者，是热伤津液，去半夏，加天花粉止渴生津；腹中痛，是木来乘土，宜去黄芩，加芍药柔木缓急止痛；胁下痞硬，是瘀滞痰凝，去大枣，加牡蛎软坚散结；心下悸，小便不利，是水气凌心，宜去黄芩，加茯苓利水宁心；不渴，外有微热，是表邪仍在，宜去人参，加桂枝疏风解表；咳者，是素有肺寒留饮，宜去人参、大枣、生姜，加五味子、干姜温肺止咳。

【附方】

1.柴胡桂枝干姜汤（《伤寒论》）　柴胡半斤（24g）　桂枝去皮，三两（9g）　干姜二两（6g）　栝楼根四两（12g）　黄芩三两（9g）　牡蛎熬，二两（6g）　甘草炙，二两（6g）　上七味，以水一斗二升，煮取六升，去滓，再煎，取三升，温服一升，日三服。初服微烦，复服，汗出便愈。功用：和解少阳，温化水饮。主治：伤寒，胸胁满微结，小便不利，渴而不呕，但头汗出，往来寒热，心烦；亦治疟疾寒多微有热，或但寒不热。

2.柴胡加龙骨牡蛎汤（《伤寒论》）　柴胡四两（12g）　龙骨　牡蛎熬　生姜切　人参　桂枝去皮　茯苓各一两半（各4.5g）　半夏洗，二合半（9g）　黄芩一两（3g）　铅丹一两半（1g）　大黄二两（6g）　大枣擘，六枚（2枚）　上十二味，以水八升，煮取四升，内大黄，切如棋子，更煮一两沸，去滓，温服一升。功用：和解少阳，通阳泻热，重镇安神。主治：伤寒少阳兼痰热扰心证。症见胸满烦惊，小便不利，谵语，一身尽重，不可转侧。

【鉴别】小柴胡汤、柴胡桂枝干姜汤、柴胡加龙骨牡蛎汤均能和解少阳，主治往来寒热者，皆以柴胡、黄芩相合，乃和解少阳之代表配伍。但小柴胡汤乃伤寒邪入少阳之主方，为和解少阳法之代表方剂，主治少阳证邪在半表半里者；柴胡桂枝干姜汤证兼内有寒饮，故佐以桂枝、干姜温阳化饮，口渴加天花粉生津止渴，胸胁满微结加牡蛎软坚散结；柴胡加龙骨牡蛎汤证兼有痰热，且见谵语，故佐以大黄泻热，小便不利加茯苓利水而化痰，心烦惊恐加铅丹、龙骨、牡蛎镇心安神。

【方论选录】柴胡、黄芩能和解少阳经之邪，半夏、生姜能散少阳经之呕，人参、甘草能补中气之虚，补中所以防邪之入里也。（吴崑《医方考》卷二）

【医案举例】乙丑正月二十日，钱，三十四岁。太阳中风汗多，误与收涩，引入少阳，寒热往来，口苦脉弦，与小柴胡汤和法。其人向有痰饮喘症，加枳实、橘皮，去人参。柴胡五钱，姜半夏六钱，生姜五钱，广皮五钱，小枳实四钱，大枣（去核）二枚，炙甘草三钱，黄芩炭一钱五分。煮三杯，先服一杯，寒热止，止后服，尽剂不止，再作服。二帖。廿三日，风入少阳，与小柴胡汤已解其半，仍须用和法，寒多热少，而口渴，较前方退柴胡，进黄芩，加天花粉。姜半夏三钱，柴胡二钱，生姜三大片，天花粉三钱，炒黄芩三钱，大枣（去核）二枚，炙甘草二钱。煮三杯，分三次服。（《吴鞠通医案》卷一）

【方歌】小柴胡汤和解供，半夏人参甘草从，
　　　　更用黄芩加姜枣，少阳百病此为宗。

蒿芩清胆汤
《通俗伤寒论》

【组成】青蒿脑钱半至二钱（4.5～6g）　淡竹茹三钱（9g）　仙半夏钱半（4.5g）　赤茯苓三钱（9g）　青子芩钱半至三钱（4.5g～9g）　生枳壳钱半（4.5g）　陈广皮钱半（4.5g）　碧玉散（滑石、甘草、青黛）包，三钱（9g）

【用法】水煎服。

【功用】清胆利湿，和胃化痰。

【主治】少阳湿热痰浊证。寒热如疟，寒轻热重，口苦膈闷，吐酸苦水，或呕黄涎而黏，甚则干呕呃逆，胸胁胀痛，小便黄少，舌红苔白腻，间现杂色，脉数而右滑左弦。

【证治机理】湿遏热郁，阻于少阳胆与三焦。三焦之气机不畅，胆中之相火乃炽，以致少阳枢机不利。胆经郁热偏重，故寒热如疟、寒轻热重、口苦膈闷、胸胁胀痛；胆热犯胃，液郁为痰，胃气上逆，故吐酸苦水，或呕黄涎而黏，甚则干呕呃逆；湿阻三焦，水道不畅，以致小便短少，其色黄赤；病在少阳，湿热痰浊为患，故舌红苔白腻，或间现杂色，脉数而右滑左弦。治宜清胆利湿，和胃化痰。

【方解】本方为治少阳胆热偏重，兼有湿郁痰浊内阻之证。方中青蒿苦寒芳香，既清透少阳邪热，又辟秽化浊；黄芩苦寒，善清胆热，并能燥湿，两药相合，既可内清少阳湿热，又能透邪外出，共为君药。竹茹善清胆胃之热，化痰止呕；枳壳下气宽中，除痰消痞；半夏燥湿化痰，和胃降逆；陈皮理气化痰，宽胸畅膈，四药相伍，使热清湿化痰除，共为臣药。赤茯苓、碧玉散清热利湿，导湿热从小便而去，为佐使药。诸药配伍，芳香清透以畅少阳之枢机，苦燥降利以化湿郁之痰浊，可使胆热清，痰湿化，气机畅，胃气和，则诸证得解。

【运用】本方为治疗少阳湿热证之常用方。以寒热如疟，寒轻热重，胸胁胀痛，吐酸苦水，舌红苔腻，脉弦滑数为辨证要点。

【方论选录】足少阳胆与手少阳三焦合为一经，其气化一寄于胆中以化水谷，一发于三焦以

行腠理。若受湿遏热郁，则三焦之气机不畅，胆中之相火乃炽。故以蒿、芩、竹茹为君，以清泄胆火；胆火炽，必犯胃而液郁为痰，故臣以枳壳、二陈和胃化痰；然必下焦之气机通畅，斯胆中之相火清和，故又佐以碧玉，引相火下泄；使以赤苓，俾湿热下出，均从膀胱而去。此为和解胆经之良方，凡胸痞作呕，寒热如疟者，投无不效……青蒿脑清芬透络，从少阳胆经领邪外出。虽较疏达腠理之柴胡力缓，而辟秽宣络之功比柴胡为尤胜。故近世喜用青蒿而畏柴胡也。（俞根初《重订通俗伤寒论》）

【方歌】俞氏蒿芩清胆汤，陈皮半夏竹茹襄，
　　　　赤苓枳壳兼碧玉，湿热轻宣此法良。

达原饮
《温疫论》

【组成】槟榔二钱（6g）　厚朴一钱（3g）　草果仁五分（1.5g）　知母一钱（3g）　芍药一钱（3g）　黄芩一钱（3g）　甘草五分（1.5g）

【用法】上用水二盅，煎八分，午后温服（现代用法：水煎服）。

【功用】开达膜原，辟秽化浊。

【主治】瘟疫或疟疾，邪伏膜原证。憎寒壮热，或一日三次，或一日一次，发无定时，胸闷呕恶，头痛烦躁，脉数，舌边深红，舌苔垢腻，或苔白厚如积粉。

【证治机理】本方是为瘟疫秽浊毒邪伏于膜原而设。《重订通俗伤寒论》云："膜者，横膈之膜；原者，空隙之处。外通肌腠，内近胃腑，即三焦之关键，为内外交界之地，实一身之半表半里也。"《温疫论》亦云："疫者感天地之疠气……邪从口鼻而入，则其所客，内不在脏腑，外不在经络，舍于伏脊之内，去表不远，附近于胃，乃表里之分界，是为半表半里，即《针经》所谓'横连膜原'者也。"瘟疫邪入膜原半表半里，邪正相争，故见憎寒壮热；瘟邪疫毒内侵入里，导致呕恶、头痛、烦躁、苔白厚如积粉等一派秽浊之候。此时乃湿疫秽浊毒邪居于膜原之半表半里，非汗、清可除，故当以开达膜原，辟秽化浊为法。

【方解】方中槟榔为君药，破滞气，消痰癖。厚朴芳香化浊，理气祛湿；草果辛香化浊，辟秽止呕，共为臣药。以上三药气味辛烈，可直达膜原，逐邪外出。凡温疫毒邪，最易化火伤阴，故用白芍、知母清热滋阴，并可防诸辛燥药之耗散阴津；黄芩苦寒，清热燥湿，共为佐药。配以甘草生用为使，既能清热解毒，又可调和诸药。诸药相伍，苦温芳化与苦寒清热之中少佐酸甘，透达膜原而不伤阴，可使秽浊得化，热毒得清，则邪气溃散，速离膜原，故以"达原饮"名之。为治瘟疫秽浊毒邪伏于膜原证之主方。

【运用】本方为治疗瘟疫初起或疟疾，邪伏膜原之代表方。以憎寒壮热，舌红、苔垢腻如积粉为辨证要点。如兼胁痛、耳聋、寒热、呕而口苦，此邪热溢于少阳经，本方加柴胡以引经；如兼腰背项痛，此邪热溢于太阳经，本方加羌活以引经；如兼目痛、眉棱骨痛、眼眶痛、鼻干、不眠，此邪热溢于阳明经，本方加葛根以引经。

【方论选录】槟榔能消能磨，除伏邪，为疏利之药，又除岭南瘴气；厚朴破戾气所结；草果辛烈气雄，除伏邪盘踞，三味协力，直达其巢穴，使邪气溃败，速离膜原，是以名为达原散也。热伤津液，加知母以滋阴；热伤营血，加芍药以和血；黄芩清燥热之余；甘草为和中之用。以后四品，乃调和之品，如渴与水，非拔病之药也。（吴有性《温疫论》上卷）

【方歌】达原饮用槟朴芩，芍甘知母草果并，

邪伏膜原寒热作，开膜辟秽化浊行。

第二节　调和肝脾剂

调和肝脾剂，适用于肝脾不和之证。代表方如四逆散、逍遥散、痛泻要方等。

四逆散
《伤寒论》

【组成】甘草炙　枳实破，水渍，炙干　柴胡　芍药各十分（各6g）

【用法】上四味，各十分，捣筛，白饮和，服方寸匕，日三服（现代用法：水煎服）。

【功用】透邪解郁，疏肝理脾。

【主治】

1.阳郁厥逆证。手足不温，或腹痛，或泄利下重，脉弦。

2.肝脾不和证。胁肋胀痛，脘腹疼痛，脉弦。

【证治机理】四逆者，乃手足不温也。其证缘于外邪传经入里，气机为之郁遏，不得疏泄，导致阳气内郁，不能达于四末，而见手足不温。此"四逆"与阳衰阴盛的四肢厥逆有本质区别。正如李中梓云："此证虽云四逆，必不甚冷，或指头微温，或脉不沉微，乃阴中涵阳之证，唯气不宣通，乃为逆冷。"（《伤寒括要》）由于气机郁滞，升降失调，病邪逆乱于内，故可见诸多或然症。肝气郁结，疏泄失常，木来乘土，故见脘腹疼痛，或见泄利下重等症。脉弦亦主肝郁。故治宜透邪解郁，调畅气机为法。

【方解】方中柴胡入肝胆经，升发阳气，疏肝解郁，透邪外出，为君药。白芍敛阴，养血柔肝，为臣药，与柴胡合用，以补养肝血，条达肝气，可使柴胡升散而无耗伤阴血之弊；且二者恰适肝体阴用阳之性，为疏肝法之基本配伍。佐以枳实理气解郁，泄热破结，与柴胡为伍，一升一降，增舒畅气机之功，并奏升清降浊之效；与白芍相配，又能理气和血，使气血调和。甘草调和诸药，益脾和中。四药配伍，疏柔相合，以适肝性；升降同用，肝脾并调，共奏透邪解郁、疏肝理脾之效，使邪去郁解，气血调畅，清阳得伸，四逆自愈。原方用白饮（米汤）和服，亦取中气和则阴阳之气自相顺接之意。

【运用】本方原治阳郁厥逆之证，后世拓展用作疏肝理脾之基础方。以手足不温，或胁肋、脘腹疼痛，脉弦为辨证要点。原书载："咳者，加五味子、干姜各五分，并主下利；悸者，加桂枝五分；小便不利者，加茯苓五分；腹中痛者，加附子一枚，炮令坼；泄利下重者，先以水五升，煮薤白三升，煮取三升，去滓，以散三方寸匕内汤中，煮取一升半，分温再服。"可资临证参佐。

【鉴别】四逆散与小柴胡汤同为和解剂，同用柴胡、甘草。但小柴胡汤用柴胡配黄芩，解表清热之力较强；四逆散则以柴胡配枳实、白芍，升清降浊、疏肝理脾作用较著。故小柴胡汤为和解少阳之代表方，四逆散则为调和肝脾之基础方。

【方论选录】按少阴用药，有阴阳之分。如阴寒而四逆者，非姜、附不能疗。此证虽云四逆，必不甚冷，或指头微温，或脉不沉微，乃阴中涵阳之证，唯气不宣通，是以逆冷。故以柴胡凉表，芍药清中。此本肝胆之剂而少阴用之者，为水木同源也。以枳实利七冲之门，以甘草和三焦之气，气机宣通，而四逆可痊矣。（吴谦《医宗金鉴·订正仲景全书伤寒论注》）

【方歌】四逆散里用柴胡，芍药枳实甘草须，

此是阳邪成郁逆，敛阴泄热平剂扶。

逍遥散
《太平惠民和剂局方》

【组成】甘草微炙赤，半两（4.5g）　当归去苗，锉，微炒　茯苓去皮，白者　芍药白者　白术　柴胡去苗，各一两（各9g）

【用法】上为粗末，每服二钱（6g），水一大盏，烧生姜一块切破，薄荷少许，同煎至七分，去渣热服，不拘时候（现代用法：加生姜3片，薄荷6g，水煎服；丸剂，每服6～9g，日服2次）。

【功用】疏肝解郁，养血健脾。

【主治】肝郁血虚脾弱证。两胁作痛，头痛目眩，口燥咽干，神疲食少，或往来寒热，或月经不调，乳房胀痛，脉弦而虚。

【证治机理】肝性喜条达，恶抑郁，为藏血之脏，体阴而用阳。若情志不畅，肝木不能条达，则肝体失于柔和，以致肝郁血虚，则两胁作痛、头痛目眩；郁而化火，故口燥咽干；肝木为病，易于传脾，脾胃虚弱，故神疲食少；脾为营之本，胃为卫之源，脾胃虚弱则营卫受损，不能调和而致往来寒热；肝藏血，主疏泄，肝郁血虚脾弱，则见妇女月经不调、乳房胀痛。治宜疏肝解郁，养血健脾。

【方解】方中以柴胡疏肝解郁，使肝郁得以条达，为君药。当归甘辛苦温，养血和血，且其味辛散，乃血中气药；白芍酸苦微寒，养血敛阴，柔肝缓急；归、芍与柴胡同用，补肝体而助肝用，使血和则肝和，血充则肝柔，共为臣药。木郁则土衰，肝病易传脾，故以白术、茯苓、甘草健脾益气，非但实土以御木乘，且使营血生化有源，共为佐药。用法中加薄荷少许，疏散郁遏之气，透达肝经郁热；烧生姜降逆和中，且能辛散达郁，亦为佐药。柴胡引药入肝，甘草调和药性，二者兼使药之用。所谓"肝苦急，急食甘以缓之……脾欲缓，急食甘以缓之……肝欲散，急食辛以散之"（《素问·脏气法时论》），可使肝郁得疏，血虚得养，脾弱得复，气血兼顾，肝脾同调，立法周全，组方严谨，故为调肝养血健脾之名方。

【运用】本方为治疗肝郁血虚脾弱证之基础方，亦为妇科调经之常用方。以两胁作痛，神疲食少，月经不调，脉弦而虚为辨证要点。原方以疏肝为主，君以柴胡，臣佐养血、健脾之品。临证使用本方时，宜视病机之主次酌定君药。若以血虚为主者，君以当归、白芍，臣佐健脾、疏肝之品；脾气虚为著者，君以白术，臣以茯苓，佐以疏肝、养血之品；脾虚湿盛者，君以茯苓，臣以白术，佐以疏肝、养血之品。盖临证执此一方，圆机活法，适证多端，乃可窥得"方之用，变也"之一斑。

【附方】

1.加味逍遥散（《内科摘要》）　当归　芍药　茯苓　白术炒　柴胡各一钱（各3g）　牡丹皮　山栀炒　甘草炙，各五分（各1.5g）　水煎服。功用：养血健脾，疏肝清热。主治：肝郁血虚内热证。症见烦躁易怒，或自汗盗汗，或头痛目涩，或颊赤口干，或月经不调，少腹胀痛，或经期吐衄，舌红苔薄黄，脉弦虚数。

2.黑逍遥散（《医宗己任篇》）　即逍遥散加熟地（6g）。功用：疏肝健脾，养血调经。主治：肝脾血虚，临经腹痛，脉弦虚。

3. 当归芍药散（《金匮要略》） 当归三两（9g） 芍药一斤（48g） 茯苓四两（12g） 白术四两（12g） 泽泻半斤（24g） 川芎半斤，一作三两（24g） 上六味，杵为散，取方寸匕，酒和，日三服。功用：养肝和血，健脾祛湿。主治：肝脾两虚，血瘀湿滞证。症见腹中拘急，绵绵作痛，或脘胁疼痛，头目眩晕，食少神疲，或下肢浮肿，小便不利，舌淡苔白，脉细弦或濡缓。

【鉴别】加味逍遥散与黑逍遥散均由逍遥散加味而成，皆可治疗肝郁血虚脾弱之证。加味逍遥散是在逍遥散的基础上加丹皮、栀子，故又名丹栀逍遥散、八味逍遥散。肝郁血虚日久，则生热化火，故加丹皮以清血中之伏火，加炒山栀清肝热、泻火除烦，并导热下行。加味逍遥散临床多用于肝郁血虚有热所致的月经不调、经量过多、日久不止，以及经期吐衄等。黑逍遥散是在逍遥散的基础上加熟地黄，治逍遥散证而血虚较甚者；若血虚而有内热者，宜加生地黄（即《种痘新书》卷十之逍遥散）。当归芍药散与四逆散乃仲景调和肝脾之祖方，两方相合，去利水之泽泻，活血之川芎，行气之枳实，即为逍遥散，主治肝郁血虚脾弱之证。但当归芍药散无柴胡，疏散之力锐减，而重用芍药柔肝养血止痛，取川芎既助芍药调肝之气，又助当归以行血，入泽泻以助茯苓利水，存白术意在健脾，遂主治之证当为脾弱血虚而木郁兼有水湿者。

【方论选录】五脏苦欲补泻，云肝苦急，急食甘以缓之。盖肝性急善怒，其气上行则顺，下行则郁，郁则火动而诸病生矣。故发于上，则头眩耳鸣而或为目赤；发于中，则胸满胁痛而或作吞酸；发于下，则少腹疼疝而或溲溺不利；发于外，则寒热往来，似疟非疟。凡此诸症，何莫非肝郁之象乎？而肝木之所以郁，其说有二：一为土虚不能升木也，一为血少不能养肝也。盖肝为木气，全赖土以滋培，水以灌溉。若中土虚，则木不升而郁；阴血少，则肝不滋而枯。方用白术、茯苓者，助土德以升木也；当归、芍药者，益荣血以养肝也。薄荷解热，甘草和中。独柴胡一味，一以为厥阴之报使，一以升发诸阳。经云：木郁则达之。遂其曲直之性，故名曰逍遥。若内热、外热盛者，加丹皮解肌热，炒栀清内热，此加味逍遥散之义也。（吴谦《医宗金鉴·删补名医方论》）

【医案举例】一妊妇，因怒寒热，颈项动掉，四肢抽搐，此肝火血虚风热，用加味逍遥散加钩藤，数剂而痊。（《校注妇人良方》）

【方歌】逍遥散用当归芍，柴苓术草加姜薄，
　　　　散郁除蒸功最奇，调经八味丹栀着。

痛泻要方
《丹溪心法》

【组成】炒白术三两（9g） 炒芍药二两（6g） 炒陈皮两半（4.5g） 防风一两（3g）

【用法】上锉，分八帖，水煎或丸服（现代用法：水煎服）。

【功用】补脾柔肝，祛湿止泻。

【主治】脾虚肝郁之痛泻。肠鸣腹痛，大便泄泻，泻必腹痛，泻后痛缓，舌苔薄白，脉两关不调，左弦而右缓者。

【证治机理】痛泻之证系由土虚木乘，肝脾不和，脾运失常所致。《医方考》云："泻责之脾，痛责之肝；肝责之实，脾责之虚。脾虚肝实，故令痛泻。"其特点是泻必腹痛，泻后痛缓。肝脾脉在两关，肝脾不和则两关不调；弦主肝郁，缓主脾虚；舌苔薄白，亦为脾虚之征。治宜补脾柔肝，祛湿止泻。

【方解】方中白术苦甘而温，补脾燥湿以培土，为君药。白芍酸甘而寒，柔肝缓急以止痛，

为臣药。二药配伍，可于土中泻木。陈皮辛苦而温，理气燥湿，醒脾和胃，为佐药。防风具升散之性，合白芍以助疏散肝郁，伍白术以鼓舞脾之清阳，并可祛湿以助止泻，又为脾经引经药，故兼具佐使之用。四药相合，补脾柔肝，寓疏于补，扶土抑木，使脾健肝柔，痛泻自止。

【运用】本方为治疗痛泻之代表方。以肠鸣腹痛，大便泄泻，泻必腹痛，泻后痛缓，左关脉弦而右关脉缓为辨证要点。

【方论选录】此足太阴、厥阴药也。白术苦燥湿，甘补脾，温和中；芍药寒泻肝火，酸敛逆气，缓中止痛；防风辛能散肝，香能舒脾，风能胜湿，为理脾引经要药（东垣曰：若补脾胃，非此引用不能行）；陈皮辛能利气，炒香尤能燥湿醒脾，使气行则痛止。数者皆以泻木而益土也。（汪昂《医方集解·和解之剂》）

【方歌】痛泻要方陈皮芍，防风白术煎丸酌，
　　　　补泻并用理肝脾，若作食伤医更错。

第三节　调和寒热剂

调和寒热剂，适用于寒热互结于中焦，升降失常，而致心下痞满、恶心呕吐、肠鸣下利等症。代表方如半夏泻心汤。

半夏泻心汤
《伤寒论》

【组成】半夏洗，半升（12g）　黄芩　干姜　人参各三两（各9g）　黄连一两（3g）　大枣擘，十二枚（4枚）　甘草炙，三两（9g）

【用法】上七味，以水一斗，煮取六升，去滓，再煎，取三升，温服一升，日三服（现代用法：水煎服）。

【功用】寒热平调，散结除痞。

【主治】寒热互结之痞证。心下痞，但满而不痛，或呕吐，肠鸣下利，舌苔腻而微黄。

【证治机理】本方所治之痞，原系小柴胡汤证误用攻下，损伤中阳，少阳邪热乘虚内陷，以致寒热互结，而成心下痞。痞者，痞塞不通，上下不能交泰之谓。心下即胃脘，属脾胃病变。脾胃居中焦，为阴阳升降之枢纽，今中气虚弱，寒热互结，遂成痞证。脾为阴脏，其气主升；胃为阳腑，其气主降。中气既伤，升降失常，故上见呕吐，下则肠鸣下利。上下交病治其中，法宜调其寒热，益气和胃，散结除痞。

【方解】方中以辛温之半夏为君，散结除痞，又善降逆止呕。臣以辛热之干姜温中散寒，以苦寒之黄芩、黄连泄热开痞。君臣相伍，寒热平调，辛开苦降。然寒热互结，又缘于中虚失运，升降失常，故以人参、大枣甘温益气，以补脾虚，为佐药。甘草补脾和中而调诸药，为佐使药。张秉成曰："用甘草、人参、大枣者，病因里虚，又恐苦辛开泄之药过当，故当助其正气，协之使化耳。"（《成方便读》）诸药相伍，寒热平调以和阴阳，辛开苦降以调气机，补泻兼施以顾虚实，使寒去热清，升降复常，则痞满可除，呕利自愈。

【运用】本方为治疗中气虚弱、寒热互结、升降失常之基础方，又是寒热平调、辛开苦降、散结除痞法之代表方。以心下痞满，呕吐泻利，苔腻微黄为辨证要点。

【附方】

1. 生姜泻心汤（《伤寒论》） 生姜切，四两（12g） 甘草炙，三两（9g） 人参三两（9g） 干姜一两（3g） 黄芩三两（9g） 半夏洗，半升（9g） 黄连一两（3g） 大枣擘，十二枚（4枚） 上八味，以水一斗，煮取六升，去滓，再煎，取三升，温服一升，日三服。功用：和胃消痞，宣散水气。主治：水热互结痞证。症见心下痞硬，干噫食臭，腹中雷鸣下利。

2. 甘草泻心汤（《伤寒论》） 甘草炙，四两（12g） 黄芩 人参 干姜各三两（各9g） 黄连一两（3g） 大枣擘，十二枚（4枚） 半夏洗，半升（9g） 上七味，以水一斗，煮取六升，去滓，再煎，取三升，温服一升，日三服。功用：和胃补中，降逆消痞。主治：胃气虚弱痞证。症见下利日数十行，谷不化，腹中雷鸣，心下痞硬而满，干呕，心烦不得安。

3. 黄连汤（《伤寒论》） 黄连 甘草炙 干姜 桂枝去皮，各三两（各9g） 人参二两（6g） 半夏洗，半升（9g） 大枣擘，十二枚（4枚） 上七味，以水一斗，煮取六升，去滓，温服，日三服，夜二服。功用：寒热并调，和胃降逆。主治：胃热肠寒证。症见腹中痛，欲呕吐者。

【鉴别】生姜泻心汤即半夏泻心汤减干姜二两，加生姜四两而成。方中重用生姜，取其和胃降逆，宣散水气而消痞满，配合辛开苦降、补益脾胃之品，故能用治水热互结于中焦、脾胃升降失常所致的痞证。甘草泻心汤即半夏泻心汤加重炙甘草用量而成，方中重用炙甘草调中补虚，配合辛开苦降之品，故能用治胃气虚弱、寒热互结所致的痞证。《王旭高医书六种》载："半夏泻心汤治寒热交结之痞，故苦辛平等；生姜泻心汤治水与热结之痞，故重用生姜以散水气；甘草泻心汤治胃虚气结之痞，故加重甘草以补中气而痞自除。"黄连汤即半夏泻心汤加黄连二两，并以黄芩易为桂枝而成。本方证为上热下寒，胃热则欲呕，肠寒则腹痛，故用黄连清胃热，干姜、桂枝温肠寒，配伍半夏和胃降逆，参、草、大枣补虚缓急。全方温清并用，补泻兼施，使寒散热清、上下调和、升降复常，腹痛、呕吐自愈。

【方论选录】伤寒下之早，胸满而不痛者为痞，此方主之。伤寒自表入里……若不治其表，而用承气汤下之，则伤中气，而阴经之邪乘之矣。以既伤之中气而邪乘之，则不能升清降浊，痞塞于中，如天地不交而成否，故曰痞。泻心者，泻心下之邪也。姜、夏之辛，所以散痞气；芩、连之苦，所以泻痞热；已下之后，脾气必虚，人参、甘草、大枣所以补脾之虚。（吴崑《医方考》卷一）

【方歌】半夏泻心黄连芩，干姜甘草与人参，

　　　　　大枣和之治虚痞，法在降阳而和阴。

复习思考题

1.小柴胡汤中柴胡与黄芩的配伍意义是什么？为何配伍人参、大枣、甘草？

2.蒿芩清胆汤与小柴胡汤均主治少阳证，二者有何区别？试分析二方配伍之异同。

3.如何理解逍遥散据证化裁原方疏肝、养血、健脾法之变化要点？

4.逍遥散、痛泻要方与当归芍药散均为调和肝脾之剂，其配伍特点有何不同？怎样区别应用？

5.试分析半夏泻心汤主治证的病机及药物配伍如何体现寒热平调、辛开苦降之法？

第四章

清热剂

扫一扫，查阅本章数字资源，含 PPT、音视频、图片等

凡以清热、泻火、凉血、解毒等作用为主，用于治疗里热证的方剂，统称为清热剂。本类方剂是根据《素问·至真要大论》"热者寒之""温者清之"的原则立法，属于"八法"中之"清法"。

清热剂适用于里热证。因里热有在气分、血分及脏腑之别，又有实热、虚热之分，故本章方剂分为清气分热剂、清营凉血剂、清热解毒剂、气血两清剂、清脏腑热剂、清虚热剂等六类。

应用清热剂，要辨别里热所在部位及热证之真假、虚实。凡屡用清热泻火之剂而热仍不退者，即如王冰所云"寒之不寒，是无水也"，当用甘寒滋阴壮水之法，使阴复则其热自退。若邪热在表，治当解表；里热已成腑实，则宜攻下；表邪未解，热已入里，又宜表里双解。对于热邪炽盛，服寒凉剂入口即吐者，可用"治热以寒，温而行之"之反佐法。

第一节　清气分热剂

清气分热剂，适用于热在气分证。代表方如白虎汤、竹叶石膏汤等。

白虎汤

《伤寒论》

【组成】石膏碎，一斤（50g）　知母六两（18g）　甘草炙，二两（6g）　粳米六合（9g）

【用法】上四味，以水一斗，煮米熟，汤成去滓，温服一升，日三服（现代用法：水煎，米熟汤成，温服）。

【功用】清热生津。

【主治】气分热盛证。壮热面赤，烦渴引饮，汗出恶热，脉洪大有力。

【证治机理】本证系伤寒化热内传阳明之经，或温邪由卫及气所致。里热炽盛，故壮热面赤，不恶寒反恶热；里热蒸腾，迫津外泄，则汗出；胃热津伤，加之汗出耗津，故见烦渴引饮；脉洪大有力，为热盛于经所致。此证病机为肺胃热盛，热炽伤津。根据《素问·至真要大论》"热者寒之"，《伤寒来苏集·伤寒论注》"土燥火炎，非苦寒之味所能治矣"，唯宜清热生津之法。

【方解】方中重用石膏为君，其辛甘大寒，主入肺胃气分，善清阳明气分大热，清热而不伤阴，并能止渴除烦。臣以知母，苦寒质润，"清肺胃气分之热，热去则津液不耗，而阴自潜滋暗长矣"（《重庆堂随笔》），既"佐石膏以扫炎熇"（《本草正义》），又滋阴润燥，救已伤之阴津，以止渴除烦。石膏配知母相须为用，清热除烦、生津止渴之力尤强，为治气分大热之最佳配伍。粳

米、炙甘草益胃生津，缓石膏、知母苦寒重降之性，可防大寒伤中之弊，并留恋药气，均为佐药。炙甘草兼以调和诸药为使。四药配伍，重用辛寒清气，伍以苦寒质润，少佐甘温和中，则清不伤阴，寒不伤中，共奏清热除烦、生津止渴之效。

【运用】本方为治疗伤寒阳明经证，或温病气分热盛证之基础方。以身大热，汗大出，口大渴，脉洪大为辨证要点。"伤寒脉浮，发热无汗，其表不解者，不可与白虎汤。"（《伤寒论·辨太阳病脉证并治》）"白虎本为达热出表，若其人脉浮弦而细者，不可与也；脉沉者，不可与也；不渴者，不可与也；汗不出者，不可与也。常须识此，勿令误也。"（《温病条辨》）

【附方】

1. 白虎加人参汤（《伤寒论》） 知母六两（18g） 石膏碎，绵裹，一斤（50g） 甘草炙，二两（6g） 粳米六合（9g） 人参三两（9g） 上五味，以水一斗，煮米熟汤成，去滓，温服一升，日三服。功用：清热，益气，生津。主治：气分热盛，气津两伤证。汗、吐、下后，里热炽盛而见四大症者；以及白虎汤证见有背微恶寒，或饮不解渴，或脉浮大而芤者；以及暑热病见有身大热属气津两伤者。

2. 白虎加桂枝汤（《金匮要略》） 知母六两（18g） 甘草炙，二两（6g） 石膏一斤（50g） 粳米二合（6g） 桂枝去皮，三两（9g） 为粗末，每服五钱，水一盏半，煎至八分，去滓，温服，汗出愈。功用：清热，通络，和营卫。主治：温疟。症见其脉如平，身无寒但热，骨节疼烦，时呕；以及风湿热痹而见壮热，气粗烦躁，关节肿痛，口渴，苔白，脉弦数。

3. 白虎加苍术汤（《类证活人书》） 知母六两（18g） 甘草炙，二两（6g） 石膏一斤（50g） 苍术粳米各三两（各9g） 上锉如麻豆大，每服五钱，水一盏半，煎至八九分，去滓，取六分清汁，温服。功用：清热祛湿。主治：湿温病。症见身热胸痞，汗多，舌红苔白腻等；以及风湿热痹，身大热，关节肿痛等。

【鉴别】白虎加人参汤、白虎加桂枝汤、白虎加苍术汤均由白虎汤加味而成。其中白虎加人参汤是清热与益气生津并用之剂，适用于气分热盛、气津两伤之证；白虎加桂枝汤是清中有透，兼以通经络之剂，用治温疟或风湿热痹证；白虎加苍术汤是清热与燥湿并用之方，用治湿温病之热重于湿者，症见白虎汤证兼胸痞身重、苔黄腻而干，亦可用于风湿热痹、关节红肿等。

【方论选录】石膏大寒，寒能胜热，味甘归脾，质刚而主降，备中土生金之体，色白通肺，质重而含脂，具金能生水之用，故以为君。知母气寒主降，苦以泄肺火，辛以润肺燥，内肥白而外皮毛，肺金之象，生水之源也，故以为臣。甘草皮赤中黄，能土中泻火，为中宫舟楫，寒药得之缓其寒，用此为佐，沉降之性，亦得留连于脾胃之间矣。粳米稼穑作甘，气味温和，禀容平之德，为后天养命之资，得此为佐，阴寒之物，庶无伤损脾胃之虑也。煮汤入胃，输脾归肺，水精四布，大烦大渴可除矣。白虎为西方金神，用以名汤者，秋金得令，而炎暑自解，此四时之序也。（柯琴《伤寒来苏集·伤寒论注》）

【医案举例】缪仲淳治铨部章衡阳，患热病，头痛壮热，渴甚且呕，鼻干燥不得眠，其脉洪大而实。一医曰：阳明症也，当用葛根汤。仲淳曰：阳明之药，表剂有二，一为葛根汤，一为白虎汤。不呕吐而解表，用葛根汤。今吐甚，是阳明之气逆升也，葛根升散，用之非宜。乃与大剂白虎汤，加麦冬、竹叶。医骇药太重，仲淳曰：房荆非六十万人不可，李信二十万则奔还矣。别后进药，天明遂瘥。（《古今医案按》）

【方歌】白虎汤用石膏偎，知母甘草粳米陪，
　　　　亦有加入人参者，躁烦热渴舌生苔。

竹叶石膏汤

《伤寒论》

【组成】竹叶二把（6g）　石膏一斤（50g）　半夏洗，半升（9g）　麦门冬去心，一升（20g）　人参二两（6g）　甘草炙，二两（6g）　粳米半升（10g）

【用法】上七味，以水一斗，煮取六升，去滓，内粳米，煮米熟，汤成去米，温服一升，日三服（现代用法：水煎服）。

【功用】清热生津，益气和胃。

【主治】伤寒、温病、暑病余热未清，气阴两伤证。身热多汗，心胸烦闷，气逆欲呕，口干喜饮，虚羸少气，或虚烦不寐，舌红苔少，脉虚数。

【证治机理】本证乃热病后期，余热未清，气阴两伤，胃气不和所致。热病后期，大热虽减，但余热未尽留恋气分，故见身热、心胸烦闷；热邪逼津外泄，加之气耗腠理失固，致阴津受损，见多汗、口干喜饮；余热内扰，上干于胃，胃失和降，致气逆欲呕；上扰于心，致虚烦不寐；虚羸少气、舌红苔少、脉虚数，为余热未尽、气阴两伤之征。独清余热，气阴难复；但复气阴，"恐炉烟虽熄，灰中有火也"（《温热论》）；唯清补并行乃权宜之计，治当清热生津，益气和胃。

【方解】方中石膏清热生津，除烦止渴，为君药。人参益气生津；麦冬养阴生津清热，二者气阴双补，共为臣药。君臣相合，清补并行。半夏降逆和胃止呕，其性虽温，但与倍量之麦冬相伍，则温燥之性去而降逆之用存，且亦使人参、麦冬补而不滞；竹叶清热除烦；粳米、甘草养胃和中，与半夏相合可防石膏寒凉伤胃，与人参相伍可益脾养胃，共为佐药。甘草调和诸药，兼为使药。诸药相伍，辛甘大寒与甘寒甘温合为清补之剂，清而不寒，补而不滞，共奏清热生津、益气和胃之效。本方由白虎汤去知母，加竹叶、半夏、麦门冬、人参组成，正如《医宗金鉴》所言："以大寒之剂，易为清补之方。"

【运用】本方为治疗热病后期，余热未清，气阴耗伤证之常用方。以身热多汗，气逆欲呕，烦渴喜饮，舌红苔少，脉虚数为辨证要点。

【鉴别】白虎汤、竹叶石膏汤均以石膏为君，具清热生津之功。白虎汤主治气分热盛之证，为正盛邪实，里热内炽，故用石膏、知母之重剂，重在清热；竹叶石膏汤为余热未清，气阴已伤，故去苦寒质润之知母，加竹叶以助石膏清其余热并除烦渴，人参、麦冬益气生津，半夏和胃降逆止呕，而成清补兼施之剂。

【方论选录】伤寒瘥后，虚羸少气、气逆欲吐者，此方主之。伤寒由汗、吐、下而瘥，必虚羸少气。虚则气热而浮，故逆而欲吐。竹叶、石膏、门冬之寒，所以清余热；人参、甘草之甘，所以补不足；半夏之辛，所以散逆气；用粳米者，恐石膏过寒损胃，用之以和中气也。（吴崑《医方考》卷一）

【医案举例】己亥夏，予舅母患疟，服柴胡药二三帖后，汗出昏厥，妄语遗溺。或谓其体质素虚，虑有脱变，劝服独参汤。幸表弟寿者不敢遽进，乃邀孟英商焉。切其脉，洪大滑数，曰：阳明暑疟也，与伤寒三阳合病同符。处竹叶石膏汤两剂而瘳。（《王孟英医案》）

【方歌】竹叶石膏汤人参，麦冬半夏甘草临，

再加粳米同煎服，暑烦热渴脉虚寻。

第二节 清营凉血剂

清营凉血剂，适用于邪热传营，或热入血分诸证。代表方如清营汤、犀角地黄汤等。

清营汤
《温病条辨》

【组成】犀角三钱（水牛角代，30g） 生地五钱（15g） 元参三钱（9g） 竹叶心一钱（3g） 麦冬三钱（9g） 丹参二钱（6g） 黄连一钱五分（5g） 银花三钱（9g） 连翘连心用，二钱（6g）

【用法】上药，水八杯，煮取三杯，日三服（现代用法：作汤剂，水牛角镑片先煎，后下余药）。

【功用】清营解毒，透热养阴。

【主治】热入营分证。身热夜甚，神烦少寐，时有谵语，目常喜开或喜闭，口渴或不渴，斑疹隐隐，脉细数，舌绛而干。

【证治机理】本证乃邪热内传营分，耗伤营阴所致。邪热传营，伏于阴分，入夜阳气内归营阴，与热相合，故身热夜甚；营气通于心，热扰心营，故神烦少寐、时有谵语；邪热入营伤阴，则热蒸营阴，使血中津液上潮于口，故本应口渴而反不渴；若邪热初入营分，气分热邪未尽，灼伤肺胃之津，则见身热、口渴、苔黄燥；目喜开闭不一，是为火热欲从外泄，阴阳不相既济所致；营热波及血分，络伤血溢现于肌肤，则见斑疹隐隐；舌绛而干、脉细数，为热伤营阴之征。遵《素问·至真要大论》"热淫于内，治以咸寒，佐以甘苦"之旨，《外感温热篇》"入营犹可透热转气"之意，治宜咸寒清营解毒为主，辅以透热养阴。

【方解】方用苦咸寒之犀角（现用水牛角代）清解营分之热毒。热伤营阴，又以生地黄清热凉血养阴，麦冬清热养阴生津，玄参滋阴降火解毒，三药既可甘寒养阴保津，又可助犀角清营凉血解毒。四药相配，苦咸寒与甘寒并用，清营热而养营阴，祛邪扶正兼顾。温邪初入营分，尚有外泄之机，故用银花、连翘清热解毒，轻清透泄，促使营分热邪向外从气分透泄而解，此即叶桂所云"入营犹可透热转气"；竹叶清心除烦，黄连清心解毒，丹参清热凉血，并能活血散瘀，可防热与血结，深陷血分。诸药相伍，辛苦甘寒以滋养清解，透热转气以入营清散，共成清营养阴透热之功。

【运用】本方为"透热转气"法之代表方，为治疗热邪初入营分之常用方。以身热夜甚，神烦少寐，斑疹隐隐，舌绛而干，脉细数为辨证要点。应用本方尤当注重舌诊，以舌绛而干为要。原著云："舌白滑者，不可与也。"并在该条自注中又云"舌白滑，不惟热重，湿亦重矣，湿重忌柔润药"，以防滋腻而助湿留邪。

【方论选录】治暑温内入心包，烦渴舌赤，身热谵语等证。夫暑为君火，其气通心，故暑必伤心。然心为君主，义不受邪，所受者，皆包络代之。但心藏神，邪扰则神不宁，故谵语。心主血，热伤血分，故舌赤。金受火刑，故烦渴。暑为六淫之正邪，温乃时令之乖气，两邪相合，发为暑温，与春温、秋温等证大抵相类，不过暑邪最易伤心。方中犀角、黄连皆入心而清火，犀角有轻灵之性，能解夫疫毒；黄连具苦降之质，可燥乎湿邪，二味为治温之正药。热犯心包，营阴受灼，故以生地、元参滋肾水，麦冬养肺金，而以丹参领之入心，皆得遂其增液救焚之助。连翘、银花、竹叶三味，皆能内彻于心，外通于表，辛凉轻解，自可神安热退，邪自不留耳。（张

秉成《成方便读》卷三）

【方歌】清营汤治热传营，脉数舌绛辨分明，

犀地银翘玄连竹，丹麦清热更护阴。

犀角地黄汤（原名《小品》芍药地黄汤）

《外台秘要》

【组成】芍药三分（9g）　地黄半斤（24g）　丹皮一两（12g）　犀角屑一两（水牛角代，30g）

【用法】上四味切，以水一斗，煮取四升，去滓，温服一升，日二三服（现代用法：作汤剂，水煎服，水牛角锉片先煎，余药后下）。

【功用】清热解毒，凉血散瘀。

【主治】热入血分证。身热谵语，斑色紫黑，或吐血、衄血、便血、尿血，舌深绛起刺，脉数；或喜忘如狂，或漱水不欲咽，或大便色黑易解。

【证治机理】本证乃热毒深入血分，动血耗血所致。心主血脉，又藏神。热毒炽盛于血分，扰乱心神，则身热谵语；热毒迫血妄行，破损脉络，上出于口鼻而见吐血或衄血，下出于二便而见便血或尿血，外溢于肌肤而见斑色紫黑；热与血结或离经之血内蓄而致蓄血瘀热，瘀热上蒙心窍，则喜忘如狂；邪居阴分，热蒸阴津上承，则口干而漱水不欲咽；瘀热下渗肠间，其性濡润，则大便色黑易解；舌质红绛、脉数，为血分热盛之征。此证病机为热炽血分，动血留瘀。热不清则血不宁，瘀不去则热难除，即叶天士所言"入血就恐耗血动血，直须凉血散血"，故组方配伍当以清热解毒、凉血散瘀为法。

【方解】方用苦咸寒之犀角（现用水牛角代）为君，直入血分，凉血清心而解热毒，使热清毒解血宁。臣以甘苦寒之生地黄，清热凉血养阴，既助君药清热凉血，又复已失之阴血。芍药、丹皮为佐，清热凉血，活血散瘀，可收化斑之功。四药相配，共成清热解毒、凉血散瘀之剂。全方咸苦甘寒，直入血分，清中有养，无耗血之弊；凉血散血，无留瘀之患。

【运用】本方为治疗温热病热入血分证之基础方。以各种失血，斑色紫黑，神昏谵语，身热舌绛为辨证要点。原著记载其加减："有热如狂者，加黄芩二两；其人脉大来迟，腹不满，自言满者，为无热，不用黄芩。"

【鉴别】犀角地黄汤与清营汤均以犀角、生地为主，以治热入营血证。但清营汤是在清热凉血中伍以银花、连翘等轻清宣透之品，寓有"透热转气"之意，适用于热邪初入营尚未动血之证；犀角地黄汤配伍芍药、丹皮泄热散瘀，寓有"凉血散血"之意，用治热入血分，而见耗血、动血之证。

【方论选录】治热伤吐衄、便血，妇人血崩、赤淋。……吐血之因有三：曰劳伤，曰努伤，曰热伤。劳伤以理损为主，努伤以去瘀为主，热伤以清热为主。热伤阳络则吐衄，热伤阴络则下血。是汤治热伤也，故用犀角清心去火之本，生地凉血以生新血，白芍敛血止血妄行，丹皮破血以逐其瘀。此方虽曰清火，而实滋阴；虽曰止血，而实去瘀。瘀去新生，阴滋火熄，可为探本穷源之法也。若心火独盛，则加黄芩、黄连以泻热；血瘀胸痛，则加大黄、桃仁以逐瘀也。（吴谦《医宗金鉴·删补名医方论》）

【方歌】犀角地黄芍药丹，血升胃热火邪干，

斑黄阳毒皆堪治，或益柴芩总伐肝。

第三节 清热解毒剂

清热解毒剂，适用于温疫、温毒、火毒及疮疡疔毒等证。代表方如黄连解毒汤、凉膈散、普济消毒饮等。

黄连解毒汤
《外台秘要》

【组成】黄连三两（9g）　黄芩　黄柏各二两（各6g）　栀子擘，十四枚（9g）

【用法】上四味切，以水六升，煮取二升，分二服（现代用法：水煎服）。

【功用】泻火解毒。

【主治】三焦火毒热盛证。大热烦躁，口燥咽干，错语不眠；或热病吐血、衄血；或热甚发斑，或身热下痢，或湿热黄疸；或外科痈疡疔毒，小便黄赤，舌红苔黄，脉数有力。

【证治机理】本证乃火毒热盛，充斥三焦，波及上下内外所致。火性炎上，热毒易入血分，热毒蒸灼易生痰浊。热毒上扰神明，故大热烦躁，错语不眠；热灼津伤，则口燥咽干；热毒迫血妄行，随火上逆，则为吐衄；灼伤络脉，外溢肌肤，则为发斑；热毒蒸灼，浊血下迫大肠，则为下痢；瘀浊熏蒸外越，则为黄疸；热壅肌肉，则为痈肿疔毒；舌红苔黄，脉数有力，皆为火毒炽盛之征。综上诸症，皆为实热火毒为患，宜苦寒直折亢火，治以泻火解毒。

【方解】方中以黄连为君，既入上焦以清泻心火，盖因心为君火之脏，泻火必先清心，心火宁，则诸经之火自降；又入中焦，泻中焦之火。臣以黄芩清上焦之火，黄柏泻下焦之火。栀子清泻三焦之火，导热下行，用为佐使。诸药相伍，苦寒直折，三焦并清，共奏泻火解毒之效。

根据《素问·至真要大论》中"诸痛痒疮，皆属于心"之论，本方对于热毒壅聚肌腠之痈肿疔毒，亦可泻心火、解热毒而治之。

【运用】本方为"苦寒直折"法之代表方，清热解毒之基础方。以大热烦躁，口燥咽干，舌红苔黄，脉数有力为辨证要点。本方为大苦大寒之剂，久服或过量服用易伤脾胃，故非火盛者不宜使用。

【附方】泻心汤（《金匮要略》）　大黄二两（6g）　黄连一两（3g）　黄芩一两（3g）　上三味，以水三升，煮取一升，顿服之。功用：泻火解毒，燥湿泄痞。主治：邪火内炽、迫血妄行所致之吐血、衄血等；或湿热内蕴之黄疸，见胸痞烦热；或积热上冲而致目赤且肿，口舌生疮；或外科疮疡，心胸烦热，大便干结等。

【鉴别】泻心汤与黄连解毒汤均用黄连、黄芩，为苦寒直折、泻火解毒之剂。泻心汤伍大黄泻火消痞，导热下行，使热从大便而去，体现"以泻代清"之法，主治热壅心下之痞证，以及火热迫血妄行之吐血衄血；黄连解毒汤配黄柏、栀子清热泻火，导热下行，使热从小便而出，体现"苦寒直折"之法，主治火毒充斥三焦之证。

【方论选录】治一切火邪，表里俱盛，狂躁烦心，口燥咽干，大热干呕，错语不眠，吐血衄血，热盛发斑等证。汪切庵曰：毒者，即火邪之盛也。邪入于阳则狂，心为热所扰则烦，躁则烦之盛也。口燥咽干，火盛津枯也。干呕者，热毒上冲也。错语者，热毒其神也。不眠者，热盛而阴不静也。至于吐、衄、发斑等证，热攻入胃，逼血妄行也。此皆六淫火邪充斥上下表里，有实无虚之证，故治法非缓剂可以了事者。黄芩清上焦之火，黄连清中焦之火，黄柏清下焦之火，栀子泻三焦之火，从心肺之分屈曲下行，由小肠、膀胱而出。盖四味皆大苦大寒之药，清其亢甚之火而救其欲绝之水也，然非实热，不可轻投耳。（张秉成《成方便读》卷三）

【医案举例】戴人路经古亳，逢一妇，病嬉笑不止，已半年矣。众医治者，皆无药术矣，求治于戴人。戴人曰：此易治也。以沧盐成块者二两余，用火烧令通赤，放冷研细，以河水一大碗，同煎至三五沸，放温分三次啜之。以钗探于咽中，吐出热痰五升。次服大剂黄连解毒汤是也，不数日而笑定也。《内经》曰：神有余者笑不休。此所谓神者，心火是也。火得风而成焰，故笑之象也。五行之中，唯火有笑矣。（《儒门事亲》）

【方歌】黄连解毒汤四味，黄柏黄芩栀子备，
　　　　躁狂大热呕不眠，吐衄斑黄均可使。

凉膈散
《太平惠民和剂局方》

【组成】川大黄　朴硝　甘草燡,各二十两（各12g）　山栀子仁　薄荷叶去梗　黄芩各十两（各6g）连翘二斤半（25g）

【用法】上药为粗末，每服二钱（6g），水一盏，入竹叶七片，蜜少许，煎至七分，去滓，食后温服。小儿可服半钱，更随岁数加减服之。得利下，住服（现代用法：上药共为粗末，每服6～12g，加竹叶3g，蜜少许，水煎服；亦作汤剂，加竹叶3g，水煎服）。

【功用】泻火通便，清上泄下。

【主治】上中二焦火热证。烦躁口渴，面赤唇焦，胸膈烦热，口舌生疮，睡卧不宁，谵语狂妄，或咽痛吐衄，便秘溲赤，舌红苔黄，脉滑数。

【证治机理】本证由脏腑积热聚于胸膈所致，故以上、中二焦见证为主。热聚胸膈，郁而内扰，则胸膈烦热；热灼津伤，上润匮乏，则口渴、咽燥、唇焦；火性上炎，热壅络损，而见面红目赤、口舌生疮、咽痛吐衄；火扰心神，则睡卧不宁，甚则谵语狂妄；燥热内结，故有便秘溲赤；舌红苔黄、脉滑数，均为里热炽盛之象。上焦无形火热炽盛，中焦燥热内结，但清上则中焦燥结不得去，独泻下则上焦邪热不得解，唯清泻兼施，方能切中病情，故治宜清热泻火通便为法。

【方解】方中连翘苦、微寒，归心、肺、小肠经，轻清透散，长于清热解毒，透散上焦之热，故重用为君药。大黄、芒硝泻火通便，荡涤中焦燥热内结，以助君药清解上焦之邪热，共为臣药。配黄芩以清胸膈郁热；山栀通泻三焦，以引火下行；薄荷清头目，利咽喉，竹叶清上焦之热，二药轻清疏散，助连翘、黄芩清泄上焦郁热，均为佐药。甘草、白蜜既能缓和硝、黄峻泻之力，又能生津润燥，调和诸药，为佐使药。全方配伍，清上之中寓泻下之法，以泻代清，共奏泻火通便、清上泄下之功。

【运用】本方为治疗上、中二焦火热炽盛证之常用方，亦为"以泻代清"法之代表方。以胸膈烦热，面赤唇焦，烦躁口渴，舌红苔黄，脉数为辨证要点。本方虽有通腑之力，然其重在清泄胸膈之热，即使无大便秘结，但胸膈灼热如焚者，亦可用之。

【方论选录】治火邪上盛，中焦燥实，烦躁口渴，目赤头眩，口疮唇裂，吐血衄血，大小便闭，以及斑黄狂乱等证。夫火邪至于上中二焦，与胃中宿食渣滓之物结而不散，则为以上种种诸证。若火之散漫者，或在里，或在表，皆可清之、散之而愈。如挟有形之物结而不散者，非去其结，则病终不瘥。故以大黄、芒硝之荡涤下行者，去其结而逐其热。然恐结邪虽去，尚有浮游之

火散漫上中，故以黄芩、薄荷、竹叶清彻上中之火，连翘解散经络中之余火，栀子自上而下，引火邪屈曲下行。如是则有形无形、上下表里诸邪，悉从解散。用甘草、生蜜者，病在膈，甘以缓之也。（张秉成《成方便读》卷三）

【医案举例】石顽治幼科汪五符，夏月伤食，呕吐发热，颅胀，自利黄水，遍体肌肉扪之如刺。六脉模糊，指下寻之似有如无，足胫不温，自认阴寒而服五积散。一服其热愈炽，昏卧不省。第三日自利不止，而时常谵语，至夜尤甚。乃舅叶阳生以为伤暑，而与香薷饮，遂头面汗出如蒸，喘促不宁，足冷下逆。歙医程郊倩以其证大热而脉息模糊，按之殊不可得，以为阳欲脱亡之候，欲猛进人参、附子。云间沈明生以为阴证断无汗出如蒸之理，脉虽虚而证大热，当用人参白虎。争执未决，取证于石顽。诊其六脉，虽皆涩弱模糊，而心下按之大痛，舌上灰刺如芒，乃食填中宫，不能鼓运其脉，往往多此，当与凉膈散下之。诸医正欲藉此脱手，听余用药。一下而神思大清，脉息顿起。当知伤食之脉，虽当气口滑盛，若屡伤不已，每致涩数模糊，乃脾不消运之兆也。此证设非下夺而与参、附助其壮热，顷刻立毙。可不详慎，而妄为施治乎！（《张氏医通》）

【方歌】凉膈硝黄栀子翘，黄芩甘草薄荷饶，

竹叶蜜煎疗膈上，中焦燥实服之消。

普济消毒饮（原名普济消毒饮子）
《东垣试效方》

【组成】黄芩　黄连各半两（各15g）　人参三钱（9g）　橘红去白　玄参　生甘草各二钱（各6g）连翘　黍粘子　板蓝根　马勃各一钱（各3g）　白僵蚕炒，七分（2g）　升麻七分（2g）　柴胡二钱（6g）桔梗二钱（6g）

【用法】上为细末，咬咀，如麻豆大，每服五钱（15g），水二盏，煎至一盏，去滓，稍热，时时服之（现代用法：水煎服）。

【功用】清热解毒，疏风散邪。

【主治】大头瘟。恶寒发热，头面红肿焮痛，目不能开，咽喉不利，舌燥口渴，舌红苔白兼黄，脉浮数有力。

【证治机理】本方主治大头瘟（原书称大头天行），乃感受风热疫毒之邪，壅于上焦，发于头面所致。风热疫毒上攻头面，气血壅滞，乃致头面红肿热痛，甚则目不能开；温毒壅滞咽喉，则咽喉红肿而痛；里热炽盛，津液被灼，则口渴；初起风热时毒侵袭肌表，卫阳被郁，正邪相争，故恶寒发热；舌苔黄燥，脉数有力，均为里热炽盛之象。风热宜疏散，疫毒宜清解，病位在上宜因势利导，疏散上焦之风热，清解上焦之疫毒，故法当解毒散邪兼施，而以清热解毒为主。

【方解】方中重用黄连、黄芩清热泻火解毒，祛上焦头面热毒；黍粘子（即牛蒡子）、连翘、僵蚕辛凉疏散头面风热，兼清热解毒，共清头面之热毒。升麻、柴胡疏散风热，并引药达上，使壅于头面的风热疫毒之邪得以散泄，寓有"火郁发之"之意。黄芩、黄连得升麻、柴胡之引，直达病所，清泄头面热毒；升麻、柴胡得黄芩、黄连之苦降，可防其升散太过，一升一降，相互制约，清泄疫毒无凉遏，升散邪热不助焰。玄参、马勃、板蓝根加强清热解毒之功，配甘草、桔梗清利咽喉，且桔梗载药上行以助升、柴之力；玄参滋阴，又可防苦燥升散之品伤阴；陈皮理气疏壅，以利散邪消肿；人参补气，扶正以祛邪；甘草调和药性。诸药配伍，苦寒清泻与辛凉升散合

法，清疏并用，共收清热解毒、疏风散邪之功。

【运用】本方为治疗大头瘟之代表方。以头面红肿掀痛，恶寒发热，舌红苔白兼黄，脉浮数为辨证要点。《东垣试效方》论"时毒治验"中，称本方"或加防风、薄荷、川芎、当归身""如大便硬，加酒煨大黄一钱或二钱以利之"。

【方论选录】用黄芩、黄连味苦寒，泻心肺间热，以为君；橘红苦平，玄参苦寒，生甘草甘寒，泻火补气，以为臣；连翘、黍粘子、薄荷叶苦辛平，板蓝根味苦寒，马勃、白僵蚕味苦平，散肿消毒定喘，以为佐；新升麻、柴胡苦平，行少阳、阳明二经不得伸；桔梗味辛温，为舟楫，不令下行。（李杲《东垣试效方》）

【医案举例】荔翁尊堂，年届六旬，初发寒热，疏散不解，越日头颅红肿，渐及面目颐颊，舌焦口渴，发热脉数。予视之曰："此大头时疫证也，东垣普济消毒饮最妙。"翁云："家慈向患肠风，体质素弱，苦寒之剂，恐难胜耳。"予曰："有病当之不害。若恐药峻，方内不用黄连亦可。"市药煎熟，仅饮一杯，旋复吐出，病人自觉喉冷，吸气如冰，以袖掩口始快。众见其拒药喉冷，疑药有误，促予复诊，商欲更方。细审脉证，复告翁曰："此正丹溪所谓病人自觉冷者，非真冷也，因热郁于内，而外反见寒象耳。其饮药旋吐者，此诸逆冲上，皆属于火也。如盈炉之炭，有热无焰，试以杯水沃之，自必烟焰上腾。前治不谬，毋庸迟疑。"今将前药饮毕，喉冷渐除，随服复煎，干渴更甚，头肿舌焦如前。荔翁着急，无所适从。予曰："无他，病重药轻耳。再加黄连，多服自效。"如言服至匝旬，热退肿消，诸恙尽释。（《杏轩医案》）

【方歌】普济消毒芩连鼠，玄参甘桔蓝根侣，
　　　　升柴马勃连翘陈，薄荷僵蚕为末咀，
　　　　或加人参及大黄，大头天行力能御。

第四节　气血两清剂

气血两清剂，适用于疫毒或热毒充斥内外，气血两燔之证。代表方如清瘟败毒饮等。

清瘟败毒饮
《疫疹一得》

【组成】生石膏大剂六两至八两（180～240g）；中剂二两至四两（60～120g）；小剂八钱至一两二钱（24～36g）　小生地大剂六钱至一两（18～30g）；中剂三钱至五钱（9～15g）；小剂二钱至四钱（6～12g）　乌犀角（水牛角代）大剂六钱至八钱（18～24g）；中剂三钱至四钱（9～12g）；小剂二钱至四钱（6～12g）　真川连大剂四钱至六钱（18～24g）；中剂二钱至四钱（6～12g）；小剂一钱至钱半（3～4.5g）　生栀子　桔梗　黄芩　知母　赤芍　玄参　连翘　竹叶　甘草　丹皮（各6g）（以上十味，原著本方无用量）

【用法】先煮石膏数十沸，后下诸药，犀角（水牛角代）磨汁和服（现代用法：水煎服）。

【功用】清热解毒，凉血泻火。

【主治】温疫热毒，气血两燔证。大热渴饮，头痛如劈，干呕狂躁，谵语神昏；或发斑疹，或吐血、衄血；四肢或抽搐，或厥逆；舌绛唇焦，脉沉细而数，或沉数，或浮大而数。

【证治机理】本证系由温疫热毒，充斥内外，气血两燔所致。由于热毒化火，火盛伤津，故见大热烦渴、舌绛唇焦；热毒上攻清窍，内扰神明，乃致头痛如劈、干呕狂躁、谵语神昏；热燔营血，故有发斑、吐衄；热深厥深，发为肢厥。脉沉细而数，或沉数，或浮大而数，分别示病情

重、中、轻之不同。此乃温疫热毒、气血两燔之证，法当清热解毒、凉血泻火。

【方解】方中重用石膏配知母、甘草，取法白虎汤，意在清气分之热而保津，正如《疫疹一得》云："此皆大寒解毒之剂，故重用石膏，先平甚者，而诸经之火，自无不安矣。"黄连、黄芩、栀子共用，仿黄连解毒汤之意，以通泻三焦火热；犀角（现用水牛角代）、生地黄、赤芍、丹皮相配，即犀角地黄汤，是为清热解毒、凉血散瘀而设。再配连翘、竹叶以助清气分之热；玄参以助清热凉血；火性炎上，桔梗则可"载药上行"。诸药相伍，主以辛寒清气，辅以凉血解毒，共奏气血两清、清瘟败毒之功。

【运用】本方为治疗热毒充斥，气血两燔之代表方。以大热渴饮，头痛如劈，干呕狂躁，谵语神昏，或吐衄发斑，舌绛唇焦，脉数为辨证要点。原著强调临证应根据疫毒轻重，斟酌药物用量，若"六脉沉细而数，即用大剂；沉而数者，用中剂；浮大而数者，用小剂"；另"如斑一出，即用大青叶，量加升麻四五分，引毒外透，此内化外解，浊降清升之法"。

【附方】化斑汤（《温病条辨》）　石膏一两（30g）　知母四钱（12g）　生甘草三钱（9g）　玄参三钱（9g）　犀角二钱（6g）　白粳米一合（9g）　水八杯，煮取三杯，日三服，渣再煮一盅，夜一服。功用：清气凉血。主治：温病热入气血之证。症见发热烦躁，外透斑疹，色赤，口渴或不渴，脉数。

【鉴别】清瘟败毒饮、化斑汤同具清热凉血之功。但清瘟败毒饮以大剂辛寒药物清阳明经热，并用泻火、解毒、凉血，以使气血两清，适于热毒充斥、气血两燔之证；化斑汤清气凉血解毒之功不及清瘟败毒饮，适用于温病热入气血，发热、发斑之证。

【方论选录】此十二经泄火之药也。斑疹虽出于胃，亦诸经之火有以助之。重用石膏直入胃经，使其敷布于十二经，退其淫热。佐以黄连、犀角、黄芩，泄心、肺火于上焦；丹皮、栀子、赤芍泄肝经之火；连翘、玄参解散浮游之火；生地、知母抑阳扶阴，泄其亢甚之火，而救欲绝之水；桔梗、竹叶载药上行。使以甘草和胃也。此皆大寒解毒之剂，故重用石膏，先平甚者，而诸经之火自无不安矣。（余霖《疫疹一得》卷下）

【医案举例】正红旗护军活隆武者，乃太仆寺员外郎华公胞侄也，系予世好。丙午夏，出疹本轻，尊人畏予用药过峻，惧不敢邀，及至舌卷囊缩，方邀予治。诊其脉，细数有力；观其色，气壮神昂，非死候也；及验其舌，其黑如煤，其坚如铁，敲之戛戛有声。因问曰：前医何以不药？尊人曰：彼云满舌皆黑，前人列于不治。予曰：水来克火，焉有苔厚如甲哉？按此起病之初，舌苔必白而厚，此火极水化之象，误以为夹寒，妄肆温表，燔灼火焰，以致热毒阻于中焦，离不能下降，坎不能上升，热气熏蒸，由白而黄，由黄而黑矣。治宜重清胃热，兼凉心肾，非大苦大寒不能挽回。即用大剂，重用犀、连，更加生地、知、柏抑阳扶阴，连投四服，其苔整脱亦如舌大，后用三小剂而痊。（《疫疹一得》卷下）

【方歌】清瘟败毒地连芩，丹石栀甘竹叶寻，
　　　　犀角玄翘知芍桔，瘟邪泻毒亦滋阴。

第五节　清脏腑热剂

清脏腑热剂，适用于邪热偏盛于某一脏腑所致之热证。代表方如导赤散、龙胆泻肝汤、泻白散、清胃散、芍药汤、白头翁汤等。

导赤散

《小儿药证直诀》

【组成】生地黄　木通　生甘草梢各等分（各6g）

【用法】上药为末，每服三钱（9g），水一盏，入竹叶同煎至五分，食后温服（现代用法：加竹叶3g，水煎服）。

【功用】清心利水养阴。

【主治】心经火热证。心胸烦热，口渴面赤，意欲冷饮，以及口舌生疮；或心热移于小肠，小便赤涩刺痛，舌红，脉数。

【证治机理】本方证乃心经热盛或心热移于小肠所致。心火循经上炎，而见心胸烦热、面赤、口舌生疮；火热内灼，阴已不足，故见口渴、意欲饮冷；心与小肠相表里，心热下移小肠，泌别失职，乃见小便赤涩刺痛；舌红，脉数，均为内热之象。《医宗金鉴》以"水虚火不实"概括本方证之病机，故治法不宜苦寒直折，而宜清心与养阴兼顾，利水以导热下行，使蕴热从小便而泄。

【方解】本方原为小儿而设，其乃稚阴稚阳、易寒易热、易虚易实之体。方中生地甘凉而润，入心、肾经，凉血滋阴以制心火；木通苦寒，入心与小肠经，《本草汇言》云："木通，利九窍，除郁热，导小肠，治淋浊……"其上清心经之火，下导小肠之热，两药相配，滋阴制火而不恋邪，利水通淋而不伤阴，共为君药。竹叶甘淡，清心除烦，淡渗利窍，导心火下行，为臣药。生甘草梢清热解毒，尚可直达茎中而止淋痛，并能调和诸药，且防木通、生地之寒凉伤胃，用为佐使。四药配伍，甘寒与苦寒相合，利水不伤阴。《医宗金鉴》云："赤色属心，导赤者，导心经之热从小肠而出……故名导赤散。"

【运用】本方为治疗心经火热证之常用方，又是体现清热利水养阴法之基础方。以心胸烦热，口渴，口舌生疮或小便赤涩，舌红脉数为辨证要点。本方临证应用时，应据成人、小儿及火热虚实之异，相应增减生地、木通之用量，据证之需，易其君臣，以"变"求"用"也。

【附方】清心莲子饮（《太平惠民和剂局方》）　黄芩　麦冬去心　地骨皮　车前子　甘草炙，各半两（各15g）　石莲肉去心　白茯苓　黄芪蜜炙　人参各七钱半（各22.5g）　上锉散，每服三钱（9g），麦门冬十粒，水一盏半，煎取八分，去滓，水中沉冷，空心，食前服。功用：清心火，益气阴，止淋浊。主治：心火偏旺，气阴两虚，湿热下注证。症见遗精淋浊，血崩带下，遇劳则发；或肾阴不足，口舌干燥，烦躁发热等。

【鉴别】清心莲子饮与导赤散同具清心养阴利水之功。清心莲子饮以清心火，益气阴，交通心肾，兼利小便为主，心肾两补，偏于治心。方中寒凉清热之黄芩、地骨皮配伍莲子肉、黄芪、人参、茯苓、麦冬以益气养阴；车前子清热利湿。常用于心火偏旺，兼心肾气阴两虚，湿热下注，精关不固者，其补益心肾之力强于导赤散。导赤散适用于火象不甚，阴无大伤者。

【方论选录】心与小肠为表里也，然所见口糜舌疮、小便赤黄、茎中作痛、热淋不利等证，皆心热移于小肠之证。故不用黄连直泻其心，而用生地滋肾凉心，木通通利小肠，佐以甘草梢，取易泻最下之热，茎中之痛可除，心经之热可导也。此则水虚火不实者宜之，以利水而不伤阴，泻火而不伐胃也。若心经实热，须加黄连、竹叶，甚者更加大黄，亦釜底抽薪之法也。（吴谦《医宗金鉴·删补名医方论》）

【医案举例】万密斋治县尹张之子，未周岁，啼哭昼夜不止。医谓腹痛，用理中丸不效。又谓伤食，用泻黄散不止。万视之曰：公子腮颊面赤，乃心烦而哭也。若肠痛当见面青，伤食当见面黄也。乃用导赤散，木通、竹叶、生地、灯心、黄芩、甘草，加黄连、麦冬煎服之。次日早即入告曰：昨夜哭多，何也？万曰：病即安矣。曰：病安何以哭不止？曰：公子啼哭，三日夜不吃乳，昨夜热退心凉欲得乳，而乳母在外。盖往夜之哭，病哭也；昨夜之哭，饥哭也。乃笑曰：果然。乳母五更到，即止矣。(《续名医类案》卷三十)

【方歌】导赤生地与木通，草梢竹叶四般攻，
　　　　口糜淋痛小肠火，引热同归小便中。

龙胆泻肝汤
《医方集解》

【组成】龙胆草酒炒（6g）　黄芩炒（9g）　栀子酒炒（9g）　泽泻（12g）　木通（6g）　车前子（9g）当归酒洗（3g）　生地黄酒炒（9g）　柴胡（6g）　甘草生用（6g）（原著本方无用量）

【用法】水煎服；亦可制成丸剂，每服 6 ～ 9g，日二次，温开水送下。

【功用】清泻肝胆实火，清利肝经湿热。

【主治】

1.肝胆实火上炎证。头痛目赤，胁痛，口苦，耳聋，耳肿，舌红苔黄，脉弦数有力。

2.肝经湿热下注证。阴肿，阴痒，筋痿，阴汗，小便淋浊，或妇女带下黄臭，舌红苔黄腻，脉弦数有力。

【证治机理】本证是由肝胆实火上炎或肝胆湿热循经下注所致。肝胆之火循经上冲，则头部、耳目作痛，或听力下降、失聪，旁及两胁则胁痛且口苦；湿热循经下注，则为阴痒、阴肿、筋痿、阴汗；舌红苔黄腻，脉弦数有力，皆为火盛及湿热之象。治宜清泻肝胆实火，清利肝经湿热。

【方解】方中龙胆草大苦大寒，既能泻肝胆实火，又能利肝胆湿热，泻火除湿，两擅其功，《药品化义》谓"胆草专泻肝胆之火……善清下焦湿热"，故为君药。黄芩、栀子苦寒泻火，燥湿清热，增君药泻火除湿之力，用以为臣。泽泻、木通、车前子渗湿泄热，导肝经湿热从水道而去。肝乃藏血之脏，若为实火所伤，阴血亦随之消灼，且方中诸药以苦燥渗利伤阴之品居多，故用当归、生地养血滋阴，使邪去而阴血不伤。肝性喜疏泄条达而恶抑郁，火邪内郁，肝胆之气不疏，且骤用大剂苦寒降泄之品，既恐肝胆之气被抑，又虑折伤肝胆升发之机，遂用柴胡疏畅肝胆之气，与生地、当归相伍以适肝体阴用阳之性，并能引药归于肝胆之经，以上皆为佐药。甘草调和诸药，护胃安中，为佐使之用。诸药合用，苦寒清利，泻中寓补，降中寓升，以适肝性，使火降热清，湿浊得利，则循经所发诸症皆相应而愈。

【运用】本方为治疗肝胆实火上炎，肝经湿热下注之常用方。以口苦溺赤，舌红苔黄，脉弦数有力为辨证要点。

【附方】

1.**泻青丸**（《小儿药证直诀》）　当归去芦头，切，焙，秤　龙脑焙，秤　川芎　山栀子仁　川大黄湿纸裹，煨　羌活　防风去芦头，切，焙，秤，各等分　上件为末，炼蜜为丸，鸡头大（1.5g），每服半丸至一丸，煎竹叶汤同砂糖温水化下。功用：清肝泻火。主治：肝经火郁证。症见目赤肿痛，烦躁易怒，不能安卧，尿赤便秘，脉洪实；以及小儿急惊，热盛抽搐等。

2.**当归龙荟丸**（《黄帝素问宣明论方》，又名当归龙胆丸）　当归焙　龙胆草　大栀子　黄连　黄柏

黄芩各一两（各30g）　大黄　芦荟　青黛各半两（各15g）　木香一分（0.3g）　麝香半钱（1.5g）　上为末，炼蜜为丸，如大豆大，小儿如麻子大，每服二十丸，生姜汤下。功用：清泻肝胆实火。主治：肝胆实火证。症见头晕目眩，神志不宁，谵语发狂，或大便秘结，小便赤涩。

【鉴别】龙胆泻肝汤、泻青丸、当归龙荟丸同属泻肝胆实火之剂。龙胆泻肝汤佐木通、泽泻、车前子等渗利之品，泻肝火并能清利湿热，用治肝火上炎及湿热下注证；泻青丸伍大黄泻火，且取羌活、防风辛散之能，泻肝火，并疏散肝胆郁火，适于肝火内郁证；当归龙荟丸配大黄、黄连、黄柏、芦荟等清泻之品，意在泻肝火，使之从二便分消，乃攻滞降泻之剂，用于肝经实火盛实之证。

【方论选录】胁痛口苦，耳聋耳肿，乃胆经之为病也。筋痿阴湿，热痒阴肿，白浊溲血，乃肝经之为病也。故用龙胆草泻肝胆之火，以柴胡为肝使，以甘草缓肝急，佐以芩、栀、通、泽、车前辈大利前阴，使诸湿热有所从出也。然皆泻肝之品，若使病尽去，恐肝亦伤矣，故又加当归、生地补血以养肝。盖肝为藏血之脏，补血即所以补肝也。而妙在泻肝之剂，反作补肝之药，寓有战胜抚绥之义矣。（吴谦《医宗金鉴·删补名医方论》）

【医案举例】东垣治一人，前阴臊臭，又因连日饮酒，腹中不和，求治。曰：夫前阴者，足厥阴肝之脉络循阴器出其挺末。凡臭者，心之所主，散入五方为五臭，入肝为臊。当于肝经泻行间，是治其本；后于心经泻少冲，乃治其标。如恶针，当用药除之。酒者气味俱阳，能生里之湿热，是风燥热合于下焦为邪。经云：下焦如渎。又云：在下者引而竭之。酒是湿热之物，亦宜决前阴以去之。治以龙胆泻肝汤，又治阴邪热痒。柴胡梢二钱，泽泻二钱，车前子二钱，木通五分，生地黄、当归梢、草龙胆各三分，作一服水煎，以美膳压之。（《古今医案按》卷八）

【方歌】龙胆泻肝栀芩柴，生地车前泽泻偕，
　　　　木通甘草当归合，肝经湿热力能排。

左金丸
《丹溪心法》

【组成】黄连六两（18g）　吴茱萸一两（3g）

【用法】上药为末，水丸或蒸饼为丸，白汤下五十丸（6g）（现代用法：为末，水泛为丸，每服3～6g，一日2次，温开水送服；亦可作汤剂，水煎服）。

【功用】清泻肝火，降逆止呕。

【主治】肝火犯胃证。胁肋疼痛，嘈杂吞酸，呕吐口苦，舌红苔黄，脉弦数。

【证治机理】本证是由肝郁化火，横逆犯胃，肝胃不和所致。肝经自病，则胁肋胀痛；犯胃则胃失和降，故嘈杂吞酸、呕吐口苦；舌红苔黄，脉象弦数，乃肝经火郁之候。治宜清泻肝火为主，兼以降逆止呕。

【方解】方中黄连用量为吴茱萸之六倍，重用黄连为君，一则与吴茱萸相伍，亦可入肝经而清肝火；二则善清胃热；三则泻心火，寓"实则泻其子"之意。然气郁化火之证，纯用苦寒之品，既恐郁结不开，又虑折伤中阳，故少佐辛热之吴茱萸，主入肝经，辛开肝郁，苦降胃逆，既可助黄连和胃降逆，又能制黄连之寒，使泻火而不凉遏，苦寒而不伤胃，并可引黄连入肝经，是为佐使药。二药配伍，辛开苦降，肝胃同治，寒热并用，主以苦寒，共奏清肝火、降胃逆之效。《医方考》云："左金者，黄连泻去心火则肺金无畏，得以行金令于左以平肝，故曰左金。"本方又名回令丸，《医方集解》名萸连丸。

【运用】本方为治疗肝火犯胃，肝胃不和证之常用方。以呕吐吞酸，胁痛口苦，舌红苔黄，脉弦数为辨证要点。

【附方】戊己丸（《太平惠民和剂局方》）黄连去须　吴茱萸去梗，炒　白芍药各五两（各15g）上为细末，面糊为丸，如梧桐子大。每服二十丸，浓煎米饮下，空心，日三服。功用：疏肝理脾，清热和胃。主治：肝火横逆犯脾胃，肝脾胃不和证。症见胃痛吞酸，腹痛泄泻。

【鉴别】左金丸为戊己丸去白芍，易黄连与吴茱萸之用量比例而成。戊己丸中黄连与吴茱萸等量而用，清热与开郁并重，配伍白芍意在和里缓急，有疏肝理脾和胃之功，故可用于治疗肝脾不和之胃痛吞酸、腹痛泄泻。

左金丸与龙胆泻肝汤皆用于肝火胁痛、口苦之症，同具清泻肝火之功。左金丸主治肝经郁火犯胃之呕吐、吞酸等症，尚有降逆和胃之功，但无清利湿热之能，且泻火作用较之为弱；龙胆泻肝汤用治肝经实火上攻之目赤耳聋，或湿热下注之淋浊阴痒等症，尚有清利湿热之功，但无和胃降逆之能，且泻火之力较之为强。

【方论选录】此足厥阴药也。肝实则作痛，心者，肝之子，实则泻其子，故用黄连泻心清火为君，使火不克金，金能制木，则肝平矣；吴茱辛热，能入厥阴，行气解郁，又能引热下行，故以为反佐。一寒一热，寒者正治，热者从治，故能相济以立功也。（汪昂《医方集解·泻火之剂》）

【医案举例】李仪部，常患腹痛，以补中益气加山栀即愈。一日，因怒，肚腹作痛，胸胁作胀，呕吐不食，肝脉弦紧。此脾气虚弱，肝火所乘。仍用前汤，吞左金丸，一服而愈。（《名医类案》卷六）

【方歌】左金茱连六一丸，肝经火郁吐吞酸，
　　　　再加芍药名戊己，热泻热痢服之安。

泻白散
《小儿药证直诀》

【组成】地骨皮洗去土，焙　桑白皮细锉炒黄，各一两（各30g）　甘草炙，一钱（3g）

【用法】上药锉散，入粳米一撮，水二小盏，煎七分，食前服（现代用法：水煎服）。

【功用】清泻肺热，止咳平喘。

【主治】肺热喘咳证。气喘咳嗽，皮肤蒸热，日晡尤甚，舌红苔黄，脉细数。

【证治机理】本方主治肺有伏火郁热之证。肺主气，宜清肃下降，伏火郁肺，则气逆不降而为喘咳；肺合皮毛，肺中伏火外蒸于皮毛，故皮肤蒸热；肺金旺于酉时，伏火渐伤阴分，故身热日晡尤甚，其特点是轻按觉热，久按若无，与阳明之蒸蒸发热、愈按愈盛者有别；舌红苔黄，脉象细数，是热邪渐伤阴分之候。钱氏据小儿"稚阴"之体及肺为娇脏、不耐寒热之性，对肺有伏火之证，避苦寒凉遏，宜清泻肺中伏火之法。

【方解】方中桑白皮甘寒性降，专入肺经，善清肺热，泻肺气，平喘咳，故以为君。地骨皮甘寒入肺，可助君药清降肺中伏火，为臣药。君臣相合，清泻肺热，以使金清气肃。炙甘草、粳米养胃和中，以扶肺气，兼调药性，共为佐使。四药合用，甘寒清降，泻中寓补，培土生金，共奏泻肺清热、止咳平喘之功。

【运用】本方为治疗肺有伏火、郁热喘咳之常用方。以咳喘气急，皮肤蒸热，舌红苔黄，脉细数为辨证要点。

【附方】

1. 葶苈大枣泻肺汤（《金匮要略》）　葶苈子熬令色黄，捣丸如弹子大（9g）　大枣十二枚（4枚）　上先以水三升，煮枣取二升，去枣，内葶苈，煮取一升，顿服。功用：泻肺行水，下气平喘。主治：痰水壅实之咳喘胸满。

2. 黄芩泻白散（《症因脉治》）　黄芩（10g）　桑白皮　地骨皮（各15g）　甘草（5g）（原著本方无用量）水煎服。功用：清泻肺热。主治：肺经有热。症见喘咳面肿，气逆胸满，小便不利。

【鉴别】葶苈大枣泻肺汤、泻白散与黄芩泻白散均有泻肺之功，用于肺热喘咳证。但葶苈大枣泻肺汤以葶苈子苦寒泻肺，逐痰行水为主，佐以大枣甘温安中，使泻不伤正，适于痰浊壅滞于肺而致之痰喘；泻白散以甘寒之桑白皮、地骨皮清肺热、泻肺气、平喘咳，佐以炙甘草、粳米养胃和中，培土生金，适于肺中伏火郁热之喘咳；黄芩泻白散由泻白散去粳米加黄芩而成，较之泻白散，清火之功盛，而培土之功不足，适于肺热较盛之喘咳。

【方论选录】肺气本辛，以辛泻之，遂其欲也。遂其欲当谓之补，而仍云泻者，有平肺之功焉。桑皮、甘草，其气俱薄，不燥不刚，虽泻而无伤于娇脏。……经言：肺苦气上逆，急食苦以泄之。然肺虚气逆，又非大苦大寒如芩、连、栀、柏辈所宜，故复以地骨皮之苦，泄阴火、退虚热而平肺气……使以甘草、粳米，缓桑、骨二皮于上，以清肺定喘，非谓肺虚而补之以米也。（王子接《绛雪园古方选注》卷中）

【医案举例】东都张氏孙，九岁，病肺热。他医以犀角、龙麝、生牛黄治之，一月不愈。其症喘嗽，闷乱，饮水不止，全不能食。钱用使君子丸、益黄散，张曰：本有热，何以又行温药。他医用凉药攻之，一月尚未效。钱曰：凉药久则胃寒不能食，小儿虚不能食，当补脾。候饮食如故，即泻肺经，病必愈矣。服补脾药二日，其子欲饮食。钱以泻白散泻肺，遂愈七分。张曰：何以不虚？钱曰：先实其脾，然后泻肺，故不虚也。（《名医类案》卷十二）

【方歌】泻白桑皮地骨皮，甘草粳米四般宜，
　　　　参茯知芩皆可入，肺热喘嗽此方施。

清胃散
《脾胃论》

【组成】真生地黄　当归身各三分（各6g）　牡丹皮半钱（6g）　黄连拣净六分，夏月倍之，大抵黄连临时增减无定（9g）　升麻一钱（6g）

【用法】上药为细末，都作一服，水一盏半，煎至七分，去滓，放冷服之（现代用法：水煎服）。

【功用】清胃凉血。

【主治】胃火牙痛。牙痛牵引头痛，面颊发热，其齿喜冷恶热，或牙宣出血，或牙龈红肿溃烂，或唇舌腮颊肿痛，口气热臭，口干舌燥，舌红苔黄，脉滑数。

【证治机理】本证乃胃有积热，循经上攻所致。足阳明胃经循鼻入上齿，手阳明大肠经上项贯颊入下齿，胃中热盛，循经上攻，故牙痛牵引头痛、面颊发热、唇舌腮颊肿痛；胃热上冲，则口气热臭；胃为多气多血之腑，胃热每致血分亦热，血络受伤，故牙宣出血，甚则牙龈溃烂；口干舌燥、舌红苔黄、脉滑数，俱为胃热津伤之候。治宜清胃凉血。

【方解】方用苦寒泻火之黄连为君，直折胃腑之热。臣以甘辛微寒之升麻，一取其清热解毒，以治胃火牙痛，《药性论》言升麻"能治口齿风蠿肿疼，牙根浮烂恶臭"；一取其轻清升散透

发，可宣达郁遏之伏火，取"火郁发之"之意。黄连得升麻，降中寓升，则泻火而无凉遏之弊；升麻得黄连，则散火而无升焰之虞。臣以丹皮凉血清热。佐以生地凉血滋阴；当归养血活血，合生地滋阴养血，合丹皮消肿止痛。升麻兼以引经为使。诸药相伍，苦寒辛散并用，降中有升，火郁发之，共奏清胃凉血之效，以使上炎之火得降，血分之热得除，热毒内彻而解。

【运用】本方为治疗胃火牙痛之常用方，凡胃热证或胃经血热火郁者均可使用。以牙痛牵引头痛，口气热臭，舌红苔黄，脉滑数为辨证要点。《医方集解》载本方有石膏，其清胃之力更强。

【附方】泻黄散（《小儿药证直诀》，又名泻脾散） 藿香叶七钱（6g） 山栀仁一钱（3g） 石膏五钱（9g） 甘草三两（6g） 防风去芦，切，焙，四两（9g） 上药锉，同蜜、酒微炒香，为细末。每服一至二钱（3～6g），水一盏，煎至五分，温服清汁，无时。功用：泻脾胃伏火。主治：脾胃伏火证。症见口疮口臭，烦渴易饥，口燥唇干，舌红脉数，以及脾热弄舌等。

【鉴别】泻黄散与清胃散皆有清胃热之功。泻黄散泻脾胃伏火，主治脾热弄舌、口疮口臭等；清胃散清胃凉血，主治胃热牙痛，或牙宣出血、颊腮肿痛者。但前者是清散并用，兼顾脾胃；后者以清胃凉血为主，兼以升散解毒。

【方论选录】阳明胃多气多血，又两阳合明为热盛，是以邪入而为病常实。若大渴、舌苔、烦躁，此伤气分，热聚胃腑，燥其津液，白虎汤主之。若醇饮肥厚炙煿过用，以致湿热壅于胃腑，逆于经络，而为是病，此伤血分，治宜清胃。方中以生地益阴凉血为君，佐之以丹皮，去蒸而疏其滞；以黄连清热燥湿为臣，佐之以当归，入血而循其经。仍用升麻之辛凉，为本经捷使，引诸药直达血所，则咽喉不清、齿龈肿痛等症，廓然俱清矣。（吴谦《医宗金鉴·删补名医方论》）

【医案举例】柴屿青治满少司农讳兆惠，内阁侍读，同在军机处值宿，患重舌肿痛。问曰：曾服通经散泻火，而病不除，何也？答曰：火有诸经，岂可混治，诛伐无过？幸汝年少，未至大害。诊其右关洪实，胃火特甚。时已薄暮，清胃散一服，而次早霍然。（《续名医类案》卷十八）

【方歌】清胃散用升麻连，当归生地牡丹全，
　　　　或益石膏平胃热，口疮吐衄及牙宣。

玉女煎
《景岳全书》

【组成】石膏三至五钱（9～15g） 熟地三至五钱或一两（9～30g） 麦冬二钱（6g） 知母 牛膝各一钱半（各5g）

【用法】上药用水一盏半，煎七分，温服或冷服（现代用法：水煎服）。

【功用】清胃热，滋肾阴。

【主治】胃热阴虚证。头痛，牙痛，齿松牙衄，烦热干渴，舌红苔黄而干，脉数而重按无力。亦治消渴，消谷善饥等。

【证治机理】本方主治少阴不足，阳明有余之证。阳明气火有余，胃热循经上攻，则见头痛牙痛；热伤胃经血络，则牙龈出血；热耗少阴阴精，故见烦热干渴、舌红苔黄且干，脉数而重按无力。亦治消渴，消谷善饥等属胃热阴虚之证。此为火盛水亏相因为病，而以火盛为主。治宜清胃热为主，兼滋肾阴。

【方解】方中石膏辛甘大寒，善清阳明胃热而兼生津止渴，故为君药。臣以熟地滋肾水之不足，君臣相伍，清火壮水，虚实兼顾。佐以知母，一助石膏清胃热而止烦渴，一助熟地黄滋少阴

而壮肾水；又佐入麦门冬清热养阴生津，既可养肺、助熟地滋肾，寓金水相生之意，又能生津而润胃燥。牛膝引热下行，且补肝肾，为佐使之用。诸药配伍，甘寒清润合法，胃肾同治，泻实补虚，引热下行，共奏清胃热、滋肾阴之功。

【运用】本方为治疗胃热阴虚牙痛之常用方。以牙痛齿松，烦热干渴，舌红苔黄而干为辨证要点。原方后注"若大便溏泄者，乃非所宜"。

【鉴别】玉女煎与清胃散同治胃热牙痛。但清胃散重在清胃火，以黄连为君，属苦寒之剂；配伍升麻，意在升散解毒，兼用生地、丹皮等凉血散瘀之品；功能清胃凉血，主治胃火炽盛之牙痛、牙宣等症。玉女煎清胃热而滋肾阴，用石膏为君；配伍熟地、知母、麦冬等滋阴之品，属清润之剂；功能清胃滋肾，主治胃火旺而肾水不足之牙痛及牙宣诸症。

【方论选录】夫人之真阴充足，水火均平，决不致有火盛之病。若肺肾真阴不足，不能濡润于胃，胃汁干枯，一受火邪，则燎原之势而为似白虎之证矣。方中熟地、牛膝以滋肾水；麦冬以保肺金；知母上益肺阴，下滋肾水，能治阳明独胜之火；石膏甘寒质重，独入阳明，清胃中有余之热。虽然理虽如此，而其中熟地一味，若胃火炽盛者，尤宜斟酌用之，即虚火一证，亦宜改用生地为是。（张秉成《成方便读》卷三）

【医案举例】甥婿刘桐村，嗜酒成牙痛症，痛则牵引至额以至颠顶，一月数发，痛不可忍。予曰：面额属阳明，牙龈属阳明，齿属肾，厥少阴会于颠顶，此湿热太重，蕴积于胃，兼伤肝肾之阴，以景岳玉女煎加西茵陈三钱，嘱服七剂，且嘱节饮，可以不发。伊一服即愈，因思不能戒酒，不若将此方多服，竟服至二十余剂，后竟永不复发。（《仿寓意草》卷上）

【方歌】玉女煎中地膝兼，石膏知母麦冬全，
　　　　阴虚胃火牙疼效，去膝地生温热痊。

芍药汤
《素问病机气宜保命集》

【组成】芍药一两（30g）　当归　黄连各半两（各15g）　槟榔　木香　甘草炙, 各二钱（各6g）　大黄三钱（6g）　黄芩半两（9g）　官桂一钱半（5g）

【用法】上㕮咀，每服半两（15g），水二盏，煎至一盏，食后温服（现代用法：水煎服）。

【功用】清热燥湿，调气和血。

【主治】湿热痢疾。腹痛，便脓血，赤白相兼，里急后重，肛门灼热，小便短赤，舌苔黄腻，脉弦数。

【证治机理】本证由湿热壅滞肠中，气血失调所致。湿热下注大肠，搏结气血，酿为脓血，而为下痢赤白；肠道气机阻滞则腹痛、里急后重；肛门灼热，小便短赤，舌苔黄腻，脉象弦数等，俱为湿热内蕴之象。治宜清热燥湿，调气和血。

【方解】方中黄芩、黄连性味苦寒，入大肠经，功擅清热燥湿解毒，以除致病之因，为治湿热痢疾之本。重用苦酸微寒之芍药，柔肝理脾，养血和营，缓急止痛，配以当归养血活血，且可兼顾湿热邪毒熏灼肠络、耗伤气血之虑。木香、槟榔行气导滞，四药相配，调气和血，以除肠中气血壅滞。大黄苦寒沉降，合芩、连则清热燥湿之功著；合归、芍则活血之力彰；合木香、槟榔则行气导滞之效显，五药相配，共达河间之"行血则便脓自愈，调气则后重自除"之旨；且其泻下通腑之功，可导湿热积滞从大便而去，又具"通因通用"之能。入少量温热之肉桂，既可助归、芍行血和营，又能制芩、连苦寒之性，正如《时方歌括》所载："肉桂之温是反佐法，芩、

连必有所制之而不偏也。"炙甘草和中调药，与芍药相配，缓急止痛。诸药合用，主以苦燥，辅以甘柔，佐温于寒，气血同调，湿去热清，气血调和，故下痢可愈。

【运用】本方为治疗湿热痢疾之常用方。以痢下赤白，腹痛里急，苔腻微黄为辨证要点。原方后注"如血痢，则渐加大黄；如汗后脏毒，加黄柏半两，依前服"，可资临证参佐。

【附方】

1. 香连丸（《太平惠民和剂局方》原名，大香连丸） 黄连去芦、须，二十两（15g），用茱萸十两（7g）同炒令赤，去茱萸不用 木香不见火，四两八钱八分（6g） 上为细末，醋糊为丸，如梧桐子大。每服二十丸（6～9g），饭饮吞下。功用：清热燥湿，行气化滞。主治：湿热痢疾。症见下痢，赤白相兼，腹痛，里急后重。

2. 黄芩汤（《伤寒论》） 黄芩三两（9g） 芍药二两（6g） 甘草炙，二两（6g） 大枣擘，十二枚（4枚） 上四味，以水一斗，煮取三升，去滓。温服一升，日再，夜一服。功用：清热止利，和中止痛。主治：热泻热痢。症见身热，口苦，腹痛下利，舌红苔黄，脉数。

【鉴别】香连丸、黄芩汤与芍药汤同治湿热痢疾。香连丸以黄连（吴茱萸同炒后去吴茱萸）配木香，以清热燥湿为主，且可行气止痛；黄芩汤以黄芩、芍药配甘草、大枣，意在清热止利、和中止痛，为治热泻热痢之方；芍药汤由黄芩汤去大枣加黄连、当归、木香、槟榔、大黄及肉桂而成，清热燥湿之力更盛，且增调气和血、通因通用之功。

【方论选录】夫痢之为病，固有寒热之分，然热者多而寒者少，总不离邪滞蕴结，以至肠胃之气不宣，酿为脓血稠黏之属。虽有赤、白之分，寒热之别，而初起治法皆可通因通用。故刘河间有云：行血则便脓自愈，调气则后重自除。二语足为治痢之大法。此方用大黄之荡涤邪滞，木香、槟榔之理气，当归、肉桂之行血。病多因湿热而起，故用芩、连之苦寒，以燥湿清热。用芍药、甘草者，缓其急而和其脾，仿小建中之意，小小建其中气耳。（张秉成《成方便读》卷一）

【医案举例】薛立斋治崔司空，年逾六旬，患痢赤白，里急后重。此湿热壅滞，用芍药汤，内加大黄二钱，一剂减半，又剂痊愈。惟急重未止，此脾气下陷，用补中益气送香连丸而愈。（《续名医类案》卷八）

【方歌】芍药芩连与锦纹，桂甘槟木及归身，
　　　　别名导气除甘桂，枳壳加之效若神。

白头翁汤
《伤寒论》

【组成】白头翁二两（15g） 黄柏三两（9g） 黄连三两（9g） 秦皮三两（9g）

【用法】上药四味，以水七升，煮取二升，去滓，温服一升，不愈，更服一升（现代用法：水煎服）。

【功用】清热解毒，凉血止痢。

【主治】热毒痢疾。下痢脓血，赤多白少，腹痛，里急后重，肛门灼热，渴欲饮水，舌红苔黄，脉弦数。

【证治机理】本证因热毒深陷血分，下迫大肠所致。热毒熏灼肠胃气血，化为脓血，而见下痢脓血、赤多白少；热毒阻滞气机则腹痛、里急后重；渴欲饮水，舌红苔黄，脉弦数，皆为热邪内盛之象。治宜清热解毒，凉血止痢。

【方解】方用苦寒而入"阳明血分"之白头翁为君，清热解毒，凉血止痢，《伤寒蕴要书》

曰："治热毒下利，鲜血紫血之药也"。黄连泻火解毒，燥湿厚肠，为治痢要药；黄柏清下焦湿热，二者助君药清热解毒、燥湿止痢而为臣。秦皮"苦寒性涩"，清热解毒而兼以收涩止痢，用为佐使。四药合用，苦寒之中寓凉血之力，清燥之内存收涩之义，共奏清热解毒、凉血止痢之功。

【运用】本方为治疗热毒血痢之常用方。以下痢赤多白少，腹痛，里急后重，舌红苔黄，脉弦数为辨证要点。

【附方】白头翁加甘草阿胶汤（《金匮要略》）白头翁二两（15g）黄连 柏皮 秦皮各三两（各9g）甘草二两（6g）阿胶二两（6g）上六味，以水七升，煮取二升半，内胶令消尽，分温三服。功用：清热解毒，凉血止痢，养血和中。主治：妇人产后血虚热利，心烦不得眠者。

【鉴别】白头翁汤及白头翁加甘草阿胶汤均可治热痢。白头翁汤偏于清热燥湿，适用于热毒血痢之实证；白头翁加甘草阿胶汤尚有养血和中之功，用于妇人产后或营血亏虚之热痢。

白头翁汤与芍药汤同为治痢之方。但白头翁汤主治热毒血痢，乃热毒深陷血分，功能清热解毒、凉血止痢，使热毒解、痢止而后重自除；芍药汤治下痢赤白，属湿热痢，而兼气血失调证，治以清热燥湿与调和气血并进，且取"通因通用"之法，使"行血则便脓自愈，调气则后重自除"。

【方论选录】此足阳明、少阴、厥阴药也。白头翁苦寒，能入阳明血分，而凉血止澼；秦皮苦寒性涩，能凉肝益肾而固下焦；黄连凉心清肝，黄柏泻火补水，并能燥湿止利而厚肠，取其寒能胜热，苦能坚肾，涩能断下也。（汪昂《医方集解·泻火之剂》）

【医案举例】（二诊）昨投药后，诸恙不减，而反烦躁不寐，舌红绛，苔糙黑无津，脉弦数。伏温化热，由阳明而传于厥、少二阴。厥阴为藏血之经，内寄相火，厥阴有热，则血溢沸腾，而下迫大肠，则为血痢；少阴为水火之脏，水亏火无所济，津液愈伤，神被热扰，则烦躁而不寐也。身热晚甚者，阳明旺于申西。阳明之温热炽盛也，温已化热伤阴，少火悉成壮火，大有吸尽西江之势！急拟黄连阿胶汤，滋少阴之阴；白头翁汤，清厥阴之热；银翘、花粉，解阳明之温。复方图治，犹兵家之总攻击也。勇往前进，以冀弋获。（《丁甘仁医案》卷二）

【方歌】白头翁汤治热痢，黄连黄柏佐秦皮，
　　　　清热解毒并凉血，赤多白少脓血医。

第六节　清虚热剂

清虚热剂，适用于热病后期，邪留阴分，阴液已伤之证。代表方如青蒿鳖甲汤、清骨散、当归六黄汤等。

青蒿鳖甲汤
《温病条辨》

【组成】青蒿二钱（6g）鳖甲五钱（15g）细生地四钱（12g）知母二钱（6g）丹皮三钱（9g）

【用法】上药以水五杯，煮取二杯，日再服（现代用法：水煎服）。

【功用】养阴透热。

【主治】温病后期，邪伏阴分证。夜热早凉，热退无汗，舌红苔少，脉细数。

【证治机理】本证为温病后期，阴液已伤，而余邪深伏阴分。卫阳之气，日行于表，而夜入于里。阴分本有伏热，阳气入阴则助长邪热，两阳相加，阴不制阳，故入夜身热。平旦卫气行于

表，阳出于阴，则热退身凉。温病后期，阴液已伤，加之邪热深伏阴分，则阴津益耗，无以作汗，故见热退无汗。舌红少苔，脉象细数，皆为阴虚有热之候。此阴虚邪伏之证，若纯用滋阴则滋腻恋邪，单用苦寒则易化燥伤阴，故宜养阴与透邪并进。

【方解】方中鳖甲咸寒，直入阴分，滋阴退热；青蒿苦辛而寒，其气芳香，清中有透散之力，清热透络，引邪外出，《本草新编》言其"能别骨中之火行于皮肤"。两药相配，滋阴清热，内清外透，使阴分伏热有外达之机，共为君药。即如吴瑭自释："此方有先入后出之妙，青蒿不能直入阴分，有鳖甲领之入也；鳖甲不能独出阳分，有青蒿领之出也。"生地甘寒，滋阴凉血；知母苦寒质润，滋阴降火，共助鳖甲以养阴退虚热，为臣药。丹皮辛苦性凉，泄血中伏火，以助青蒿清透阴分伏热，为佐药。诸药合用，滋中有清，清中有透，邪正兼顾，先入后出，共奏养阴透热之功。

【运用】本方为治疗阴虚发热证之常用方。以夜热早凉，热退无汗，舌红少苔，脉细数为辨证要点。

【方论选录】邪气深伏阴分，混处气血之中，不能纯用养阴，又非壮火，更不得任用苦燥。故以鳖甲蠕动之物，入肝经至阴之分，既能养阴，又能入络搜邪；以青蒿芳香透络，从少阳领邪外出；细生地清阴络之热；丹皮泻血中之伏火；知母者，知病之母也，佐鳖甲、青蒿而成搜剔之功焉。（吴鞠通《温病条辨》卷三）

【医案举例】李，十八岁，十二月初九日。伏暑如疟状，脉弦数，寒热往来，热多则寒，解后有汗，与青蒿鳖甲汤五帖痊愈。（《吴鞠通医案》卷一）

【方歌】青蒿鳖甲知地丹，阴分热伏此方攀，
　　　　夜热早凉无汗者，从里达表服之安。

清骨散
《证治准绳》

【组成】银柴胡一钱五分（5g）　胡黄连　秦艽　鳖甲醋炙　地骨皮　青蒿　知母各一钱（各3g）甘草五分（2g）

【用法】水二盅，煎八分，食远服（现代用法：水煎服）。

【功用】清虚热，退骨蒸。

【主治】肝肾阴虚，虚火内扰证。骨蒸潮热，或低热日久不退，形体消瘦，唇红颧赤，困倦盗汗，或口渴心烦，舌红少苔，脉细数。

【证治机理】本证由肝肾阴虚，虚火内扰所致。阴虚则生内热，虚热蕴蒸，发为骨蒸潮热、心烦口渴；虚火上炎，则唇红颊赤；虚火迫津外泄，故夜寐汗出；真阴亏损，不能充养肌肤，日久遂致形体消瘦；舌红少苔，脉象细数，均为阴虚内热之候。是证以虚火为重，虚火不降则阴愈亏，阴愈亏而火愈炽，治以清虚热为主，佐以滋阴。

【方解】方中银柴胡甘苦微寒，直入阴分而清热凉血，善退虚劳骨蒸之热，《纲目拾遗》言其"治虚劳肌热，骨蒸劳疟"，且无苦燥之弊，为君药。知母泻火滋阴以退虚热；胡黄连入血分而清虚热；地骨皮凉血而退有汗之骨蒸，三药俱入阴退虚火，以助银柴胡清骨蒸劳热，共为臣药。秦艽、青蒿皆辛散透热之品，清虚热并透伏热以外解；鳖甲咸寒，既滋阴潜阳，又引药入阴分，为治虚热之常用药，同为佐药。使以甘草，调和诸药，并防苦寒药物损伤胃气。全方集诸般退热除蒸之品，清透退蒸，重在治标。

【运用】本方为治疗骨蒸劳热之常用方。以骨蒸潮热，形瘦盗汗，舌红少苔，脉细数为辨证要点。原方后注"血虚甚加当归、芍药、生地；嗽多加阿胶、麦冬、五味子"，可资临床参佐。

【附方】秦艽鳖甲散（《卫生宝鉴》）柴胡　鳖甲去裙，酥炙，用九肋者　地骨皮各一两（各30g）秦艽　当归　知母各半两（各15g）上六味为粗末，每服五钱（15g），水一盏，青蒿五叶，乌梅一个，煎至七分，去渣温服，空心、临卧各一服。功用：清热除蒸，滋阴养血。主治：阴亏血虚，风邪传里化热之风劳病。症见骨蒸盗汗，肌肉消瘦，唇红颊赤，气粗，困倦，舌红少苔，脉细数。

【鉴别】秦艽鳖甲散与青蒿鳖甲汤、清骨散同治阴虚发热。但青蒿鳖甲汤以青蒿、鳖甲"先入后出"，配伍生地、知母，是养阴与透热并进，治热病伤阴、邪伏阴分之证；清骨散集银柴胡、胡黄连、秦艽、地骨皮、青蒿等退热除蒸之品于一方，重在清透伏热以治标，配鳖甲、知母兼顾滋养阴液以治本，用于治疗阴虚内热之骨蒸劳热；秦艽鳖甲散以疏风之柴胡、秦艽与养阴退蒸之鳖甲、地骨皮，及清热养血之知母、当归相伍，是养阴清热与和解祛风并进，治风劳病之骨蒸盗汗。

【方论选录】此足少阳、厥阴药也。地骨皮、黄连、知母之苦寒，能除阴分之热，而平之于内；柴胡、青蒿、秦艽之辛寒，能除肝胆之热，而散之于表；鳖阴类而甲属骨，能引诸药入骨而补阴；甘草甘平，能和诸药而退虚热也。（汪昂《医方集解·泻火之剂》）

【医案举例】曾经失经至年余，现在寒热往来，口苦，胸胀欲呕，咳嗽，诊脉弦细，舌净，是属肝病。当用清骨散法。青蒿梗一钱半，炙鳖甲五钱，生地五钱，当归三钱，冬桑叶一钱，生牡蛎五钱，降真香一钱，川郁金一钱半，炒丹皮三钱，生白芍三钱，陈皮八分，荷叶一角（《张畹香医案》卷下）

【方歌】清骨散用银柴胡，胡连秦艽鳖甲辅，
　　　　地骨青蒿知母草，骨蒸劳热保无虞。

当归六黄汤
《兰室秘藏》

【组成】当归　生地黄　黄芩　黄柏　黄连　熟地黄各等分（各6g）黄芪加一倍（12g）

【用法】上药为粗末，每服五钱（15g），水二盏，煎至一盏，食前服，小儿减半服之（现代用法：水煎服）。

【功用】滋阴泻火，固表止汗。

【主治】阴虚火旺盗汗。发热盗汗，面赤心烦，口干唇燥，大便干结，小便黄赤，舌红苔黄，脉数。

【证治机理】本方所治盗汗为阴虚火旺所致。肾阴亏虚不能上济心火，则心火独亢，致虚火伏藏于阴分，寐则卫气行阴，助长阴分伏火，两阳相加，迫使阴液失守而盗汗；虚火上炎，故见面赤心烦；火耗阴津，邪热亢盛，乃见口干唇燥，大便干结，小便黄赤；舌红苔黄，脉数，皆内热之象。治宜滋阴泻火，固表止汗。

【方解】方中当归、生地黄、熟地黄入肝肾而滋阴养血，阴血充则水能制火。苦寒之黄连、黄芩、黄柏并用，意在清热泻火，且黄连尤善清心，黄柏尚可坚阴。六药相伍，滋阴泻火兼施，标本兼顾。汗出过多，卫虚不固，故倍用黄芪，益气实卫以固表，《医宗金鉴·删补名医方论》言"倍加黄芪者，一以完已虚之表，一以固未定之阴"，且合当归、熟地益气养血。诸药配伍，

标本兼顾，甘润养血滋阴，苦寒坚阴泻火，甘温益气固表，共奏滋阴泻火、固表止汗之功。

【运用】本方为治疗阴虚火旺盗汗之常用方。以盗汗面赤，心烦溲赤，舌红，脉数为辨证要点。

【方论选录】寤而汗出曰自汗，寐而汗出曰盗汗。阴盛则阳虚不能外固，故自汗。阳盛则阴虚不能中守，故盗汗。若阴阳平和之人，卫气昼则行阳而寤，夜则行阴而寐，阴阳既济，病安从来？惟阴虚有火之人，寐则卫气行阴，阴虚不能济阳，阳火因盛而争于阴，故阴液失守外走而汗出，寤则卫气复行出于表，阴得以静，故汗止矣。用当归以养液，二地以滋阴，令阴液得其养也。用黄芩泻上焦火，黄连泻中焦火，黄柏泻下焦火，令三火得其平也。又于诸寒药中加黄芪，庸者不知，以为赘品，且谓阳盛者不宜，抑知其妙义正在于斯耶！盖阳争于阴，汗出营虚，则卫亦随之而虚。故倍加黄芪者，一以完已虚之表，一以固未定之阴。（吴谦《医宗金鉴·删补名医方论》）

【医案举例】一妇产后，腹痛后重，下痢无度，形体倦怠，饮食不甘，怀抱久郁，患茧唇，寐而盗汗如雨，竟夜不敢寐，神思消烁。薛曰：气血虚而有热，用当归六黄汤，内黄芩、连、柏炒黑。一剂汗顿止，再剂全止。乃用归脾汤、八珍散兼服，元气渐复而愈。（《古今医案按》卷九）

【方歌】当归六黄治汗出，芪柏芩连生熟地，
　　　　泻火固表复滋阴，加麻黄根功更异。

复习思考题

1. 白虎汤与白虎加人参汤如何鉴别运用？白虎加人参汤与竹叶石膏汤如何鉴别运用？

2. 竹叶石膏汤中半夏与麦冬的配伍意义是什么？

3. 清营汤是如何体现"透热转气"法的？为何强调其主治证之舌象？

4. 通过方中用药配伍分析犀角地黄汤与清营汤的配伍特点有何异同？

5. 结合黄连解毒汤组方原理解析"苦寒直折"法。

6. 凉膈散是如何体现"以泻代清"法的？

7. 普济消毒饮中为何重用黄连、黄芩？二药与升麻、柴胡配伍的意义何在？

8. 清瘟败毒饮主要体现了哪些方剂的配伍法则？

9. 导赤散应以何药为君，为什么？

10. 结合方证病机，分析龙胆泻肝汤中配伍生地、当归及柴胡的意义。

11. 左金丸清肝火为何重用黄连？

12. 泻白散用桑白皮、地骨皮有何配伍意义？

13. 如何理解清胃散原方中升麻之用量？普济消毒饮与清胃散组方配伍均寓有"火郁发之"之义，具体配伍用药有何不同？

14. 玉女煎应以何药为君，为什么？

15. 芍药汤中的大黄有哪些配伍意义？为何芍药用量最多而肉桂用量最少？二者在方中的配伍意义是什么？

16. 如何理解白头翁汤具有"凉血""收涩"之能？

17. 如何理解青蒿鳖甲汤之"先入后出"法？

18. 清骨散组方配伍有何特点？

19. 当归六黄汤主治实证还是虚证？应以何药为君，为什么？

第五章
祛暑剂

凡以祛除暑邪作用为主，用于治疗暑病的方剂，统称为祛暑剂。属于"八法"中之"清法"。

暑邪致病有明显的季节性，《素问·热论》曰："先夏至日者为病温，后夏至日者为病暑。"暑为阳邪，其性炎热，暑气通心，暑热伤人常直入气分，导致人体里热亢盛，心神被扰，故见身热、面赤、心烦、小便短赤、舌红脉数等症；又因暑性升散，易伤津耗气，常兼口渴汗多、体倦少气等症；夏季天暑下迫，地湿上蒸，故暑病多夹湿邪，兼见胸闷，或身体困重，小便不利，或泄泻，苔白腻；夏月贪凉露卧，不避风寒，加之腠理疏松，寒邪侵袭肌表，而伴见恶寒发热、头痛无汗、脉浮等症。故祛暑剂分为祛暑解表剂、祛暑清热剂、祛暑利湿剂、祛暑益气剂四类。

在运用祛暑剂时，应注意暑病本证、兼证和主次轻重。单纯中暑受热，治宜清热祛暑，选用苦寒合甘寒的清热之品。暑病夹湿，应酌情在祛暑剂中配伍祛湿之品，若暑重湿轻，则湿易从热化，祛湿之品不宜过于温燥，以免损伤津液；若湿重暑轻，则暑易被湿遏，清热之品不宜过于甘寒，以免阴柔留湿。暑热耗气伤津，治宜祛暑清热、益气养阴，主选甘寒清热养阴或益气、甘酸敛津之品。

第一节 祛暑解表剂

祛暑解表剂，适用于夏月外感风寒，暑湿伤中证。代表方如香薷散等。

香薷散
《太平惠民和剂局方》

【组成】香薷去土，一斤（10g）　白扁豆微炒　厚朴去粗皮，姜汁炙熟，各半斤（各5g）

【用法】上粗末。每三钱（9g），水一盏，入酒一分，煎七分，去滓，水中沉冷，连吃二服，立有神效，随病不拘时（现代用法：水煎服，或加酒少量同煎）。

【功用】祛暑解表，化湿和中。

【主治】阴暑。恶寒发热，头疼身痛，无汗，腹痛吐泻，胸脘痞闷，舌苔白腻，脉浮。

【证治机理】本方所治之证乃夏月乘凉饮冷，外感风寒，内伤于湿所致。夏感风寒，邪滞肌表，正邪相争，卫闭营郁，则见恶寒发热，头疼身痛，无汗，脉浮等风寒表实证；露卧饮冷，则湿伤脾胃，气机受阻，升降失常，故胸脘痞闷，腹痛吐泻；舌苔白腻为寒湿之象。此为外寒内湿之证，治当发散表寒、祛除里湿。

【方解】方中香薷辛而微温，芳香质轻，为夏月祛暑解表之要药，"辛散温通，故能解寒郁之暑气"（《本草经疏》），故重用为君药。厚朴苦辛性温，行气除满，燥湿运脾，为臣药。白扁豆甘而微温，健脾和中，渗湿消暑，为佐药。入酒少许同煎，意在温经脉，通阳气，使药力畅达周身。诸药合用，辛温芳香以解表，苦温燥化以和中，有表里双解之功。

【运用】本方为治疗夏月乘凉饮冷，外感风寒，内伤于湿证之常用方。以恶寒发热，头痛身痛，无汗，胸脘痞闷，舌苔白腻，脉浮为辨证要点。

【附方】**新加香薷饮**（《温病条辨》） 香薷二钱（6g） 金银花三钱（9g） 鲜扁豆花三钱（9g） 厚朴二钱（6g） 连翘二钱（6g） 水五杯，煮取二杯，先服一杯，得汗，止后服；不汗再服，服尽不汗，更作服。功用：祛暑解表，清热化湿。主治：暑温夹湿，复感外寒证。症见发热头痛，恶寒无汗，口渴面赤，胸闷不舒，舌苔白腻，脉浮而数。

【鉴别】香薷散与新加香薷饮均用辛温之香薷、厚朴解表散寒，化湿和中。但香薷散配健脾化湿之扁豆，以散寒化湿见长，为辛温之剂，主治夏季感寒夹湿、寒湿较盛之证；新加香薷饮又加扁豆花、金银花、连翘等辛凉轻清之品，药性偏凉，以清热解暑见长，为辛温复辛凉之剂，主治夏季感寒，暑湿内蕴，寒轻暑重之证。

【方论选录】治夏月伤暑感冒，呕吐泄泻等证。此因伤暑而兼感外寒之证也。夫暑必夹湿，而湿必归土，乘胃则呕，乘脾则泻，是以夏月因暑感寒，每多呕、泄之证，以湿盛于内，脾胃皆困也。此方以香薷之辛温香散，能入脾肺气分，发越阳气，以解外感之邪；厚朴苦温，宽中散满，以祛脾胃之湿；扁豆和脾利水，寓匡正御邪之意耳。（张秉成《成方便读》卷三）

【医案举例】昔有人，暑月深藏不出，因客至坐于窗下，忽似倦怠，自作补中汤服之反剧。医问其由，连进香薷饮，两服而安。（《续名医类案》）

【方歌】三物香薷豆朴先，散寒化湿功效兼，

　　　　若益银翘豆易花，新加香薷祛暑煎。

第二节　祛暑清热剂

祛暑清热剂，适用于夏月感受暑热之证。代表方如清络饮。

清络饮
《温病条辨》

【组成】鲜荷叶边　鲜银花　西瓜翠衣　丝瓜皮　鲜竹叶心各二钱（各6g） 鲜扁豆花一枝（6g）

【用法】以水二杯，煮取一杯，日二服（现代用法：水煎服）。

【功用】解暑清肺。

【主治】暑伤肺经气分轻证。身热口渴不甚，头目不清，昏眩微胀，舌淡红，苔薄白。

【证治机理】本方所治之证，多为暑温经发汗后，大热已去，余邪未解，但邪已轻浅者。因邪在气分，正邪相争，阳热亢盛，热伤津液，故身热口渴；虽暑热伤肺经气分，但伤之轻浅，故身热口渴不甚；暑多夹湿，湿为阴邪，其性重浊黏滞，易阻遏气机，损伤阳气，湿热熏蒸，浊气上蔽清窍，则头目不清，昏眩微胀；舌淡红、苔薄白为邪浅病轻之象，故治宜清解肺经气分暑热之邪。

【方解】方中鲜银花辛凉芳香，《重庆堂随笔》谓其能"清络中风火湿热，解温疫秽恶浊邪"，善清气分热邪及上焦暑热；鲜荷叶清芳醒神，用其边则疏散之力更强，《滇南本草》称其可

"上清头目之风热"。二药相伍，清上焦肺络暑热，解头目昏眩不清。西瓜翠衣甘凉，清热解暑，生津止渴，利尿除湿，有清透暑热之效；鲜扁豆花甘淡微寒，芳香而散，长于解暑化湿，健脾和胃，以助清热解暑利湿。鲜竹叶心，气味清香，甘淡而寒，清心利水，祛暑湿之邪于下，《药品化义》有"清气分之热，非竹叶不能"之说。丝瓜皮甘平，可通达经络，生津止渴，解暑除烦，取皮者偏于入肺，可清肺络，解暑热，以透邪外出。诸药相合，"芳香轻药"，善入肺络，治在上焦，共达解暑清肺之功。

本方为"清肺络中余邪"而设，可代茶饮，故名"清络饮"。

【运用】本方为治疗暑伤肺经，邪轻病浅的代表方。以身热口渴不甚，头目不清，舌淡红，苔薄白为辨证要点。

【方论选录】既曰余邪，不可用重剂明矣，只以芳香轻药清肺络中余邪足矣。倘病深而入中下焦，又不可以浅药治深病也。（吴瑭《温病条辨》）

【方歌】清络祛暑六药鲜，银扁翠衣瓜络添，
　　　　佐以竹叶荷叶边，暑热伤肺轻证安。

第三节　祛暑利湿剂

祛暑利湿剂，适用于感暑夹湿证。代表方如六一散、桂苓甘露散等。

六一散（原名益元散）
《黄帝素问宣明论方》

【组成】滑石六两（18g）　甘草一两（3g）

【用法】为细末，每服三钱（9g），加蜜少许，温水调下，或无蜜亦可，每日三服；或欲冷饮者，新井泉调下亦得；解利伤寒，发汗，煎葱白、豆豉汤下，每服水一盏，葱白五寸、豆豉五十粒，煮取汁一盏调下，并三服。效为度（现代用法：为细末，每服9g，包煎，或温开水调下，日服2～3次；亦可作汤剂，水煎服）。

【功用】清暑利湿。

【主治】暑湿证。身热烦渴，小便不利，或泄泻。

【证治机理】本方所治之证乃暑热夹湿所致。暑为阳邪，其性热，暑气通心，暑热伤人，则见身热、心烦；暑热伤津，则口渴；暑邪夹湿，湿性黏滞，湿聚膀胱，气化不行，故见小便不利；湿邪流注于肠间，则泄泻。暑热宜清，湿邪宜利，"治暑之法，清心利小便最好"（《名医杂著》）。

【方解】方中滑石甘淡性寒，质重而滑，寒能清热，淡能渗利，重能走下，滑能利窍，善清解暑热、通利水道，令暑热水湿从小便而去，《本草经疏》称其"为祛暑散热，利水除湿，消积滞，利下窍之要药"，故为君药。甘草生用，甘平偏凉，清热泻火，益气和中，与滑石相配，防寒凉伐胃。二药合用，药简效专，共奏清暑利湿之效。

本方原名益元散，一名天水散，后世通称六一散，即取"天一生水，地六成之"之义；又标明方药用量之比例，以别于本方加朱砂之益元散。

【运用】本方为治疗暑湿证之基础方。以身热烦渴，小便不利为辨证要点。

【附方】

1. 益元散（《奇效良方》又名辰砂益原散）　辰砂三钱（1g）　滑石六两（18g）　甘草一两（3g）　上为细

末，每服三钱（9g），不拘时，白沸汤调下。功用：清暑利湿，镇心安神。主治：暑湿证。症见烦渴多汗，心悸怔忡，失眠多梦，小便不利。

2. 碧玉散（《黄帝素问宣明论方》）　滑石六两（18g）　甘草一两（3g）　青黛（9g，原著青黛无用量）　研为散，每服三钱（9g），温开水调服，或水煎服。功用：清暑利湿，凉肝解毒。主治：暑湿证兼肝胆郁热，烦渴口苦，目赤咽痛。

3. 鸡苏散（《黄帝素问宣明论方》）　滑石六两（18g）　甘草一两（3g）　薄荷叶末，一分（6g）　同研，每服三钱（9g），温开水调服。功用：清暑利湿，疏风散热。主治：暑湿证兼微恶风寒，头痛头胀，咳嗽不爽。

【鉴别】六一散、益元散、碧玉散与鸡苏散均用滑石、甘草，清暑利湿，主治暑湿证。六一散是主治暑湿证之基础方；益元散加辰砂，兼以安神，其清心之功优于六一散；碧玉散加青黛，兼以清肝；鸡苏散加薄荷，兼以疏风散热。

【方论选录】治伤暑感冒，表里俱热，烦躁口渴，小便不通，一切泻痢、淋浊等证属于热者。此解肌行水而为却暑之剂也。滑石气清能解肌，质重能清降，寒能胜热，滑能通窍，淡能利水。加甘草者，和其中，以缓滑石之寒滑，庶滑石之功得以彻表彻里，使邪去而正不伤，故能治如上诸证耳。（张秉成《成方便读》卷三）

【医案举例】一孺子，泄泻月余，身热燥渴，嗜饮凉水，强与饮食即恶心呕吐，多方调治不愈。投六一散加山药，一剂，燥渴与泄泻即愈其半。又服一剂，能进饮食，诸病皆愈。（《医学衷中参西录》）

【方歌】六一滑石同甘草，解肌行水兼清燥，
　　　　统治表里及三焦，热渴暑烦泻痢保，
　　　　益元碧玉与鸡苏，砂黛薄荷加之好。

桂苓甘露散
《黄帝素问宣明论方》

【组成】茯苓去皮，一两（3g）　甘草炙，二两（6g）　白术半两（1.5g）　泽泻一两（3g）　官桂去皮，半两（1.5g）　石膏二两（6g）　寒水石二两（6g）　滑石四两（12g）　猪苓半两（1.5g）（一方不用猪苓）

【用法】上为末，每服三钱（9g），温汤调下，新水亦得，生姜汤尤良。小儿每服一钱（3g），同上法（现代用法：水煎服）。

【功用】清暑解热，化气利湿。

【主治】暑湿证。发热头痛，烦渴引饮，小便不利，以及霍乱吐泻。

【证治机理】本方所治之证乃中暑受热，水湿内停所致。暑热内侵，热盛则身热，上攻则头痛；暑热伤津扰心，则烦渴引饮；水湿内停，下阻膀胱，气化不利，故见小便不利；上干脾胃，升降失常，清浊相干，则霍乱吐泻。暑热盛于气分，水湿阻于中下二焦，治当清暑解热，化气利湿。

【方解】方中重用滑石清解暑热，利水渗湿，为君药。配大寒质重之石膏、寒水石助滑石清解暑热，为臣药。泽泻、茯苓、猪苓又助滑石利水渗湿；白术健脾运化水湿；官桂助膀胱化气，与泽泻、茯苓、猪苓配伍，一化一利，使水湿从小便而去，兼防寒凉太过而凝滞留湿之弊，共为佐药。甘草益气和中，调和诸药，助白术、茯苓健脾，又缓滑石、石膏、寒水石大寒重坠之性，使清利不伤正，为佐使药。诸药合用，甘寒淡渗合法，清利并举，寓温化于渗利，共奏清暑解

热、化气利湿之效。

【运用】本方为清暑利湿之常用方。以发热头痛，烦渴引饮，小便不利为辨证要点。

【鉴别】桂苓甘露散与六一散均治暑湿证。但六一散药少力薄，宜于暑湿轻证；桂苓甘露散清暑利湿之力较强，宜于暑湿俱盛，病证较重者。

【方论选录】夫暑湿一证，有伤于表者，有伤于里者。在表者邪留经络，当因其轻而扬之；在里者邪留脏腑，非用重剂清热利湿，终归无济。石膏、寒水石大寒质重，直清肺胃之热；滑石寒能清热，滑能利窍，外开肌表，内达州都；猪苓、茯苓、泽泻导湿于下，从小便而出；然湿为阴邪，无阳则不能化，虽利湿而湿亦不能尽除，故用肉桂之辛热，以散阴邪；加白术扶正和中，安内攘外。此方用三石以清上焦，五苓以利下焦，甘草以和上下，亦治暑之大法耳。（张秉成《成方便读》卷三）

【医案举例】仲韶弟主于叶氏，乙卯新秋，陡患洞泻如注，即浑身汗出如洗，恹恹一息。黄夜速余往勘，脉来沉细，身不发热，俨似虚寒之证，惟苔色黄腻，小溲全无，乃湿热病也。予桂苓甘露饮加厚朴，投匕而瘳。（《随息居重订霍乱论》）

【方歌】桂苓甘露猪苓膏，术泽寒水滑石草，

　　　　清暑化气又利湿，发热烦渴吐泻消。

第四节　祛暑益气剂

祛暑益气剂，适用于外感暑热、津气两伤证。代表方如清暑益气汤等。

清暑益气汤
《温热经纬》

【组成】西洋参（5g）　石斛（15g）　麦冬（9g）　黄连（3g）　竹叶（6g）　荷梗（15g）　知母（6g）　甘草（3g）　粳米（15g）　西瓜翠衣（30g）（原著本方无用量）

【用法】水煎服。

【功用】清暑益气，养阴生津。

【主治】暑热气津两伤证。身热汗多，口渴心烦，小便短赤，体倦少气，精神不振，脉虚数。

【证治机理】本方所治之证乃暑热侵袭，耗伤气津所致。暑为阳邪，其性炎热，暑热伤人则身热；暑性升散，使腠理开泄，邪热迫津外泄，故见汗多；暑气通心，暑热扰心则心烦；暑易伤津耗气，故见口渴，小便短赤，体倦少气，精神不振，脉虚。此为暑伤气津之证。若单用益气生津，暑热不除；若只清热解暑，则气津难复。唯有清热解暑与益气生津并用，方可奏效。正如王士雄所云："暑伤气阴，以清暑热而益元气，无不应手取效。"（《温热经纬》）

【方解】方中以味甘性凉功同"白虎"之西瓜翠衣清解暑热，生津止渴；西洋参甘苦性凉，益气生津，养阴清热，共为君药。荷梗助西瓜翠衣清热解暑；石斛、麦冬甘寒质润，助西洋参养阴生津清热，共为臣药。少用苦寒之黄连，清热泻火，以助清热祛暑之力；知母苦寒质润，泻火滋阴；竹叶甘淡，清热除烦，均为佐药。粳米、甘草益胃和中，调和诸药，为佐使药。诸药合用，甘寒与苦寒相伍，清补并举，气津兼顾，共奏清暑益气、养阴生津之效。

【运用】本方为治疗暑热气津两伤证之常用方。以身热汗多，口渴心烦，小便短赤，体倦少

气，脉虚数为辨证要点。

【附方】**清暑益气汤**（《内外伤辨惑论》） 黄芪汗少者，减五分 苍术泔浸去皮，以上各一钱五分（各 4.5g） 升麻一钱（3g） 人参去芦 白术 橘皮 神曲炒 泽泻以上各五分（各2g） 甘草炙 黄柏酒浸 当归身 麦门冬去心 青皮去白 葛根以上各三分（各2g） 五味子九个（2g） 水煎服。功用：清暑益气，除湿健脾。主治：平素气虚，又感暑湿证。症见身热头痛，口渴自汗，四肢困倦，不思饮食，胸满身重，大便溏薄，小便短赤，苔腻，脉虚。

【鉴别】清暑益气汤与竹叶石膏汤均能清解暑热、益气生津，用于外感暑热、气津两伤证。但清暑益气汤用西瓜翠衣、荷梗等，其清暑养阴生津之力较强，常用于感受暑热、气津两伤之体倦少气、汗多脉虚者；而竹叶石膏汤用石膏、竹叶等药，其清热和胃之效偏优，多用于热病之后，余热未尽，气阴两伤之呕逆虚烦者。

《温热经纬》王氏清暑益气汤与《内外伤辨惑论》李氏清暑益气汤均能益气，主治暑病兼气虚证。但王氏方除清暑益气之外，重在养阴生津，宜于暑热伤津耗气证；李氏方解暑生津之力较逊，重在健脾燥湿，用于元气本虚，伤于暑湿之证。

【方论选录】湿热证，湿热伤气，四肢困倦，精神减少，身热气高，心烦溺黄，口渴自汗，脉虚者，用东垣清暑益气汤主治。同一热渴自汗而脉虚神倦，便是中气受伤，而非阳明郁热。清暑益气汤乃东垣所制，方中药味颇多，学者当于临证时斟酌去取可也。雄按：此脉此证，自宜清暑益气以为治。但东垣之方，虽有清暑之名，而无清暑之实。观江南仲治孙子华之案、程杏轩治汪木工之案可知。故临证时须斟酌去取也。余每治此等证，辄用西洋参、石斛、麦冬、黄连、竹叶、荷梗、知母、甘草、粳米、西瓜翠衣等，以清暑热而益元气，无不应手取效也。（王士雄《温热经纬》卷四）

【方歌】王氏清暑益气汤，西瓜翠衣荷梗襄，
　　　　知麦石斛西洋参，黄连竹叶草粳方。

复习思考题

1. 香薷散、六一散同治暑病夹湿，试从组方分析"治湿"之不同。
2. 如何理解清络饮治暑伤肺经气分之证？
3. 桂苓甘露散中为何配伍性寒之石膏、寒水石和辛热之官桂？
4. 如何理解《内外伤辨惑论》之李氏清暑益气汤治暑？其与王氏清暑益气汤配伍用药有何异同？

第六章

温里剂

扫一扫，查阅
本章数字资源，
含PPT、音视
频、图片等

　　凡以温里助阳、散寒通脉作用为主，用于治疗里寒证的方剂，统称为温里剂。本类方剂是根据《素问·至真要大论》"寒者热之""治寒以热"的原则立法，属于"八法"中之"温法"。

　　温里剂适用于里寒证。里寒证系指寒邪停留体内脏腑经络间所致的病证。其或因素体阳虚，寒从中生；或因外寒直中三阴，深入脏腑；或因表寒证治疗不当，寒邪乘虚入里；或因过食寒凉，损伤阳气，皆可形成里寒证。其主要临床表现有畏寒肢冷，喜温蜷卧，口淡不渴，小便清长，舌淡苔白，脉沉迟或缓等。里寒证在病位上有脏腑经络之异，在病情上有轻重缓急之分，故温里剂可分为温中祛寒剂、回阳救逆剂和温经散寒剂三类。

　　温里剂多以温热之品为主组方。因里寒证之形成，多与素体阳气不足相关，故常配伍补益药以扶正；阳气欲脱，证属危急者，须配伍补气固脱之品；若营血虚弱，应配伍养血之药等。

　　温里剂多由辛温燥热之品组成，临床使用时必须辨别寒热之真假，真热假寒证禁用；素体阴虚或失血之人亦应慎用，以免重伤阴血。再者，若阴寒太盛或真寒假热，服药入口即吐者，可反佐少量寒凉药物，或热药冷服，避免格拒。

第一节　温中祛寒剂

　　温中祛寒剂，适用于中焦虚寒证。代表方如理中丸、小建中汤、吴茱萸汤、大建中汤等。

理中丸
《伤寒论》

　　【组成】人参　干姜　甘草炙　白术各三两（各9g）

　　【用法】上四味，捣筛，蜜和为丸，如鸡子黄许大（9g）。以沸汤数合，和一丸，研碎，温服之，日三四服，夜二服。腹中未热，益至三四丸，然不及汤。汤法：以四物依两数切，用水八升，煮取三升，去滓，温服一升，日三服。服汤后，如食顷，饮热粥一升许，微自温，勿发揭衣被（现代用法：上药共研细末，炼蜜为丸，重9g，每次1丸，小蜜丸则每次9g，温开水送服，每日2～3次；亦可作汤剂，水煎服，药后饮热粥适量）。

　　【功用】温中祛寒，补气健脾。

　　【主治】

　　1.脾胃虚寒证。脘腹疼痛，喜温喜按，呕吐便溏，脘痞食少，畏寒肢冷，口淡不渴，舌质淡、苔白润，脉沉细或沉迟无力。

2.阳虚失血证。便血、吐血、衄血或崩漏等，血色暗淡，质清稀，面色㿠白，气短神疲，脉沉细或虚大无力。

3.中阳不足，阴寒上乘之胸痹；脾气虚寒，不能摄津之病后多涎唾；中阳虚损，土不荣木之小儿慢惊；食饮不节，损伤脾胃阳气，清浊相干，升降失常之霍乱等。

【证治机理】本证系由脾胃虚寒所致。中阳不足，寒自内生，阳虚失温，则畏寒肢冷；寒凝而滞，则腹痛绵绵喜温按；脾主运化而升清，胃主受纳而降浊，脾胃虚寒致脾不运化、胃不受纳，升降纳运失职，故见脘腹痞满，食少倦怠，呕吐便溏；舌淡苔白润，口中不渴，脉沉细或沉迟无力，皆为虚寒之象。

若脾胃虚寒，统摄失权，血不循经则可见便血、吐血、衄血或崩漏等，但血色暗淡，质清稀；若中阳不足，阴寒上乘而致胸阳不振，则可见胸痹心痛；若久病伤及脾阳，使津无所摄，上溢于口，则可见病后多涎唾，甚则流涎不止；若小儿先天禀赋不足，后天脾胃虚寒，生化无源，致经脉失养，土不荣木，则可见慢惊；若食饮不节，损伤脾胃阳气，清浊相干，升降失常则致霍乱。法当温中祛寒，益气健脾。

【方解】方中干姜大辛大热，温脾暖胃，助阳祛寒为君药。阳虚则兼气弱，气旺亦可助阳，故臣以甘温之人参，益气健脾，补虚助阳，《内经》云："脾欲缓，急食甘以缓之。"君臣相配，温中健脾。脾为中土，喜燥恶湿，虚则湿浊易生，反困脾胃，故佐以甘温苦燥之白术，既健脾补虚以助阳，又燥湿运脾以助生化。甘草与诸药等量，一与参、术以助益气健脾，补虚助阳；二可缓急止痛；三为调和诸药，是佐药而兼使药之用。四药相伍，辛热甘苦合法，温补并用，补中寓燥，可温中阳，补脾气，助运化，故曰"理中"。

本方在《金匮要略》中作汤剂，称"人参汤"。理中丸方后亦有"然不及汤"四字。盖汤剂较丸剂作用强而迅速，临床可视病情之缓急酌定剂型。

【运用】本方为治疗中焦脾胃虚寒证之基础方。以脘腹疼痛，喜温喜按，呕吐便溏，脘痞食少，畏寒肢冷，舌淡，苔白，脉沉细为辨证要点。本方临证服后，当"饮热粥"，且温覆"勿发揭衣被"。药后当觉腹中似有热感，若"腹中未热"，则应适当加量，"益至三四丸"，或易为汤剂。

【附方】

1.附子理中丸（《太平惠民和剂局方》）　附子炮，去皮、脐　人参去芦　干姜炮　甘草炙　白术各三两（各9g）　上为细末，炼蜜为丸，每两作十丸。每服一丸（6g），以水一盏，化开，煎至七分，稍热服之，空心食前。功用：温阳祛寒，补气健脾。主治：脾胃虚寒较甚，或脾肾阳虚证。症见脘腹疼痛，下利清谷，恶心呕吐，畏寒肢冷，或霍乱吐利转筋等。

2.桂枝人参汤（《伤寒论》）　桂枝别切，四两（12g）　甘草炙，四两（9g）　白术三两（9g）　人参三两（9g）　干姜三两（9g）　上五味，以水九升，先煮四味，取五升，内桂更煮，取三升，去滓，温服一升，日再，夜一服。功用：温阳健脾，解表散寒。主治：脾胃虚寒，复感风寒表证。症见恶寒发热，头身疼痛，腹痛，下利便溏，口不渴，舌淡苔白滑，脉浮虚者。

3.理中化痰丸（《明医杂著》）　人参（9g）　白术炒（9g）　干姜（9g）　甘草炙（3g）　茯苓（12g）　半夏姜制（12g）（原著本方无用量）　上为末，水丸桐子大。每服四五十丸，白汤下。功用：温中化痰。主治：脾胃虚寒，痰饮内停之证。症见呕吐少食，或大便不实，饮食难化，咳唾痰涎者。

【鉴别】理中丸为治疗中焦脾胃虚寒证之基础方，附子理中丸、桂枝人参汤、理中化痰丸均为理中丸加味而成。附子理中丸加用大辛大热之附子，其温中散寒之力更强，且能温肾，适用于脾胃虚寒之重证或脾肾虚寒者；桂枝人参汤即人参汤加桂枝，温阳健脾，兼解表寒，表里同治，适用于脾胃虚寒而外兼风寒表证者；理中化痰丸加用化痰渗湿之半夏、茯苓，治其已聚之痰，适用于脾胃虚寒，痰饮内停中焦者。

【方论选录】脾胃应土，处在中州，在五脏曰孤脏，属三焦曰中焦，自三焦独治在中，一有不调，此丸专治，故名曰理中丸。人参味甘温，《内经》曰：脾欲缓，急食甘以缓之。缓中益脾，必以甘为主，是以人参为君。白术味甘温，《内经》曰：脾恶湿，甘胜湿，温中胜湿，必以甘为助，是以白术为臣。甘草味甘平，《内经》曰：五味所入，甘先入脾。脾不足者，以甘补之，补中助脾，必先甘剂，是以甘草为佐。干姜味辛热，喜温而恶寒者，胃也，胃寒则中焦不治，《内经》曰：寒淫所胜，平以辛热。散寒温胃，必先辛剂，是以干姜为使。（成无己《伤寒明理论》）

【医案举例】曹省初病伤寒，六七日，腹满而吐，食不下，身温，手足热，自利，腹中痛，呕，恶心。医者谓之阳多，尚疑其手足热，恐热蓄于胃中呕吐，或见吐利而为霍乱。请予诊，其脉细而沉。质之，曰太阴证也。太阴之为病，腹满而吐，食不下，自利益甚，时腹自痛。予止以理中丸，用仲景云"如鸡子黄大"，昼夜投五六枚。继以五积散，数日愈。（《伤寒九十论》）

【方歌】理中丸主理中乡，甘草人参术干姜，

呕利腹痛阴寒盛，或加附子总扶阳。

小建中汤
《伤寒论》

【组成】桂枝去皮，三两（9g） 甘草炙，二两（6g） 大枣擘，十二枚（4枚） 芍药六两（18g） 生姜切，三两（9g） 胶饴一升（30g）

【用法】上六味，以水七升，煮取三升，去滓，内饴，更上微火消解。温服一升，日三服（现代用法：水煎取汁，兑入饴糖，文火加热溶化，分两次温服）。

【功用】温中补虚，和里缓急。

【主治】中焦虚寒，肝脾失调，阴阳不和证。脘腹拘急疼痛，时发时止，喜温喜按；或心中悸动，虚烦不宁，面色无华；兼见手足烦热，咽干口燥等，舌淡苔白，脉细弦。

【证治机理】本证因中焦虚寒，肝脾失调，阴阳不和所致。中焦虚寒，阳气失于温煦，土虚木乘，故脘腹拘急疼痛、时轻时重、喜温喜按。中焦虚寒，化源匮乏，阴阳俱虚。阳气亏虚，不足以温养精神，故神疲乏力、心中动悸；营阴亏虚，失于濡润，故烦热、口燥咽干；舌淡苔白，脉细弦，亦为虚寒及肝脾失和之象。本证虽繁杂，但总以脘腹疼痛、喜温喜按为主症；病机涉及诸多方面，总以中焦虚寒、肝脾失和为首要。治宜温补中焦为主，兼以柔肝缓急，调和阴阳。

【方解】本方由桂枝汤倍芍药加饴糖而成，方中重用甘温质润入脾之饴糖，一者温中补虚，二者缓急止痛，一药而两擅其功，配以辛温之桂枝，温助脾阳，祛散虚寒。二药相伍，辛甘化阳，温中益气，使中气强健，不受肝木之乘。正如《成方便读》所言："此方因土虚木克起见，故治法必以补脾为先。"更倍用酸苦之芍药，其用有三：一者滋养营阴，以补营血之亏虚；二者柔缓肝急止腹痛，与饴糖相伍，酸甘化阴，养阴缓急而止腹痛拘急；三者与桂枝相配，调和营卫、燮理阴阳。生姜、大枣合用，前者助桂枝温胃散寒，后者助饴糖补益脾虚；二者协桂枝、芍药又可调营卫，和阴阳。入炙甘草之意，一则益气补虚，助饴糖之功；二则缓急止腹痛，增饴糖、芍药之力；三则助桂枝、芍药以和阴阳；四则调和诸药。诸药配伍，辛甘酸甘合化以调和阴阳，重用甘温质润以抑木缓急，可使脾健寒消，肝脾调和，阴阳相生，中气建立，诸症痊愈。正如《金匮要略心典》所云："是方甘与辛和而生阳，酸得甘助而生阴，阴阳相生，中气自立。"本

方重在温补中焦，建立中气，故名"建中"。

【运用】本方为治疗中焦虚寒，肝脾失调，阴阳不和证之常用方。以腹中拘急疼痛，喜温喜按，舌淡，脉细弦为辨证要点。呕家，或中满者，不宜使用。

【附方】

1.黄芪建中汤（《金匮要略》） 桂枝去皮，三两（9g） 甘草炙，三两（9g） 大枣擘，十二枚（4枚） 芍药六两（18g） 生姜切，三两（9g） 胶饴一升（30g） 黄芪一两半（5g） 煎服法同小建中汤。功用：温中补气，和里缓急。主治：阴阳气血俱虚证。症见里急腹痛，喜温喜按，形体羸瘦，面色无华，心悸气短，自汗盗汗等。

2.当归建中汤（《千金翼方》） 当归四两（12g） 桂心三两（9g） 甘草炙，二两（6g） 芍药六两（18g） 生姜三两（9g） 大枣擘，十二枚（4枚） 上六味㕮咀，以水一斗，煮取三升，分为三服，一日令尽。若大虚，加饴糖六两（30g）作汤成，内之于火上暖，令饴糖消。功用：温补气血，缓急止痛。主治：产后虚羸不足，腹中痛不已，吸吸少气，或少腹拘急挛痛引腰背，不能饮食者。

【鉴别】小建中汤由桂枝汤倍芍药，重加饴糖而成。虽组成相近，然理法有异。桂枝汤以桂枝药力为著，桂枝与芍药用量相等，具有解肌发表、调和营卫之功，主治外感风寒表虚，营卫不和证；小建中汤以饴糖药力独重，具有温中补虚、缓急止痛之功，芍药倍桂枝，意在温中缓急，主治中焦虚寒、虚劳里急证。

小建中汤与理中丸皆为温中祛寒之剂。但理中丸纯用温补，以温中健脾为主；小建中汤则于温补之中配以调理肝脾之品，重在温中补虚、缓急止痛。

小建中汤与黄芪建中汤、当归建中汤均具温中补虚、柔肝理脾之功。然黄芪建中汤加黄芪一味，甘草增至三两，则补气之功为著；当归建中汤加当归一味，则养血之能得彰。

【方论选录】建中者，建其脾也。脾欲缓，急食甘以缓之，建中之味甘也。阳脉涩，阴脉弦者，为中虚内寒也。心中悸者为气虚，烦者为血虚。故用胶饴为君；甘草、大枣为臣，以甘佐甘缓之也；白芍药之酸，能收敛脾气而益其中，故用之为佐；桂枝、生姜之辛，以散余邪而益其气也。（许宏《金镜内台方议》卷四）

【医案举例】王右，腹痛，喜按，痛时自觉有寒气自上下迫，脉虚弦，微恶寒。此为肝乘脾，小建中汤主之。川桂枝三钱，大白芍六钱，生草二钱，生姜五片，大枣十二枚，饴糖一两。（《经方实验录》）

【方歌】小建中汤芍药多，桂姜甘草大枣和，
　　　　更加饴糖补中脏，虚劳腹痛服之瘥。

吴茱萸汤
《伤寒论》

【组成】吴茱萸洗，一升（9g） 人参三两（9g） 生姜切，六两（18g） 大枣擘，十二枚（4枚）

【用法】上四味，以水七升，煮取二升，去滓。温服七合，日三服（现代用法：水煎服）。

【功用】温中补虚，降逆止呕。

【主治】

1.胃寒呕吐证。食谷欲呕，或兼胃脘疼痛，吞酸嘈杂，舌淡，脉沉弦而迟。

2.肝寒上逆证。干呕吐涎沫，头痛，颠顶痛甚，舌淡，脉沉弦。

3.肾寒上逆证。呕吐下利，手足厥冷，烦躁欲死，舌淡，脉沉细。

【证治机理】本证一为阳明寒呕,二为厥阴头痛,三为少阴吐利。其证虽属三经,然病机皆为虚寒之邪上逆犯胃所致。胃以通降为顺,胃受寒邪,失于和降,故见呕吐、不食、食则欲呕,或胃脘冷痛。《素问·举痛论》云:"寒气客于肠胃,厥逆上出,故痛而呕也。"厥阴肝经夹胃上行,上入颠顶,其气主升。若肝寒上犯于胃,则呕吐涎沫;上扰清阳则头痛,且以颠顶痛著。肾为水火之脏,肾经受寒则阳气微,阳气不能达于四末,则手足厥冷;寒邪上逆犯胃,则呕;阳失温煦,寒湿下侵,则利;阴寒内盛,阳气扰争,故烦躁欲死。阳虚寒盛,其舌色当淡,脉自沉弦而细迟。治当温中补虚,助阳散寒,降逆止呕。

【方解】方中吴茱萸辛苦性热,入肝、肾、脾、胃经,上可温胃散寒,下可温暖肝肾,又能降逆止呕,一药而三经并治,《金镜内台方议》谓"吴茱萸能下三阴之逆气",故以为君。重用辛温之生姜为臣,生姜乃呕家之圣药,温胃散寒,降逆止呕。吴茱萸与生姜配伍,相须为用,温降并行,颇宜阴寒气逆之机。《医方论》云:"吴茱萸辛烈善降,得姜之温通,用以破除阴气有余矣。"佐以甘温之人参,补益中焦脾胃之虚;佐使以甘平之大枣,益气补脾,调和诸药。四药相伍,肝、肾、胃三经同治,温、降、补三法并施,使清阳得升,浊阴得降,遂成补虚降逆之剂。

【运用】本方为治疗肝胃虚寒,浊阴上逆证之常用方。以食后欲吐,或颠顶头痛,干呕吐涎沫,畏寒肢凉,舌淡苔白滑,脉弦细而迟为辨证要点。

【方论选录】干呕,吐涎沫,头痛者,厥阴之寒气上攻也;吐利,手足逆冷者,寒气内盛也;烦躁欲死者,阳气内争也;食谷欲呕者,胃寒不受食也。此以三者之证,共用此方者,以吴茱萸能下三阴之逆气为君;生姜能散气为臣;人参、大枣之甘缓,能和调诸气者也,故用之为佐使,以安其中也。(许宏《金镜内台方议》卷八)

【医案举例】某,积劳伤阳,先已脘痛引背,昨频吐微眩,脉弱汗出。胃中已虚,肝木来乘,防有呃忒吐蛔。仿仲景食入则呕者,吴茱萸汤主之。(《临证指南医案》卷四)

【方歌】吴茱萸汤人参枣,重用生姜温胃好,
　　　　阳明寒呕少阴利,厥阴头痛皆能保。

大建中汤
《金匮要略》

【组成】蜀椒去汗,二合(6g)　干姜四两(12g)　人参二两(6g)

【用法】上三味,以水四升,煮取二升,去滓,内胶饴一升(30g),微火煎取一升半,分温再服,如一炊顷,可饮粥二升,后更服,当一日食糜,温覆之(现代服法:水煎服,饴糖冲服)。

【功用】温中补虚,缓急止痛。

【主治】中阳虚衰,阴寒内盛之脘腹疼痛。心胸中大寒痛,呕不能食,腹中寒,上冲皮起,出见有头足,上下痛而不可触近,舌苔白滑,脉细沉紧,甚则肢厥脉伏。

【证治机理】本证之腹痛由中阳虚衰,阴寒内盛所致。《素问·痹论》曰:"痛者,寒气多也,有寒故痛也。"中阳虚衰,阴寒内盛,经脉拘急,故心胸中大寒痛;阴寒犯胃,浊阴上逆,故呕不能食。《素问·举痛论》曰:"寒气客于肠胃,厥逆上出,故痛而呕。"腹中寒盛,收引太过,腹皮拘急,上冲皮起,故腹中痛、出见头足、上下痛而不可触近。舌苔白滑,脉细沉紧,甚则肢厥脉伏,皆为阳衰阴盛之象。本证病势较急,治宜温中以散阴寒,补虚缓急止痛,标本兼顾。

【方解】方中蜀椒味辛性热,温脾胃,助命火,散寒止痛。张秉成曰:"蜀椒之大辛大热,上至肺而下至肾,逐寒暖胃。"(《成方便读》卷一)伍以辛热之干姜温脾暖胃,令蜀椒散寒之力倍

增；以甘温之饴糖温中补虚，缓急止痛，增强蜀椒止痛之功。复以人参补脾益气，补虚助阳，合饴糖重建中脏，缓急止痛，又使中气旺则邪不可干。四药配伍，纯用辛甘，温补兼施，以温为主，共奏补虚缓急、散寒止痛之效。

【运用】本方为治疗虚寒腹痛重证之代表方。以腹痛连及胸脘，痛势剧烈，呕吐剧烈，手足厥冷，舌质淡，苔白滑，脉沉紧为辨证要点。此种腹痛，病情较重，病势较急，素体又虚，故方后强调，初服后"如一炊顷，可饮粥二升"，取粥之温热助药力以祛寒邪。饮粥后"更服"药，使药力相继。且药后"当一日食糜"，以养脾胃之气，使中虚得复。同时，药后"温覆之"，以防寒邪外侵而病复加重。

【鉴别】小建中汤、黄芪建中汤、当归建中汤、大建中汤四方均属温中补虚之剂。但小建中汤以辛甘为主，佐重剂芍药，寓酸甘化阴之意，阴阳并补，但以温阳为主；黄芪建中汤乃小建中汤加黄芪、增甘草之量，偏于甘温益气；当归建中汤于小建中汤中加当归，重在补血和血；大建中汤则纯用辛甘之品温建中阳，其补虚散寒之力较小建中汤为峻，且有降逆止呕之功。

【方论选录】阳受气于胸中，阳虚则阴邪得以中之，阴寒之气逆而上冲，横格于中焦，故见高起痛呕，不可触近之证；心为阳，寒为阴，寒乘于心，冷热相激，故痛；寒乘于脾，脾冷弱不消水谷，心脾为子母之脏，为邪所乘，故痛而呕，复不能饮食也。此足太阴、阳明药也。蜀椒辛热，入肺散寒，入脾暖胃，入肾命补火；干姜辛热，通心助阳，逐冷散逆；人参甘温，大补脾肺之气；饴糖甘能补土，缓可和中。盖人之一身，以中气为主，用辛辣甘热之药温健其中脏，以大祛下焦之阴而复其上焦之阳也。（汪昂《医方集解·祛寒之剂》）

【方歌】大建中汤建中阳，蜀椒干姜参饴糖，
　　　　阴盛阳虚腹冷痛，温补中焦止痛强。

第二节　回阳救逆剂

回阳救逆剂，适用于阳气衰微，阴寒内盛，甚或阴盛格阳、戴阳的危重病证。代表方如四逆汤、回阳救急汤等。

四逆汤
《伤寒论》

【组成】甘草炙，二两（6g）　干姜一两半（6g）　附子生用，去皮，破八片，一枚（15g）

【用法】上三味，以水三升，煮取一升二合，去滓，分温再服。强人可大附子一枚，干姜三两（现代用法：水煎服）。

【功用】回阳救逆。

【主治】少阴病，心肾阳衰寒厥证。四肢厥逆，恶寒蜷卧，神衰欲寐，面色苍白，腹痛下利，呕吐不渴，舌苔白滑，脉微细。以及太阳病误汗亡阳者。

【证治机理】本证系由少阴心肾阳衰，阴寒内盛所致；亦可太阳病误汗亡阳所为。阳气不能温煦周身四末，则四肢厥逆、恶寒蜷卧；无力鼓动血行，则脉微细。《素问·生气通天论》曰："阳气者，精则养神，柔则养筋。"若心阳衰微，神失所养，则神衰欲寐；肾阳衰微，不能暖脾，升降失调，则腹痛吐利；面色苍白，口中不渴，舌苔白滑，亦为阴寒内盛之象。此阳衰寒盛之证，法当回阳破阴救逆。非纯阳大辛大热之品，不足以破阴寒，回阳气，救厥逆。

【方解】方中生附子大辛大热，入心、脾、肾经，温壮心肾之阳，回阳破阴以救逆，生用则能迅达内外以温阳逐寒。《神农本草经》谓其"回阳救逆第一品药"，故为君药。臣以辛热之干姜，入心、脾、肺经，既与附子相须为用，以增温里回阳之力；又温中散寒，助阳通脉。《本草疏证》曰："附子以走下，干姜以守中，有姜无附，难收斩将夺旗之功；有附无姜，难收坚壁不动之效。"二药并用，为回阳救逆之基本配伍。炙甘草一者益气补中，与姜、附温补结合，治虚寒之本；二者甘缓姜、附峻烈之性，使其破阴回阳而无暴散之虞；三者调和药性，并使药力持久，是为佐药而兼使药之用。三药合用，药少力专而效捷，大辛大热，使阳复厥回，少佐甘缓防虚阳复耗，故名"四逆汤"。

【运用】本方为治疗少阴心肾阳衰寒厥证之基础方。以四肢厥逆，神衰欲寐，面色苍白，脉微细为辨证要点。若服药后出现呕吐拒药者，可将药液置凉后服用。本方纯用辛热之品，中病手足温和即止，不可久服。真热假寒者禁用。

【附方】

1. 通脉四逆汤（《伤寒论》）　甘草炙，二两（6g）　附子生用，去皮，破八片，大者一枚（20g）　干姜三两，强人可四两（9~12g）　上三味，以水三升，煮取一升二合，去滓，分温再服，其脉即出者愈。功用：破阴回阳，通达内外。主治：少阴病，阴盛格阳证。症见下利清谷，里寒外热，手足厥逆，脉微欲绝，身反不恶寒，其人面色赤，或腹痛，或干呕，或咽痛，或利止脉不出者。若"吐已下断，汗出而厥，四肢拘急不解，脉微欲绝者"，加猪胆汁半合（5mL），名"通脉四逆加猪胆汤"。"分温再服，其脉即来。无猪胆，以羊胆代之"。

2. 四逆加人参汤（《伤寒论》）　甘草炙，二两（6g）　附子生用，去皮，破八片，一枚（15g）　干姜一两半（9g）　人参一两（6g）　上四味，以水三升，煮取一升二合，去滓，分温再服。功用：回阳救逆，益气固脱。主治：少阴病真阳衰微，元气亦虚之证。症见四肢厥逆，恶寒蜷卧，脉微而复自下利，利虽止而余症仍在者。

3. 白通汤（《伤寒论》）　葱白四茎（6g）　干姜一两（3g）　附子生，去皮，破八片，一枚（15g）　上三味，以水三升，煮取一升，去滓，分温再服。功用：破阴回阳，宣通上下。主治：少阴病阴盛戴阳证。症见手足厥逆，下利，脉微，面赤者。若"利不止，厥逆无脉，干呕，烦者"，加猪胆汁一合（5mL），人尿五合（25mL），名"白通加猪胆汁汤"。

4. 参附汤（《正体类要》）　人参四钱（12g）　附子炮，去皮脐，三钱（9g）　用水煎服，阳气脱陷者，倍用之。功用：益气回阳固脱。主治：阳气暴脱证。症见四肢厥逆，冷汗淋漓，呼吸微弱，脉微欲绝。

【鉴别】通脉四逆汤、四逆加人参汤、白通汤均在四逆汤基础上加减衍化而成，是《伤寒论》中治疗少阴阳虚证的主要方剂。通脉四逆汤证除"少阴四逆"外，更有"身反不恶寒，其人面色赤，或腹痛，或干呕，或咽痛，或利止脉不出"等，是阴盛格阳、真阳欲脱之危象，在四逆汤的基础上重用姜、附，冀能阳回脉复，故方后注明"分温再服，其脉即出者愈"。若吐下已止，汗出而厥，四肢拘急不解，脉微欲绝者，是真阴真阳大虚欲脱之危象，故加苦寒之胆汁，方后注"无猪胆，以羊胆代之"，既防寒邪拒药，又引虚阳复归于阳中，亦是反佐之妙用。

四逆汤证原有下利，若利止而四逆证仍在，是气津大伤之故。四逆汤中加大补元气之人参以益气固脱，生津复脉，使阳气回复，阴津自生。临床凡是四逆汤证而见气短、气促者，均可用四逆加人参汤急救。

白通汤即四逆汤去甘草，减少干姜用量，再加葱白而成。主治阴寒盛于下焦，急需通阳破阴，以防阴盛逼阳，用辛温通阳之葱白，合姜、附以通阳复脉。因下利甚者，阴液必伤，减干姜之燥热，寓有护阴之意。若利不止、厥逆无脉、干呕烦者，是阴寒内盛于里，阳气欲脱于上，阴气欲脱于下之危象，急当用大辛大热之剂通阳复脉，并加胆汁、人尿滋阴以和阳，是反佐之法。所谓"服汤，脉暴出者死，微续者生"。方后云"若无胆，亦可用"，可知重在人尿。此为白通加猪胆汁汤证治精细之处，与通脉四逆汤"无猪胆，以羊胆代之"之反佐法，皆有深意。

参附汤为峻补阳气以救暴脱之剂。除上述主治外，凡大病虚极欲脱，产后或月经暴崩，或痈疡久溃，血脱亡阳等，均可用本方救治。一旦阳气来复，病情稳定，则当辨证调治，不可多服，免纯阳过剂，或伤阴血。

【方论选录】今此四逆汤，乃治病在于里之阴者用也。且下利清谷，脉沉无热，四肢厥逆，脉微，阳气内虚，恶寒脉弱，大吐大下，元气内脱，若此诸证，但是脉息沉迟微涩，虚脱不饮水者，皆属于阴也。必以附子为君，以温经济阳，以干姜为臣，辅佐之。甘草为佐为使，以调和二药而散其寒也。《内经》曰：寒淫于内，治以甘热。又曰：寒淫所胜，平以辛热。乃附子之热，干姜之辛，甘草之甘是也。（许宏《金镜内台方议》卷七）

【医案举例】张氏仆病经五日，发热，脉沉微，口燥，烦躁不眠。曰：发热为阳，脉沉微为阴，少阴症似太阳也。口燥烦躁，乃邪气内扰，当用麻黄附子细辛汤，以温少阴之经，而驱内陷之邪。或以孑身安得阴症？别商瓜蒌滋解之法，症益甚。再脉之，沉微转为虚散，已犯条款，不得已，惟四逆汤一法，或亦可挽回。遂连进二服，是夜得睡，明日热退脉起而安。（《续名医类案》卷一）

【方歌】四逆汤中姜附草，阳衰寒厥急煎尝，
　　　　腹痛吐泻脉沉细，急投此方可回阳。

回阳救急汤
《伤寒六书》

【组成】熟附子（9g）　干姜（6g）　人参（6g）　甘草炙（6g）　白术炒（9g）　肉桂（3g）　陈皮（6g）　五味子（3g）　茯苓（9g）　半夏制（9g）（原著本方无用量）

【用法】水二盅，姜三片，煎之，临服入麝香三厘（0.1g）调服。中病以手足温和即止，不得多服（现代用法：水煎服，麝香冲服）。

【功用】回阳固脱，益气生脉。

【主治】寒邪直中三阴，真阳衰微证。四肢厥冷，神衰欲寐，恶寒蜷卧，吐泻腹痛，口不渴，甚则身寒战栗，或指甲口唇青紫，或吐涎沫，舌淡苔白，脉沉微，甚或无脉。

【证治机理】本证系由寒邪直中三阴，阴寒内盛，真阳衰微欲脱所致。素体阳虚，寒邪直中三阴，太阴受寒则腹痛、吐泻，或吐涎沫；少阴受寒则脉微肢厥、神衰欲寐、恶寒蜷卧；厥阴受寒则身寒战栗；唇指青紫、舌淡苔白、脉沉微，甚或无脉等，皆阴寒内盛、阳微欲脱之象。法当回阳固脱，益气生脉。

【方解】本方以四逆汤合六君子汤，再加肉桂、五味子、麝香、生姜组成。方用附子、干姜、炙甘草之四逆汤，回阳救逆；将生附子易熟附子，可减其毒性。六君子汤（人参、白术、茯苓、炙甘草、半夏、陈皮）加生姜，以益气补中，固守中州。其中人参甘温，大补元气，与附子相配，回阳救逆，益气固脱；再加辛热之肉桂，助附子温壮元阳，通利血脉；更以辛香之麝香，散寒活血开窍，通行十二经脉，使全方药力速达周身。阳气衰微犹恐其辛香而暴亡，故加酸收之五味子，收敛元气，配人参尤能益气生脉。方中麝香与六君子、五味子配伍，宣通与补敛相合，

既使药力迅速奏效，又无耗散元气之虞。诸药相合，辛热甘温相配，回阳补中兼顾，辛香酸涩相伍，以防阳气散越，共奏回阳救急、益气固脱之功。

【运用】本方为治疗寒邪直中三阴，真阳衰微证之常用方。以四肢厥冷，神衰欲寐，下利腹痛，脉沉微或无脉为辨证要点。方中麝香用量不宜过大。服药后手足温和即止。

【附方】回阳救急汤（《重订通俗伤寒论》）黑附块三钱（9g） 紫瑶桂五分（1.5g） 别直参二钱（6g）原麦冬辰砂染，三钱（9g） 川姜二钱（6g） 姜半夏一钱（3g） 湖广术钱半（5g） 北五味三分（1g） 炒广皮八分（3g） 清炙草八分（3g） 真麝香冲，三厘（0.1g） 水煎服。功用：回阳救逆，益气生脉。主治：少阴病阳衰阴竭证。症见下利脉微，甚则利不止，肢厥无脉，干呕心烦者。

【鉴别】《重订通俗伤寒论》与《伤寒六书》之回阳救急汤，方名相同，均为回阳救逆之剂。但《重订通俗伤寒论》之回阳救急汤去茯苓，加养阴之麦冬，与人参、五味子配伍，乃生脉散（见补益剂），非但有益气生脉之功，且具养阴生津之用；与附子、干姜相伍，回阳之中有益阴之意，故对于阳衰而吐泻伤津、脉细欲绝者，服之颇宜。

【方论选录】寒中三阴，阴盛阳微，故以附子、姜、桂辛热之药，祛其阴寒；而以六君子温补之药，助其阳气；五味合人参，以生其脉。加麝香者，以通其窍；加胆汁者，热因寒用也。（王泰林《王旭高医书六种》）

【方歌】回阳救急用六君，桂附干姜五味群，
　　　　加麝三厘或胆汁，三阴寒厥建奇勋。

第三节　温经散寒剂

温经散寒剂，适用于寒凝经脉证。代表方如当归四逆汤、黄芪桂枝五物汤、暖肝煎等。

当归四逆汤
《伤寒论》

【组成】当归三两（9g） 桂枝去皮，三两（9g） 芍药三两（9g） 细辛三两（3g） 甘草炙，二两（6g）通草二两（6g） 大枣擘，二十五枚（8枚）

【用法】上七味，以水八升，煮取三升，去滓，温服一升，日三服（现代用法：水煎服）。

【功用】温经散寒，养血通脉。

【主治】血虚寒厥证。手足厥寒，或腰、股、腿、足、肩臂疼痛，口不渴，舌淡苔白，脉沉细或细而欲绝。

【证治机理】本证系由营血虚弱，寒凝经脉，血行不利所致。许宏《金镜内台方议》云："阴血内虚，则不能荣于脉；阳气外虚，则不能温于四末。"素体血虚，营血不能充盈血脉，又经脉受寒，阳气被遏不达四末，则手足厥寒、脉细欲绝，此厥寒仅为指趾至腕踝不温，与少阴心肾阳衰、阴寒内盛之四肢厥逆有别；寒邪凝滞，血行不畅，则腰、股、腿、足、肩臂疼痛；厥阴肝血不足，血虚寒郁，脉道失充，运行不利，故脉细欲绝；口不渴，舌淡苔白，亦为血虚有寒之象。法当温经散寒，养血通脉。

【方解】本方由桂枝汤去生姜，倍大枣，加当归、通草、细辛组成。方中当归甘温，主入肝经，养血和血以补虚；桂枝辛温，温经散寒以通脉，共为君药。细辛温经散寒，增桂枝温通之力；白芍养血和营，既助当归补益营血，又配桂枝以和阴阳，共为臣药。通草通利经脉以畅血

行；大枣、甘草益气健脾，养血补虚，皆为佐药。重用大枣，既合归、芍以补营血，又防桂枝、细辛燥烈太过，伤及阴血。甘草兼调药而为使药之用。诸药相合，辛温与甘酸并用，温经散寒而不生燥，养血通脉而不留滞。

【运用】本方为治疗血虚寒厥证之常用方。以手足厥寒，舌淡苔白，脉细欲绝为辨证要点。

【附方】**当归四逆加吴茱萸生姜汤**（《伤寒论》）　当归三两（9g）　芍药三两（9g）　甘草炙，二两（6g）　通草二两（6g）　桂枝去皮，三两（9g）　细辛三两（3g）　生姜切，半斤（12g）　吴茱萸二升（9g）　大枣擘，二十五枚（8枚）　上九味，以水六升、清酒六升和，煮取五升，去滓，温分五服。功用：温经散寒，养血通脉，和中止呕。主治：血虚寒凝，手足厥冷，兼寒邪在胃，呕吐腹痛者。

【鉴别】四逆散、四逆汤、当归四逆汤三方主治证中皆见"四逆"，然其病机用药迥异。四逆散证是因外邪传经，气机郁滞，阳气被遏，不达四末所致，故其逆冷仅在肢端，不过腕踝，尚可见身热、脉弦等；四逆汤证是因阴寒内盛，阳气衰微，无力到于四末而致，故其厥逆严重，冷过肘膝，并伴有神衰欲寐、腹痛下利、脉微欲绝等；当归四逆汤证之手足厥寒是血虚受寒，寒凝经脉，血行不畅所致，因其寒在经脉而不在脏腑，故肢厥程度较四逆汤证为轻，并兼见肢体疼痛等症。正如周扬俊所言："四逆汤全在回阳起见，四逆散全在和解表里起见，当归四逆汤全在养血通脉起见。"（《温热暑疫全书》）

【方论选录】凡厥阴病则脉微而厥，以厥阴为三阴之尽，阴尽阳生，若受其邪，则阴阳之气不相顺接，故脉微而厥也。然厥阴之脏，相火游行其间，经虽受寒，而脏不即寒，故先厥者后必发热。所以伤寒初起，见其手足厥冷，脉细欲绝者，不得遽认为虚寒而用姜、附也。此方取桂枝汤，君以当归者，厥阴主肝为血室也；佐细辛味极辛，能达三阴，外温经而内温脏；通草其性极通，善开关节，内通窍而外通营；倍加大枣，即建中加饴用甘之法；减去生姜，恐辛过甚而迅散也。（吴谦《医宗金鉴·删补名医方论》）

【医案举例】周秋帆茂才内人，怀孕数月，一日周身痛痹，四肢拘挛，肌肤及手指掌皮，数变如蛇蜕之形，惊痛交并，恐成废疾。余诊脉得浮大，按浮为风，大为虚，此营卫不固、血虚风袭之候也。原中风，有中腑、中脏、中经络血脉之分，故见症各著其形。今起居如故，饮食如常，外无六经之形症，内无便溺之阻格，惟苦肢节间病，风中血脉奚疑！处以当归四逆汤，当归重用，佐以一派祛风之味，连进四剂而愈。（《得心集医案》）

【方歌】当归四逆桂枝芍，细辛甘草木通着。
　　　　再加大枣治阴厥，脉细阳虚由血弱。

黄芪桂枝五物汤
《金匮要略》

【组成】黄芪三两（9g）　芍药三两（9g）　桂枝三两（9g）　生姜六两（18g）　大枣十二枚（4枚）

【用法】上五味，以水六升，煮取二升，温服七合，日三服（现代用法：水煎服）。

【功用】益气温经，和血通痹。

【主治】血痹。肌肤麻木不仁，微恶风寒，舌淡，脉微涩而紧。

【证治机理】本证系由营卫气血不足，风寒之邪乘虚客于血脉，使血行滞涩，运行不畅，致肌肤失于濡养而麻木不仁、微恶风寒、舌淡等；虽状如风痹，但痹而无痛，是与风痹之区别，其脉微涩兼紧，亦为邪滞血脉、凝涩不通之象。《素问·逆调论》云："营气虚，则不仁。"法当益气温经，和血通痹。

【**方解**】本方为桂枝汤去炙甘草，倍生姜，加黄芪而成。方中黄芪甘温益气，补在表之卫气。桂枝辛温，散风寒而温经通痹，与黄芪配伍，益气温阳，和血通经。桂枝得黄芪，益气而振奋卫阳；黄芪得桂枝，固表而不留邪。芍药养血和营，濡养肌肤以通血痹，与桂枝合用，调营卫而和表里。生姜辛温，疏散风邪，以助桂枝之力；大枣甘温，益气养血，以资黄芪、芍药之功，与生姜为伍，又能和营卫，调诸药。五味相合，辛温甘酸合法，益气而和营卫，固表而不留邪，共奏益气温经、和血通痹之效。

【**运用**】本方为治疗血痹之常用方。以肌肤麻木，或身体不仁，微恶风寒，舌淡，脉微涩而紧为辨证要点。亦可用于气虚血滞中风之后，半身不遂，或肢体不用，或半身汗出，肌肉消瘦，气短乏力，以及产后、经后身痛等。

【**鉴别**】当归四逆汤、黄芪桂枝五物汤均系桂枝汤演化而成。当归四逆汤由桂枝汤去生姜，倍大枣，加当归、通草、细辛组成；主治血虚受寒，寒凝经脉的手足逆冷及疼痛证。黄芪桂枝五物汤由桂枝汤去甘草，倍生姜，加黄芪而成；主治素体虚弱，微受风邪，邪滞血脉，凝涩不通所致肌肤麻木不仁之血痹。

【**方论选录**】风痹、偏枯之病，是营卫虚，则当以此汤补其营卫之虚也。君黄芪以补卫，臣桂、芍以补营，佐姜、枣补而兼通，以和营卫也。此方乃小建中汤之变制，加黄芪减甘草、饴糖者，是其意在补外，而不在补中也。（吴谦《医宗金鉴·删补名医方论》）

【**方歌**】黄芪桂枝五物汤，芍药大枣与生姜，
　　　　　益气温经和营卫，血痹风痹功效良。

暖肝煎
《景岳全书》

【**组成**】当归二三钱（6～9g）　枸杞子三钱（9g）　茯苓二钱（6g）　小茴香二钱（6g）　肉桂一二钱（3～6g）　乌药二钱（6g）　沉香或木香亦可，一钱（3g）

【**用法**】水一盅半，加生姜三五片，煎七分，食远温服（现代用法：水煎服）。

【**功用**】温补肝肾，行气止痛。

【**主治**】肝肾不足，寒滞肝脉证。睾丸冷痛，或小腹疼痛，疝气痛，畏寒喜暖，舌淡苔白，脉沉迟。

【**证治机理**】本证系由肝肾不足，寒客肝脉，气机郁滞所致。寒为阴邪，其性收引凝滞，若肝肾不足，寒易乘虚客之，使肝脉气机不畅，故见睾丸冷痛，或小腹疼痛，或疝气痛诸症。法当补肝肾，散寒凝，行气滞。

【**方解**】方中肉桂辛甘性热，温肾暖肝，祛寒止痛；小茴香味辛性温，暖肝散寒，理气止痛。二药合用，温肾暖肝散寒。当归辛甘性温，养血补肝；枸杞子味甘性平，补肝益肾，二药补肝肾之不足治其本；乌药、沉香辛温散寒，行气止痛，以去阴寒冷痛之标。茯苓甘淡渗湿健脾；生姜辛温散寒和胃，扶脾暖胃，顾护后天。综观全方，辛散甘温合法，纳行散于温补，肝肾兼顾，使下元虚寒得温，寒凝气滞得散，则睾丸冷痛、小腹疼痛、疝气痛诸症可愈。

【**运用**】本方为治疗肝肾不足、寒凝气滞之睾丸疝气或少腹疼痛的常用方。以睾丸疝气或小腹疼痛，畏寒喜暖，舌淡苔白，脉沉迟为辨证要点。

【**方论选录**】此治阴寒疝气之方。疝属肝病，而阴寒为虚，故用当归、枸杞以补真阴之虚，茯苓以泄经脏之滞，肉桂补火以镇浊阴，乌药利气而疏邪逆，小茴、沉香为疝家本药，生姜为

引，辛以散之，如寒甚者，吴萸、附子、干姜亦可加入。（徐镛《医学举要》）

【**方歌**】暖肝煎中杞茯归，茴沉乌药姜肉桂，

下焦虚寒疝气痛，温补肝肾此方推。

复习思考题

1. 如何理解理中丸主治中焦虚寒证，同时又治阳虚失血、小儿慢惊风、病后喜唾涎沫、霍乱和胸痹？理中丸服法中应领悟的要点是什么？

2. 小建中汤与桂枝汤组成相近，二者的配伍特点有何异同？

3. 四逆散、四逆汤和当归四逆汤均以"四逆"名方，其治法、组方及主治有何不同？

4. 仲景每以姜、附治厥逆属寒者，为何当归四逆汤中并无干姜、附子？

5. 黄芪桂枝五物汤中黄芪配伍桂枝的意义是什么？

6. 通过分析"辛甘酸温"合法，阐述当归四逆汤、黄芪桂枝五物汤、桂枝汤、小建中汤、黄芪建中汤、当归建中汤各方配伍用药之特点。

第七章

表里双解剂

凡以表里同治、内外分解等作用为主，用于治疗表里同病的方剂，统称为表里双解剂。

表里双解剂适用于表证未解，又见里证，或原有宿疾，复感表邪，出现表证与里证同时并见的证候。表里同病因表证与里证的不同而病变各异，主要可见表证兼里热、表证兼里寒、表证兼里实及表证兼里虚四种类型。表证兼里虚证已在解表剂中论及，故本章方剂分为解表清里剂、解表温里剂和解表攻里剂三类。

表里同病，若单用解表，则里邪不去；仅治其里，则外邪不解。唯有表里同治，内外分解，才可使病邪得以表里分消。正如汪昂《医方集解》所云："病在表者，宜汗宜散；病在里者，宜攻宜清。"至于表证未除，里证又急者，则当"和表里而兼治之"。因此，对于表证兼里热证，当用解表药配伍清热药；表证兼里寒证，当用解表药配伍温里药；表证兼里实证，当用解表药配伍泻下药。

表里双解剂之使用，首先是有邪气在表，而里证又急之证候；其次，要辨别表证与里证的寒、热、虚、实属性，并据表证与里证的轻重主次，权衡表药与里药之配伍比例，以免太过或不及之弊。

第一节 解表清里剂

解表清里剂，适用于表邪未解，里热已炽之证。代表方如葛根黄芩黄连汤等。

葛根黄芩黄连汤
《伤寒论》

【组成】葛根半斤（15g） 甘草炙，二两（6g） 黄芩三两（9g） 黄连三两（9g）

【用法】上四味，以水八升，先煮葛根，减二升，纳诸药，煮取二升，去滓，分温再服（现代用法：水煎服）。

【功用】解表清里。

【主治】表证未解，邪热入里证。身热，下利臭秽，胸脘烦热，口干作渴，或喘而汗出，舌红苔黄，脉数或促。

【证治机理】外感表证，邪在太阳，法当解表，倘误用攻下，伤及正气，脾气不升，以致表邪内陷阳明而现"协热下利"。此时表邪未解，而里热已炽，表里俱热，故身热、胸脘烦热、口渴、舌红、苔黄、脉数；热邪内迫，清阳不升，大肠传化失司，故下利臭秽；肺与大肠相表里，阳明里热上蒸于肺，肺气不利则喘，外蒸于肌表则汗出。治当外解肌表之邪，内清胃肠之热。

【方解】方中重用葛根为君，甘辛而凉，主入阳明经，外解肌表之邪，内清阳明之热，又升发脾胃清阳而止泻升津，使表解里和，汪昂赞其"能升阳明清气，又为治泻圣药"。先煎葛根而后纳诸药，则"解肌之力优而清中之气锐"（《伤寒来苏集》）。臣以黄芩、黄连苦寒清热，厚肠止利。甘草甘缓和中，调和诸药，为佐使药。四药合用，辛凉升散与苦寒清降共施，以成清热升阳止利之法，外疏内清，表里同治，使表解里和，身热下利自愈。

【运用】本方为治疗表证未解，邪热入里，协热下利证之基础方。以身热下利，苔黄，脉数为辨证要点。

【鉴别】葛根芩连汤与白头翁汤、芍药汤均可治热利。但葛根芩连汤有表里双解之功，用治热利而兼太阳表证；白头翁汤有清热解毒、凉血止痢之效，用治热毒深陷血分之热痢；芍药汤侧重于清热燥湿、调和气血，主治湿热痢。

【方论选录】此足太阳、阳明药也。表证尚在，医反误下，邪入阳明之腑，其汗外越，气上奔则喘，下陷则利。故舍桂枝而用葛根，专治阳明之表，加芩、连以清里热，甘草以调胃气，不治利而利自止，不治喘而喘自止矣。又太阳表里两解之变法也。（江昂《医方集解·表里之剂》）

【方歌】葛根黄芩黄连汤，甘草四般治二阳，

　　　　解表清里兼和胃，喘汗自利保平康。

第二节　解表温里剂

解表温里剂，适用于外有表证，内有里寒之证。代表方如五积散等。

五积散
《仙授理伤续断秘方》

【组成】苍术　桔梗各二十两（各15g）　枳壳　陈皮各六两（各9g）　芍药　白芷　川芎　川归　甘草　肉桂　茯苓各三两（各5g）　半夏汤泡，三两（5g）　厚朴　干姜各四两（各6g）　麻黄去根、节，六两（6g）

【用法】上除枳壳、桂两件外，余细锉，用慢火炒令色变，摊冷，入枳、桂令匀。每服三钱（9g），水一盏，姜三片，煎至中盏热服（现代用法：上药为散，每服9g，生姜3片，水煎服；亦可作汤剂，水煎服）。

【功用】发表温里，顺气化痰，活血消积。

【主治】外感风寒，内伤生冷证。身热无汗，头痛身疼，项背拘急，胸满恶食，呕吐腹痛，以及妇女血气不和，心腹疼痛，月经不调。

【证治机理】本方证系寒、湿、气、血、痰五积所致。外感风寒，郁于肌表，腠理闭塞，故见发热恶寒、无汗、头痛身疼、项背拘急等表实证。内伤生冷，或宿有积冷，中阳受损，脾胃运化失常，停湿生痰，阻滞气机，气血不和，故胸满恶食、呕吐腹痛。妇人以血为本，寒凝气滞，气血不和，可见月经不调、心腹疼痛。寒为五积之始，故治疗应以表散外寒、温化里寒为主，兼以行气活血、祛湿化痰。

【方解】方中重用苍术，既解表又燥湿，配厚朴，合陈皮、甘草，法取平胃散，功擅苦温燥湿、健脾助运，以祛湿积；陈皮、半夏、茯苓、甘草相伍，法取二陈汤，行气燥湿化痰，以消痰

积；麻黄、白芷辛温发汗解表以散外寒，干姜、肉桂辛热温里以祛内寒，合而用之，以散寒积；当归、芍药、川芎活血化瘀止痛，以化血积；桔梗、枳壳升降气机，与厚朴、陈皮为伍，以行气积，并可助化痰除湿；炙甘草健脾和中，调和药性。诸药合用，消温汗补四法并用，共收表里同治、散寒温里、气血痰湿并行之功，使脾运复健，气机通畅，痰消湿化，血脉调和，诸症得解。

本方能温里散寒，行气活血，故对妇女血气不调、寒凝气滞所致的心腹疼痛、月经不调等亦可治之。

【运用】本方为治疗外感风寒，内伤生冷所致寒、湿、气、血、痰五积证之代表方。以身热无汗，胸腹胀满或疼痛，苔白腻，脉沉迟为辨证要点。

【方论选录】此阴阳表里通用之剂也。麻黄、桂枝所以解表散寒，甘草、芍药所以和中止痛，苍术、厚朴平胃土而祛湿，陈皮、半夏行逆气而除痰，芎、归、姜、芷入血分而祛寒湿，枳壳、桔梗利胸膈而清寒热，茯苓泻热利水、宁心益脾。所以为解表温中除湿之剂，去痰消痞调经之方也。一方统治多病，惟活法者变而通之。（汪昂《医方集解·表里之剂》）

【方歌】五积散治五般积，麻黄苍芷归芍芎，
　　　　枳桔桂苓干姜朴，陈皮半夏草姜充，
　　　　除桂枳陈余略炒，熟料尤增温散功，
　　　　温中解表祛寒湿，散痞调经用各充。

第三节　解表攻里剂

解表攻里剂，适用于外有表邪，里有实积之证。代表方如大柴胡汤、防风通圣散等。

大柴胡汤
《金匮要略》

【组成】柴胡半斤（24g）　黄芩三两（9g）　芍药三两（9g）　半夏洗，半升（9g）　枳实炙，四枚（9g）　大黄二两（6g）　大枣十二枚（4枚）　生姜五两（15g）

【用法】上八味，以水一斗二升，煮取六升，去滓，再煎，温服一升，日三服（现代用法：水煎服）。

【功用】和解少阳，内泻热结。

【主治】少阳阳明合病。往来寒热，胸胁苦满，呕不止，郁郁微烦，心下痞硬，或心下急痛，大便不解或协热下利，舌苔黄，脉弦数有力。

【证治机理】本方所治少阳与阳明合病，乃因少阳之邪内传阳明，化热成实而致。少阳病未解，故见往来寒热、胸胁苦满；邪入阳明，化热成实，气机被阻，腑气不通，故见心下痞硬，或心下急痛、大便不解、苔黄；里热较甚，以致郁郁微烦；胆热犯胃，加之阳明热结，胃气上逆更甚，故由少阳证之"喜呕"进而成"呕不止"。若阳明积热下迫，大肠传导失司，又可见协热下利。邪踞少阳，阳明热结，正盛邪实，故脉弦数有力。此少阳与阳明合病，亦为表里同病。伤寒少阳证治当和解，禁用下法，但兼阳明腑实，则又当下。如《医方集解·表里之剂》所云："少阳故不可下，然兼阳明腑证则当下。"故治当和解少阳为主，辅以内泻阳明热结。

【方解】本方以和解少阳的小柴胡汤与轻下阳明热结的小承气汤合方加减而成。少阳之邪气未解，故取柴胡与黄芩相伍，和解清热，以解少阳之邪。柴胡善疏少阳之邪，黄芩清泄少阳郁

热。里实已成，大黄配枳实，泻热通腑，行气破结，内泻阳明热结。芍药缓急止痛，与大黄相配可治腹中实痛，合枳实能调和气血，以除心下满痛；半夏和胃降逆，辛开散结；配伍大量生姜，既增止呕之功，又解半夏之毒。大枣和中益气，与生姜相配，调脾胃、和营卫，并调和诸药。诸药相伍，和下并用，主以和解少阳，辅以内泻热结，佐以缓急降逆，使少阳与阳明之邪得以分解。

【运用】本方为治疗少阳阳明合病之代表方。以往来寒热，胸胁苦满，心下满痛，呕吐，便秘，苔黄，脉弦数为辨证要点。

【附方】**厚朴七物汤**（《金匮要略》）厚朴半斤（15g）甘草 大黄各三两（各9g）大枣擘，十枚（4枚）枳实五枚（9g）桂枝二两（6g）生姜五两（12g）上七味，以水一斗，煮取四升，温服八合，日三服。功用：解肌发表，行气通便。主治：外感表证未罢，里实已成。腹满发热，大便不通，脉浮而数。

【鉴别】大柴胡汤与厚朴七物汤均为和解攻里之方。但大柴胡汤主治少阳与阳明合病而以少阳证为主者，故法取小柴胡汤之义以和解少阳之邪重，法取小承气汤之义以泻下阳明之邪轻。而厚朴七物汤则治太阳与阳明合病而以阳明证为重者，故重用厚朴，配伍枳实以行气除满，大黄泻热通便，取厚朴三物汤之义以攻下阳明热结；轻用桂枝，佐以生姜、大枣、甘草以解肌散寒，调和营卫，共成发表攻里之剂。

大柴胡汤与小柴胡汤均有柴胡、黄芩、半夏、生姜、大枣，具和解少阳之功。小柴胡汤专治少阳病，大柴胡汤则治少阳阳明合病。但大柴胡汤症见呕不止，故加量生姜以增强止呕之力，且生姜协柴胡尚有散邪之功。大柴胡汤中减去小柴胡汤之人参、甘草，乃因少阳之邪渐次传里，阳明实热已结，且见"呕不止"，故不用人参、甘草，以减甘壅致满之弊；加大黄、枳实，意在泻热除结以轻下阳明之实，伍芍药旨在加强缓急止痛之功。

【方论选录】柴胡证在，又复有里，故立少阳两解法也。以小柴胡汤加枳实、芍药者，仍解其外以和其内也。去参、草者，以里不虚。少加大黄，以泻结热。倍生姜者，因呕不止也。斯方也，柴胡得生姜之倍，解半表之功捷，枳、芍得大黄之少，攻半里之效徐，虽云下之，亦下中之和剂也。（吴谦《医宗金鉴·删补名医方论》）

【医案举例】羽流蒋尊病，其初心烦喜呕，往来寒热。医初以小柴胡汤与之，不除。予诊之脉，脉洪大而实，热结在里，小柴胡安能除也？仲景云伤寒十余日，热结在里，复往来寒热者，与大柴胡。二服而病除。（《许叔微医案集按·伤寒九十论医案》）

【方歌】大柴胡汤用大黄，枳实芩夏白芍将，
　　　　煎加姜枣表兼里，妙法内攻并外攘。

防风通圣散
《黄帝素问宣明论方》

【组成】防风 川芎 当归 芍药 大黄 薄荷叶 麻黄 连翘 芒硝各半两（各6g）石膏 黄芩 桔梗各一两（各12g）滑石三两（20g）甘草二两（10g）荆芥 白术 栀子各一分（各3g）

【用法】上为末，每服二钱（6g），水一大盏，生姜三片，煎至六分，温服（现代用法：作水丸，每服6g，加生姜3片，煎汤送服，日2次；亦可作汤剂，水煎服）。

【功用】疏风解表，泻热通便。

【主治】风热壅盛，表里俱实证。憎寒壮热，头目昏眩，目赤睛痛，口苦而干，咽喉不利，

胸膈痞闷，咳呕喘满，涕唾稠黏，大便秘结，小便赤涩，舌苔黄腻，脉数有力。并治疮疡肿毒，肠风痔漏，鼻赤，瘾疹等。

【证治机理】本方为外感风邪，内有蕴热，表里俱实之证而设。风热之邪在表，正邪相争，以致憎寒壮热；风热上攻，则头目昏眩、目赤睛痛、咽喉不利；内有蕴热，肺胃受邪，故见胸膈痞闷、咳呕喘满、涕唾稠黏、口苦口干、便秘溲赤、舌苔黄腻、脉数有力。至于疮疡肿毒、肠风痔漏、鼻赤、瘾疹等证，亦为风热壅盛、气血怫郁所致。治当疏风散热以解表邪，泻热攻下以除里实。

【方解】方中麻黄、防风、荆芥、薄荷发汗散邪，疏风解表，使表邪从汗而解。黄芩、石膏清泄肺胃；连翘、桔梗清宣上焦，解毒利咽。栀子、滑石清热利湿，引热自小便出；芒硝、大黄泻热通腑，使结热从大便出，四药相伍，使里热从二便分消。火热之邪，易灼血耗气，汗下并用，亦易伤正，故用当归、芍药、川芎养血和血，白术、甘草健脾和中，并兼制苦寒之品以免伤胃。煎加生姜和胃助运。诸药配伍，汗下清利合法，使发汗不伤表，清下不伤里，兼以养血益气扶正，共奏疏风解表、泻热通便之功。正如《王旭高医书六种·退思集类方歌注》所云："此为表里、气血、三焦通治之剂。""汗不伤表，下不伤里，名曰通圣，极言其用之效耳。"

【运用】本方为治疗风热壅盛、表里俱实证之代表方。以憎寒壮热，口苦咽干，二便秘涩，苔黄，脉数为辨证要点。因其有汗、下之功，故虚人及孕妇当慎用。

【方论选录】此足太阳、阳明表里血气药也。防风、荆芥、薄荷、麻黄轻浮升散，解表散寒，使风热从汗出而散之于上。大黄、芒硝破结通幽；栀子、滑石降火利水，使风热从便出而泄之于下。风淫于内，肺胃受邪，桔梗、石膏清肺泻胃；风之为患，肝木受之，川芎、归、芍和血补肝。黄芩清中上之火，连翘散气聚血凝，甘草缓峻而和中（重用甘草、滑石，亦犹六一利水泻火之意），白术健脾而燥湿。上下分消，表里交治，而能散泻之中，犹寓温养之意，所以汗不伤表，下不伤里也。（汪昂《医方集解·表里之剂》）

【方歌】防风通圣大黄硝，荆芥麻黄栀芍翘，
　　　　甘桔芎归膏滑石，薄荷芩术力偏饶，
　　　　表里交攻阳热盛，外科疡毒总能消。

疏凿饮子
《济生方》

【组成】泽泻（12g）　赤小豆炒（15g）　商陆（6g）　羌活去芦（9g）　大腹皮（15g）　椒目（9g）　木通（12g）　秦艽去芦（9g）　槟榔（9g）　茯苓皮（15g）各等分

【用法】上㕮咀，每服四钱（12g），水一盏半，生姜五片，煎至七分，去滓，温服，不拘时候（现代用法：水煎服）。

【功用】泻下逐水，疏风消肿。

【主治】阳水。遍身水肿，喘呼气急，烦躁口渴，二便不利，脉沉实。

【证治机理】本方所治为水湿壅盛、泛溢上下、表里的阳水实证。水湿壅盛，泛溢肌肤，故遍身浮肿；水迫于肺，肺气逆而不降，故喘呼气急；水壅于里，三焦气机闭阻，腑气不通，故见二便不利；水壅气结，津液不布，故口渴；邪盛气实，故脉象沉实。遵《素问·汤液醪醴论》"去菀陈莝……开鬼门，洁净府"，《金匮要略》"诸有水者，腰以下肿，当利小便；腰以上肿，当发汗乃愈"等法，治宜疏风发表、泻下逐水，使水湿之邪从上下、表里分消。

【方解】方中商陆苦寒有毒，其性下行，专于行水，可通利二便。茯苓皮、泽泻、木通、椒目、赤小豆通利小便，渗利在里之水湿，如此配伍，则导在里之水湿从二便而出。羌活、秦艽、生姜疏风发表，开泄腠理，使在表之水湿从肌肤而散；水壅气结，故以大腹皮、槟榔下气行水，使气化则湿亦化。诸药合用，下、消、汗三法相伍，使内外分消，表里同治，犹如大禹治水，疏江凿河，以利水势，故有"疏凿"之名。

【运用】本方治疗水湿壅盛，表里俱病之阳水实证。以遍身水肿，气喘口渴，二便不利，脉沉实为辨证要点。

【方论选录】此足太阳、手足太阴药也。外而一身尽肿，内而口渴便秘，是上下表里俱病也。羌活、秦艽解表疏风，使湿以风胜，邪由汗出，而升之于上；腹皮、苓皮、姜皮辛散淡渗，所以行水于皮肤；商陆、槟榔、椒目、赤豆去胀攻坚，所以行水于腹里；木通泻心肺之水，达于小肠；泽泻泻脾肾之水，通于膀胱。上下内外分消其热，亦犹神禹疏江凿河之意也。（汪昂《医方集解·利湿之剂》）

【方歌】疏凿槟榔及商陆，苓皮大腹同椒目，
　　　　赤豆尤羌泻木通，煎益姜皮阳水服。

复习思考题

1. 葛根黄芩黄连汤、白头翁汤、芍药汤均能治热利，其配伍特点有何不同？如何区别应用？
2. 五积散为何重用苍术？
3. 大柴胡汤与小柴胡汤均治少阳证，为何大柴胡汤不用人参、甘草，而加重生姜用量？
4. 如何理解防风通圣散集"四法"于一方？其配伍特点是什么？
5. 结合组方用药配伍阐释疏凿饮子之"疏凿"的含义。

第八章

补益剂

扫一扫，查阅本章数字资源，含 PPT、音视频、图片等

凡以补养人体气、血、阴、阳等作用为主，用于治疗各种虚损病证的方剂，统称为补益剂。本类方剂是根据"虚则补之""损者益之"，以及"形不足者，温之以气；精不足者，补之以味"的理论立法，属于"八法"中的"补法"。

虚损病证的形成，或由先天禀赋不足，或由后天调养失宜所致。临床常见的虚证有气虚、血虚、气血两虚、阴虚、阳虚、阴阳两虚等，故补益剂亦分为补气剂、补血剂、气血双补剂、补阴剂、补阳剂、阴阳并补剂六类。

虚证的治法，通常是气虚者补气，血虚者补血，阴虚者补阴，阳虚者补阳。但气与血相互为用，互相依存，气为血之帅，血为气之母。因此，气虚较重者又应适当补血，使气有所归；血虚较重者，亦应适当补气，使气旺血生，《医方考》云"有形之血不能自生，生于无形之气故也"。阴阳亦然，二者互为其根，无阴则阳无以生，无阳则阴无以化。故在补阴方中常佐以温阳之品，补阳方中每配补阴之味。此即张景岳所云"善补阳者，必于阴中求阳，则阳得阴助而生化无穷；善补阴者，必于阳中求阴，则阴得阳升而泉源不竭"（《类经》）。至于五脏之虚，亦以直接补其虚脏为常法。《难经·十四难》云"损其肺者，益其气""损其肾者，益其精"。然五脏之间有其相生之规律，除直接补其虚脏外，亦可采取"虚则补其母"（《难经·六十九难》）的治疗方法。如肺气虚补益脾土，即培土生金法；肝阴虚补益肾水，即滋水涵木法等。

人体气血以流通为顺，虚损病人往往气血运行不畅，且补益之药，多有壅滞之弊，故补益剂中，常少佐行气活血之品，以使其补而不滞。

应用补益剂，首先明辨其原则应为但虚无邪，或以虚为主者，勿犯补虚留寇之戒。其次应注意辨别虚实之真假。张介宾云："至虚之病，反见盛势；大实之病，反有羸状。"真虚假实，误用攻伐，必致虚者更虚；真实假虚，误用补益，必使实者更实。再者，因补益剂多为甘温壅气或滋腻之品，易碍胃气，且需多服久服，故在应用时须注意脾胃功能，必要时宜酌加健脾和胃、消食化滞之品，以资运化。

第一节 补气剂

补气剂，适用于肺脾气虚之证。代表方如四君子汤、参苓白术散、补中益气汤等。

四君子汤
《太平惠民和剂局方》

【组成】人参去芦　白术　茯苓去皮（各9g）　甘草炙（6g），各等分。

【用法】上为细末，每服二钱，水一盏，煎至七分，通口服，不拘时候；入盐少许，白汤点亦得（现代用法：水煎服）。

【功用】益气健脾。

【主治】脾胃气虚证。面色萎白，语声低微，气短乏力，食少便溏，舌淡苔白，脉虚缓。

【证治机理】本证乃由禀赋不足，或由饮食劳倦，损伤脾胃之气，使其受纳与运化无力所致。《灵枢·营卫生会篇》谓"人受气于谷，谷入于胃，以传与肺，五脏六腑皆以受气"，故云脾胃为后天之本，气血生化之源。脾胃气虚，气血生化不足，气血不能上荣于面，故面色萎白；脾为肺之母，脾气虚则肺气亦虚，故语声低微、气短；脾主肌肉，脾胃气虚，四肢肌肉失养，故乏力；脾主运化，胃主受纳，胃气虚弱，则纳差食少；脾运不健，湿浊内生，则大便溏薄；舌淡苔白，脉虚缓，均为脾胃气虚之象。正如《医方考》所说："夫面色萎白，则望之而知其气虚矣；言语轻微，则闻之而知其气虚矣；四肢无力，则问之而知其气虚矣；脉来虚弱，则切之而知其气虚矣。"其治当补益脾胃之气，脾胃健旺，则诸症除矣。

【方解】方中人参甘温，能大补脾胃之气，故为君药。臣以白术健脾燥湿，与人参相须，益气补脾之力更强。脾喜燥恶湿，喜运恶滞，故又以茯苓健脾渗湿，合白术互增健脾祛湿之功，为佐助。炙甘草益气和中，既可加强人参、白术益气补中之功，又能调和诸药，故为佐使。四药相伍，重在健补脾胃之气，兼司运化之职，温而不燥，补中兼渗，为平补脾胃之良方。

【运用】本方为补气之基础方。以气短乏力，面色萎白，食少便溏，舌淡苔白，脉虚缓为辨证要点。据脾为后天之本，气血生化之源，大凡肺脾气虚证，以及气血不足之证，均可以此方随症加减。原方在运用时有汤、散两种剂型，原书所载本方的用法"入盐少许，白汤点亦得"是指散剂的服法。

《圣济总录》载本方四药，茯苓为赤茯苓，无用量，名为"白术汤"，主治"水气渴，腹胁胀满"。《太平惠民和剂局方》收录本方，名为"四君子汤"，主治"荣卫气虚，脏腑怯弱，心腹胀满，全不思食，肠鸣泄泻，呕哕吐逆"，始明确本方治疗脾胃虚弱之证，云其有"温和脾胃，进益饮食，辟寒邪瘴雾气"之功，犹如宽厚平和之君子，故有"四君子汤"之名。

【附方】

1. 异功散（《小儿药证直诀》）人参切，去顶　茯苓去皮　白术　陈皮锉　甘草炒，各等分（各6g）。上为细末，每服二钱，水一盏，加生姜五片，大枣两个，同煎至七分，食前温服，量多少与之。功用：益气健脾，行气化滞。主治：脾胃气虚兼气滞证。症见食欲不振，大便溏薄，胸脘痞闷不舒，或呕吐、泄泻等。

2. 六君子汤（《医学正传》）陈皮一钱（3g）　半夏一钱五分（4.5g）　茯苓一钱（3g）　甘草一钱（3g）　人参一钱（3g）　白术一钱五分（4.5g）　上切细，作一服。加大枣二枚，生姜三片，新汲水煎服。功用：益气健脾，燥湿化痰。主治：脾胃气虚兼痰湿证。症见面色萎白，语声低微，气短乏力，食少便溏，恶心呕吐，胸脘痞闷或咳嗽痰多稀白等，舌淡苔白腻，脉虚。

3. 香砂六君子汤（《古今名医方论》）人参一钱（3g）　白术二钱（6g）　茯苓二钱（6g）　甘草七分（2g）　陈皮八分（2.5g）　半夏一钱（3g）　砂仁八分（2.5g）　木香七分（2g）　上加生姜二钱（6g），水煎服。功用：益气化痰，行气温中。主治：脾胃气虚，痰阻气滞证。症见呕吐痞闷，不思饮食，脘腹胀痛，消瘦倦怠，或气虚肿满等。

【鉴别】四君子汤与理中丸均用人参、白术、炙甘草补益脾胃之气。但理中丸以干姜配人参为主，既补脾胃之虚，又温中祛寒，主治脾胃虚寒证；四君子汤则以人参配白术为主，重在健补脾胃之气，兼助运化，主治脾胃气虚之证。

异功散、六君子汤、香砂六君子汤均由四君子汤加味而成，属治疗脾胃气虚之剂。异功散加入陈皮，益气健脾，辅以理气和胃，适用于脾胃气虚兼气滞证；六君子汤加入陈皮、半夏，又有燥湿化痰之功，适用于脾胃气虚兼痰湿证；香砂六君子汤加入陈皮、半夏、木香、砂仁，除益气化痰外，又能行气散寒止痛，适用于脾胃气虚、痰阻气滞、脘腹胀痛之证。

【方论选录】四君子汤用白术、人参、茯苓、甘草者，白术则健脾燥湿，人参则补肺扶脾，茯苓则降气渗湿，甘草则补胃和中，譬如宽厚和平之君子，而不为奸险卒暴之行也。《和剂》云等分，愚以为药之君臣，剂之大小，又人之所处何如也。（方广《丹溪心法附余》卷十九）

胃气为生人之本，参、术、苓、草从容和缓，补中宫土气，达于上下四旁，而五脏六腑皆以受气，故一切虚证皆以此方为主。若加陈皮，则有行滞进食之效；再加半夏，即有除痰宽胀之功；再加木香、砂仁，则行气之药多于补守，凡肿满、痰饮、结聚等症，无不速除，此犹人所易知也。而为数方之主，则功在人参。人皆曰人参补气补阳，温药藉之以尽其力量，而余则曰人参补阴养液，燥药得之则臻于和平。（陈念祖《时方歌括》卷上）

【医案举例】一小儿饮食停滞，服消导之剂。曰：此脾胃气虚，不能克化也，法当调补为善，若数用克伐之剂，脾气益伤，饮食愈停矣。已而腹内又结一块，寒热潮热，食少作渴，大便不实，用四君子汤，饮食渐增。又用补中益气汤而愈。（《续名医类案》卷二十八）

中气虚寒，得冷则泻，而又火生齿龈。古人所谓胸中聚集之残火，腹内久积之沉寒也。此当温补中气，脾土厚则火自敛，四君子汤加益智仁、干姜。（《静香楼医案》）

【方歌】四君子汤中和义，参术茯苓甘草比，
　　　　益以夏陈名六君，祛痰补气阳虚饵，
　　　　除却半夏名异功，或加香砂胃寒使。

参苓白术散
《太平惠民和剂局方》

【组成】莲子肉去皮，一斤（9g）　薏苡仁一斤（9g）　缩砂仁一斤（6g）　桔梗炒令深黄色，一斤（6g）白扁豆姜汁浸，去皮，微炒，一斤半（12g）　白茯苓二斤（15g）　人参去芦，二斤（15g）　甘草炒，二斤（10g）　白术二斤（15g）　山药二斤（15g）

【用法】上为细末。每服二钱（6g），枣汤调下。小儿量岁数加减（现代用法：散剂，每服6～10g，大枣煎汤送服；亦可作汤剂，加大枣3枚，水煎服）。

【功用】益气健脾，渗湿止泻。

【主治】脾虚湿盛证。饮食不化，胸脘痞闷，肠鸣泄泻，四肢乏力，形体消瘦，面色萎黄，舌淡苔白腻，脉虚缓。亦可用治肺脾气虚，痰湿咳嗽。

【证治机理】本证乃由脾胃虚弱，运化失司，湿浊内停所致。脾主运化，胃主受纳，脾胃虚弱，纳运乏力，故饮食不化；脾主运化水湿，脾虚水湿不运，阻滞中焦，气机不畅，则胸脘痞闷，下迫大肠，则肠鸣泄泻；脾主肌肉，脾虚肌肉乏养，故四肢无力，形体消瘦，面色萎黄；舌

淡，苔白腻，脉虚缓，为脾虚湿盛之征。治当益气健脾，渗湿止泻。另本方亦可用于肺脾气虚之湿痰咳嗽，乃取培土生金之法。

【方解】全方以益气健脾的四君子汤为基础，人参、白术、茯苓、炒甘草补益脾胃之气，又祛湿助运。配山药、莲子肉既助健脾益气，又涩肠止泻。伍白扁豆、薏苡仁化湿、渗湿以助健脾运湿。加砂仁芳香醒脾，行气和胃，既助除湿之力，又畅达气机；桔梗宣开肺气，通利水道以利止泻，并能载药上行，以益肺气而成"培土生金"之功。炒甘草健脾和中，调和药性。诸药相合，主以甘温补脾，纳芳化渗湿以助运止泻，引药入肺以培土生金，补中兼行，补而不滞。

《古今医鉴》所载参苓白术散，较本方多陈皮一味，适用于脾胃气虚兼有湿阻气滞者。

【运用】本方为健脾渗湿止泻之常用方。以气短乏力，肠鸣泄泻，舌淡苔腻，脉虚缓为辨证要点。原方制为散剂，以增渗湿、涩肠之功。枣汤调下，以增补脾和胃之效。用治肺脾气虚，痰湿咳嗽，则以咳嗽痰多色白，神疲乏力，纳差便溏，舌淡苔腻，脉细弱为辨证要点。

【附方】

1. 七味白术散（《小儿药证直诀》，原名白术散） 人参二钱五分（7g） 白茯苓五钱（15g） 白术五钱（15g） 藿香叶五钱（15g） 木香二钱（6g） 甘草一钱（3g） 葛根五钱，渴者加至一两（15～30g） 上药为粗末。每服三钱，水煎服。功用：健脾止泻。主治：脾胃久虚，呕吐泄泻，频作不止，津液枯竭，口渴烦躁，但欲饮水，乳食不进，羸瘦困劣。

2. 资生丸（《证治准绳·类方》卷五引缪仲淳方） 白术米泔水浸，用山黄土拌蒸九次，晒九次，去土，切片焙干，三两（90g） 人参去芦，人乳浸透，饭锅上蒸熟，三两（90g） 白茯苓去粗皮，水飞去筋膜，人乳拌，饭锅上蒸，晒干，一两五钱（45g） 橘红 山楂肉蒸 神曲炒，各二两（各60g） 川黄连姜汁炒 白豆蔻仁微炒 泽泻去毛，炒，各三钱半（各10.5g） 桔梗米泔浸，炒 真藿香洗 甘草蜜炙，去皮，各五钱（各15g） 白扁豆炒，去壳 莲肉去心，各一两（各30g） 薏苡仁淘净，炒，三两（90g） 干山药炒 麦芽面炒 芡实净肉炒，各一两五钱（各45g） 末之，炼蜜丸，每丸二钱重。每服一丸，醉饱后二丸，细嚼，淡姜汤下。功用：健脾开胃，消食止泻，调和脏腑，滋养荣卫。主治：脾胃虚弱，食不运化，脘腹胀满，面黄肌瘦，大便溏泄。

【鉴别】参苓白术散、七味白术散、资生丸皆取四君子汤益气健脾之义，治疗脾气虚弱之证。参苓白术散是由四君子汤加山药、莲子肉、白扁豆、薏苡仁、砂仁、桔梗制成的散剂，其健脾渗湿止泻力强，适用于脾虚湿盛的泄泻，并可培土生金而益肺；七味白术散是由四君子汤配藿香、葛根而成，健脾渗湿力逊，但有升清、止渴之功，且兼解表之效，故宜治脾虚久泻、津伤口渴者，亦可用于兼外感者；资生丸是参苓白术散去砂仁，加芡实、白豆蔻、泽泻、山楂、神曲、麦芽、黄连、藿香、橘红而成，可开胃消食，适用于脾胃虚弱，纳少腹胀，面黄肌瘦，大便溏泄者。

【方论选录】脾胃两虚，不能健运胜湿，而输纳无权，故食少体倦，吐泻不止焉。人参扶元补胃，白术燥湿健脾，山药补脾益阴，莲肉清心醒脾，扁豆健脾和胃气，米仁健脾渗湿热，炙草缓中，桔梗清肺，茯苓渗湿以和脾胃也。为散米饮煎服，使湿化气调，则脾胃壮盛而体强食进，何吐泻之不止哉？此健脾强胃之剂，为土虚不能胜湿吐泻之专方。（徐大椿《医略六书》卷十八）

【医案举例】一妇经行，必泻三日然后行。诊其脉皆濡弱，曰：此脾虚也。脾属血，属湿，经水将动，脾血已先流注血海，然后下流为经。脾血既亏，则虚而不能运行其湿。令作参苓白术散，每服二钱，一日米饮调下二三次。月余，经行不泻矣。（《古今医案》卷九）

【方歌】参苓白术扁豆陈，山药甘莲砂薏仁，
　　　桔梗上浮兼保肺，枣汤调服益脾神。

补中益气汤
《内外伤辨惑论》

【组成】黄芪五分，病甚、劳役、热甚者一钱（18g）　甘草炙，五分（9g）　人参去芦，三分（6g）　当归酒焙干或晒干，二分（3g）　橘皮不去白，二分或三分（6g）　升麻二分或三分（6g）　柴胡二分或三分（6g）　白术三分（9g）

【用法】上㕮咀，都作一服，水二盏，煎至一盏，去滓，食远稍热服（现代用法：水煎服）。

【功用】补中益气，升阳举陷。

【主治】

1. 脾胃气虚证。饮食减少，体倦肢软，少气懒言，面色萎黄，大便稀薄，脉虚软。

2. 气虚下陷证。脱肛、子宫脱垂、久泻、久痢、崩漏等，伴气短乏力，舌淡，脉虚。

3. 气虚发热证。身热自汗，渴喜热饮，气短乏力，舌淡，脉虚大无力。

【证治机理】本方是李杲为治气虚发热而立，谓其证乃由"脾胃气虚，则下流于肾肝，阴火得以乘其土位。故脾胃之证，始得之则气高而喘，身热而烦，其脉洪大而头痛，或渴不止，其皮肤不任风寒，而生寒热。盖阴火上冲，则气高而喘，身烦热，为头痛，为渴，而脉洪大……皆脾胃之气不足所致也"。（《内外伤辨惑论》卷中）即病由饥饱劳役，损伤脾胃，中气虚馁，升降失常，清阳下陷，阴火则上乘土位，泛溢肌腠，故而发热。其热为劳役内伤所致，故李氏明确指出："惟当以辛甘温之剂，补其中而升其阳，甘寒以泻其火则愈。"至于脾胃气虚证、气虚下陷证，亦皆由饮食劳倦、损伤脾胃所致。所治之脾胃气虚证，当与四君子汤证同类，惟其虚之更甚。脾胃气虚，中气下陷，升举无力，则可见脱肛、子宫下垂及久泄、久痢等症。是方治证虽分三端，然脾气大虚之机属异中之同，故补中益气汤补益中气，乃取法之本，所谓"虚则补之"之法。中气下陷者，理当升阳举陷，所谓"陷者升之"之法；气虚发热者，当尊东垣独创"甘温除热"之法。

【方解】本方重用黄芪为君，其性甘温，入脾、肺经，而补中气，固表气，且升阳举陷。臣以人参，大补元气；炙甘草补脾和中。君臣相伍，如《医宗金鉴》谓"黄芪补表气，人参补里气，炙草补中气"，可大补一身之气。李杲称此三味为"除湿热、烦热之圣药也"。佐以白术补气健脾，助脾运化，以资气血生化之源。其气既虚，营血易亏，故佐用当归以补养营血，且"血为气之宅"，可使所补之气有所依附；陈皮理气和胃，使诸药补而不滞。更加少量升麻、柴胡，升阳举陷，助益气之品升提下陷之中气。正如李杲所说"胃中清气在下，必加升麻、柴胡以引之，引黄芪、人参、甘草甘温之气味上升"（《内外伤辨惑论》卷中），且二药又为"脾胃引经最要药也"（《本草纲目》），故为佐使。炙甘草调和诸药，亦为使药。诸药合用，既补益中焦脾胃之气，又升提下陷之中气，补中有升，以补为主。且全方多为甘温之品而用治气虚发热证，即所谓"甘温除大热"之法。

【运用】本方体现"甘温除热"法，为治疗气虚发热证及气虚下陷证之代表方，也是治疗脾胃气虚证的常用方。以长期发热或中气下陷为辨证要点，并伴少气乏力、面色㿠白、舌淡、脉虚软无力。本方所治之气虚发热，乃由中气既虚，清阳下陷，郁遏不运，阴火上乘所为。故其热有病程较长、或发有休时、手心热甚于手背、劳则加重等特点，且必兼见中气不足之症。此证应与外感及实火发热者详加辨析。

【附方】

1. 举元煎（《景岳全书》）　人参　黄芪炙，各三五钱（各9～15g）　炙甘草一二钱（3～6g）　升麻炒用，五七分（2～3g）　白术炒，一二钱（3～6g）　水一盅半，煎七八分，温服。功用：补气固脱，升提摄血。主治：气虚下陷，血崩血脱，亡阳垂危等证。

2. 升陷汤（《医学衷中参西录》）　生黄芪六钱（18g）　知母三钱（9g）　柴胡一钱五分（4.5g）　桔梗一钱五分（4.5g）　升麻一钱（3g）　水煎服。功用：益气升陷。主治：胸中大气下陷证。症见气短不足以息，或努力呼吸，有似乎喘，或气息将停，危在顷刻，脉沉迟微弱，关前尤甚，或六脉不全，或叁伍不调。

3. 升阳益胃汤（《内外伤辨惑论》）　黄芪二两（30g）　半夏汤洗　人参去芦　甘草炙，各一两（各15g）　独活　防风　白芍药　羌活各五钱（各9g）　橘皮四钱（6g）　茯苓　柴胡　泽泻　白术各三钱（各5g）　黄连一钱（1.5g）　上㕮咀，每服三钱至五钱，加生姜五片，大枣二枚，用水三盏，煎至一盏，去滓，早饭后温服。功用：益气升阳，清热除湿。主治：脾胃气虚，湿热内停证。症见怠惰嗜卧，四肢不收，肢体重痛，口苦舌干，饮食无味，食不消化，大便不调，小便赤涩。

4. 保元汤（《博爱心鉴》）　黄芪三钱（9g）　人参一钱（3g）　炙甘草一钱（3g）　肉桂五分（1.5g）（原著本方无用量，今据《景岳全书》补）　上加生姜一片，水煎，不拘时服。功用：益气温阳。主治：虚损劳怯，元气不足证。症见倦怠乏力，少气畏寒，以及小儿痘疮，阳虚顶陷，不能发起灌浆者。

5. 益气聪明汤（《东垣试效方》）　黄芪半两（30g）　甘草半两（10g）　芍药一钱（15g）　黄柏酒制，锉，炒黄一钱（10g）　人参半两（10g）　升麻三钱（10g）　葛根三钱（15g）　蔓荆子一钱半（10g）　上㕮咀。每服三钱，水二盏，煎至一盏，去滓温服，临卧近五更再煎服之。功用：益气升阳，聪耳明目。主治：饮食不节，劳役形体，脾胃不足，得内障，耳鸣或多年目暗，视物不能。

【鉴别】举元煎、升陷汤、升阳益胃汤、保元汤、益气聪明汤和补中益气汤组方立意相似，同为补气升阳剂，多以黄芪、人参、甘草等益气健脾药配伍升阳药，用于治疗脾胃气虚、清阳不升或中气下陷之证。举元煎重用参、芪补气固脱，辅以升麻升阳，重在补气摄血，适用于气虚下陷、血失统摄之血崩、血脱证；升陷汤惟重用黄芪一味补气之品，配伍升、柴以升阳举陷，又以桔梗载药上行，主治胸中大气下陷证，以气短不足以吸、脉沉迟微弱为主症；升阳益胃汤配伍柴胡、防风、羌活、独活升举清阳，又祛风除湿，半夏、陈皮、茯苓、泽泻、黄连祛湿清热，适用于脾胃气虚，清阳不升，湿热内壅，湿邪流注于四肢之证，以怠惰嗜卧、四肢不收、肢体重痛、口干口苦为主症；保元汤配伍肉桂，重在益气而温阳，主治虚损劳怯，元气不足证，以倦怠乏力、少气畏寒，以及小儿痘疮、阳虚顶陷、不能发起灌浆为主症；益气聪明汤配伍葛根、升麻、蔓荆子升举清阳，清利头目；白芍敛阴养肝，黄柏泻火坚阴，适用于脾胃气虚，清阳不升，清窍失养之证，多以耳鸣耳聋或多年目暗、视物不能为主症。

【方论选录】

夫脾胃虚者，因饮食劳倦，心火亢盛，而乘其土位，其次肺气受邪，须用黄芪最多，人参、甘草次之。脾胃一虚，肺气先绝，故用黄芪以益皮毛而闭腠理，不令自汗，损其元气；上喘气短，人参以补之；心火乘脾，须炙甘草之甘以泻火热，而补脾胃中元气……白术苦甘温，除胃中热，利腰脐间血。胃中清气在下，必加升麻、柴胡以引之，引黄芪、人参、甘草甘温之气味上升，能补卫气之散解，而实其表也，又缓带脉之缩急，二味苦平，味之薄者，阴中之阳，引清气上升也；气乱于胸中，为清浊相干，用去白陈皮以理之，又能助阳气上升，以散滞气，助诸甘辛为用。（李东垣《内外伤辨惑论》卷中）

补中益气一汤，允为东垣独得之心法，本方以升、柴助升气，以参、术、归、芪助阳气，此意诚尽善矣。然补阳之意，亦有宜否。如治劳倦内伤发热，为助阳也，非发汗也。然有不散而散之意，故于劳倦感寒或阳虚疟疾及脾气下陷等证最宜。若全无表邪寒热，而中气亏甚者，则升、柴大非所宜。盖升、柴之味兼苦寒，升、柴之性兼疏散，唯有邪者，可因升而散之，若无邪大虚者，即纯用培补，犹恐不及，再兼疏散，安望成功？（罗美《古今名医方论》卷四）

【医案举例】某患头痛累月，苦不可忍，咸用散风清火之剂。诊其脉浮虚不鼓，语言懒怯，肢体恶寒。此劳倦伤中，清阳之气不升，浊阴之气不降，故汗之反虚其表，清之益伤其中。其恶寒乃气虚，不能上荣而外固也，与补中益气汤升清降浊，加蔓荆为使，令至高巅，一剂知，二剂已。（《续名医类案》卷二十二）

【方歌】补中益气芪术陈，升柴参草当归身，
　　　　虚劳内伤功独擅，亦治阳虚外感因。

玉屏风散
《究原方》，录自《医方类聚》

【组成】防风一两（15g）　黄芪蜜炙　白术各二两（各30g）

【用法】上㕮咀，每服三钱（9g），水一盏半，加大枣一枚，煎至七分，去滓，食后热服（现代用法：散剂，每服6～9g；亦可作汤剂，水煎服）。

【功用】益气固表止汗。

【主治】表虚自汗。汗出恶风，面色㿠白，舌淡，苔薄白，脉浮虚。亦治虚人腠理不固，易感风邪。

【证治机理】《灵枢·本脏》云："卫气者，所以温分肉，充肌肤，肥腠理，司开阖者也。"今卫气虚弱，不得温分肉，充肌肤，则腠理空疏而恶风；卫表不固，开阖失司，营阴不能内守，津液外泄，则常自汗；卫气虚弱，风寒之邪易乘虚而入，则易于感冒。面色㿠白，舌淡，脉浮虚，均为气虚之象。治宜益气实卫，固表止汗。

【方解】方中黄芪甘温，内可大补脾肺之气，外可固表止汗，为君药。白术益气健脾，培土生金，协黄芪以益气固表实卫，为臣药。二药相合，使气旺表实，则汗不外泄，风邪不得侵袭。佐以辛润之防风以祛风邪，黄芪得防风，则固表而不留邪。《本草纲目》曰："黄芪得防风而功愈大。"全方重用芪、术，而少用防风，补中有散，补不敛邪，相反相成，药简效专，共奏固表止汗之功。方名玉屏风者，谓其功用似御风之屏障，有贵重如玉之意。

【运用】本方为治疗表虚自汗之常用方。以汗出恶风，面色㿠白，舌淡脉虚为辨证要点。虚人外感，邪多虚少，以及阴虚发热之盗汗，不宜使用本方。

【鉴别】玉屏风散与桂枝汤均治表虚自汗。然桂枝汤所治之自汗，病由外感风寒，营卫不和所致，其云表虚，乃与麻黄汤之表实相对而言。本方证之自汗是因卫气虚弱，腠理不固所致。二者均有汗出恶风，但桂枝汤证当见发热、鼻鸣、身痛等外感症状。

【方论选录】气虚自汗者，此方主之。自汗者，无因而自汗也。常人不自汗者，由卫气固于外，津液不得走泄。所谓阳在外，阴之卫也，卫气一亏，则不足以固津液而自渗泄矣，此自汗之由也。白术、黄芪之所以益气，然甘者性缓，不能速达于表，故佐之以防风。东垣有言，黄芪得防风而功愈大，乃相畏而相使者也。（吴崑《医方考》卷四）

【医案举例】郭绍翁，年四十许，经营米业，劳顿实甚，癸酉秋，患伤风咳嗽，就诊于余，脉浮部虚大，寸口涩小，自汗淋沥。余曰：伤风症也，但脉象极虚，寸口脉应大反小，是内伤而

微有外感，若服发散之药，汗必漏而不止，虚阳浮越矣。法宜补益，玉屏风散，二剂而瘳。(《一得集》)

【方歌】玉屏风散最有灵，芪术防风鼎足形，
　　　　表虚汗多易感冒，益气固表止汗神。

生脉散
《医学启源》

【组成】麦冬（9g）　五味子（6g）　人参（9g）（原著本方无用量）

【用法】水煎服。

【功用】益气生津，敛阴止汗。

【主治】

1. 温热、暑热耗气伤阴证。汗多神疲，体倦乏力，气短懒言，咽干口渴，舌干红少苔，脉虚数。

2. 久咳伤肺，气阴两虚证。干咳少痰，短气自汗，口干舌燥，脉虚细。

【证治机理】本证为感受暑热之邪，或温热病后期，伤气耗津所致。温、暑之邪均为热邪，感之则腠理开泄，大汗伤阴，而气随汗泄，导致气阴两伤，故汗多、体倦、气短、懒言、咽干、脉虚。若咳嗽日久，则肺气、肺阴渐耗，亦致气阴两伤，肺阴匮乏则干咳少痰，余皆为气虚阴伤之象。其病虽不一，但气阴两伤之病机相同，皆治宜益气生津，敛阴止汗之法。

【方解】方中人参甘温，既大补肺脾之气，又生津液，用为君药。麦冬甘寒，养阴清热，润肺生津，与人参相合，则气阴双补，为臣药。五味子酸敛，既敛阴止汗，又能收敛耗散之肺气而止咳，为佐药。三药相合，一补一润一敛，既补气阴之虚，又敛气阴之散，使气复津生，汗止阴存，脉气得充，则可复生，故名"生脉"。汪讱庵在《医方集解》中赞曰："人有将死脉绝者，服此能复生之，其功甚大。"

【运用】本方是治疗气阴两虚证的常用方。以气短乏力，咽干口渴，舌干红，脉虚数为辨证要点。但本方为补中有敛之剂，适用于气阴两虚，纯虚无邪者。若温病气阴两伤，而余热未清，或久咳肺虚，兼有痰热者，则非本方所宜。

【方论选录】此手太阴、少阴药也。肺主气，肺气旺则四脏之气皆旺，虚故脉绝短气也。人参甘温，大补肺气为君；麦冬止汗，润肺滋水，清心泻热为臣；五味酸温，敛肺生津，收耗散之气为佐。盖心主脉，肺朝百脉，补肺清心，则气充而脉复，故曰生脉也。夏月炎暑，火旺克金，当以保肺为主，清晨服此，能益气而祛暑也。(汪昂《医方集解·清暑之剂》)

【医案举例】陆祖愚治一人，七月间因构讼事，食冷粥数碗，少顷即吐出，自此茶饮皆吐，头痛身热，咽喉不利，昏冒，口中常流痰液。医知为中暑……盖饥饿之时，胃中空虚，暑热之气，乘虚而入于胃，胃热极而以寒冷之水饮投之，冷热相反，所以水入即吐，即口中流涎，亦胃热上溢之故也。因用沸汤入盐少许，粛汁数匙，乘热灌之，至二三碗不吐，至一时许方大吐，水饮与痰涎同出，约盆许，即以生脉散投之，人事清爽，诸症顿减。(《续名医类案》卷七)

【方歌】生脉麦味与人参，保肺清心治暑淫，
　　　　气少汗多兼口渴，病危脉绝急煎斟。

人参蛤蚧散（原名蛤蚧散）

《博济方》

【组成】蛤蚧新好者，用汤洗十遍，慢火内炙令香，研细末，一对（30g） 人参 茯苓 知母 贝母去心，煨过，汤洗 桑白皮各二两（各6g） 甘草炙，五两（15g） 大杏仁汤洗，去皮尖，烂煮令香，取出，研，六两（18g）

【用法】上为细末，入杏仁拌匀研细。每服半钱，加生姜二片，酥少许，水八分，煎沸热服。如以汤点频服亦妙（现代用法：散剂，每服6g，日2次；亦可作汤剂，水煎服）。

【功用】补肺益肾，止咳定喘。

【主治】肺肾气虚，痰热咳喘证。咳嗽气喘，呼多吸少，声音低怯，痰稠色黄，或咳吐脓血，胸中烦热，身体羸瘦，或遍身浮肿，脉浮虚。

【证治机理】肺肾气虚，痰热内壅咳喘证乃肺肾气虚，水湿停聚，凝痰化热所致。肺主气，司呼吸，肾主纳气，肺肾气虚，肺之宣发肃降失常，肾之纳气功能不健，故咳嗽气喘，呼多吸少，声音低怯；肺主津液布散，主通调水道，肾主水液代谢，肺肾气虚，水津失布，水湿停聚，凝而为痰，痰壅化热，内阻于肺，故咳喘、痰稠色黄；热灼肺络，甚至腐肉败血成脓，故咳吐脓血，胸中烦热；水湿泛溢肌肤，则遍身浮肿；正气久虚，肌肉失养，则身体羸瘦，脉浮虚。治宜补益肺肾，清热化痰，止咳定喘。

【方解】方中蛤蚧血肉有情，甘咸微温，入肺肾，为补肺肾、定喘嗽之峻品，合人参大补肺脾之气，二药相伍，补虚定喘之力彰，共为君药。重用杏仁，降肺化痰以平喘；茯苓健脾渗湿，以杜生痰之源；重用炙甘草益气补中，合茯苓助君补虚健脾以生金，共为臣药。佐以桑白皮、知母、贝母清肺润燥，化痰止咳；桑白皮配杏仁又能宣肃肺气，通调水道，合茯苓之渗利，利水湿以消水肿。甘草调和诸药，亦为使药。诸药相伍，肺脾肾同调，重在肺肾；补清降共施，主以补降，共成补肺肾、化痰热、定喘嗽之功。

【运用】本方为治疗肺肾两虚，痰热咳喘之常用方。以咳喘时久，呼多吸少，痰稠色黄，脉浮虚为辨证要点。

【附方】人参胡桃汤（《济生方》） 新罗人参寸许，切片（6g） 胡桃五个，取肉，切片（30g） 上作一服，用水一小盏，生姜五片，煎至七分，去滓，临卧温服。功用：益气补肺，温肾平喘。主治：胸满喘急，不能睡卧。

【鉴别】人参蛤蚧散、人参胡桃汤均为补虚定喘剂，前者配伍二母、桑皮、杏仁清热化痰，适用于肺肾两虚，兼有痰热之咳喘；后者为纯补虚之剂，性偏温，以肺肾虚寒之喘满为宜。

【方论选录】二、三年肺气上喘，则病久而肺损矣。咳嗽出脓者气病，出血者脉病也。面为清阳之分，六阳之气皆会于面，其气常实，不易受邪，今满面生疮，此正气衰而邪气盛也，乃小人道长、君子道消之象也。是方也，人参益气，蛤蚧补真，杏仁利气，二母清金，桑皮泻喘，若甘草、茯苓，乃调脾而益金之母也。又曰：蛤蚧为血气之属，能排血气之毒，故此方用之调脏理血，亦假其性而伏奇于正也。（吴崐《医方考》卷二）

【方歌】人参蛤蚧作散服，杏苓桑皮草二母，
　　　　肺肾气虚蕴痰热，咳喘痰血一并除。

第二节 补血剂

补血剂，适用于血虚之证。代表方如四物汤、当归补血汤、归脾汤等。

四物汤
《仙授理伤续断秘方》

【组成】白芍药（9g） 川当归（9g） 熟地黄（12g） 川芎（6g）各等分

【用法】每服三钱，水盏半，煎至七分，空心热服（现代用法：水煎服）。

【功用】补血调血。

【主治】营血虚滞证。头晕目眩，心悸失眠，面色无华，或妇人月经不调，量少或经闭不行，脐腹作痛，舌淡，脉细弦或细涩。

【证治机理】本证乃营血亏虚，冲任虚损，血行不畅所致。营血不足，不能上荣，故头晕目眩。心主血，藏神，其华在面；肝藏血，藏魂，其华在爪。心肝血虚则心悸失眠，面色唇甲无华；妇人肝血不足，冲任虚损，加之血行不畅，故月经量少甚或闭经，脐腹疼痛。舌淡，脉细弦或细涩，为营血亏虚、血行不畅之象。治宜补养营血为主，辅以调畅血脉。

【方解】方中熟地甘温味厚，滋润入肾，填髓益精生血，为滋阴补血之要药，用为君药。当归补血和血，与熟地相伍，既增补血之力，又行营血之滞，为臣药。白芍养血柔肝敛阴，与地、归相协则滋阴补血之力更著，又可缓急止痛；川芎活血行气，与当归相协则行血之力益彰，又使诸药补血而不滞血，二药共为佐药。四药合用，阴柔辛甘相伍，补中寓行，补血不滞血，行血不伤血，共成补血调血之功。

《仙授理伤续断秘方》以本方治疗外伤出血瘀血、肿胀疼痛，依其补血、散瘀和止痛之功；《太平惠民和剂局方》用本方治疗妇人诸疾，赖其补血调经、和血止痛之力，以此开启后世补血之法门。肾主骨生髓，益精生血，为生血之源；心主血脉，行血达络，为运血之主；肝藏血调经，调达疏泄，为和血调血之脏，方中四物相类，而各具一性，各建一功，并行不悖。

是方以熟地厚润滋腻之性为生营血之"基"，伍当归和血入心则"变化而赤是谓血"，又取白芍酸敛入肝而使所生之血藏于肝，更借川芎辛行之长而令营血畅于周身。此虽属"线性"取类之描绘，确可品悟前人精妙配伍之神韵，遂后世皆谓本方乃补血调血之基础方。

【运用】本方原治外伤瘀血作痛，后用治妇人诸疾，今多作补血调血之基础方。以头晕心悸，面色、唇爪无华，舌淡，脉细为辨证要点。

原方四药各用等分，意在补血调血并行，主治"伤重，肠内有瘀血者"。然后世多以四物汤为补血之剂，重用熟地黄以增强滋补营血之功；少用川芎，取其活血化瘀，意在补而不滞。《蒲辅周医疗经验》云："此方为一切血病通用之方。凡血瘀者，俱改白芍为赤芍；血热者，改熟地为生地。川芎量宜小，大约为当归之半，地黄为当归的两倍。"此则亦可窥"方之用，变也"之一斑。

【附方】

1. 胶艾汤（《金匮要略》，又名芎归胶艾汤） 芎藭 阿胶 甘草各二两（各6g） 艾叶 当归各三两（各9g） 芍药四两（12g） 干地黄四两（12g） 以水五升，清酒三升，合煮取三升，去滓，内胶令消尽，温服一升，日三服，不瘥，更作。功用：养血止血，调经安胎。主治：妇人冲任虚损，血虚有寒证。症见崩漏下血，月经过多，淋漓不止；产后或流产损伤冲任，下血不绝；或妊娠下血，腹中疼痛。

2. 圣愈汤 （《医宗金鉴》） 熟地七钱五分（20g） 白芍酒拌，七钱五分（15g） 川芎七钱五分（8g） 人参七钱五分（15g） 当归酒洗，五钱（15g） 黄芪炙，五钱（15g） 水煎服。功用：益气，补血，摄血。主治：妇女月经先期而至，量多色淡，精神倦怠，四肢乏力。

3. 桃红四物汤 （《医垒元戎》录自《玉机微义》，原名加味四物汤） 即四物汤加桃仁（9g） 红花（6g）（原著本方无用量） 水煎服。功用：养血活血。主治：血虚兼血瘀证。症见妇女经期超前，血多有块，色紫稠黏，腹痛等。

4. 补肝汤 （《医学六要》） 当归 生地 芍药 川芎 酸枣仁 木瓜 甘草（各10g）（原著本方无用量） 水煎服。功用：养血柔肝，活血调经。主治：肝血不足。症见头目眩晕，少寐，月经量少，以及血不养筋，肢体麻木，小腿转筋。

【鉴别】胶艾汤、圣愈汤、桃红四物汤、补肝汤组成中均含四物汤之义，属补血调血之剂。胶艾汤出自《金匮要略》，为最早者，其较四物汤多阿胶、艾叶、甘草，侧重于养血止血、调经安胎，主治妇女冲任虚损、崩漏下血及胎动不安之证；圣愈汤是四物汤加人参、黄芪而成，侧重于补气摄血，适用于妇女气血亏虚、气不摄血之月经先期、量多色淡之证，实为气血双补剂；桃红四物汤是在四物汤的基础上加桃仁、红花，因此偏重于活血化瘀，适用于血瘀诸症；补肝汤是四物汤又加酸枣仁、木瓜、甘草，故又有养血安神及舒筋缓急之效，适用于血虚所致少寐或肢麻转筋之症。

【方论选录】血不足者，此方调之。气、血，人身之二仪也。天地之道，阳常有余，阴常不足，人与天地相似，故阴血难成而易亏。是方也，当归、芍药、地黄，味厚者也，味厚为阴中之阴，故能生血；川芎味薄而气清，为阴中之阳，故能行血中之气……若上下失血太多，气息几微之际，则四物禁勿与之。所以然者，四物皆阴，阴者天地闭塞之令，非所以生万物者也，故曰禁勿与之。（吴崑《医方考》卷三）

【医案举例】汪石山治一妇，产后未经满月，怒气，血流如水，三日方止。随又劳苦，四肢无力，睡而汗出，日晡潮热，口干，五心如炙。诸医皆用柴、芩、薄荷之类，其热愈炽。诊其脉弦大无力，此蓐劳也。以四物汤一两，入胡黄连、秦艽、青蒿各五分，数服热退身凉。后以黄连八珍丸一料而安。（《古今医案》卷九）

【方歌】四物地芍与归芎，血家百病此方通，
八珍合入四君子，气血双疗功独崇，
再加黄芪与肉桂，十全大补补方雄。

当归补血汤
《内外伤辨惑论》

【组成】黄芪一两（30g） 当归酒洗，二钱（6g）

【用法】上㕮咀，以水二盏，煎至一盏，去滓温服，空心食前（现代用法：水煎服）。

【功用】补气生血。

【主治】血虚发热证。肌热面赤，烦渴欲饮，脉洪大而虚，重按无力。亦治妇人经期、产后血虚发热头痛，或疮疡溃后，久不愈合者。

【证治机理】本证乃血虚阳浮所致。《内外伤辨惑论》谓："此病得之于饥困劳役。"劳倦内

伤，血虚气弱，阴不维阳，则阳气浮越于外，故肌热面赤，烦渴欲饮。此种烦渴，每每时烦时止，渴喜热饮；女子素有气血不足，复加经期或产后，气血更为虚弱，血不维气，气浮于外而上攻，则发热头痛；疮疡日久，气血虚弱而不能滋养肌肤，则疮疡久不愈合；脉洪大而虚，重按无力，乃血虚气弱，阳气浮越之象，是血虚发热的辨证关键。"有形之血不能速生，无形之气所当急固"（《成方便读》），故此虚热证，治首当补气以急固浮阳退热，而阴血宜渐生。

【方解】方中重用黄芪，取其量大力宏，补气固表，以急固浮阳而使热退，且补气又助生血，使阳生阴长，气旺血生，故以之为君。配以少量当归养血和营，并得黄芪生血之助，使阴血渐充，则浮阳秘敛，虚热自退。至于妇人经期、产后血虚发热头痛，属血虚发热者，用此方益气补血，其症自解。疮疡溃后，久不愈合者，亦为气血不足，用本方补气生血，托疮生肌，疮自收口愈合。二药配伍，药简效宏，重用甘温以补气，阳生阴长以生血，则诸症自除。

【运用】本方为补气生血之常用方，亦体现李杲"甘温除热"之法。以肌热面赤，渴喜热饮，脉洪大而虚为辨证要点。

【附方】**当归生姜羊肉汤**（《金匮要略》） 当归三两（9克） 生姜五两（15g） 羊肉一斤（50g） 上三味，以水八升，煮取三升，温服七合，日三服。功用：补气血，温胃肠。主治：血虚有寒证。腹中冷痛，或产后虚寒腹痛，或虚寒性痛经。

【鉴别】当归补血汤证与白虎汤证临床表现均可见发热，李杲特别指出"血虚发热，证像白虎"，二者一虚一实，不可不辨。白虎汤证为外感热病之阳热实证，其身大热面赤，必伴汗大出而恶热，且脉洪大有力，大渴而喜冷饮；当归补血汤证为内伤劳损之虚热证，虽亦身热面赤，但无汗出而不恶热，脉虽洪大而按之无力，其口渴而喜热饮。《内外伤辨惑论》更强调"惟脉不长实有辨耳，误服白虎汤必死"。

当归补血汤与补中益气汤均治虚热，皆见身热口渴、脉虚大无力。补中益气汤证为中气下陷、阴火上乘之气虚发热，尚可见恶寒、面白、自汗，且气短乏力为甚；而当归补血汤证为血虚气无所依，虚阳浮越之血虚发热。

当归补血汤与当归羊肉汤均治疗血虚之证。当归补血汤证乃血虚而阳浮，故方中当归与黄芪相伍，重在补气以急固浮阳而退热，使阴血渐生；当归羊肉汤证为血虚而阴气不能相荣，复有寒邪所致，故以当归、羊肉相伍，兼补兼温，补虚益血，所谓"精不足者，补之以味"，生姜宣散其寒。

【方论选录】血实则身凉，血虚则身热。或以饥困劳役，虚其阴血，则阳独治，故令肌热、目赤、面红、烦渴引饮。此证纯象伤寒家白虎汤之证，但脉大而虚，非大而长，为可辨尔。《内经》所谓脉虚血虚是也。当归味厚，为阴中之阴，故能养血，而黄芪则味甘补气者也。今黄芪多于当归数倍，而曰补血汤者，有形之血不能自生，生于无形之气故也。《内经》曰：阳生阴长，是之谓尔。（吴崐《医方考》卷三）

【医案举例】一患者，扑伤之后，烦躁面赤，口干作渴，脉洪大，按之如无。余曰：此血虚发燥也。遂以当归补血汤，二剂即止。（《正体类要》卷上）

【方歌】当归补血有奇功，归少芪多力最雄，
更有芪防同白术，别名止汗玉屏风。

归脾汤
《济生方》

【组成】白术　茯神去木　黄芪去芦　龙眼肉　酸枣仁炒，去壳，各一两（各18g）　人参　木香不见火，各半两（各9g）　甘草炙，二钱半（6g）　当归一钱（3g）　远志蜜炙，一钱（3g）（当归、远志从《内科摘要》补入）

【用法】上㕮咀，每服四钱（12g），水一盏半，加生姜五片，枣一枚，煎至七分，去滓温服，不拘时候（现代用法：加生姜、大枣，水煎服）。

【功用】益气补血，健脾养心。

【主治】

1. 心脾气血两虚证。心悸怔忡，健忘失眠，盗汗虚热，食少体倦，面色萎黄，舌淡，苔薄白，脉细弱。

2. 脾不统血证。便血，皮下紫癜，以及妇女崩漏，月经超前，量多色淡，或淋漓不止，舌淡，脉细弱。

【证治机理】本证多因思虑过度，劳伤心脾，气血日耗所致。心脾气血暗耗，神无所主，意无所藏，故见心悸怔忡，健忘失眠。脾虚运化无力，化源不足，气血衰少，而见食少体倦，面色萎黄，舌质淡，苔薄白，脉细弱。阴血亏虚，虚阳外浮，亦可见盗汗虚热；脾主统血，脾虚如不能摄血，则表现为各种出血症。治宜益气健脾与养血安神兼施。

【方解】方中黄芪甘温，补脾益气；龙眼肉甘平，既补脾气，又养心血，共为君药。人参、白术皆为补脾益气之要药，与黄芪相伍，补脾益气之功益著；当归补血养心，酸枣仁宁心安神，二药与龙眼肉相伍，补心血、安神志之力更强，均为臣药。佐以茯神养心安神，远志宁神益智；更佐理气醒脾之木香，与诸补气养血药相伍，可使其补而不滞。炙甘草补益心脾之气，并调和诸药，用为佐使。引用生姜、大枣，调和脾胃，以资化源。诸药配伍，心脾得补，重在补脾；气血得养，重在补气，共奏益气补血、健脾养心之功。

本方原载于宋·严用和的《济生方》，但无当归、远志。至明·薛己在《内科摘要》中补入此二药，沿用至今。其适用范围随后世医家临证实践而不断扩充。《济生方》原治思虑过度，劳伤心脾，健忘怔忡之证。元·危亦林在《世医得效方》中增加治疗脾不统血之吐、下血证。明·薛己在《内科摘要》中增补治疗惊悸、盗汗、嗜卧、食少、月经不调、赤白带下等。至清《医宗金鉴》则又增虚劳烦热，时时恍惚……经断复来，痘色灰白陷下等。

【运用】本方为补益心脾之常用方。以气短乏力，心悸失眠，或便血崩漏，舌淡，脉细弱为辨证要点。

【鉴别】归脾汤与补中益气汤均有补脾益气之功，同用人参、黄芪、白术、炙甘草。但补中益气汤配伍升阳举陷之品，重在补气，且能升阳，主治脾胃气虚、中气下陷及气虚发热等证；归脾汤则配伍养心安神之品，意在补养心脾，益气生血，主治心脾气血两虚之神志不安及脾不统血之失血证。

【方论选录】夫心为生血之脏而藏神，劳即气散，阳气外张，而神不宁，故用枣仁之酸以收之，茯神之静以宁之，远志泄心热而宁心神。思则脾气结，故用木香行气滞、舒脾郁，流利上、中二焦，清宫除道。然后参、芪、术、草、龙眼等大队补益心脾之品，以成厥功。继之以当归，引诸血各归其所当归之经也。（张秉成《成方便读》卷一）

此手少阴、足太阴药也。血不归脾则妄行，参、术、黄芪、甘草之甘温，所以补脾；茯神、远志、枣仁、龙眼之甘温酸苦，所以补心，心者，脾之母也。当归滋阴而养血，木香行气而舒脾，既以行血中之滞，又以助参、芪而补气。气壮则能摄血，血自归经，而诸证悉除矣。（汪昂《医方集解·补养之剂》）

【医案举例】产后百脉空虚，气血俱伤，冲任不振，半月血来甚涌，所谓冲伤血崩是也。寒热，乳房作胀，五心烦热，诸虚叠见，日以益甚，脉来弦数无神。先从太阴、阳明立治，冀其胃开进食，诸虚可复。归脾汤去木香，加枸杞子。（《清代名医医案精华》）

【方歌】归脾汤用术参芪，归草茯神远志随，
　　　　酸枣木香龙眼肉，煎加姜枣益心脾，
　　　　怔忡健忘俱可却，肠风崩漏总能医。

第三节　气血双补剂

气血双补剂，适用于气血两虚证。代表方如八珍汤等。

八珍汤（原名八珍散）
《瑞竹堂经验方》

【组成】当归去芦　川芎　熟地黄　白芍药　人参去芦　甘草炙　茯苓去皮　白术各一两（各15g）

【用法】上为㕮咀。每服三钱（9g），水一盏半，加生姜五片，枣一枚，煎至七分，去滓，不拘时候，通口服（现代用法：加生姜5片，大枣1枚，水煎服）。

【功用】益气补血。

【主治】气血两虚证。面色萎白或无华，头晕目眩，四肢倦怠，气短懒言，心悸怔忡，饮食减少，舌淡苔薄白，脉细弱或虚大无力。

【证治机理】本证多由素体虚弱，或劳役过度，或病后产后失调，或久病失治，或失血过多所致。气能生血，血能载气，气虚日久常致阴血化生不足，血虚或失血过多致气无所依附。气血两亏，不能上荣于头面，故面色萎白或无华、头目眩晕；肺脾气虚则气短懒言、倦怠乏力、食欲减少；血不养心，则心悸怔忡；舌质淡、脉细弱或虚大无力，皆为气血虚弱之象，治宜双补气血。

【方解】本方为四君子汤与四物汤合方而成。方中人参与熟地黄为君药，人参甘温，大补五脏元气，补气生血，熟地黄补血滋阴。臣以白术补气健脾，当归补血和血。佐用茯苓健脾养心，芍药养血敛阴；川芎活血行气，以使补而不滞。炙甘草益气和中，煎加姜枣，调和脾胃，以助气血生化，共为佐使。方中甘温质润相伍，四君四物相合，共成益气补血之效。

【运用】本方为治疗气血两虚之基础方。以气短乏力，头晕心悸，舌淡，脉细弱为辨证要点。临证时，当视气血虚损程度，相应调配君药与用量。若气虚偏重者，加大人参、白术用量以之为君；若血虚偏重者，加大熟地黄用量以之为君。

【附方】

1. 十全大补汤（《太平惠民和剂局方》）人参　肉桂去粗皮,不见火　川芎　地黄洗,酒蒸,焙　茯苓焙　白术焙　甘草炙　黄芪去芦　川当归洗,去芦　白芍药各等分（各9g）上一十味，锉为粗末，每

服二大钱（9g），水一盏，生姜三片，枣子二个，同煎至七分，不拘时候温服。功用：温补气血。主治：气血不足。症见饮食减少，久病体虚，脚膝无力，面色萎黄，精神倦怠，以及疮疡不敛，妇女崩漏。

2. 人参养荣汤（《三因极一病证方论》） 黄芪 当归 桂心 甘草炙 橘皮 白术 人参各一两（各3g） 白芍药三两（9g） 熟地黄 五味子 茯苓各三分（各3g） 远志去心，炒，半两（1.5g） 上为锉散。每服四大钱，水一盏半，姜三片，枣二个，煎至七分，去滓，空腹服。功用：益气养血，宁心安神。主治：气血不足，心神不宁证。倦怠乏力，食少气短，惊悸健忘，夜寐不安，虚热自汗，咽干口燥，血海虚弱，经候不调。

【鉴别】十全大补汤、八珍汤、人参养荣汤皆具益气补血之功，主治气血两虚证。十全大补汤为八珍汤加黄芪、肉桂，增强补气温阳之力，使阳生阴长，治疗气血俱虚而偏寒者；人参养荣汤为十全大补汤去掉川芎而加橘皮、五味子、远志，增强其养血安神之功，治疗气血不足而心神不宁者。

【方论选录】血气俱虚者，此方主之。人之身，气血而已。气者百骸之父，血者百骸之母，不可使其失养者也。是方也，人参、白术、茯苓、甘草，甘温之品也，所以补气；当归、川芎、芍药、地黄，质润之品也，所以补血。气旺则百骸资之以生，血旺则百骸资之以养。形体既充，则百邪不入，故人乐有药饵焉。（吴崑《医方考》卷三）

【医案举例】薛立斋治一妊妇，胎六月，体倦懒食，面黄晡热，而胎不长，因劳欲坠，此脾气不足也。用八珍汤倍参、术、茯苓，三十余剂，胃渐健，胎安而长矣。（《续名医类案》）

【方歌】气血双补八珍汤，四君四物合成方，
　　　　煎加姜枣调营卫，气血亏虚服之康。

泰山磐石散
《古今医统大全》

【组成】人参一钱（3g） 黄芪一钱（3g） 白术五分（1.5g） 炙甘草五分（1.5g） 当归一钱（3g） 川芎八分（2g） 白芍药八分（2g） 熟地黄八分（2g） 川续断一钱（3g） 糯米一撮（3g） 黄芩一钱（3g） 砂仁五分（1.5g）

【用法】上用水一盏半，煎七分，食远服。但觉有孕，三五日常用一服，四月之后方无虑也（现代用法：水煎服）。

【功用】益气健脾，养血安胎。

【主治】堕胎、滑胎。胎动不安，或屡有堕胎宿疾，面色萎白，倦怠乏力，不思饮食，舌淡苔薄白，脉滑无力。

【证治机理】妇女妊娠，胎动不安，虽原因纷繁，但以气血虚弱，肝肾不足为多。气虚则不能固胎，血虚则不能养胎，肾虚则胎失固护，故屡有滑胎、堕胎。面色萎白，倦怠乏力，不思饮食，皆属气虚之象；脉滑本为妊娠之脉，然滑而无力，则为气血已虚之征。当此之时，最宜补气血，养肝肾，固护胎元。

【方解】本方补气血者法取八珍汤（去茯苓）为主，加黄芪以配人参、白术、炙草增强补气健脾之功，且以其升举之性，举胎防堕；四物汤补血和血以滋养胎元。续断补肝肾，调血脉，为安胎之要药，《本草汇言》谓其"补续血脉之药也……所损之胎孕非此不安"，与方中熟地相伍，俱能补肝肾、固冲任而安胎。血虚有热，加黄芩以清热安胎。脾胃虚弱，纳食减少，且方中多用

补养之品，须防其滋腻碍胃，阻滞气机，加砂仁芳香醒脾，理气和胃，并能安胎。再加糯米，补养脾胃而益胎元。综合全方，乃有补益气血，调养肝肾，安固胎元之效。故为气血虚弱，胎元不固，屡有滑胎、堕胎者之常用方剂。

【运用】本方为补虚安胎之常用方。以体倦乏力，腰酸腹坠，胎动不安，脉滑而无力为辨证要点。应视气、血、肝、肾虚损之轻重，调剂药量。若气虚明显者，重用人参、黄芪以益气；若血虚重者，多用熟地以养血。

【附方】**保产无忧散**（《傅青主女科》）当归酒洗，钱半（4.5g）炒黑芥穗八分（2.5g）川芎钱半（4.5g）艾叶炒，七分（2g）枳壳面炒，六分（2g）炙黄芪八分（2.5g）菟丝子酒炒，钱四分（5g）厚朴姜炒，七分（2g）羌活五分（1.5g）川贝母去心，一钱（3g）白芍酒炒，钱二分（3.5g）甘草五分（1.5g）姜三片 水煎温服。保胎，每月三五服；临产热服，催生。功用：益气养血，理气安胎，顺产。主治：妊娠胎动，腰疼腹痛，势欲小产；或临产时，交骨不开，横生逆下；或子死腹中。

【鉴别】泰山磐石散与保产无忧散均能安胎，治疗堕胎。泰山磐石散补气养血之力强，主治屡有堕胎、滑胎者；保产无忧散补气血之力较逊，但有理气顺产之功，主治难产，有未产能安、临产能催之用。

【方论选录】徐东皋曰：妇人凡怀胎二三个月，惯要堕落，名曰小产，此由体弱气血两虚，脏腑火多，血分受热，以致然也。医家又谓安胎，多用艾、附、砂仁热补，尤增祸患而速其堕矣。殊不知血气清和，无火煎烁，则胎自安而固。气虚则提不住，血热则溢妄行，欲其不堕，得乎？香附虽云快气开郁，多用则损正气；砂仁快脾气，多用亦耗真气，况香燥之性，气血两伤，求以安胎，适又损胎而反堕也。今惟泰山磐石散、《千金》保孕丸二方，能夺化工之妙，百发百效，万无一失，甫故表而出之，以为好生君子共知也。（《古今医统大全》卷八十五）

【方歌】泰山磐石八珍全，去茯加芪芩断联，

再益砂仁及糯米，妇人胎动可安痊。

第四节 补阴剂

补阴剂，适用于阴精不足证。代表方如六味地黄丸、大补阴丸、一贯煎等。

六味地黄丸（原名地黄丸）
《小儿药证直诀》

【组成】熟地黄炒，八钱（24g）山萸肉 干山药各四钱（各12g）泽泻 牡丹皮 茯苓去皮，各三钱（各9g）

【用法】上为末，炼蜜为丸，如梧子大，空心温水化下三丸（现代用法：蜜丸，每服9g，日2～3次；亦可作汤剂，水煎服）。

【功用】填精滋阴补肾。

【主治】肾阴精不足证。腰膝酸软，头晕目眩，视物昏花，耳鸣耳聋，盗汗，遗精，消渴，骨蒸潮热，手足心热，舌燥咽痛，牙齿动摇，足跟作痛，以及小儿囟门不合，舌红少苔，脉沉细数。

【证治机理】本方原为小儿禀赋不足之"肾怯失音，囟门不合，神不足"而设，后世用于肾阴精不足之证。肾为先天之本，主骨生髓，肾阴精不足，骨髓不充，故腰膝酸软无力，牙齿动

摇，足跟作痛，小儿囟门不合；脑为髓之海，肾精不足则髓海空虚，而病头晕目眩，视物昏花，耳鸣耳聋；肾藏精，为封藏之本，阴精亏虚，封藏不固，加之阴不制阳，相火妄动而病遗精盗汗、潮热消渴、手足心热、口燥咽干等；舌红少苔，脉沉细数皆为阴虚之征。治宜滋补肾之阴精为主，兼以清降虚火，即王冰所谓"壮水之主，以制阳光"。

【方解】方中重用熟地黄为君药，填精益髓，滋补阴精。臣以山萸肉补养肝肾，并能涩精；山药双补脾肾，既补肾固精，又补脾以助后天生化之源。君臣相伍，补肾为主，兼顾肝脾，即所谓"三阴并补"。凡补肾精之法，必当泻其"浊"，方可存其"清"，而使阴精得补。且肾为水火之宅，阴虚则火动水泛，肾浊不行，故佐以泽泻泄浊，并防熟地黄之滋腻；牡丹皮清泄相火，并制山萸肉之温涩；茯苓健脾渗湿，配山药补脾而助健运。此三药合用，即所谓"三泻"，泻湿浊而降相火。全方六药合用，补泻兼施，以补为主，三阴并补，以肾为要，泻浊有利于生精，降火有利于养阴，诸药滋补肾之阴精而降相火。本方为宋·钱乙据《金匮要略》所载崔氏八味丸（肾气丸）减去桂枝、附子而成。《小儿药证直诀笺正》释云："仲阳意中谓小儿阳气甚盛，因去桂、附而创立此方，以为幼科补肾专药。"后世遵此为滋补肾精之圣剂。

【运用】本方为补肾填精之基础方，亦为"三补""三泻"法之代表方。以腰膝酸软，头晕目眩，口燥咽干，舌红少苔，脉沉细为辨证要点。

【附方】

1. 知柏地黄丸（《医方考》，又名六味地黄丸加黄柏知母方）　即六味地黄丸加知母盐炒　黄柏盐炒，各二两（各6g）　上为细末，炼蜜为丸，如梧桐子大，每服二钱（6g），温开水送下。功用：滋阴降火。主治：肝肾阴虚，虚火上炎证。症见头目昏眩，耳鸣耳聋，虚火牙痛，五心烦热，腰膝酸痛，血淋尿痛，遗精梦泄，骨蒸潮热，盗汗颧红，咽干口燥，舌质红，脉细数。

2. 杞菊地黄丸（《麻疹全书》）　即六味地黄丸加枸杞子　菊花各三钱（各9g）　上为细末，炼蜜为丸，如梧桐子大，每服三钱（9g），空腹服。功用：滋肾养肝明目。主治：肝肾阴虚证。症见两目昏花，视物模糊，或眼睛干涩，迎风流泪等。

3. 都气丸（《症因脉治》）　即六味地黄丸加五味子二钱（6g）　上为细末，炼蜜为丸，如梧桐子大，每服三钱（9g），空腹服。功用：滋肾纳气。主治：肺肾两虚证。症见咳嗽气喘，呃逆滑精，腰痛。

4. 麦味地黄丸（《医部全录》引《体仁汇编》，原名八味地黄丸）　即六味地黄丸加麦冬五钱（15g）　五味子五钱（15g）　上为细末，炼蜜为丸，如梧桐子大，每服三钱（9g），空腹时用白汤送下。功用：滋补肺肾。主治：肺肾阴虚证。症见虚烦劳热，咳嗽吐血，潮热盗汗。

【鉴别】知柏地黄丸、杞菊地黄丸、都气丸、麦味地黄丸均由六味地黄丸加味而成，皆有滋阴补肾之功。知柏地黄丸偏于滋阴降火，适用于阴虚火旺、骨蒸潮热、遗精盗汗之证；杞菊地黄丸偏于养肝明目，适用于肝肾阴虚、两目昏花、视物模糊之证；都气丸于补肾阴中兼有纳气敛肺之功，适用于肾不纳气之虚喘证；麦味地黄丸偏于滋肾敛肺，适用于肺肾阴虚之咳嗽。

【方论选录】此方非但治肝肾不足，实三阴并治之剂。有熟地之腻补肾水，即有泽泻之宣泄肾浊以济之；有萸肉之温涩肝经，即有丹皮之清泻肝火以佐之；有山药之收摄脾经，即有茯苓之淡渗脾湿以和之。药止六味，而大开大合，三阴并治，洵补方之正鹄也。（费伯雄《医方论》卷一）

【方歌】六味地黄益肾肝，茱薯丹泽地苓专，
　　　　阴虚火旺加知柏，养肝明目杞菊煎，
　　　　若加五味成都气，再入麦冬长寿丸。

左归丸
《景岳全书》

【组成】大怀熟地八两（24g）　山药炒，四两（12g）　枸杞四两（12g）　山茱萸肉四两（12g）　川牛膝酒洗，蒸熟，三两（9g），滑精者不用　菟丝子制，四两（12g）　鹿胶敲碎，炒珠，四两（12g）　龟胶切碎，炒珠，四两（12g），无火者不必用

【用法】上先将熟地蒸烂，杵膏，加炼蜜丸桐子大。每食前用滚汤或淡盐汤送下百余丸（现代用法：蜜丸，每服9g，日2～3次；亦可作汤剂，水煎服）。

【功用】滋阴补肾，填精益髓。

【主治】真阴不足证。头晕目眩，腰酸腿软，遗精滑泄，自汗盗汗，口燥舌干，舌红少苔，脉细。

【证治机理】真阴不足，肾精亏虚，不能主骨而腰酸腿软；不能生髓，则髓海空虚而头目眩晕；肾精亏虚，且失于封藏，故遗精滑泄，自汗盗汗。口燥舌干、舌光少苔、脉细等，皆为阴精不足之象。治宜补肾滋阴，填精益髓。

【方解】方中重用熟地滋肾阴，益精髓，以补真阴之不足，为君药。用山茱萸补养肝肾，固秘精气；山药补脾益阴，滋肾固精；龟甲胶滋阴补髓；鹿角胶补益精血，温壮肾阳，配入补阴方中，而有"阳中求阴"之意，皆为臣药。枸杞子补肝肾，益精血；菟丝子补肝肾，助精髓；川牛膝益肝肾，强筋骨，俱为佐药。诸药配伍，纯甘补阴，纯补无泻，阳中求阴，真阴得充。

左归丸是张介宾由六味地黄丸化裁而成。张氏认为："补阴不利水，利水不补阴，而补阴之法不宜渗。"遂去泽泻、茯苓、丹皮，加入枸杞子、龟甲胶、牛膝以增滋补肝肾之力。更加入鹿角胶、菟丝子等温润之品补阳益阴，阳中求阴，即张介宾所谓"善补阴者，必阳中求阴，则阴得阳升而泉源不竭"。本方虽用"三补"，但去"三泻"而为纯补真阴不足之剂。六味地黄丸为幼儿所设，幼儿易虚易实，虚实夹杂，故宜补泻同施；本方为老年所设，老年多真阴不足，纯虚无实，故宜纯补真阴。

【运用】本方为治疗真阴不足证之常用方。以头晕目眩，腰酸腿软，舌光少苔，脉细为辨证要点。

【附方】左归饮（《景岳全书》）　熟地二三钱，或加至一二两（9～30g）　山药　枸杞子各二钱（各6g）炙甘草一钱（3g）　茯苓一钱半（4.5g）　山茱萸一二钱（3～6g），畏酸者少用之　水二盅，煎至七分，食远服。功用：补益肾阴。主治：真阴不足证。症见腰酸遗泄，盗汗，口燥咽干，口渴欲饮，舌尖红，脉细数。

【鉴别】左归饮与左归丸均为纯补之剂，同治肾阴不足之证。然左归饮以纯甘壮水之品补益肝肾，适用于真阴不足之证；左归丸则在滋阴之中又配以血肉有情之味及助阳之品，用于肾阴亏损较重者。

【方论选录】左归宗钱仲阳六味丸，减去丹皮者，以丹皮过于动汗，阴虚必多自汗、盗汗也；减去茯苓、泽泻者，意在峻补，不宜于淡渗也。方用熟地之补肾为君；山药之补脾，山茱萸之补肝为臣；配以枸杞补精，川膝补血，菟丝补肾中之气，鹿胶、龟胶补督任之元。虽曰左归，其实三阴并补，水火交济之方也。（徐镛《医学举要》卷五）

【方歌】左归丸用大熟地，枸杞萸肉薯牛膝，
　　　　龟鹿二胶菟丝入，补阴填精功效奇。

炙甘草汤（又名复脉汤）

《伤寒论》

【组成】甘草炙，四两（12g）　生姜切，三两（9g）　人参二两（6g）　生地黄一斤（50g）　桂枝去皮，三两（9g）　阿胶二两（6g）　麦门冬去心，半升（10g）　麻仁半升（10g）　大枣擘，三十枚（10枚）

【用法】以清酒七升，水八升，先煮八味，取三升，去滓，内胶烊消尽，温服一升，日三服（现代用法：水酒各半煎服，阿胶烊化）。

【功用】滋阴养血，益气温阳，复脉定悸。

【主治】

1.阴血不足，阳气虚弱证。脉结代，心动悸，虚羸少气，舌光少苔，或质干而瘦小者。

2.虚劳肺痿。咳嗽，涎唾多，形瘦短气，虚烦不眠，自汗盗汗，咽干舌燥，大便干结，脉虚数。

【证治机理】本证是阴血不足，阳气虚弱所致。阴血不足，脉道无以充盈，阳气虚弱，血脉无以鼓动，故脉气不相续接，而见结代；气血俱虚，心失所养，故心动悸、虚羸少气、舌光少苔、质干瘦小。虚劳肺痿亦属阴血阳气俱虚所致。治宜补养气血阴阳之法。

【方解】方中重用生地黄滋阴养血，多用炙甘草益气养心，二者相合，气血并补。以麦门冬滋养心阴，阿胶滋阴养血，麻仁滋阴润燥，共助地黄滋补阴血之力；以人参补中益气，合炙甘草温养阳气。桂枝温通心阳，大枣益气养血；生姜辛温，具宣通之性，合桂枝以温通阳气，配大枣以益脾胃、滋化源、调阴阳、和气血。用法中加酒煎服，清酒辛热，可温通血脉，以行药势。诸药配伍，补中寓通，滋而不腻，温而不燥，阴血足而血脉充，阳气旺而心脉通，气血充足，阴阳调和，则悸定脉复，故本方又名"复脉汤"。

虚劳肺痿属阴阳气血诸不足者，可用本方滋阴养血，益气温阳。

【运用】本方为治气血虚损证之常用方。以虚羸少气，心动悸，脉结代为辨证要点。

【附方】加减复脉汤（《温病条辨》）　炙甘草六钱（18g）　干地黄六钱（18g）　生白芍六钱（18g）　麦冬不去心，五钱（15g）　阿胶三钱（9g）　麻仁三钱（9g）　上以水八杯，煮取三杯，分三次服。功用：滋阴养血，生津润燥。主治：温热病后期，邪热久羁，阴液亏虚证。症见身热面赤，口干舌燥，脉虚大，手足心热甚于手足背者。

【鉴别】炙甘草汤与加减复脉汤均具有滋阴养液之功。炙甘草汤重在气血并补，于滋阴补血、益气养心之品中，更加温经通脉之桂枝、生姜、清酒，适用于阴血阳气俱虚之证；加减复脉汤则于炙甘草汤中去甘温之人参、大枣及辛温通散之桂枝、生姜、清酒，加入养血敛阴之白芍，全方重在滋阴养液，敛阴复脉。

【方论选录】人参、麦冬、甘草、大枣益中气而复脉；生地、阿胶助营血而宁心；麻仁润滑，以缓脾胃；姜、桂辛温，以散余邪；加清酒以助药力也。《圣济经》云：津液散为枯，五脏痿弱，营卫涸流，湿剂所以润之。麻仁、阿胶、麦冬、地黄之甘，润经益血，复脉通阳也。（吴仪洛《成方切用》卷八）

【方歌】炙甘草汤参姜桂，麦冬生地火麻仁，

　　　　大枣阿胶加酒服，虚劳肺痿效如神。

大补阴丸（原名大补丸）

《丹溪心法》

【组成】黄柏炒褐色　知母酒浸，炒，各四两（各12g）　熟地酒蒸　龟板酥炙，各六两（各18g）

【用法】上为末，猪脊髓蜜丸。服七十丸，空心盐白汤下（现代用法：蜜丸，每服9g，淡盐汤送服；亦可作汤剂，水煎服）。

【功用】滋阴降火。

【主治】阴虚火旺证。骨蒸潮热，盗汗遗精，咳嗽咯血，心烦易怒，足膝疼热或痿软，舌红少苔，尺脉数而有力。

【证治机理】本证由肝肾阴虚，相火亢盛所致。阴虚则相火无制，阴虚火旺，故骨蒸潮热；迫津外泄，故夜卧盗汗；扰动精室，故而遗精滑泄；损伤肺络，则咳嗽咯血；上扰心肝，则心烦易怒；肝主筋，肾主骨，阴虚有火，故足膝疼热或痿软不用；舌红少苔，尺脉数而有力，皆为阴虚火旺之象。治宜滋补真阴以固其本，降泄相火以清其源。

【方解】方用熟地滋补真阴，填精益髓；龟甲滋阴潜阳，补肾健骨。二药相须，补阴固本，滋水亦可制火，共为君药。相火既动，必资清降，故以黄柏之苦寒降泄，"专泻肾与膀胱之火"（《药品化义》）；知母味苦性寒质润，既能清泄肺、胃、肾三经之火，又能滋三经之阴。知母、黄柏相须为用，知母滋阴清热，黄柏虽无滋阴之功，确属"坚阴"之品，二者善能清降阴虚之火，用以为臣。丸用猪脊髓补髓养阴，蜂蜜补中润燥，共增滋补真阴之效，是为佐药。合而成方，既滋阴，又降火，但龟甲、熟地用量略多，以滋阴培本为主，故曰"大补阴丸"，实乃补泻并施之方。

【运用】本方为治疗阴虚火旺证之常用方。以骨蒸潮热，盗汗遗精，心烦易怒，舌红少苔，尺脉数而有力为辨证要点。

【方论选录】是方能骤补真阴，承制相火，较之六味功用尤捷。盖因此时以六味补水，水不能遽生；以生脉保金，金不免犹燥；惟急以黄柏之苦以坚肾，则能制龙家之火，继以知母之清以凉肺，则能全破伤之金。若不顾其本，即使病去犹恐复来，故又以熟地、龟板大补其阴，是谓培其本，清其源矣。虽有是证，若食少便溏，则为胃虚，不可轻用。（吴谦《医宗金鉴·删补名医方论》）

【方歌】大补阴丸熟地黄，龟板知柏合成方，
猪髓蒸熟炼蜜丸，滋阴降火效力强。

一贯煎

《续名医类案》

【组成】北沙参　麦冬　当归身（各9g）　生地黄（18g）　枸杞子（9g）　川楝子（6g）（原著本方无用量）

【用法】水煎服。

【功用】滋阴疏肝。

【主治】肝肾阴虚，肝气郁滞证。胸脘胁痛，吞酸吐苦，咽干口燥，舌红少津，脉细弱或虚弦。亦治疝气瘕聚。

【证治机理】本证是由肝肾阴虚，肝气郁滞所致。阴血不足，不能濡养肝脉，又兼肝气不舒，气滞不通，故胸脘胁痛；肝气犯胃，则吞酸吐苦；阴虚液耗，津不上承，且有虚火，故咽干口燥、舌红少津；肝气不舒，则肝之经脉郁滞，久则结为疝气瘕聚。治疗之法，必大力滋养肝肾阴血，兼以条达肝气，以标本兼顾。

【方解】方中生地黄与枸杞子相伍，滋养肝肾之阴，以涵养肝木。当归补血养肝，且补中有行，入以辛凉之川楝子疏肝泄热，理气止痛，顺其条达之性，而无劫阴之弊，四药相合，补肝之体，适肝之用；沙参、麦冬滋养肺胃之阴，养肺阴以清金制木，养胃阴以培土荣木。诸药合用，肝肾肺胃兼顾，旨在涵木；甘寒少佐辛疏，以适肝性，则肝阴得补，肝气得舒，则诸症自愈。

【运用】本方为治疗阴虚气滞证之常用方。以胸脘胁痛，咽干口燥，舌红少津，脉虚弦为辨证要点。本方为清代医家魏之琇所创制，魏氏在运用此方时提出：如大便秘结，加蒌仁，肃肺而润肠通便；有虚热或汗，加地骨皮以清虚热；痰多，加贝母止咳化痰；舌红而干，阴亏过甚者，加石斛以滋养阴津；胁胀，加芍药、甘草以缓急止痛；脚弱，加牛膝、薏苡仁补肾活血并祛湿；不寐，加酸枣仁养心安神；口苦燥，加黄连三至五分，以清热泻火。

【鉴别】一贯煎与逍遥散均能疏肝理气，主治肝郁不疏之胁痛。但逍遥散疏肝养血健脾三者并重，主治肝郁兼血虚、脾虚之胁肋疼痛，常兼有头痛目眩、神疲食少等症；一贯煎则重在滋养肝肾之阴，主治阴虚气滞之胁肋疼痛，而见咽干口燥、吞酸吐苦者。

【方论选录】凡胁肋胀痛，脘腹揢撑，多是肝气不疏，刚木恣肆为病。治标之法，每用香燥破气，轻病得之，往往有效。然燥必伤阴，液愈虚而气愈滞，势必渐发渐剧，而香药、气药不足恃矣。若脉虚舌燥，津液已伤者，则行气之药，尤为鸩毒。柳州此方，虽从固本丸、集灵膏二方脱化而来，独加一味川楝，以调肝气之横逆，顺其条达之性，是为涵养肝阴第一良药。凡血液不充、经脉窒滞、肝胆不驯而变生诸病者，皆可用之。苟无停痰积饮，此方最有奇功。……治肝胃病者，必知有此一层理法，而始能觉悟专用青、陈、乌、朴、沉香、木香等药之不妥。且此法固不仅专治胸胁脘腹揢撑胀痛已也，有肝肾阴虚而腿膝酸痛、足软无力，或环跳、髀枢、足跟掣痛者，是方皆有捷效。故亦治痢后风及鹤膝、附骨、环跳诸证。……口苦而燥，是上焦之郁火，故以川楝泻火。楝本苦燥，而入于大剂养液队中，反为润燥之用，非神而明之，何能辨此？（张山雷《中风斠诠》卷三）

【方歌】一贯煎中用地黄，沙参枸杞麦冬襄，
　　　　当归川楝水煎服，阴虚肝郁是妙方。

二至丸（原名女贞丹）
《扶寿精方》

【组成】冬青子去梗叶，酒浸一昼夜，粗布袋擦去皮，晒干为末　　旱莲草待出时，采数石捣汁熬浓，各等分（原著本方无用量）

【用法】丸前末如梧桐子大，每夜酒下百丸（现代用法：女贞子粉碎成细粉，过筛；墨旱莲加水煎煮2次，每次1小时，合并煎液，滤过，滤液浓缩至适量，加炼蜜60g及水适量，与上述粉末泛丸，干燥即得）。

【功用】补肾养肝。

【主治】肝肾阴虚，阴血不足证。五心烦热，潮热盗汗，咽干鼻燥，腰膝酸痛，头晕目眩，失眠健忘，须发早白，舌红苔少，脉细数。

【证治机理】本证系肝肾亏虚，阴血不足所致。虚热内生，故五心烦热；潮热盗汗，虚热上扰，可见咽干口燥；肾虚腰府失养，可见腰膝酸痛；阴血不足，不能上荣，故而头晕目眩，失眠健忘；肾精不足，故须发早白。舌红少苔、脉细数为阴虚之象。治宜滋补阴血，补益肝肾为法。

【方解】方中冬青子（即女贞子），性平，味甘、苦，归肝、肾经，滋阴补肾，养肝明目，强健筋骨；旱莲草性寒，味甘、酸，归肝、肾经，养肝益肾，凉血止血。二药相须为用，共奏补肝肾、强筋骨、乌须发之功。

【运用】本方为补益肝肾，滋阴降火之常用方。以五心烦热，腰膝酸痛，须发早白，舌红少苔，脉细数为辨证要点。

【附方】桑麻丸（扶桑至宝丹）《寿世保元》 嫩桑叶（500g）去蒂，曝与日中，以干为度，黑芝麻（120g)炼蜜为丸，如梧桐子大，日服二次，约合百丸，白滚水下。功用：养血祛风，润肠通便。主治：肝经虚热证。头眩目花，迎风流泪，皮肤粗糙，须发早白，大便干结。

【鉴别】二至丸与桑麻丸同俱滋补肝肾之功，均能治须发早白之证。二至丸中女贞子与旱莲草相伍，滋养阴血之力彰；桑麻丸中黑芝麻与桑叶相配，养血之中寓以祛风之意。

【方论选录】二至丸，取意甚佳，尚嫌力量浅薄，加入天冬、地黄、人参，以三才合二至始为得力。（费伯雄《医方论》）

【方歌】二至女贞与旱莲，加蜜熬膏和成丸，
　　　　肝肾阴虚得滋补，强腰乌须医晕眩。

益胃汤
《温病条辨》

【组成】沙参三钱（9g） 麦冬五钱（15g） 冰糖一钱（3g） 细生地五钱（15g） 玉竹炒香，一钱五分（4.5g）

【用法】水五杯，煮取二杯，分二次服，渣再煮一杯服（现代用法：水煎服）。

【功用】养阴益胃。

【主治】胃阴不足证。饥不欲食，口干咽燥，大便干结，舌红少津，脉细数。

【证治机理】胃居中焦为阳土，喜润恶燥，主受纳，其气以降为顺。如热病消灼阴液，或过食辛辣之物，或过用吐、下之剂，或胃病迁延不愈，每致胃阴耗损，虚热内生。胃阴不足，受纳失司，故饥而不欲食；胃之阴津不足，上不能滋润口咽则口干咽燥，下不能濡润大肠则便结；舌红少津，脉象细数，为阴虚内热之征。治宜甘凉生津，养阴益胃。

【方解】胃阴不足，阴虚生热，故方中重用细生地、麦冬，味甘性寒，养阴清热，生津润燥，为甘凉益胃之上品，共为君药。配伍北沙参、玉竹为臣，养阴生津，助生地、麦冬益胃养阴之力。冰糖濡养肺胃，调和诸药，为佐使药。全方甘凉清润，重在益胃，清而不寒，润而不腻，共奏养阴益胃之效。

【运用】本方为滋养胃阴之常用方。以饥不欲食，口干咽燥，舌红少津，脉细数为辨证要点。

【方论选录】夫伤寒传入阳明，首虑亡津液，而况温病传入阳明，更加汗、下后者乎？故虽邪解，胃中津液枯槁已盛，若不急复其阴，恐将来液亏燥起，干咳身热等证有自来矣。阳明主津液，胃者五脏六腑之海。凡人之常气，皆禀气于胃，胃中津液一枯，则脏腑皆失其润泽。故以一派甘寒润泽之品，使之引入胃中，以复其阴，自然输精于脾，脾气散精，上输于肺，通调水道，

下输膀胱，五经并行，津自生而形自复耳。（张秉成《成方便读》卷三）

【方歌】益胃汤能养胃阴，冰糖玉竹与沙参，

麦冬生地同煎服，甘凉滋润生胃津。

第五节 补阳剂

补阳剂，适用于阳虚证。代表方如肾气丸、右归丸等。

肾气丸（又名《金匮》肾气丸、崔氏八味丸）

《金匮要略》

【组成】干地黄八两（24g） 薯蓣 山茱萸各四两（各12g） 泽泻 茯苓 牡丹皮各三两（各9g）桂枝 附子炮，各一两（各3g）

【用法】上八味，末之，炼蜜和丸梧子大，酒下十五丸，加至二十五丸，日再服（现代用法：蜜丸，每服6g，日2次，白酒或淡盐汤送下；亦可作汤剂，水煎服）。

【功用】补肾助阳，化生肾气。

【主治】肾阳气不足证。腰痛脚软，身半以下常有冷感，少腹拘急，小便不利，或小便反多，入夜尤甚，阳痿早泄，舌淡而胖，脉虚弱，尺部沉细；以及痰饮，水肿，消渴，脚气，转胞等。

【证治机理】本方在《金匮要略》中主治虚劳腰痛、痰饮、消渴、脚气、转胞、小便不利等病证，皆由肾之阴精不足，肾阳虚弱，气化失常所致。虚劳者，阴阳精血俱损也。若肾精不足，失于滋荣，则腰痛而足膝痿软；命门火衰，失于温煦，必致半身以下常有冷感、少腹拘急；阳气虚弱，失于气化，必致水液代谢失常，故见小便不利，或小便反多。而痰饮、水肿、消渴、脚气、转胞诸证，亦为肾阳失于气化所致，乃水液代谢失常之变。其他如阳痿早泄、舌淡而胖、脉象虚弱、尺部沉细，皆为肾精不足、肾之阳气匮乏所致。治宜滋养肾之阴精，以温补化生肾气。

【方解】方用干地黄（今多用熟地黄）为君，滋补肾阴，益精填髓。《本草经疏》谓："干地黄乃补肾家之要药，益阴血之上品。"臣以山茱萸，补肝肾，涩精气；薯蓣（山药）健脾气，固肾精。二药与地黄相配，补肾填精，谓之"三补"。更臣以附子、桂枝，温肾助阳，生发少火，鼓舞肾气。佐以茯苓健脾益肾，泽泻、丹皮降相火而制虚阳浮动，且茯苓、泽泻均有渗湿泄浊、通调水道之功。三者配伍，与"三补"相对而言，谓之"三泻"，即补中有泻，泻清中之浊以纯清中之清，而益肾精，且补而不滞。诸药相合，非峻补元阳，乃阴中求阳，微微生火，鼓舞肾气，即"少火生气"之意。

《伤寒杂病论》载"崔氏八味丸"，将其名之为"肾气丸"，确当慎思之。方中乃以大队补精水之品为主，温补之品，药少量轻，意在以辛热之桂、附化其阴精以益肾气。正如柯琴所谓："此肾气丸纳桂、附于滋阴剂中十倍之一，意不在补火，而在微微生火，即生肾气也。故不曰温肾，而名肾气。"

【运用】本方为补肾助阳，化生肾气之代表方。以腰膝酸软，腰以下冷，小便失常，舌淡而胖，脉沉无力为辨证要点。

【附方】

1.加味肾气丸（《济生方》） 附子炮，二枚（15g） 白茯苓 泽泻 山茱萸取肉 山药炒 车前子

酒蒸 牡丹皮_{去木，各一两（各30g）} 官桂_{不见火} 川牛膝_{去芦，酒浸} 熟地黄_{各半两（各15g）} 上为细末，炼蜜为丸，如梧桐子大，每服七十丸，空心米饮送下。功用：温助肾阳，利水消肿。主治：肾阳虚水肿。症见腰重脚肿，小便不利。

2.十补丸（《济生方》） 附子_{炮，去皮、脐} 五味子_{各二两（各9g）} 山茱萸_{取肉} 山药_{锉，炒} 牡丹皮_{去木} 鹿茸_{去毛，酒蒸} 熟地黄_{酒蒸} 肉桂_{去皮，不见火} 白茯苓_{去皮} 泽泻_{各一两（各4.5g）} 上为细末，炼蜜为丸，如梧桐子大，每服七十丸，空心盐酒、盐汤任下。功用：补肾阳，益精血。主治：肾阳虚损，精血不足证。症见面色黧黑，足冷足肿，耳鸣耳聋，肢体羸瘦，足膝软弱，小便不利，腰脊疼痛，或阳痿，遗精，舌淡苔白，脉沉迟尺弱。

【鉴别】《济生》加味肾气丸与十补丸均系肾气丸加味化裁而成。《济生》加味肾气丸由肾气丸加车前子、牛膝，但方中地黄等"三补""三泻"之品用量锐减，而附子之量倍增，重在温阳利水，适用于阳虚水肿而肾虚不著者；十补丸非但加入鹿茸、五味子，且亦减"三补""三泻"之量，而增附子之量，遂易温补肾气之方而为补肾阳、益精血之剂，适用于肾阳虚损、精血不足之证。

【方论选录】命门之火，乃水中之阳。夫水体本静，而川流不息者，气之动，火之用也，非指有形者言也。然火少则生气，火壮则食气，故火不可亢，亦不可衰，所云火生土者，即肾家之少火游行其间，以息相吹耳。若命门火衰，少火几于熄矣。欲暖脾胃之阳，必先温命门之火，此肾气丸纳桂、附于滋阴剂中十倍之一，意不在补火，而在微微生火，即生肾气也。故不曰温肾，而名肾气，斯知肾以气为主，肾得气而土自生也。且形不足者，温之以气，则脾胃因虚寒而致病者固痊，即虚火不归其原者，亦纳之而归封蛰之本矣。（吴谦《医宗金鉴·删补名医方论》）

仲师八味，全为肾气不充，不能鼓舞真阳，而小水不利者设法，故以桂、附温煦肾阳，地黄滋养阴液，萸肉收摄耗散，而即以丹皮泄导湿热，茯苓、泽泻渗利膀胱，其用山药者，实脾以堤水也。立方大旨，无一味不从利水着想。方名肾气，所重者在一气字。故桂、附极轻，不过借其和煦，吹嘘肾中真阳，使溺道得以畅遂。（张山雷《小儿药证直诀笺正》）

【医案举例】薛己治州守王用之，先因肚腹膨胀，饮食少思，服二陈、枳实之类，小便不利，大便不实，咳嗽腹胀。用淡渗破气之剂，手足俱冷，此足三阴虚寒之症也。用金匮肾气丸，不月而康。（《名医类案》）

【方歌】《金匮》肾气治肾虚，地黄山药及山萸，
　　　　丹皮苓泽加桂附，引火归原热下趋。

右归丸
《景岳全书》

【组成】熟地黄_{八两（24g）} 山药_{炒，四两（12g）} 山茱萸_{微炒，三两（9g）} 枸杞子_{微炒，四两（12g）} 菟丝子_{制，四两（12g）} 鹿角胶_{炒珠，四两（12g）} 杜仲_{姜汁炒，四两（12g）} 肉桂_{二两，渐可加至四两（6g）} 当归_{三两（9g）} 制附子_{自二两，渐可加至五六两（6g）}

【用法】将熟地蒸烂杵膏，余为细末，加炼蜜为丸，如弹子大。每嚼服二三丸，以滚白汤送下（现代用法：蜜丸，每服9g；亦可作汤剂，水煎服）。

【功用】温补肾阳，填精益髓。

【主治】肾阳不足，命门火衰证。年老或久病气衰神疲，畏寒肢冷，腰膝软弱，阳痿遗精，或阳衰无子，或饮食减少，大便不实，或小便自遗，舌淡苔白，脉沉而迟。

【证治机理】本方原"治元阳不足，或先天禀衰，或劳伤过度，以致命门火衰，不能生土，而为脾胃虚寒……总之，真阳不足者，必神疲气怯，或心跳不宁，或四肢不收，或阳衰无子等证。俱宜益火之源，以培右肾之元阳，而神志自强矣"。病由命门火衰，阳气不振，故见气衰神疲、畏寒肢冷、腰膝软弱；火不生土，脾阳不运，故饮食减少、大便不实；肾主封藏，阳虚而精关不固，则为遗精滑泄、阳衰无子、小便自遗。治宜温补命门，填精益髓。

【方解】方中附子、肉桂温壮元阳，鹿角胶温肾阳、益精血，三药合用，培补肾中元阳。熟地黄、山茱萸、枸杞子、山药滋阴益肾，填精补髓，并养肝补脾，即所谓"善补阳者，必于阴中求阳，则阳得阴助，而生化无穷"（《类经》）。菟丝子、杜仲，补肝肾，强腰膝；当归养血补肝，与补肾之品相合，共补精血。诸药合用，补阳与补阴相配，阴中求阳，纯补无泻，共奏温壮肾阳、滋补精血之功。

【运用】本方为治疗命门火衰证之常用方。以腰膝酸软，畏寒肢冷，神疲乏力为辨证要点。

【附方】右归饮（《景岳全书》）　熟地二三钱或加至一二两（6～9g）　山药炒，二钱（6g）　枸杞子二钱（6g）　山茱萸一钱（3g）　甘草炙，一二钱（3～6g）　肉桂一二钱（3～6g）　杜仲姜制，二钱（6g）　制附子一二三钱（3～9g）　上以水二盅，煎至七分，食远温服。功用：温补肾阳，填精补血。主治：肾阳不足证。症见气怯神疲，腹痛腰酸，手足不温，阳痿遗精，大便溏薄，小便频多，舌淡苔薄，脉来虚细者；或阴盛格阳，真寒假热之证。

【鉴别】右归丸系《金匮要略》之肾气丸倍用桂附为基础用量，且减去"三泻"（泽泻、丹皮、茯苓），更入鹿角胶、菟丝子、杜仲、枸杞子、当归等温补之品，组成"纯甘补阳"之剂，重在温补肾阳，治肾阳不足，命门火衰证。肾气丸属"少火生气"之剂，"三补"配"三泻"以益肾精而化生肾气，治肾阳气不足证。

右归丸与右归饮均为温补肾阳之方。但右归丸在右归饮基础上，又伍鹿角胶、菟丝子、当归，去甘草，故其温补肾阳、填精补血之功更著。

【方论选录】肾脏阳衰，火反发越于上，遂成上热下寒之证，故宜引火归原法。熟地补肾脏，萸肉涩精气，山药补脾，当归养血，杜仲强腰膝，菟丝补肾脏，鹿角胶温补精血以壮阳，枸杞子甘滋精髓以填肾也。附子、肉桂补火回阳，专以引火归原，而虚阳无不敛藏于肾命，安有阳衰火发之患哉？此补肾回阳之剂，为阳虚火发之专方。（徐大椿《医略六书》）

【方歌】右归丸中地附桂，山药茱萸菟丝归，
　　　　杜仲鹿胶枸杞子，益火之源此方魁。

第六节　阴阳并补剂

阴阳并补剂，适用于阴阳两虚证。代表方如龟鹿二仙胶、地黄饮子等。

地黄饮子
《黄帝素问宣明论方》

【组成】熟干地黄（18g）　巴戟去心　山茱萸　石斛　肉苁蓉酒浸，焙（各9g）　附子炮　五味子　官桂　白茯苓　麦门冬去心　菖蒲　远志去心，等分（各6g）（原著本方无用量）

【用法】上为末，每服三钱（9g），水一盏半，生姜五片，枣一枚，薄荷，同煎至八分，不计时候（现代用法：加生姜5片，大枣1枚，薄荷2g，水煎服）。

【功用】滋肾阴，补肾阳，开窍化痰。

【主治】喑痱。舌强不能言，足废不能用，口干不欲饮，足冷面赤，脉沉细弱。

【证治机理】本方主治喑痱证。"喑"者，舌强不能言。一因肾脉通于舌本，下元虚惫，肾精不能上荣于舌；二因肾阳不足，失于蒸化，水湿内停，泛而为痰，痰浊阻于心窍。"痱"者，足废不用。缘于肾虚不能主骨，则骨痿不用。阴虚内热，故口干不欲饮；虚火上浮，则面赤；肾阳亏虚，不能温煦于下，故足冷；脉沉细弱，为阴阳两虚之征。是证总属下元虚惫，虚阳上浮，痰浊上泛，阻塞窍道所致。治宜补益下元，滋阴壮阳，兼豁痰开窍。

【方解】方中熟地黄、山茱萸滋补肾阴，填补肾精；肉苁蓉、巴戟天温养肾阳。四药相伍，阴阳并补，益肾填精。附子、肉桂温助真元，摄纳浮阳，引火归原，以增温补肾阳之力。麦冬、五味子、石斛滋阴敛液，育阴以配阳，与君药相伍，以增补肾阴、益肾精之力。入石菖蒲、远志、茯苓交通心肾，开窍化痰；薄荷少许，借其轻清疏散之性，以助解郁开窍之力，共为佐药。生姜、大枣，调阴阳，和气血。诸药合用，滋补肾阴，温养肾阳，上下并治，以补虚治下为主，交通心肾，化痰开窍。

《圣济总录》所载之地黄饮，在用法中较本方少薄荷，余药及主治基本相同。

【运用】本方为治疗肾虚喑痱之代表方。以舌强不语，足废不用为辨证要点。

【附方】还少丹（《医方集解》） 熟地黄二两（100g） 山药 牛膝酒浸 枸杞酒浸，两半（75g） 山萸肉 茯苓乳拌 杜仲姜汁炒，断丝 远志去心 五味子炒 楮实酒蒸 小茴香炒 巴戟天酒浸 肉苁蓉酒浸，各一两（各50g） 石菖蒲五钱（25g） 加枣肉蜜丸（9g），盐汤或酒下。功用：温补脾肾。主治：脾肾虚寒，血气羸乏之不思饮食、发热盗汗、遗精白浊、肌体瘦弱、牙齿浮痛等症。

【鉴别】还少丹与地黄饮子皆用熟地黄、山茱萸、五味子、巴戟天、肉苁蓉等，均为阴阳并补之剂。但还少丹中无附子、肉桂及麦冬、石斛，而用杜仲、小茴香及山药、枸杞子等，故其温补肾阳与滋补肾阴之力不及地黄饮子。

【方论选录】夫中风一证，有真中，有类中。真中者，真为风邪所中也。类中者，不离阴虚、阳虚两条。如肾中真阳虚者，多痰多湿；真阴虚者，多火多热。阳虚者，多暴脱之证；阴虚者，多火盛之证。其神昏不语、击仆偏枯等证，与真中风似是而实非，学者不得不详审而施治也。此方所云少阴气厥不至，气者，阳也，其为肾脏阳虚无疑矣。故方中熟地、巴戟、山萸、苁蓉之类，大补肾脏之不足，而以桂、附之辛热，协四味以温养真阳；但真阳下虚，必有浮阳上僭，故以石斛、麦冬清之；火载痰升，故以茯苓渗之；然痰火上浮，必多堵塞窍道，菖蒲、远志能交通上下而宣窍辟邪；五味以收其耗散之气，使正有攸归；薄荷以搜其不尽之邪，使风无留着；用姜、枣者，和其营卫，匡正除邪耳。（张秉成《成方便读》卷二）

【医案举例】钱左，类中偏左，半体不用，神识虽清，舌强言謇，咬牙嚼齿，牙缝渗血，呃逆频仍，舌绛，脉弦小而数。诸风掉眩，皆属于肝，阴分大伤，肝阳化风上扰，肝风鼓火内煽，痰热阻于廉泉之窍，肺胃肃降之令不行，恙势正在险关。勉拟地黄饮子合竹沥饮化裁，挽堕拯危，在此一举。（《丁甘仁医案》卷三）

【方歌】地黄饮子山茱斛，麦味菖蒲远志茯，
　　　　苁蓉附桂巴戟天，少入薄荷姜枣服。

龟鹿二仙胶

《医便》

【组成】鹿角用新鲜麋鹿杀角，解的不用，马鹿角不用，去角脑梢，角二寸截断，劈开净用，十斤（5000g）龟板去弦，洗净，捶碎，五斤（2500g）　人参十五两（450g）　枸杞子三十两（900g）

【用法】上前二味袋盛，放长流水内浸三日，用铅坛一只，如无铅坛，底下放铅一大片亦可。将角并板放入坛内，用水浸高三五寸，黄蜡三两封口，放入锅内，桑柴火煮七昼夜，煮时坛内一日添热水一次，勿令沸起，锅内一日夜添水五次，候角酥取出，洗，滤净去滓。其滓即鹿角霜、龟霜也。将清汁另放。另将人参、枸杞子用铜锅以水三十六碗，熬至药面无水，以新布绞取清汁，将滓置石臼水捶捣细，用水二十四碗又熬如前；又滤又捣又熬，如此三次，以滓无味为度。将前龟、鹿汁并参、杞汁和入锅内，又火熬至滴水成珠不散，乃成胶也。每服初起一钱五分（4.5g），十日加五分（1.5g），加至三钱（9g）止，空心酒化下（现代用法：熬胶，初服每日4.5g，渐加至9g，空心以酒少许送服）。

【功用】滋阴填精，益气壮阳。

【主治】真元虚损，精血不足证。全身瘦削，阳痿遗精，两目昏花，腰膝酸软，久不孕育。

【证治机理】本方所主乃真元虚损，阴阳精血俱不足之证。其病或因先天肾精不足，真元亏损；或因后天脾胃有亏，气血生化不及；或由病后失养，以致阴阳精血俱虚，故见全身瘦削、腰膝酸软、阳痿遗精、两目昏花、久不孕育诸症。治宜培补真元，填精补髓，益气养血，阴阳并补。

【方解】方用鹿角胶甘咸而温，通督脉而补阳，且益精补血；龟甲胶甘咸而寒，通任脉而养阴，滋补阴血。二药俱为血肉有情之品，合而用之，能峻补阴阳，填精补髓，滋养阴血，共为君药。配人参大补元气，健补脾胃，以助后天气血生化之源；枸杞子益肝肾，补精血，以助龟、鹿二胶之力，共为臣药。四药相合，主以血肉有情之品，壮元阳，填真阴，益精髓，补气血，故又能益寿延年，生精种子。"由是精生而气旺，气旺而神昌，庶几龟鹿之年矣，故曰二仙"。（《古今名医方论》）

【运用】本方为阴阳并补之常用方。以腰膝酸软，两目昏花，阳痿遗精为辨证要点。

【鉴别】龟鹿二仙胶与地黄饮子皆为阴阳并补之剂，同治阴阳两虚之证。但龟鹿二仙胶为纯补之方，且用鹿角、龟甲等血肉有情之品与大补元气之人参相伍，故其填精养血之能远为地黄饮子所不及；而地黄饮子滋阴温阳及化痰开窍之功亦属龟鹿二仙胶所不及。

【方论选录】精、气、神，有身之三宝也。师曰：精生气，气生神。是以精极则无以生气，故令瘦削少气；气少则无以生神，故令目视不明。龟、鹿禀阴气之最完者，其角与板，又其身聚气之最胜者，故取其胶以补阴精。用血气之属剂而补之，所谓补以类也。人参善于固气，气固则精不遗；枸杞善于滋阴，阴滋则火不泄。此药行，则精日生，气日壮，神日旺矣。（吴崑《医方考》卷三）

【医案举例】金少游治黄淳之室，庚午秋，娩身后，腰胯痛，痛久，脊膂突出一骨，一二寸许，腹下季胁发一肿如拳大，每抽掣亦痛，遍身如刀剐，不能行，不能转侧，每欲舒展，则妇女八人舁之。三吴医者莫不就诊，无效。辛未秋，延少游，诊其脉无他，兼以饮食不废，谓之曰：奇经八脉俱受病矣，幸十二正经无恙，中气可虚可疗。淳问其故，答曰：盖脊梁突，督脉也。季胁痛肿，腹与胃痛，卫任也。两足筋急不能屈伸，阳跷阴跷也。腰以下冷，溶溶如坐水中，带之为病也。初进龟鹿二仙膏二三两，煎剂以骨碎补、续断为君，佐以温经大养气血之剂，四服即缓。继以鹿茸、河车、自然铜、骨碎补等剂，丸服一半，即能下床行动，疗此症不过两月而愈。愈而妊，更属意外。其季胁近胯之瘤，为庸工决破而死，惜哉。(《奇症汇》)

【方歌】龟鹿二仙最守真，补人三宝气精神，

人参枸杞和龟鹿，益寿延年实可珍。

七宝美髯丹
《本草纲目》引《积善堂方》

【组成】赤白何首乌米泔水浸三四日，瓷片刮去皮，用淘净黑豆二升，以砂锅木甑，铺豆及首乌，重重铺盖蒸之。豆熟，取出去豆，曝干，换豆再蒸，如此九次，曝干为末，各一斤（各500g）　赤白茯苓去皮，研末，以水淘去筋膜及浮者，取沉者捻块，以人乳十碗浸匀，晒干研末，各一斤（各500g）　牛膝去苗，酒浸一日，同何首乌第七次蒸之，至第九次止，晒干，八两（250g）　当归酒浸，晒，八两（250g）　枸杞子酒浸，晒，八两（250g）　菟丝子酒浸生芽，研烂，晒，八两（250g）　补骨脂以黑脂麻炒香，四两（120g）

【用法】石臼为末，炼蜜和丸弹子大，一百五十丸，每日三丸，清晨温酒下，午时姜汤下，卧时盐汤下（现代用法：为蜜丸，每服9g，日2服，淡盐水送服）。

【功用】补益肝肾，乌发壮骨。

【主治】肝肾不足证。须发早白，脱发，齿牙动摇，腰膝酸软，梦遗滑精，肾虚不育等。

【证治机理】本方主治诸证，皆由肝肾不足所致。肝藏血，发为血之余；肾藏精，其华在发，故发之荣枯与肝肾关系最为密切。肾主骨，齿为骨之余，故齿为肾所主。肝肾亏虚，精血匮乏，不能上荣于须发、牙齿，故见须发早白、脱发、牙齿动摇；肝肾不足，筋骨不健，故腰膝酸软；肾失封藏，精关不固而梦遗滑精。治宜养肝补肾。

【方解】方中重用赤、白何首乌补肝肾，益精血，乌须发，壮筋骨，为君药。赤、白茯苓补脾益气，宁心安神，以人乳制用，其滋补之力尤佳，《随息居饮食谱》谓人乳能"补血、充液、填精、化气、生肌、安神、益智"，共为臣药。佐以枸杞子、菟丝子补肝肾，益精血；当归补血养肝；牛膝补肝肾，坚筋骨，活血脉。上四味皆用酒浸，以助药力上行之势。少佐补骨脂补肾温阳，固精止遗。诸药相合，补肝肾，益精血，壮筋骨，乌须发，故以"美髯"名之。

是方之证属肝肾不足，肾精失充。所用之药，虽无峻补阴阳之能，然兼顾肾之阴精阳气，故将此方归于类下。

【运用】本方为治疗肝肾不足所致须发早白之常用方。以须发早白，脱发，腰膝酸软为辨证要点。

【方论选录】此足少阴、厥阴药也。何首乌涩精固气，补肝坚肾，为君。茯苓交心肾而渗脾湿，牛膝强筋骨而益下焦，当归辛温以养血，枸杞甘寒而补水，菟丝子益三阴而强卫气，补骨脂助命火而暖丹田。此皆固本之药，使荣卫调适，水火相交，则气血太和，而诸疾自已也。（汪昂《医方集解·补养之剂》）

【方歌】七宝美髯何首乌，菟丝牛膝茯苓俱，

骨脂枸杞当归合，专益肾肝精血虚。

补天大造丸
《医学心悟》

【组成】人参二两（60g）　黄芪蜜炙　白术陈土蒸，各三两（各90g）　当归酒蒸　枣仁去壳，炒　远志去心，甘草水泡，炒　白芍酒炒　山药乳蒸　茯苓乳蒸，各一两五钱（各45g）　枸杞子酒蒸　大熟地酒蒸，晒，各四两（各120g）　河车甘草水洗，一具（1个）　鹿角熬膏，一斤（500g）　龟板与鹿角同熬膏，八两（240g）

【用法】以龟、鹿胶和药，加炼蜜为丸，每早开水下四钱（12g）（现代用法：蜜丸，每服9g）。

【功用】补五脏虚损。

【主治】虚劳。气短乏力，食少神疲，心悸失眠，腰膝酸软，头晕目眩等。

【证治机理】本方在《医学心悟》中为治虚劳之方，虚劳者乃阴阳气血俱虚也。气虚则气短乏力，血虚则心神失养而心悸、失眠；气血不足，故精神疲惫、头晕目眩、面色无华；真元虚损，精血不足，则腰膝酸软、身体羸瘦。治宜气血阴阳并补，且补不宜峻，当图缓功。

【方解】方中以紫河车为君，补气养血益精，"疗诸虚百损"（《本草蒙筌》）。臣以人参大补元气；鹿角胶温阳补血益精；龟甲胶滋阴养血。佐以黄芪、白术、山药、茯苓补气健脾，合人参以助后天生化之源；熟地、枸杞子补肾养血，益精填髓；当归、白芍，合熟地以滋阴补血；枣仁、远志宁心安神。诸药相合，五脏虚损同益，脾肾为要；气血阴阳并补，补而不峻，使虚劳得补，而五脏之虚自痊。

【运用】本方为补益虚损之常用方。以气短乏力，头晕心悸，腰膝酸软为辨证要点。原书记载本方加减："阴虚内热甚者，加丹皮二两；阳虚内寒者，加肉桂五钱。"

【方歌】补天大造治虚劳，参芪术归枣白芍，
　　　　龟鹿用胶河车远，枸杞熟地苓山药。

复习思考题

1. 如何理解四君子汤为补气之基础方？

2. 参苓白术散是如何体现"培土生金法"的？

3. 如何理解补中益气汤体现"甘温除热法"？方中升麻、柴胡有何配伍意义？

4. 如何理解玉屏风散中"黄芪畏防风"之义？其证有无表邪？

5. 如何理解生脉散之"生脉"？临证与白虎加人参汤证如何鉴别？

6. 四物汤原著主治何证？如何理解后世将其作为补血调血之基础方？临证常见之变化有哪些？

7. 当归补血汤主治血虚发热证，为何重用黄芪为君？

8. 归脾汤中木香的配伍意义是什么？

9. 参苓白术散、补中益气汤、归脾汤、玉屏风散均有益气健脾之功，如何区别应用？

10. 临证运用八珍汤应如何变化？

11. 泰山磐石散临证运用时应注意什么？

12. 六味地黄丸原主治何证？现应主治何证？其立法与药物配伍有何特点？

13. 分析左归丸的组方原理与配伍法则。

14. 大补阴丸中为何配伍苦寒之黄柏？

15. 一贯煎中川楝子的配伍意义是什么?

16. 炙甘草汤当以何药为君? 为什么?

17. 如何理解肾气丸属"少火生气"之剂, 主治肾阳气不足证, 而非纯补肾阳之方? 怎样理解本方之君药?

18. 分析右归丸的组方原理与配伍法则。

19. 结合龟鹿二仙胶的证治机理, 阐述龟鹿二仙胶的组方原理及配伍特点。

20. 阐述七宝美髯丹的组方原理及配伍特点。

21. 结合地黄饮子主治病证之虚实, 阐述其组方原理。

22. 临证时, 补天大造丸与龟鹿二仙胶如何区别使用?

第九章
固涩剂

凡以收敛固涩作用为主，用于治疗气、血、精、津耗散滑脱病证的方剂，统称为固涩剂。属于"十剂"中"涩可去脱"范畴。

固涩剂是为正气虚弱，气、血、精、津液耗散或滑脱而设。凡自汗盗汗、久咳不止、泻痢不止、遗精滑泄、小便失禁、血崩带下等属正气虚者，皆为其适用范围。根据气、血、精、津液耗散滑脱致病之因和发病部位的不同，本章分为固表止汗剂、敛肺止咳剂、涩肠固脱剂、涩精止遗剂、固崩止带剂五类。

固涩剂所治的耗散滑脱之证，皆由正气亏虚所致，故应根据气、血、津、精耗散的程度不同，配伍相应的补益药，以标本兼顾。若为元气大虚、亡阳欲脱所致的大汗淋漓、小便失禁或崩中不止者，非单纯固涩所能治，需急用大剂参、附之类回阳固脱。本类方剂为正虚无邪者而设。若外邪未去者，不宜过早使用，以免有闭门留寇之弊。病证属邪实者，如热病汗出、痰饮咳嗽、火扰遗泄、伤食泄泻、热痢初起，以及实热崩中带下等，均非本类方剂所宜。

第一节　固表止汗剂

固表止汗剂，适用于表虚卫外不固，或阴液不能内守的自汗、盗汗证。代表方如牡蛎散。

牡蛎散
《太平惠民和剂局方》

【组成】黄芪去苗、土　麻黄根洗　牡蛎米泔浸，刷去土，火烧通赤，各一两（各15g）

【用法】上三味为粗散，每服三钱（9g），水一盏半，小麦百余粒，同煎至八分，去渣热服，日二服，不拘时候（现代用法：加小麦或浮小麦15g，水煎服）。

【功用】敛阴止汗，益气固表。

【主治】自汗、盗汗证。自汗，盗汗，夜卧尤甚，久而不止，心悸惊惕，短气烦倦，舌淡红，脉细弱。

【证治机理】本证因卫外不固，阴液损伤，心阳不潜所致。卫气虚，卫外不固，腠理疏松，津液外泄则自汗；汗为心液，汗出过多，心阴不足，心阳不潜，虚热内生，阴津外泄，故汗出、夜卧更甚；汗出日久，心之气阴耗伤，心神失养，则见心悸易惊，烦倦短气；舌淡红，脉细弱，均为气阴两虚之象。治宜益气固表，敛阴止汗。

【方解】方中煅牡蛎咸涩微寒，敛阴潜阳，固涩止汗为君药。自汗多由气虚所致，生黄芪益气实卫，固表止汗，为臣药。君臣相配，标本兼顾，止汗之力尤著。麻黄根功专收涩止汗，为佐药；小麦甘凉，专入心经，养心阴，益心气，并能清心除烦，为佐使药。诸药相合，涩补并用，以涩为主；气阴兼顾，以气为主，既能益气固表，又能敛阴止汗，使气阴得复则汗出可止。

【运用】本方为治卫外不固、阴虚心阳不潜之自汗、盗汗证的常用方。以汗出，心悸，短气，舌淡，脉细弱为辨证要点。

【附方】**牡蛎散**（《备急千金要方》）　牡蛎　白术　防风各三两（各9g）　上三味治下筛，酒服方寸匕，日二。止汗之验无出于此方，一切泄汗服之，三日皆愈，神验。功用：固表敛汗，兼能疏风。主治：自汗、盗汗，以及体虚外感风邪引起的头痛等症。

【鉴别】《太平惠民和剂局方》牡蛎散、《备急千金要方》牡蛎散、玉屏风散三方均能益气固表止汗，用于治疗气虚卫外不固之自汗证。两首牡蛎散均为涩补并用，以涩为主，用治卫外不固，津液外泄之汗出；玉屏风散则以补气为主，用治气虚卫外不固之自汗，或治虚人易感风邪者。《太平惠民和剂局方》牡蛎散涩补之中兼能养心阴除烦，《备急千金要方》牡蛎散涩补之中兼能疏风。玉屏风散与《备急千金要方》牡蛎散仅一药之别，玉屏风散黄芪、防风相配，补中寓散；《备急千金要方》牡蛎散牡蛎、防风相伍，涩中寓散。

【方论选录】此手太阴、少阴药也。陈来章曰：汗为心之液，心有火则汗不止，牡蛎、浮小麦之咸凉，去烦热而止汗；阳为阴之卫，阳气虚则卫不固，黄芪、麻黄根之甘温，走肌表而固卫。（汪昂《医方集解·收涩之剂》）

【方歌】牡蛎散内用黄芪，浮麦麻黄根最宜，

　　　　自汗盗汗心液损，固表敛汗见效奇。

第二节　敛肺止咳剂

敛肺止咳剂，适用于久咳肺虚，气阴耗伤证。代表方如九仙散等。

九仙散
王子昭方，录自《卫生宝鉴》

【组成】人参　款冬花　桑白皮　桔梗　五味子　阿胶　乌梅各一两（各12g）　贝母半两（6g）
罂粟壳去顶，蜜炒黄，八两（9g）

【用法】上为末，每服三钱，白汤点服，嗽住止后服（现代用法：共为粗末，每日三次，每次6g，温开水送服。亦可作汤剂，水煎服）。

【功用】敛肺止咳，益气养阴。

【主治】久咳伤肺，气阴两伤证。咳嗽日久不已，咳甚则气喘自汗，痰少而黏，脉虚数。

【证治机理】本证为久咳伤肺之气阴所致。久咳伤肺，肺气虚损，故咳嗽日久不已，甚则气喘，脉虚；肺气不足，卫外不固，故自汗；咳久伤及肺阴，致虚热内生，炼液为痰，故痰少而黏，脉虚数。治宜敛肺止咳，益气养阴。

【方解】方中罂粟壳味酸涩，善于敛肺止咳，故重用为君药。五味子、乌梅酸涩，敛肺气，止咳生津，协助君药敛肺止咳；人参补益肺气；阿胶滋养肺阴，气阴双补，共为臣药。君臣相配，增强敛肺止咳、益气养阴之力。款冬花化痰止咳，降气平喘；桑白皮清肺泄热，止咳平喘；贝母清热化痰止咳，共为佐药。桔梗宣肺祛痰，载药上行，为佐使药。诸药合用，酸涩之中纳甘

润以顾气阴，敛降之中佐宣升以适肺性，敛中有散，降中寓升，主以敛津，共奏敛肺止咳、益气养阴之功。

【运用】本方为治疗久咳伤肺，气阴两虚证之常用方。以久咳不已，甚则喘而自汗，脉虚数为辨证要点。本方中罂粟壳有毒，不宜多服、久服，方后注曰："嗽住止后服。"

【方歌】九仙罂粟乌梅味，参胶桑皮款桔贝，

　　　　敛肺止咳益气阴，久咳肺虚效堪慰。

第三节　涩肠固脱剂

涩肠固脱剂，适用于泻痢日久不止，脾肾虚寒，以致大便滑脱不禁的病证。代表方如真人养脏汤、四神丸等。

真人养脏汤（原名纯阳真人养脏汤）

《太平惠民和剂局方》

【组成】人参　当归去芦　白术焙，各六钱（各6g）　肉豆蔻面裹，煨，半两（8g）　肉桂去粗皮　甘草炙，各八钱（各6g）　白芍药一两六钱（12g）　木香不见火，一两四钱（3g）　诃子去核，一两二钱（9g）　罂粟壳去蒂萼，蜜炙，三两六钱（9g）

【用法】上锉为粗末。每服二大钱（6g），水一盏半，煎至八分，去滓，食前温服。忌酒、面、生、冷、鱼腥、油腻（现代用法：水煎服）。

【功用】涩肠固脱，温补脾肾。

【主治】久泻久痢、脾肾虚寒证。久泻，或下痢日久，赤白已尽，后重已除，滑脱不禁，甚则脱肛坠下，腹痛喜温喜按，不思饮食，舌淡苔白，脉沉迟细。

【证治机理】本证因泻痢日久，伤及脾肾而致。脾主运化，需赖肾阳之温煦。如泻痢日久，损伤脾肾，脾阳虚则中气下陷，肾阳虚则关门不固，故见久泻久痢而滑脱不禁，甚或脱肛不收；脾肾阳虚，虚寒内生，寒邪凝滞，故腹痛喜温喜按；脾虚运化不及，则食少神疲；舌淡苔白，脉沉迟细，皆为脾肾虚寒之象。脾肾虚寒导致久泻、久痢，泻痢日久则进而加重脾肾虚寒，两者互为因果。病虽以脾肾虚寒为本，但已出现久泻久痢、滑脱，故治宜涩肠固脱为主，配以温补脾肾之法。

【方解】方中重用罂粟壳涩肠固脱止泻，为君药。诃子苦酸温涩，功专涩肠止泻；肉豆蔻温中散寒，涩肠止泻，共为臣药，助君药以增强涩肠固脱止泻之功。君臣相配，体现"急则治标"之法。肉桂温肾暖脾，兼散阴寒；泻痢日久，气血亏虚，故用人参、白术益气健脾，当归、白芍养血和营，共治其本，其中白芍又治下痢腹痛；为防补涩太过导致气滞，配木香醒脾导滞、行气止痛，使补而不滞。以上药物共为佐药。炙甘草调和诸药，合白芍又能缓急止痛，是为佐使药。诸药合用，涩补结合，标本兼治，使滑脱得固，脏腑得养，故名"养脏"。

【运用】本方为治泻痢日久，脾肾虚寒之常用方。以大便滑脱不禁，腹痛喜温喜按，食少神疲，舌淡苔白，脉沉迟细为辨证要点。原书注曰："如脏腑滑泄夜起久不瘥者，可加炮附子三四片煎服。"可资临证参佐。

【方论选录】下痢日久，赤白已尽，虚寒脱肛者，此方主之。甘可以补虚，故用人参、白术、甘草；温可以养脏，故用肉桂、豆蔻、木香；酸可以收敛，故用芍药；涩可以固脱，故用粟

壳、诃子。是方也，但可以治虚寒气弱之脱肛耳。若大便燥结，努力脱肛者，则属热而非寒矣，此方不中与也，与者则病益甚。（吴崑《医方考》卷二）

【医案举例】有银商，夏得痢疾，医家以为火，用承气汤下之，逐日下数十次。又一医以为虚，补之，痢下止而胸满腹胀，委顿不起，又十余日医药罔效。余随而往视，屋中臭不可近，急命弃置他处，见其合眼朦胧，转侧之，并不知矣。提腕而诊之，俱微弱沉细，然至数匀称，惟右关独大，按之搏指。乃曰：此病因食积致痢，初医下其火，未去其食也。此时必肚腹膨胀，醒时见食作呕，病虽危，不惟不即死，并可生也。其表兄曰：果尔，请治之。乃以平胃散加神曲、麦芽等类进之，至夜解下秽物极多，腹平而知人矣。越日视之，脉小而气虚。因以真人养脏汤固其痢，三剂而痢止，略进食矣。因继以人参养荣丸，半月而健。（《醉花窗医案》）

【方歌】真人养脏诃粟壳，肉蔻当归桂木香，

术芍参甘为涩剂，脱肛久痢早煎尝。

四神丸
《证治准绳》

【组成】肉豆蔻二两（6g）　补骨脂四两（12g）　五味子二两（6g）　吴茱萸浸炒，一两（3g）

【用法】上为末，生姜八两，红枣一百枚，煮熟，取枣肉和末丸，如桐子大，每服五七十丸，空心或食前白汤送下（现代用法：丸剂，每服 6 ～ 9g，日 2 次，用淡盐汤或温开水送服；亦作汤剂，加姜 6g、枣 10 枚，水煎服）。

【功用】温肾暖脾，固肠止泻。

【主治】脾肾阳虚之五更泻。五更泄泻，不思饮食，食不消化，或久泻不愈，腹痛喜温，腰酸肢冷，神疲乏力，舌淡，苔薄白，脉沉迟无力。

【证治机理】五更泻，又称肾泄、鸡鸣泄。多由命门火衰，火不暖土，脾失健运，肠失固涩所致。《素问·金匮真言论》云："鸡鸣至平旦，天之阴，阴中之阳也，故人亦应之。"五更即为平旦，正是阴气极盛、阳气萌发之际，而命门火衰，阳气当至而不至，阴气极而下行，故于五更之时出现泄泻。正如《医方集解》所言："久泻皆由肾命火衰，不能专责脾胃。"肾阳虚衰，不能温暖脾阳，脾失健运，故不思饮食、疲倦乏力；脾肾虚寒，故腹痛腰酸；舌淡苔薄白，脉沉迟无力，皆属脾肾阳虚之候。治宜温肾暖脾，固肠止泻。

【方解】方中重用补骨脂温补命门之火，为君药。臣以肉豆蔻温脾暖胃，涩肠止泻。君臣相配，肾脾兼治，命门火旺则可暖脾土，脾得健运，肠得固摄，则久泻可止。佐以吴茱萸温暖脾肾以散阴寒；五味子温敛收涩，固肾益气，涩肠止泻。生姜温胃散寒，大枣补脾养胃，共为佐使药。诸药合用，温涩并用，以温为主；脾肾并补，重在治肾，《绛雪园古方选注》谓"四种之药，治肾泄有神功也"，故冠之"四神"。

《普济本事方》载二神丸（肉豆蔻、补骨脂），主治"脾肾虚弱，全不进食"，五味子散（五味子、吴茱萸）专治肾泄。

【运用】本方为治命门火衰，火不暖土所致五更泄泻或久泻之代表方。以五更泄泻，不思饮食，舌淡苔白，脉沉迟无力为辨证要点。《医方集解》强调本方服法应"临卧盐汤下"，并释云"若平旦服之，至夜药力已尽，不能敌一夜之阴寒故也"，可资临床参考。

【鉴别】四神丸与真人养脏汤均能温肾暖脾，涩肠止泻，用于脾肾虚寒之泄泻证，伴有不思饮食、神疲乏力、腹冷痛等症者。但真人养脏汤重用罂粟壳为君，以固涩为主，兼以温补脾肾，

主治脾肾虚寒、以脾虚为主的泻痢日久、滑脱不禁证；四神丸以补骨脂为君，重在温补命门之火，以温肾为主，兼以暖脾涩肠，主治命门火衰、火不生土所致之五更泻。

【方论选录】此足少阴药也。破故纸辛苦大温，能补相火以通君火，火旺乃能生土，故以为君；肉蔻辛温，能行气消食、暖胃固肠；五味咸能补肾，酸能涩精；吴茱辛热，除湿燥脾，能入少阴、厥阴气分而补火；生姜暖胃，大枣补土，所以防水。盖久泻皆由肾命火衰，不能专责脾胃，故大补下焦元阳，使火旺土强，则能制水而不复妄行矣。（汪昂《医方集解·祛寒之剂》）

【医案举例】友人刘星圃患泄泻之症，被医误治，变为痢疾，小便不通，缠绵匝月，竟有一医认为水结，恣用甘遂、甘草，并杂以他药十余味，凑为一剂。病家闻甘遂与甘草相反，人虚如此，今可同服乎？医云：此名经方，非此不行。信而服之，仅服一次即直泻不止，几乎气脱，势甚危殆，始延余诊视。见其气息奄奄，六脉沉细无力，左尺浮芤，右尺沉伏。余曰：病由肾命火衰，水泛无归，今又被妄下，肾命之火愈衰，急宜温固，遂用四神丸以温之。一剂泻止溺通，次用真武汤以回阳镇水，随用健脾补火之剂大有转机，每餐能食饭一碗。（《温病浅说·温氏医案》）

【方歌】四神故纸吴茱萸，肉蔻五味四般须，
　　　　大枣百枚姜八两，五更肾泻火衰扶。

桃花汤
《伤寒论》

【组成】赤石脂一半全用，一半筛末，一斤（20g）　干姜一两（12g）　粳米一升（15g）

【用法】上三味，以水七升，煮米令熟，去滓，温服七合，内赤石脂末方寸匕（5g），日三服。若一服愈，余勿服（现代用法，水煎服）。

【功用】涩肠止痢，温中散寒。

【主治】虚寒痢。下痢不止，或滑脱不禁，便脓血，色暗，腹痛喜温喜按，舌淡苔白，脉迟弱或微细。

【证治机理】本证为久痢不愈，脾肾阳虚所致之下痢不止或滑脱不禁。下痢日久不愈，伤及脾肾，脾肾阳虚，固摄无权，则下痢不止或滑脱不禁；阳虚寒凝，失于温煦，则腹痛喜温喜按；脉络损伤，则下痢脓血，色暗；舌淡苔白，脉迟弱或微细，皆为虚寒之征。治宜涩肠止痢，温中散寒。

【方解】方中重用酸涩之赤石脂，固涩下焦，涩肠止痢为君。干姜辛温，温中散寒为臣，与赤石脂相配，标本兼治。粳米甘缓性平，养胃和中为佐。三药相合，涩温并用，共奏涩肠止痢、温中散寒之功。

【运用】本方为治虚寒痢之常用方。以久痢不愈，便脓血，色暗，腹痛喜温喜按，舌淡苔白，脉迟弱为辨证要点。本方赤石脂一半入煎剂，一半为末服，以直入肠道，旨在涩肠止利。

【附方】赤石脂禹余粮汤《伤寒论》　赤石脂碎，一斤（50g）　太一禹余粮碎，一斤（50g）　上二味，以水六升，煮取二升，去滓，分温三服。功用：涩肠止泻。主治：泻痢日久，滑脱不禁。

【鉴别】桃花汤和赤石脂禹余粮汤两方中都有赤石脂，均可涩肠止泻，治疗久泻久痢证。但桃花汤配伍干姜和粳米，温中涩肠，治疗下痢脓血属虚寒证者；赤石脂禹余粮汤则配伍禹余粮，固涩力强，可用于泻痢日久、滑脱不禁者。

【方论选录】盖下利至于不止，热势已大衰，而虚寒滋起矣。故非固脱如石脂不可。且石性最沉，味涩易滞，故稍用干姜之辛散佐之。用粳米独多者，取其和中而养胃也。（吴仪洛《成方

切用》卷二）

【方歌】桃花汤用石脂宜，粳米干姜共用之，

　　　　　为涩虚寒少阴利，热邪滞下切难施。

驻车丸
《延年秘录》，录自《外台秘要》

【组成】黄连六两（18g）　干姜二两（6g）　当归三两（9g）　阿胶炙，三两（9g）

【用法】上捣筛，三年酢八合，消胶令熔和，并手丸如大豆大。每服三十丸，以饮送下，一日两次（现代用法：上为丸，每服6～9g，一日2～3次，空腹时用米汤或温开水吞下。亦可水煎服）。

【功用】清热燥湿，养阴止痢。

【主治】久痢赤白，休息痢。便下脓血，赤白相兼，或时作时止，里急后重，腹痛绵绵，心中烦热，舌红少苔，脉细数。

【证治机理】本证是由痢疾迁延日久，湿热未尽，日久伤阴所致。久痢湿热蕴结，气滞血瘀，湿热瘀滞相搏，血败肉腐，故便下脓血，赤白相兼，或时作时止，里急后重；痢久不愈，或时作时止，必伤阴血，故腹痛绵绵，虚热内扰，心中烦热；舌红少苔，脉细数，均为虚热之象。治宜清热燥湿，养阴止痢。

【方解】方中黄连苦寒，清热燥湿，为治痢要药，重用为君。阿胶滋阴养血，当归养血和血，两药养阴扶正为臣药。二者与黄连相配，可制其苦寒之性，使清热燥湿无伤阴之虞，黄连也可防止阿胶滋腻之弊。干姜温中祛湿为佐，意在扶正，与黄连相配，辛开苦降，同时防黄连损伤中阳。以老醋为丸，取其酸收敛阴之性，为使药。诸药相配，寒温燥润并用，共奏清热燥湿、养阴止痢之效。

【运用】本方为治久痢伤阴而湿热未尽之常用方。以痢下赤白相兼，里急后重，腹痛绵绵，心中烦热，舌红少苔，脉细数为辨证要点。

【鉴别】驻车丸与桃花汤均有止痢功效，均可用于久痢。但本方以黄连为君药，重在清热燥湿，辅以滋阴养血，适用于久痢湿热未尽，阴血已伤之证；桃花汤重用赤石脂为君，重在温中涩肠，适用于脾肾阳虚之虚寒久痢。

【方论选录】冷痢得干姜可瘳，热利得黄连可瘥，冷热交错得姜、连可解，阿胶可滋干姜之燥，当归可和黄连之寒，不特为久痢神丹，尤为休息之专药。（张璐《千金方衍义》）

【方歌】驻车丸用姜二两，当归阿胶各三两，

　　　　　六两黄连重一般，阴虚久痢奏效良。

第四节　涩精止遗剂

涩精止遗剂，适用于肾虚封藏失职，精关不固所致的遗精滑精；或肾气不足，膀胱失约所致的尿频遗尿等证。代表方如金锁固精丸、桑螵蛸散、缩泉丸等。

金锁固精丸
《医方集解》

【组成】沙苑蒺藜炒　芡实蒸　莲须各二两（各12g）　龙骨酥炙　牡蛎盐水煮一日一夜，煅粉，各一两（各6g）

【用法】莲子粉糊为丸，盐汤下（现代用法：丸剂，每服9g，日2次，淡盐汤或开水送下；亦可作汤剂，加入莲子肉10g，水煎服）。

【功用】补肾涩精。

【主治】肾虚不固之遗精。遗精滑泄，腰疼耳鸣，四肢酸软，神疲乏力，舌淡苔白，脉细弱。

【证治机理】本证为肾虚精关不固所致。肾者主蛰，封藏之本。肾虚封藏失职，精关不固，故见遗精滑泄；腰为肾之府，肾开窍于耳，肾虚故腰疼耳鸣；肾亏气弱，故四肢酸软、神疲乏力、舌淡苔白、脉细弱。治宜补肾涩精。

【方解】方中沙苑蒺藜甘温，补肾固精，《本经逢原》谓其"为泄精虚劳要药，最能固精"，故为君药。莲肉补肾涩精，芡实益肾固精，莲须固肾涩精，三药合用，以助君药补肾固精之力，共为臣药。龙骨、牡蛎收敛固涩，重镇安神，共为佐药。诸药合用，既能涩精，又能补肾，以涩为主，重在固精。故名"金锁固精"。

【运用】本方为治疗肾虚精关不固证之常用方。以遗精滑泄，腰痛耳鸣，舌淡苔白，脉细弱为辨证要点。

【附方】水陆二仙丹（《洪氏集验方》）　金樱子　鸡头实各等分（各12g）　取鸡头（芡实），去外皮取实，连壳杂捣令碎，晒干为末。复取糖樱子，去外刺并其中子，洗净，捣碎，入甑中蒸令熟，却用所蒸汤淋三两过，取所淋糖樱汁入银铫，慢火熬成稀膏，用以和鸡头末为丸，如梧桐子大，每服五十丸（6g），盐汤送下。功用：补肾涩精。主治：男子遗精白浊，小便频数，女子带下，纯属肾虚不摄者。芡实、金樱子，一生于水，一生于山，故以"水陆"名之。

【鉴别】金锁固精丸与水陆二仙丹均能治疗肾虚所致的遗精，有固涩止遗之功。但金锁固精丸以沙苑蒺藜为主药，重在温补肾阳，用于肾阳虚衰者；水陆二仙丹则以芡实配伍金樱子，专行固涩与补肾，适用于肾虚滑精者。

【方论选录】夫遗精一证，不过分其有火无火，虚实两端而已。其有梦者，责相火之强，当清心肝之火，病自可已；无梦者，全属肾虚不固，又当专用补涩以固其脱。既属虚滑之证，则无火可清，无瘀可导，故以潼沙苑补摄肾精，益其不足。牡蛎固下潜阳，龙骨安魂平木，二味皆有涩可固脱之能；芡实益脾而止浊，莲肉入肾以交心，复用其须者，有赖其止涩之功，而为治虚滑遗精者设也。（张秉成《成方便读》卷四）

【方歌】金锁固精芡莲须，龙骨蒺藜牡蛎需，

　　　　莲粉糊丸盐汤下，涩精秘气滑遗无。

桑螵蛸散
《本草衍义》

【组成】桑螵蛸　远志　菖蒲　龙骨　人参　茯神　当归　龟甲酥炙，以上各一两（各10g）

【用法】上为末，夜卧人参汤调下二钱（6g）（现代用法：共研细末，每服6g，睡前以人参汤调下；亦可作汤剂，水煎服）。

【功用】调补心肾，固精止遗。

【主治】心肾两虚之尿频或遗尿、遗精证。小便频数，或尿如米泔色，或遗尿，或滑精，心神恍惚，健忘，舌淡苔白，脉细弱。

【证治机理】本证为肾虚不固，心虚不宁，心肾两虚，水火不交所致。肾与膀胱相表里，肾阳虚则固摄无权，膀胱失约，故小便频数或尿如米泔色，甚或遗尿；肾藏精，主封藏，封藏失职，精关不固，故滑精；心气虚，神失所养，故心神恍惚、健忘。治宜调补心肾，固精止遗。

【方解】方中桑螵蛸甘咸平，入肾经，补肾固精止遗，为君药。人参补益心气，安神定志；龙骨甘平，涩精止遗，镇心安神；龟甲滋阴而补肾，三药合用，补益心肾，滋阴涩精，共为臣药。桑螵蛸得龙骨则固涩止遗之力增强，配龟甲则补肾益精之功更佳。当归调补心血；茯神宁心安神，使心气下达于肾；远志安神定志，通肾气上达于心；石菖蒲开心窍，益心志，共为佐药。诸药相合，补涩并用，心肾兼顾，使神安精固遗止。

【运用】本方为治疗心肾两虚，水火不交证之常用方。以尿频或遗尿，心神恍惚，舌淡苔白，脉细弱为辨证要点。

【鉴别】桑螵蛸散与金锁固精丸均有涩精止遗、补肾固精之功，用治肾虚精关不固之遗精滑泄之证。但桑螵蛸散重在调补心肾，补益气血，滋阴潜阳，用于治疗心肾两虚之尿频、遗尿、滑精等证；金锁固精丸重在固肾涩精止遗，专治肾虚精关不固之遗精滑泄证，伴腰酸耳鸣、神疲乏力、舌淡脉细弱等。

【方论选录】夫便数一证，有属火盛于下者，有属下虚不固者。但有火者，其便必短而赤，或涩而痛，自有脉证可据。其不固者，或水火不交，或脾肾气弱，时欲便而不能禁止，老人、小儿多有之。凡小儿睡中遗溺，亦属肾虚而致。桑螵蛸补肾固精，同远志入肾，能通肾气上达于心；菖蒲开心窍，使君主得受参、归之补；而用茯苓之下行者，降心气下交于肾，如是则心肾自交。龙与龟皆灵物，一则入肝而安其魂，一则入肾而宁其志，以肝司疏泄，肾主闭藏，两脏各守其职，宜乎前证皆瘳也。（张秉成《成方便读》卷四）

【方歌】桑螵蛸散治便数，参苓龙骨同龟壳，
　　　　菖蒲远志及当归，补肾宁心健忘觉。

缩泉丸（原名固真丹）
《魏氏家藏方》

【组成】天台乌药细锉　益智仁大者，去皮，炒，各等分（各9g）

【用法】上为末，酒煎山药末为糊，丸桐子大，每服七十丸，盐、酒或米饮下（现代用法：山药为糊丸，每服6g，日2次；亦可作汤剂，加山药6g，水煎服）。

【功用】温肾祛寒，缩尿止遗。

【主治】膀胱虚寒证。小便频数，或遗尿不禁，舌淡，脉沉弱。

【证治机理】本证为肾气虚弱，膀胱虚寒所致。肾与膀胱相表里，肾气不足则膀胱虚寒，气化失司，以致小便频数、遗尿不止。治宜温肾祛寒，缩尿止遗。

【方解】方中益智仁温肾固精，缩小便，为君药。乌药行气散寒，能除膀胱肾间冷气，以止小便频数，为臣药。君臣相配，收散有序，涩而不滞。山药健脾补肾，固涩精气，为佐药。三药

合用，温肾祛寒，温中兼补，涩中寓行，使膀胱约束有权，而缩尿止遗。

【运用】本方为治疗膀胱虚寒证之常用方。以尿频，遗尿，舌淡，脉沉弱为辨证要点。

【鉴别】缩泉丸与桑螵蛸散均能治疗小便频数或遗尿，有固涩止遗之功。但缩泉丸以益智仁配伍乌药，重在温肾祛寒，用于下元虚冷而致者；桑螵蛸散则以桑螵蛸配伍龟板、龙骨、茯神、远志等，偏于调补心肾，适用于心肾两虚所致者。

【方论选录】脬气虚寒，小便频数，遗尿不止者，此方主之。脬气者，太阳膀胱之气也。膀胱之气，贵于冲和，邪气热之则便涩，邪气实之则不出，正气寒之则遗尿，正气虚之则不禁。是方也，乌药辛温而质重，重者坠下，故能疗肾间之冷气。益智仁辛热而色白，白者入气，故能壮下焦之脬气，脬气复其元，则禁固复其常矣。（吴崑《医方考》卷四）

【方歌】缩泉丸治小便频，膀胱虚寒遗尿斟，
　　　　乌药益智各等分，山药糊丸效更珍。

第五节　固崩止带剂

固崩止带剂，适用于妇女崩中漏下，或带下日久不止等证。代表方如固冲汤、易黄汤等。

固冲汤
《医学衷中参西录》

【组成】白术炒，一两（30g）　生黄芪六钱（18g）　龙骨煅，捣细，八钱（24g）　牡蛎煅，捣细，八钱（24g）　萸肉去净核，八钱（24g）　生杭芍四钱（12g）　海螵蛸捣细，四钱（12g）　茜草三钱（9g）　棕边炭二钱（6g）　五倍子轧细，药汁送服，五分（1.5g）

【用法】水煎服。

【功用】益气健脾，固冲摄血。

【主治】脾肾虚弱，冲脉不固证。血崩或月经过多，或漏下不止，色淡质稀，心悸气短，神疲乏力，腰膝酸软，舌淡，脉细弱。

【证治机理】本证为脾肾虚弱，冲脉不固所致。脾气充盛，肾气健固，则冲脉固，血海盈，经血自调。若脾虚不能统血，肾虚失其封藏，则冲脉不固，致使月经量多，甚至血崩；脾虚不能运化水谷则气血化生不足，加之出血过多，致气血两虚，故见经色淡而质稀、心悸气短、四肢乏力、舌淡、脉细弱。治宜益气健脾固冲以治其本，固涩止血以治其标。

【方解】方中重用白术，与黄芪相伍，补气健脾，使气旺摄血，共为君药。肝肾足即冲任固，故配以山茱萸、白芍补益肝肾以调冲任，并能养血敛阴，共为臣药。煅龙骨、煅牡蛎、棕榈炭、五倍子功专收敛固涩，以增止血之力；海螵蛸、茜草化瘀止血，使血止而不留瘀，共为佐药。诸药合用，补涩相合，以涩为主；脾肾同调，主补脾气；寄行于收，又止不留瘀。共奏益气健脾、固冲止血之功。冲为血海，血崩则冲脉空虚，而本方有固冲摄血之功，故以"固冲"冠之。

【运用】本方为治疗脾肾亏虚、冲脉不固之崩漏、月经过多之常用方。以出血量多，色淡质稀，腰膝酸软，舌淡，脉微弱为辨证要点。

【附方】震灵丹（《太平惠民和剂局方》）　禹余粮火煅，醋淬不计遍，以手捻得碎为度　紫石英　赤石脂　丁头代赭石如禹余粮炮制，各四两（各120g）　以上四味，并作小块，入坩埚内，盐泥固济，候干，用

炭一十斤煅通红，火尽为度，入地坑埋二宿，出火毒　滴乳香别研　五灵脂去砂石，研　没药去砂石，研，各二两（各60g）　朱砂水飞过，一两（30g）　上为细末，以糯米粉煮糊为丸，如小鸡头大，晒干出光。每服一粒，空心温酒下，冷水亦得。忌猪、羊血，恐减药力。妇人醋汤下，孕妇不可服。功用：止血化瘀。主治：冲任虚寒，瘀阻胞宫。症见妇女崩漏，血色紫红或紫黑，夹有血块，小腹疼痛，脉沉细弦。

【鉴别】固冲汤与震灵丹均能固涩止血。固冲汤于收涩之中伍以益气健脾、补益肝肾之品，涩补结合、脾肾同调，故用治脾肾不足，冲脉不固之崩漏；震灵丹多用金石之品，且经煅制，以温涩为主，伍以活血祛瘀之品，故用治胞宫虚寒瘀阻，冲任不固之崩漏。

【方论选录】血崩之证，多有因其人暴怒，肝气郁结，不能上达，而转下冲肾关，致经血随之下注者，故其病俗亦名之曰气冲。兹方中多用涩补之品，独不虑于肝气郁者，有妨碍乎？答曰：此证虽有因暴怒气冲而得者，然其血大下之后，血脱而气亦随之下脱，则肝气之郁者，转可因之而开。且病急则治其标，此证诚至危急之病也。若其证初得，且不甚剧，又实系肝气下冲者，亦可用升肝理气之药为主，而以收补下元之药辅之也。（张锡纯《医学衷中参西录》）

【医案举例】一妇人，年三十余。陡然下血，二日不止。及愚诊视，已昏聩不语，周身皆凉，其脉微弱而迟。知其气血将脱，而元阳亦脱也。遂急用此汤，去白芍，加野台参八钱，乌附子三钱。一剂血止，周身皆热，精神亦复。仍将白芍加入，再服一剂善其后。（《医学衷中参西录》）

【方歌】固冲汤中芪术龙，牡蛎海蛸五倍同，
　　　　茜草山萸棕炭芍，益气止血治血崩。

固经丸
《丹溪心法》

【组成】黄芩炒　白芍炒　龟板炙，各一两（各30g）　黄柏炒，三钱（9g）　椿树根皮七钱半（22.5g）　香附子二钱半（7.5g）

【用法】上为末，酒糊为丸，如梧桐子大。每服五十丸（6g），空心温酒或白汤送下（现代用法：酒糊丸，每服6g，日2次，温开水送服；亦可作汤剂，水煎服）。

【功用】滋阴清热，固经止血。

【主治】阴虚血热之崩漏。月经过多，或崩中漏下，血色深红或紫黑稠黏，手足心热，腰膝酸软，舌红，脉弦数。

【证治机理】本证由阴虚血热，损伤冲任，迫血妄行所致。肝肾阴虚，相火炽盛，损伤冲任，迫血妄行，以致月经过期不止或下血量多。阴虚火旺，故手足心热。腰为肾之府，膝为筋之会，肝肾阴虚，故腰膝酸软。舌红、脉弦数，为阴虚火旺之象。治宜滋阴清热，固经止血。

【方解】方中龟甲滋养肝肾，潜阳制火；白芍敛阴益血以养肝。二药合用，肝肾同补，共为君药。黄芩清热泻火止血，黄柏泻火坚阴，共为臣药。佐以椿根皮，苦涩而凉，固经止血。又恐寒凉太过，止血留瘀，故用少量辛苦微温之香附行气以助活血，并有调经之效，亦为佐药。诸药合用，甘寒辅以苦寒，使阴血得养，火热得清，气血调畅，诸症自愈。

【运用】本方为治阴虚血热之月经过多及崩漏的常用方。以血色深红甚或紫黑稠黏，舌红，脉弦数为辨证要点。

【鉴别】固经丸与固冲汤均能固经止血，用于治疗冲脉不固所致的崩漏及月经过多。固经丸

以滋阴清热为主，主治阴虚血热之崩漏或月经过多，症见血色深红或紫黑稠黏，手足心热，腰膝酸软，舌红，脉弦数；固冲汤以补气固冲摄血为主，用于治疗脾肾亏虚、冲脉不固之崩漏或月经过多，症见经血色淡质稀，腰膝酸软，舌淡，脉微弱。

【方论选录】经来过多不止者，此方主之。经来过多不止，是阴血不足以镇守胞络之火，故血走失而越常度也。是方也，黄芩、黄柏、芍药、龟板，皆滋阴制火之品，所谓壮水之主以制阳光也；樗皮之涩，所以固脱；香附之辛，所以开其郁热尔。（吴崑《医方考》卷六）

【方歌】固经丸用龟板君，黄柏椿皮香附群，
　　　　黄芩芍药酒丸服，漏下崩中色黑殷。

易黄汤
《傅青主女科》

【组成】山药炒，一两（30g）　芡实炒，一两（30g）　黄柏盐水炒，二钱（6g）　车前子酒炒，一钱（3g）　白果十枚，碎（12g）

【用法】水煎，连服四剂（现代用法：水煎服）。

【功用】补益脾肾，清热祛湿，收涩止带。

【主治】脾肾虚弱，湿热带下。带下黏稠量多，色黄如浓茶汁，其气腥秽，舌红、苔黄腻。

【证治机理】本证由于肾虚湿热下注所致。肾与任脉相通，肾虚有热，损及任脉，气不化津，津液反化为湿，循经下注于前阴；或脾失健运，水湿内停，蕴而生热，流注于下，均可致带下色黄、黏稠量多、其气腥秽等。舌红、苔黄腻也为湿热之象。治宜补益脾肾，清热祛湿，收涩止带。

【方解】方中重用炒山药、炒芡实补脾益肾，固涩止带，《本草求真》曰："山药之阴，本有过于芡实，而芡实之涩，更有甚于山药。"二者"专补任脉之虚"（《傅青主女科》），共为君药。白果收涩止带，为臣药。少量黄柏清热燥湿，车前子清热利湿，共为佐药。诸药合用，补中有涩，涩中寓清，涩补为主，清利为辅，使肾虚得复，热清湿祛，则带下自愈。

【运用】本方为疗脾肾虚弱，湿热带下之常用方。以带下色黄，其气腥秽，舌苔黄腻为辨证要点。

【附方】清带汤（《医学衷中参西录》）　生山药一两（30g）　生龙骨捣细，六钱（18g）　生牡蛎捣细，六钱（18g）　海螵蛸去净甲捣，四钱（12g）　茜草三钱（9g）　水煎服。功用：健脾固涩止带。主治：妇女赤白带下。

【鉴别】易黄汤与清带汤均能健脾固涩止带，用于治疗脾虚不固之带下。易黄汤在健脾益肾收涩之中，少佐以清热祛湿之品，故用治兼有湿热之带下；清带汤药味性平，专事健脾固涩止带，又寓化滞之义。

【方论选录】此不特治黄带方也，凡有带病者，均可治之，而治带之黄者，功更奇也。盖山药、芡实专补任脉之虚，又能利水，加白果引入任脉之中，更为便捷，所以奏功之速也。至于用黄柏清肾中之火也，肾与任脉相通以相济，解肾中之火，即解任脉之热矣。（傅山《傅青主女科》卷上）

【方歌】易黄山药与芡实，白果黄柏车前子，
　　　　固肾清热又祛湿，肾虚湿热带下医。

复习思考题

1. 牡蛎散与玉屏风散的组方用药及配伍特点有何不同？

2. 如何理解九仙散的组方原理及方后"嗽住止后服"？

3. 结合配伍用药，分析真人养脏汤与四神丸所治泄泻之异同。

4. 桃花汤中赤石脂如何使用，为什么？

5. 通过配伍用药，分析金锁固精丸、桑螵蛸散、缩泉丸"补"与"涩"之异同。

6. 通过组方配伍，分析固冲汤之"补"与"涩"。

7. 如何认识固经丸、易黄汤之"补""涩""清"？

第十章

安神剂

　　凡以安神定志作用为主，用于治疗神志不安病证的方剂，统称为安神剂。

　　安神剂适用于神志不安病证。神志不安，常表现为心悸怔忡、失眠健忘，甚见烦躁惊狂等。心藏神、肝藏魂、肾藏志，故其证多与心、肝、肾三脏之阴阳偏盛偏衰，或其相互间功能失调相关。变化多虚实夹杂，互为因果。凡神志不安见惊狂易怒、烦躁不安为主者，多属实证，遵"惊者平之"之旨，治宜重镇安神；若以心悸健忘、虚烦失眠为主者，多属虚证，根据"虚则补之"之法，治宜补养安神；若心烦不寐、多梦、遗精者，多属心肾不交、水火失济，治宜交通心肾。故本章方剂分为重镇安神剂、补养安神剂、交通心肾剂三类。此外，因火热而狂躁谵语者，治当清热泻火；因痰而癫狂者，则宜祛痰；因瘀而发狂者，又宜活血祛瘀；因阳明腑实而狂乱者，则应攻下；以虚损为主要表现而兼见神志不安者，又重在补益。诸如此类，皆见有关章节阐述。

　　重镇安神剂多以金石、贝壳类药物组方，易伤胃气；补养安神剂多配伍滋腻补虚之品，有碍脾胃运化，均不宜久服。脾胃虚弱者，宜配伍健脾和胃之品。此外，某些金石类安神药具有一定的毒性，不宜过服、久服。

第一节　重镇安神剂

　　重镇安神剂，适用于心肝阳亢，热扰心神证。代表方如朱砂安神丸、磁朱丸、珍珠母丸等。

朱砂安神丸
《内外伤辨惑论》

　　【组成】朱砂另研，水飞为衣，五钱（1g）　甘草五钱五分（15g）　黄连去须净，酒洗，六钱（15g）　当归去芦，二钱五分（8g）　生地黄一钱五分（6g）

　　【用法】上药除朱砂外，四味共为细末，汤浸蒸饼为丸，如黍米大，以朱砂为衣，每服十五丸或二十丸，津唾咽下，或温水、凉水少许送下亦得（现代用法：上药研末，炼蜜为丸，每次6～9g，临睡前温开水送服；亦可作汤剂，水煎服，朱砂研细末冲服1g）。

　　【功用】镇心安神，清热养血。

　　【主治】心火亢盛，阴血不足证。心神烦乱，失眠多梦，惊悸怔忡，或胸中懊憹，舌尖红，脉细数。

　　【证治机理】本证乃心火亢盛，灼伤阴血，心神失养所致。心火亢盛，扰及心神，则心神烦乱、失眠多梦、胸中懊憹；火热亢盛，灼伤阴血，心神失养，故惊悸怔忡；舌尖红，脉细数，为心火偏亢，阴血不足之征。治宜重镇安神、清心泻火为主，兼以滋阴养血。

【方解】方中朱砂专入心经，秉寒降之性，《本草从新》谓之"重，镇心，定惊，泻热"，长于镇心安神，清心火，为君药。黄连苦寒，泻心火以除烦热，为臣药。生地黄清热滋阴，当归养血，均为佐药。甘草防朱砂质重碍胃，并调药和中，为佐使药。全方镇清并用，清中兼补，主以治标，使心火降、阴血充，则心烦失眠、惊悸怔忡自除，故以"安神"名之。

【运用】本方为治疗心火亢盛，阴血不足而致神志失宁之代表方。以心神烦乱，惊悸，失眠，舌红，脉细数为辨证要点。方中朱砂含硫化汞，不宜多服、久服，以防汞中毒；素体脾胃虚弱者慎用。

【附方】生铁落饮（《医学心悟》）天冬去心　麦冬去心　贝母各三钱（各9g）胆星　橘红　远志肉　石菖蒲　连翘　茯苓　茯神各一钱（各3g）元参　钩藤　丹参各一钱五分（各4.5g）辰砂三分（0.9g）用生铁落煎熬三炷线香，取此水煎药，服后安神静睡，不可惊骇叫醒，犯之则病复作，难乎为力。凡狂证，服此药二十余剂而愈者多矣。若大便闭结，或先用滚痰丸下之。功用：镇心安神，清热涤痰。主治：痰热上扰之癫狂。症见狂躁不安，喜怒无常，骂詈叫号，不避亲疏，舌红绛，苔黄腻，脉弦数等。

【鉴别】朱砂安神丸与生铁落饮均有重镇安神之功，主治心神不安证。然朱砂安神丸以重镇安神之朱砂与清心养阴药配伍组方，适用于心火上炎、灼伤阴血之心烦不安、失眠诸证；生铁落饮以重镇安神之生铁落、朱砂配伍涤痰、滋阴清热之品组方，其重镇之功大于朱砂安神丸，适用于痰火上扰之癫狂。

【方论选录】朱砂之重以镇怯，黄连之苦以清热，当归之辛以嘘血，更取甘草之甘以制黄连之太过，地黄之润以助当归所不及。合之养血清火、安镇心神，怔忡心烦不寐之症，可以治之。（唐容川《血证论》卷七）

【医案举例】治一人因心高志大，所谋不遂，怔忡善忘，口淡舌燥，多汗，四肢疲软，发热，小便白浊。诸医以内伤不足，拟进茸、附。公视其脉，虚大而数，曰：此思虑过度，少阴君火行患耳。夫君火以名，相火以位，相火代君火行事也。相火一扰，能为百病，况少阴乎！用补中益气汤、朱砂安神丸，空心则进坎离丸，月余而愈。（《医学入门》）

【方歌】朱砂安神东垣方，归连甘草合地黄，

　　　　怔忡不寐心烦乱，养阴清热可复康。

磁朱丸（原名神曲丸）
《备急千金要方》

【组成】磁石二两（60g）光明砂一两（30g）神曲四两（120g）

【用法】三味末之，炼蜜为丸，如梧桐子大，饮服三丸，日三服（现代用法：上药研末，炼蜜为丸，每次3g，日2次，温水送服）。

【功用】重镇安神，交通心肾。

【主治】心肾不交证。视物昏花，耳鸣耳聋，心悸失眠。亦治癫痫。

【证治机理】本方原为治疗视物昏花之目疾而设。目之能视，有赖于五脏六腑精气之濡养，若肾精不足，精气不能上行荣目，加之水不济火，心阳偏亢，虚阳上扰，故视物昏花；肾开窍于耳，肾精不足则耳鸣耳聋。后世医家又将本方拓展用于肾阴不足，水不济火，心阳偏亢，心肾不交之心悸失眠，以及癫痫等疾患。诸疾临床表现虽异，然肾精不足，水不济火，心肾不交之病机

相同，故均以益阴潜阳、交通心肾之法治之。

【方解】方中磁石入肾，益阴潜阳，镇摄心神，为君药。朱砂入心，重镇安神，清心定志，为臣药。君臣相合，能镇摄浮阳，交融水火，使心肾相交，精气得以上输，心火不致上扰，则神志归于安宁，耳目得以聪明。重用神曲健胃和中，既助石药之运化，又防重镇伤胃，为佐药。炼蜜为丸，取其补中益胃，缓和药性。全方重镇沉降而兼顾中州，滋阴潜阳而交通心肾。磁石、朱砂相合，既可重镇安神，又具平肝潜阳之功，故能治心肝阳亢、肝风上扰、心神失宁之癫痫，柯琴称本方为"治癫痫之圣剂"。

【运用】本方为重镇安神，交通心肾之代表方。以心悸失眠，耳鸣耳聋，视物昏花为辨证要点。方中磁石、朱砂均为重坠之品，不宜久服重用。

【鉴别】磁朱丸与朱砂安神丸均用重镇安神之朱砂，皆治心悸失眠等症。但磁朱丸又伍用磁石，长于重镇安神、交通心肾，主治肾阴不足，心阳偏亢，心肾不交之心悸、失眠、耳鸣、视物昏花等症；而朱砂安神丸又伍黄连、生地、当归，长于镇心泻火，养血滋阴，主治心火亢盛、阴血不足之心悸失眠。

【方论选录】非金石之重剂以镇之，狂必不止。朱砂禀南方之赤色，入通于心，能降无根之火而安神明；磁石禀北方之黑色，入通于肾，吸肺金之气以生精，坠炎上之火以定志。二石体重而主降，性寒而滋阴，志同道合，奏功可立俟矣。神曲推陈致新，上交心神，下达肾志，以生意智。且食入于阴，长气于阳，夺其食则已，此《内经》治狂法也，食消则意智明而精神治，是用神曲之旨乎！炼蜜和丸，又甘以缓之矣。（罗美《古今名医方论》卷四）

【方歌】磁朱丸中有神曲，安神潜阳治目疾，
　　　　心悸失眠皆可用，癫狂痫证服之宜。

珍珠母丸（原名真珠丸）
《普济本事方》

【组成】真珠母未钻珍珠也，研如粉，同碾，三分（1g）　当归洗，去芦，薄切，焙干后秤　熟干地黄酒洒，九蒸九曝，焙干，各一两半（各45g）　人参去芦　酸枣仁微炒，去皮，研　柏子仁研，各一两（各30g）犀角（水牛角代）镑为细末　茯神去木　沉香　龙齿各半两（各15g）

【用法】上为细末，炼蜜为丸，如梧桐子大，辰砂为衣，每服四五十丸，金银花、薄荷汤下，日午、夜卧服（现代用法：上药研末，炼蜜为丸，每服3g，日2次，温开水或薄荷汤送服）。

【功用】镇心安神，平肝潜阳，滋阴养血。

【主治】心肝阳亢，阴血不足，神志不宁证。入夜少寐，时而惊悸，头目眩晕，脉细弦。

【证治机理】本证乃心肝阳亢，阴血不足所致。肝阳偏亢，化风上扰头目，阴血亏虚，不能上荣头目，故头目眩晕；心阳偏亢，血不养心，则神失藏守，夜难成寐，时而惊悸；心肝阳亢，阴血不足，故脉象细弦。此阳气偏亢、阴血不足所致神志不宁，其病变以心肝两脏为主，故以镇潜阳亢，滋补阴血，安神定悸为法。

【方解】方中珍珠母、龙齿平肝潜阳、镇心安神，以定惊悸。人参、当归、熟干地黄养阴血、益心气；酸枣仁、柏子仁、茯神安神定志。犀角（水牛角代）镇惊而清心，兼清阳亢之热；沉香摄纳浮阳，使其上扰之阳沉降下行，潜于阴中。辰砂为衣，金银花、薄荷汤送下，可增平肝镇惊、清热安神之效。诸药配伍，重镇潜降以治标，滋养安神以治本，共奏镇心安神、平肝潜

阳、滋阴养血之功。

【运用】本方为治阴血不足，心肝阳亢，神志不安证之常用方。以少寐、惊悸、眩晕、脉细弦为辨证要点。

【方论选录】此方治肝风，是专治肝阳自动之风。珠母、龙齿沉重潜阳，其色青，故专于平肝降逆。许氏以此方列为中风门之第一方，盖亦知是病之为内因，非潜镇清热不可。枣、柏、茯神清养摄纳，辅佐亦最得力；参、归、熟地，则为滋养阴虚者设法。苟无热痰上壅，是为培本上策。惟犀角专清心火，凡治肝热动风，宜易羚角。（张山雷《中风斠诠》卷三）

【方歌】珍珠母丸归地参，犀沉龙齿柏枣仁，
    朱砂银薄茯神入，镇心潜阳又宁神。

桂枝甘草龙骨牡蛎汤
《伤寒论》

【组成】桂枝去皮，一两（15g）　甘草炙，二两（30g）　牡蛎熬，二两（30g）　龙骨二两（30g）

【用法】上四味，以水五升，煮取二升半，去滓，温服八合，日三服（现代用法：水煎服）。

【功用】潜镇安神，温通心阳。

【主治】心阳虚损，神志不安证。心悸怔忡，失眠多梦，烦躁不安，面色㿠白，舌质淡胖嫩，苔白滑，脉弱；或见胸闷气短，畏寒肢冷，自汗乏力，面唇青紫，舌质紫暗，脉结或代等。

【证治机理】本证乃太阳病误火劫津复下，重伤心阳所致。心阳虚损，温运无力，心动失常，轻则心悸，重则怔忡；心神失养则失眠多梦，烦躁不安；若心阳虚损致胸阳不振，可伴有胸闷气短；虚寒内生，温煦失职，可见畏寒肢冷；阳虚卫外不固，故见自汗乏力；温运乏力，面部血脉失充，寒凝而血行不畅，故见面色㿠白或面唇青紫，舌质紫暗，脉弱或结或代；阳虚水湿不化，故舌淡胖嫩，苔白滑。故治宜潜镇温通心阳以安神。

【方解】方中龙骨、牡蛎固涩潜阳，收敛浮越之心阳，安神止烦，为君药。《名医别录》记载龙骨可"疗夜卧自惊，……养精神，定魂魄。安五藏"，《海药本草》论述牡蛎"能补养安神，治孩子惊痫"。桂枝辛温，甘草甘温，二者法取桂枝甘草汤之意，辛甘养阳，以温复心阳，共为臣佐。甘草调药和中，兼用为使。四者相合，潜摄浮阳以镇心神，辛甘合法以温心阳，遂使神志得安。

【运用】本方为治太阳病误火劫津复下、重伤心阳所致心阳虚损证之代表方。以心悸怔忡、失眠多梦，烦躁不安，苔白滑，脉弱为辨证要点。

【方论选录】桂枝、甘草、龙骨、牡蛎，其义取重于龙、牡之固涩。仍标之曰桂甘者，盖阴钝之药，不佐阳药不灵。故龙骨、牡蛎之纯阴，必须藉桂枝、甘草之清阳，然后能飞引入经，收敛浮越之火，镇固亡阳之机。（王子接《绛雪园古方选注》卷一）

【方歌】桂甘龙骨牡蛎汤，温补镇摄潜心阳，
    心阳不足烦躁证，服之神安躁悸康。

第二节　补养安神剂

补养安神剂，适用于阴血不足，心神失养证。代表方如天王补心丹、酸枣仁汤、甘麦大枣汤、养心汤等。

天王补心丹

《校注妇人良方》

【组成】人参去芦　茯苓　玄参　丹参　桔梗　远志各五钱（各5g）　当归酒浸　五味　麦门冬去心　天门冬　柏子仁　酸枣仁炒, 各一两（各9g）　生地黄四两（12g）

【用法】上为末，炼蜜为丸，如梧桐子大，用朱砂为衣，每服二三十丸（6～9g），临卧，竹叶煎汤送下（现代用法：上药共为细末，炼蜜为小丸，用朱砂水飞9～15g为衣，每服6～9g，温开水送下，或竹叶煎汤送服；亦可作汤剂，水煎服）。

【功用】滋阴清热，养血安神。

【主治】阴虚血少，神志不安证。心悸怔忡，虚烦不眠，神疲健忘，或梦遗，手足心热，口舌生疮，大便干结，舌红少苔，脉细数。

【证治机理】本证乃心肾两亏，阴血虚少，虚火内扰所致。阴虚血少，心失所养，故心悸不眠、神疲健忘；阴虚生内热，虚火内扰，则手足心热、虚烦、梦遗、口舌生疮；虚火下扰，津液受灼，则大便干结。舌红少苔，脉细数是阴虚内热之征。治当滋补心肾之阴血，清其虚热以安心神。

【方解】方中重用甘寒之生地黄，滋阴养血，清虚热，为君药。天冬、麦冬滋阴清热，酸枣仁、柏子仁养心安神，当归补心血，共助生地滋阴补血以养心安神，俱为臣药。人参补气，则气旺而阴血自生，以宁心神；五味子酸收敛阴，以养心神；茯苓、远志养心安神，交通心肾；玄参滋阴降火，制虚火上炎；丹参养心血而活血，可使诸药补而不滞；朱砂镇心安神，兼治其标，共为佐药。桔梗为舟楫，载药上行入心经，为使药。诸药相伍，重用甘寒，补中寓清，心肾兼顾，重在养心，共奏滋阴清热、养血安神之功。

【运用】本方为治疗心肾阴血亏虚，虚火上炎，神志不安之常用方。以心悸失眠，手足心热，舌红少苔，脉细数为辨证要点。

【附方】

1. 柏子养心丸（《体仁汇编》）　柏子仁四两（12g）　枸杞子三两（9g）　麦门冬　当归　石菖蒲　茯神各一两（各5g）　玄参　熟地黄各二两（各6g）　甘草五钱（5g）　蜜丸，梧桐子大，每服四五十丸（9g）。功用：养心安神，滋阴补肾。主治：阴血亏虚、心肾失调之精神恍惚，惊悸怔忡，夜寐多梦，健忘盗汗，舌红少苔，脉细而数。

2. 孔圣枕中丹（《备急千金要方》, 原名孔子大圣知枕中方）　龟甲　龙骨　远志　菖蒲各等分　上为末，酒服方寸匕（3g），日三，常服令人大聪。功用：补肾宁心，益智安神。主治：心肾不交之健忘失眠，心神不安，或头目眩晕，舌红苔薄白，脉细弦。

【鉴别】天王补心丹与归脾汤两方同用酸枣仁、远志、当归、人参等，有宁心安神之功，皆可治疗失眠。但天王补心丹重用大队滋阴药，意在补心肾之阴血，主治以心肾阴亏内热为主之心神不安证；归脾汤则重用补益气血之品，意在补养心脾气血，主治心脾气血两虚之神志不宁证。

天王补心丹、柏子养心丸、孔圣枕中丹同治阴血亏虚之虚烦不眠。但天王补心丹重用生地黄，配伍二冬、玄参等大队滋阴清热药以滋补心肾之阴，重在补心，用治以阴虚内热为主的心神不安证；柏子养心丸重用柏子仁与枸杞子，配伍熟地黄、当归等，滋阴之力弱，适用于心肾两虚，内热较轻者；孔圣枕中丹则以宁心益智药与交通心肾之远志、菖蒲相配伍，故主治心肾不交之健忘、失眠等。

【方论选录】心者主火，而所以主者，神也。神衰则火为患，故补心者，必清其火而神始安。补心丹用生地黄为君者，取其下足少阴以滋水主，水盛可以伏火。此非补心之阳，补心之神耳！凡果核之有仁，犹心之有神也。清气无如柏子仁，补血无如酸枣仁，其神存耳！参、苓之甘以补心气，五味之酸以收心气，二冬之寒以清气分之火，心气和而神自归矣；当归之甘以生心血，玄参之咸以补心血，丹参之寒以清血中之火，心血足而神自藏矣。更假桔梗为舟楫，远志为向导，和诸药入心而安神明。以此养生则寿，何有健忘、怔忡、津液干涸、舌上生疮、大便不利之虞哉？（罗美《古今名医方论》卷四）

【医案举例】高果哉治钱寒庵相国，怔忡不寐，诊得心脉独虚，肝脉独旺。因述上年驿路还乡，寇盗充斥，风声鹤唳，日夜惊惧而致。高用生地、麦冬、枣仁、元参各五钱，人参三钱，龙眼肉十五枚，服数剂。又用夏枯草、羚羊角、远志、茯神、甘草、人参，大效。仍以天王补心丹，常服痊愈。（《古今医案按》卷六）

【方歌】天王补心柏枣仁，二冬生地与归身，
　　　　三参桔梗朱砂味，远志茯苓共养神。

酸枣仁汤
《金匮要略》

【组成】酸枣仁二升（15g）　甘草一两（3g）　知母二两（6g）　茯苓二两（6g）　川芎二两（6g）

【用法】上五味，以水八升，煮酸枣仁，得六升，内诸药，煮取三升，分温三服（现代用法：水煎服）。

【功用】养血安神，清热除烦。

【主治】肝血不足，虚热内扰之虚烦不眠证。虚烦失眠，心悸不安，头目眩晕，咽干口燥，舌红，脉弦细。

【证治机理】本证乃肝血不足，虚热内扰所致。肝藏血，血舍魂。若肝血不足，心失所养，魂不守舍，加之虚热内扰，则虚烦不寐、惊悸不安；肝血不足，清窍失养，则头目眩晕；咽干口燥、舌红、脉弦细等，皆血虚肝旺之征。治宜养血安神，清热除烦之法。

【方解】方中重用酸枣仁养血补肝，宁心安神，为君药。茯苓宁心安神，知母滋阴润燥、清热除烦，俱为臣药。川芎之辛散，调肝血，疏肝气，为佐药。川芎与酸枣仁相伍，寓散于收，补中有行，共奏养血调肝之功。甘草和中缓急，调和诸药，为佐使药。合而成方，心肝同治，重在养肝；补中兼行，以适肝性，共奏养血安神、清热除烦之功。

【运用】本方为治疗肝血虚而致虚烦失眠之常用方。以虚烦失眠，咽干口燥，舌红，脉弦细为辨证要点。方中重用酸枣仁，且需先煎。

【鉴别】酸枣仁汤与天王补心丹均具滋阴养血安神之功，用治阴血不足、虚热内扰之虚烦不眠证。但天王补心丹重用生地黄，并与二冬、玄参等滋阴清热药为伍，主治心肾阴亏血少、虚火内扰之证；而酸枣仁汤重用酸枣仁，与茯苓、川芎为伍，养肝血，宁心神，主治肝血不足之证。

酸枣仁汤与朱砂安神丸均可治失眠。但朱砂安神丸乃重镇安神之剂，适用于心火偏亢、阴血不足之证，并兼见心神烦乱、舌红、脉细数等症，方以安神定志与泻火养阴并投，使心火下降、阴血上承，则诸症自愈；而酸枣仁汤则为补养安神之方，适用于肝血不足、血不养心之证，症见虚烦不眠、头目眩晕、咽干口燥、脉细弦等，方以养血安神、清热除烦为主，以使肝血充足、肝气条达，则虚烦不眠自愈。

【方论选录】夫肝藏魂，有相火内寄。烦自心生，心火动则相火随之，于是内火扰乱，则魂无所归。故凡有夜卧魂梦不安之证，无不皆以治肝为主。欲藏其魂，则必先去其邪。方中以知母之清相火，茯苓之渗湿邪，川芎独入肝家，行气走血，流而不滞，带引知、茯搜剔而无余。然后枣仁可敛其耗散之魂，甘草以缓其急悍之性也。虽曰虚劳，观其治法，较之一于呆补者不同也。（张秉成《成方便读》卷二）

【医案举例】某三三，寤不成寐，食不甘味，尪羸，脉细数涩。阴液内耗，厥阳外越，化火化风，燔燥煽动。此属阴损，最不易治。姑与仲景酸枣仁汤。（《临证指南医案》）

【方歌】酸枣仁汤治失眠，川芎知草茯苓煎，

　　　　养血除烦清虚热，安然入睡梦乡甜。

甘麦大枣汤
《金匮要略》

【组成】甘草三两（9g）　小麦一升（15g）　大枣十枚（10枚）

【用法】上三味，以水六升，煮取三升，温分三服（现代用法：水煎服）。

【功用】养心安神，和中缓急。

【主治】脏躁。精神恍惚，常悲伤欲哭，不能自主，心中烦乱，睡眠不安，甚则言行失常，呵欠频作，舌淡红苔少，脉细微数。

【证治机理】本证乃心阴不足，肝气失和，心神失宁所致。思虑悲哀过度，耗伤阴血，心肝失养，神魂不安，则精神恍惚、睡眠不安、心中烦乱；肝失所养，气郁不舒，疏泄失常，则悲伤欲哭、不能自主、言行失常；呵欠频作，乃阴血不足、阴不配阳、上下相引而致；舌质淡红，脉来细数，亦心肝阴血不足之征。治宜养心安神，和中缓急。

【方解】方中重用小麦，取其甘凉之性，补心养肝，益阴除烦，宁心安神，为君药，正如《灵枢·五味》曰："心病者，宜食麦。"甘草甘平，补养心气，和中缓急，为臣药。大枣甘温质润，益气和中，润燥缓急，为佐药。全方药简法专，甘平质润以缓益心肝，共奏养心安神、和中缓急之功。亦属"肝苦急，急食甘以缓之"（《素问·脏气法时论》）之法。

【运用】本方为治疗脏躁之代表方。以精神恍惚，悲伤欲哭为辨证要点。

【鉴别】甘麦大枣汤与酸枣仁汤均属滋养安神剂，均可用于治疗阴血不足之失眠不安。酸枣仁汤重用酸枣仁养血安神，配知母、茯苓以滋阴清热、除烦安神，故重在养血清热、除烦安神，适用于心肝血虚，虚热内扰之虚烦失眠、心悸、咽干口燥等；甘麦大枣汤重用小麦补心养肝、除烦安神，配甘草、大枣益气和中、润燥缓急，偏于甘润平补，养心调肝，主治心阴不足、肝气失和之脏躁，症见精神恍惚、喜悲伤欲哭等。

【方论选录】小麦，苦谷也。经言心病宜食麦者，以苦补之也。心系急则悲，甘草、大枣甘以缓其急也，缓急则云泻心。然立方之义，苦生甘是生法，而非制法，故仍属补心。（王子接《绛雪园古方选注》）

【医案举例】一女子，年十五岁，忽嬉笑怒骂，经巫婆治数日更甚。医用天麻、南星、半夏、防风、桂枝、朱砂、赤金等药，止而复发。诊得六脉沉细略数，望其目赤、唇红，问其二便有热。乃用逍遥散加山栀、丹皮同甘麦大枣汤。一剂证止，三剂全愈。盖思有所郁兼脏躁也。（《王氏医存》卷十七）

【方歌】《金匮》甘麦大枣汤，妇人脏躁喜悲伤，

精神恍惚常欲哭，养心安神效力彰。

养心汤
《仁斋直指方论》

【组成】黄芪炙 白茯苓 茯神 半夏曲 当归 川芎各半两（各15g） 远志取肉，姜汁淹，焙 辣桂 柏子仁 酸枣仁浸，去皮，隔纸炒香 北五味子 人参各一分（各8g） 甘草炙，四钱（12g）

【用法】上粗末，每服三钱（12g），姜五片，大枣二枚，煎，食前服（现代用法：加生姜5片，大枣2枚，水煎服）。

【功用】补益气血，养心安神。

【主治】气血不足，心神不宁证。神思恍惚，心悸易惊，失眠健忘，舌淡苔白，脉细弱。

【证治机理】本证乃气血不足，心神失养所致。心藏神，赖血以濡之；气生血，赖脾以化之。若忧思过度，劳伤心脾，气血暗耗，心神失养，则可见神思恍惚、心悸易惊、失眠健忘等神志不安之症；舌淡苔白，脉来细弱，亦气血不足之象。诸症皆由气血两虚，心神失养而起。故治宜养心安神，益气补血之法。

【方解】方中以黄芪、人参为君，补脾益气。臣以当归补血养心，与黄芪、人参配伍，以培气血不足；茯神、茯苓养心安神，以治神志不宁。佐以酸枣仁、柏子仁、远志、五味子补心安神定悸；半夏曲燥湿和胃，与黄芪、人参补脾和中，以资气血生化之源；辣桂（肉桂）引火归原，并可鼓舞气血生长而增温养之效；川芎调肝和血，且使诸药补而不滞；煎加生姜、大枣，更增益脾和中、调和气血之功。甘草调和诸药，且与参、芪为伍，以增益气之功，用为佐使。诸药配伍，气血并补，重在补气；心脾并调，重在宁心，共奏补益气血、养心安神之功，故名"养心"。

【运用】本方为治疗气血不足，心神不宁证之代表方。以神思恍惚，惊悸易惊，失眠健忘，舌淡脉细为辨证要点。

【附方】定志丸（《杨氏家藏方》） 人参去芦头 白茯苓去皮 石菖蒲 远志去心 龙齿 酸枣仁微炒 铁粉别研 麦门冬去心，焙干 朱砂飞过 乳香别研 麝香别研 琥珀别研，各等分 上为细末，次入朱砂、铁粉同研匀，绞生地黄汁，浸蒸饼为丸，如梧桐子大，别用朱砂为衣。每服二十丸，食后、临卧温熟水送下。功用：补益心脾，安神定志。主治：怔忡健忘，精神恍惚，睡卧不宁，一切心疾。

【鉴别】养心汤与定志丸、归脾汤均治心脾气血不足之神志不安证。但定志丸在补益心脾的基础上兼镇心安神，用于心脾气虚、神不守舍见怔忡恍惚、睡卧不宁者；归脾汤以补益心脾气血之功为著，用于心脾气血两虚及脾不统血之证；而养心汤以补心气、宁心神为要，宜于心气不足、心神不宁之神思恍惚、心悸失眠等症。

【医案举例】龚子才治一童子，因用心过度，少寐惊悸，怔忡恶寒。先用补中益气汤，加茯苓、枣仁、远志，恶寒渐止。又用加味归脾汤，惊悸稍安，再用养心汤而安。（《续名医类案》卷二十一）

【方歌】养心汤用草芪参，二茯芎归柏子寻，
夏曲远志兼桂味，再加酸枣总宁心。

第三节 交通心肾剂

交通心肾剂，适用于心肾不交、水火不济证。代表方如交泰丸、黄连阿胶汤等。

交泰丸
《韩氏医通》

【组成】川黄连五钱（15g） 肉桂心五分（1.5g）

【用法】上为末，炼蜜为丸，空心淡盐汤送下（现代用法：蜜丸，每服3g，日2次，温开水送下；亦可作汤剂，水煎服）。

【功用】交通心肾，清火安神。

【主治】心火偏亢，心肾不交证。怔忡不宁，或夜寐不安，口舌生疮。

【证治机理】本方证由心火偏亢，心肾不交而致。心火偏亢，水火不济，心神不安，故见怔忡不宁，或夜寐不安，口舌生疮。治当清降心火，交通心肾。

【方解】方中重用黄连为君药，苦寒入心，清降心火。佐以辛热之肉桂，温助肾阳。二药相伍，寒热并用，主以苦寒，使心火得降，肾阳得复，肾水上承，心肾相交，《韩氏医通》赞其"能使心肾交于顷刻"。

【运用】本方为治心肾不交，心火上亢之神志不安证之代表方。以心悸怔忡、失眠、脉细数为辨证要点。

【方论选录】黄连、肉桂寒热实相反，似乎不可并用，而实有并用而成功者。盖黄连入心，肉桂入肾也……黄连与肉桂同用，则心肾交于顷刻，又何梦之不安乎？（陈士铎《本草新编》卷二）

【方歌】心肾不交交泰丸，一份桂心十份连，

怔忡不寐心阳亢，心肾交时自可安。

黄连阿胶汤
《伤寒论》

【组成】黄连四两（12g） 黄芩二两（6g） 芍药二两（6g） 鸡子黄二枚（2枚） 阿胶三两（9g）

【用法】上五味，以水六升，先煮三物，取二升，去滓，内胶烊尽，小冷，内鸡子黄，搅令相得，温服七合，日三服（现代用法：水煎服，阿胶烊化，鸡子黄搅匀冲服）。

【功用】滋阴降火，除烦安神。

【主治】阴虚火旺，心肾不交证。心中烦热，失眠不得卧，口燥咽干，舌红苔少，脉细数。

【证治机理】本证由热邪深入少阴，致使肾水亏虚，心火亢盛，心肾不交，心神不安，属邪实正虚之病。心火亢盛，故心中烦热；水亏火旺，心肾不交，故失眠不得卧；肾水亏虚，不能上承咽喉，故口燥咽干；舌红苔少，脉细数，亦为阴亏火旺之象。治当滋阴降火，除烦安神。

【方解】方中黄连苦寒入心，清降心火；阿胶甘平入肾，滋阴补血。二药相伍，降心火，滋肾阴，使心火降、肾水旺，水火共济，心神安宁，共为君药。黄芩苦寒，助黄连清热泻火；芍药酸甘，养血滋阴，助阿胶滋补肾水，共为臣药。佐以鸡子黄，上以养心，下以补肾，并能安中。

诸药相伍，苦寒以降心火，酸甘以滋肾水，标本兼顾，交通心肾，则诸症自除。

【运用】本方为治阴虚火旺、心肾不交之失眠证之常用方。以心烦失眠，舌尖红，脉细数为辨证要点。

【鉴别】黄连阿胶汤与交泰丸均有交通心肾、安神之功。但黄连阿胶汤养阴与降火并重，适用于阴虚火旺、心肾不交之失眠；而交泰丸以降心火为主，适用于心火不降、肾水不升之失眠。

【方论选录】芩、连，泻心也；阿胶、鸡子黄，养阴也。各举一味以名其汤者，当相须为用也。少阴病烦，是君火热化为阴烦，非阳烦也，芩、连之所不能治，当与阿胶、鸡子黄交合心肾，以除少阴之热。鸡子黄色赤，入通于心，补离中之气；阿胶色黑，入通于肾，补坎中之精。第四者沉阴滑利，恐不能留恋中焦，故再佐芍药之酸涩，从中收阴，而后清热止烦之功得建。（王子接《绛雪园古方选注》上卷）

【医案举例】某妪，夏月进酸苦泄热，和胃通隧，为阳明厥阴治甚安。入秋凉爽，天人渐有收肃下降之理。缘有年下亏，木少水涵，相火之风旋转，薰灼胃脘，冲逆为呕。舌络被薰，则绛赤如火，消渴便阻，犹剩事耳。凡此皆属中厥根萌，当加慎静养为宜。生鸡子黄一枚、阿胶一钱半、生白芍三钱、生地三钱、天冬（去心）一钱、川连（牛）一分。上午服。（《临证指南医案》）

【方歌】黄连阿胶鸡子黄，黄芩白芍合成方，
　　　　水亏火炽烦不卧，滋阴降火自然康。

复习思考题

1. 朱砂安神丸与天王补心丹均具安神之功，其药物配伍有何异同？

2. 磁朱丸为何既能安神志，又能聪耳明目？

3. 天王补心丹、归脾汤、养心汤与柏子养心丸均可治疗心悸失眠，各自组方用药及配伍特点有何异同？临证应如何鉴别？

4. 试析酸枣仁汤配伍川芎的意义。

5. 试析甘麦大枣汤治疗脏躁的机理。

6. 养心汤与归脾汤应如何鉴别？

7. 交泰丸与黄连阿胶汤应如何鉴别？

第十一章
开窍剂

扫一扫，查阅本章数字资源，含PPT、音视频、图片等

凡以开窍醒神作用为主，用于治疗窍闭神昏证的方剂，统称为开窍剂。

窍闭神昏之证，多由邪气壅盛，蒙蔽心窍，扰乱神明所致。以神志昏迷，牙关紧闭，两手握固为主症。可分为热闭证和寒闭证。热闭由温热邪毒内陷心包或痰热蒙蔽心窍所致，治宜清热开窍；寒闭由寒湿痰浊蒙蔽心窍或秽浊之邪闭阻气机所致，治宜温通开窍。因此，本章方剂分为凉开剂和温开剂两类。

应用开窍剂，首先要辨清闭证和脱证。邪盛气实之闭证，见有神志昏迷，牙关紧闭，两手握固，脉实有力者，可使用开窍剂。若神志昏迷，兼汗出肢冷，呼吸气微，口开手撒，二便失禁，脉微欲绝，属于脱证，治当回阳益气固脱，忌用开窍剂。其次要辨清证候之寒热，以选用凉开剂或温开剂。对阳明腑实而兼有邪陷心包者，应根据病情的缓急轻重，或先予开窍，或先投寒下，或开窍与寒下并用。开窍剂多由辛散走窜、气味芳香之品组成，久服则易伤元气，故多用于急救，中病即止，不宜久服；孕妇亦当慎用或忌用。本类方剂多制成丸、散剂，不宜加热煎煮，以免药性散失。

第一节　凉开剂

凉开剂，适用于温热邪毒内陷心包或痰热闭窍的热闭证。代表方如安宫牛黄丸、紫雪、至宝丹、抱龙丸等。

安宫牛黄丸
《温病条辨》

【组成】牛黄一两（30g）　郁金一两（30g）　犀角（水牛角代）一两（30g）　黄连一两（30g）　朱砂一两（30g）　梅片二钱五分（7.5g）　麝香二钱五分（7.5g）　真珠五钱（15g）　山栀一两（30g）　雄黄一两（30g）　黄芩一两（30g）

【用法】上为极细末，炼老蜜为丸，每丸一钱（3g），金箔为衣，蜡护。脉虚者人参汤下，脉实者银花、薄荷汤下，每服一丸。大人病重体实者，日再服，甚至日三服；小儿服半丸，不知，再服半丸（现代用法：口服，一次1丸。小儿3岁以内，一次1/4丸；4～6岁，一次1/2丸。一日1～3次。昏迷不能口服者，可鼻饲给药）。

【功用】清热解毒，豁痰开窍。

【主治】邪热内陷心包证。高热烦躁，神昏谵语，或舌謇肢厥，舌红或绛，脉数。亦治中风

昏迷，小儿惊厥，属邪热内闭者。

【证治机理】本证为温热邪毒内陷心包，痰热蒙蔽清窍所致。热毒炽盛，内陷心包，扰乱神明，故高热烦躁，神昏谵语；里热炽盛，炼液为痰，痰热上蒙清窍，进而加重神昏谵语；舌为心窍，痰热闭窍，则舌謇语难；热闭心包，邪热阻滞，阳气不通，故为热厥。中风昏迷，小儿高热惊厥，亦属热闭之证。治宜清热解毒，豁痰开窍。

【方解】方中牛黄苦凉，清心解毒，豁痰开窍；犀角（水牛角）咸寒，清心凉血解毒；麝香芳香走窜，通达十二经，开窍醒神。三味相配，清心开窍，凉血解毒，共为君药。黄连、黄芩、山栀苦寒清热，泻火解毒，以增牛黄、犀角（水牛角代）清解热毒之力，共为臣药。冰片、郁金芳香辟秽，通窍开闭，以加强麝香开窍醒神之功；雄黄助牛黄以劫痰解毒；朱砂、珍珠清热镇心安神；金箔为衣，亦取其重镇安神之效，共为佐药。用炼蜜为丸，和胃调中。诸药配伍，清热解毒，芳香开窍。

【运用】本方为治疗热陷心包证之常用方，凉开法之代表方。以高热烦躁，神昏谵语，舌红或绛，脉数为辨证要点。原书在用法中指出："脉虚者，人参汤下。"脉虚为正不胜邪之兆，取人参补气扶正、托邪外出之功，此时应严密观察病情的变化，慎防其由闭转脱；"脉实者，银花、薄荷汤下"，是增强其清热透散之效。

【附方】**牛黄清心丸**《痘疹世医心法》 辰砂一钱半（4.5g） 黄连五钱（15g） 黄芩 山栀仁各三钱（各9g） 郁金二钱（6g） 牛黄二分半（0.75g） 上为细末，腊雪调面糊为丸，如黍米大。每服七八丸，灯心汤下。功用：清热解毒，开窍安神。主治：温热之邪，内陷心包，身热，神昏谵语，烦躁不安，以及小儿高热惊厥，中风窍闭等属热闭心包者。

【鉴别】牛黄清心丸与安宫牛黄丸同属凉开剂，均用牛黄、黄连、黄芩、山栀、郁金、辰砂，皆具清心开窍之功，用于热陷心包之神昏谵语、小儿急惊等证。但安宫牛黄丸又伍用犀角（水牛角）解毒，雄黄豁痰，麝香、冰片开窍，珍珠、金箔安神，故清热解毒、豁痰开窍、镇心安神之功较著，常用于温热之邪内陷心包、痰热蒙蔽清窍之重证；而牛黄清心丸的清心开窍之力较逊，适用于热闭神昏之轻证。

【方论选录】此芳香化秽浊而利诸窍，咸寒保肾水而安心体，苦寒通火腑而泻心用之方也。牛黄得日月之精，通心主之神。犀角主治百毒邪鬼瘴气。真珠得太阴之精，而通神明，合犀角补水救火。郁金草之香，梅片木之香，雄黄石之香，麝香乃精血之香，合四香以为用，使闭固之邪热温毒深在厥阴之分者，一齐从内透出，而邪秽自消，神明可复也。黄连泻心火，栀子泻心与三焦之火，黄芩泻胆、肺之火，使邪火随诸香一齐俱散也。朱砂补心体，泻心用，合金箔坠痰而镇固，再合真珠、犀角为督战之主帅也。（吴鞠通《温病条辨》卷一）

【医案举例】壬戌六月二十九日，甘，二十四岁。暑温邪传心包，谵语神昏，右脉洪大数实而模糊，势甚危险。连翘六钱，生石膏一两，麦冬六钱，银花八钱，细生地六钱，知母五钱，元参六钱，生甘草三钱，竹叶三钱，煮成三碗，分三次服。牛黄丸二丸、紫雪丹二钱另服。（《吴鞠通医案》卷二）

【方歌】安宫牛黄丸最精，芩连栀子郁砂并，
　　　　更加雄角珠冰麝，退热清心力更宏。

紫雪

《苏恭方》，录自《外台秘要》

【组成】黄金百两（3000g）　寒水石三斤（1500g）　石膏三斤（1500g）　磁石三斤（1500g）　滑石三斤（1500g）　玄参一斤（500g）　羚羊角屑，五两（150g）　犀角屑（水牛角代），五两（150g）　升麻一升（250g）沉香五两（150g）　丁子香一两（30g）　青木香五两（150g）　甘草炙，八两（240g）

【用法】上十三味，以水一斛，先煮五种金石药，得四斗，去滓后内八物，煮取一斗五升，去滓，取硝石四升（1000g），芒硝亦可，用朴硝精者十斤（5000g）投汁中，微炭火上煮，柳木篦搅，勿住手，有七升，投在木盆中，半日欲凝，内研朱砂三两（90g），细研当门子五分（1.5g），内中搅调，寒之二日成霜雪紫色。病人强壮者，一服二分（0.6g），当利热毒；老弱人或热毒微者，一服一分，以意节之，合得一剂（现代用法：口服，1次1.5～3g，1日2次。周岁小儿1次0.3g，每增1岁，递增0.3g，每日1次；5岁以上小儿遵医嘱，酌情服用）。

【功用】清热开窍，息风止痉。

【主治】热盛动风证。高热烦躁，神昏谵语，痉厥，口渴唇焦，尿赤便秘，舌质红绛，苔干黄，脉数有力或弦数；以及小儿热盛惊厥。

【证治机理】本证由温热之邪内陷心包，热盛动风所致。邪热炽盛，充斥内外，则见高热不退；温热之邪内陷心包，扰乱神明，轻则烦躁不安，重则神昏谵语；热盛伤津，故口渴唇焦，尿赤便秘；热盛引动肝风，风火相煽，则为惊厥。小儿热盛惊厥亦为邪热内陷心包，引动肝风而致。治当清热开窍，息风止痉。

【方解】方中犀角（水牛角代）咸寒，清心凉血解毒；羚羊角咸寒，清热凉肝息风，《本草纲目》谓其可"平肝舒筋，定风安魂"；麝香芳香走窜，开窍醒神。三药配伍，清热开窍息风，针对高热、神昏、惊厥而设，共为君药。生石膏辛甘大寒，寒水石辛咸大寒，二者清热泻火，除烦止渴；滑石甘淡而寒，清热利窍，引热下行，三石为臣，清热泻火且不伤津。佐以硝石、朴硝泻热通便，釜底抽薪；玄参滋阴清热凉血；升麻清热解毒透邪；青木香、丁香、沉香辛温芳香，行气通窍，与麝香配伍，增强开窍醒神之功；黄金、朱砂、磁石重镇安神，并能潜镇肝阳，以除烦止痉。使以甘草调药和中，防寒凉伤胃。由于本药呈"霜雪紫色"，且药性大寒犹如"霜雪"，故取"紫雪"之名。

【运用】本方为治疗热闭心包，热盛动风证之常用方。以高热烦躁，神昏谵语，痉厥，舌红绛，苔干黄，脉数有力为辨证要点。本方以金石重坠与辛香走窜之品为主，服用过量有损元气，故应中病即止。

【方论选录】此手足少阴、足厥阴阳明药也。寒水石、石膏、滑石、硝石以泻诸经之火，而兼利水为君；磁石、玄参以滋肾水而兼补阴为臣；犀角、羚角以清心宁肝，升麻、甘草以升阳解毒，沉香、木香、丁香以温胃调气，麝香以透骨通窍，丹砂、黄金以镇惊安魂、泻心肝之热，为佐使。诸药用气，硝独用质者，以其水卤结成，性峻而易消，以泻火而散结也。（汪昂《医方集解·泻火之剂》）

【医案举例】金某，暑热结聚于里，三焦交阻。上则神呆不语，牙关不开，下则少腹冲气，小溲不利。邪结皆无形之热闭塞，渐有痉厥之状。昨大便既下，而现此象，岂是垢滞。议芳香宣窍，通解在里蕴热。紫雪丹一钱五分，开水化匀三服。（《临证指南医案》卷七）

【方歌】紫雪犀羚朱朴硝，硝磁寒水滑石膏，丁沉木麝升玄草，更用赤金法亦超。

至宝丹
《灵苑方》引郑感方，录自《苏沈良方》

【组成】生乌犀（水牛角代） 生玳瑁 琥珀 朱砂 雄黄各一两（各30g） 牛黄 龙脑 麝香各一分（各0.3g） 安息香一两半，酒浸，重阳煮令化，滤去滓，约取一两净（30g） 金银箔各五十片

【用法】上为丸，如皂角子大，每服一丸，人参汤送下，小儿量减（现代用法：研末为丸，每丸重3g，每服1丸，一日1次，小儿酌减）。

【功用】清热开窍，化浊解毒。

【主治】痰热内闭心包证。神昏谵语，身热烦躁，痰盛气粗，舌绛苔黄垢腻，脉滑数。亦治中风、中暑、小儿惊厥属于痰热内闭者。

【证治机理】本证由痰热秽浊之邪内闭心包所致。痰热闭阻心包，扰乱神明，则神昏谵语，身热烦躁；痰涎壅盛，阻塞气道，故喉中痰鸣，气息粗大；舌绛苔黄垢腻，脉滑数为痰热内闭之象。中风、中暑、小儿惊厥，皆可因痰热内闭，而见身热烦躁，痰盛气粗，或时作惊厥。治以化浊开窍，清解热毒。叶天士所谓"舌绛而苔黄垢腻，中夹秽浊之气，急加芳香逐之"，即是此义。

【方解】方中麝香芳香开窍醒神；牛黄豁痰开窍清热，合犀角（水牛角代）清心凉血解毒，共为君药。臣以冰片（龙脑）、安息香辟秽化浊，芳香开窍，与麝香合用，开窍之力尤为显著；玳瑁清热解毒，镇心安神，息风定惊，可增强犀角、牛黄清热解毒之力。佐以雄黄助牛黄豁痰解毒；朱砂重镇安神，又清心火；琥珀镇惊安神；金箔、银箔镇心安神定惊，与朱砂、琥珀同用，加强重镇安神之力。全方由贵重药材组成，治病救危，疗效卓著，故称"至宝丹"。

【运用】本方为治疗痰热内闭心包证之常用方。以神昏谵语，身热烦躁，痰盛气粗，舌绛苔黄垢腻，脉滑数为辨证要点。原书用法为人参汤送服，意在借人参之力以益气扶正祛邪，适用于病情较重，正气虚弱者。又有"血病，生姜、小便化下"一法，意取童便滋阴降火行瘀，生姜辛散祛痰止呕之功，以痰热尤盛、脉实者为宜。

【附方】

1. 行军散（《霍乱论》卷下） 西牛黄 当门子 真珠 梅冰 蓬砂各一钱（各3g） 明雄黄飞净，八钱（24g） 火硝三分（0.9g） 飞金二十页 上八味各研极细粉，再合研匀，瓷瓶密收，以蜡封之，每服三五分（0.9～1.5g），凉开水调下。功用：清热开窍，辟秽解毒。主治：暑秽。吐泻腹痛，烦闷欲绝，头目昏晕，不省人事。并治口疮咽痛，点目祛风热障翳，搐鼻辟时疫之气。

2. 犀珀至宝丹（《重订广温热论》） 白犀角（水牛角代） 羚羊角 飞辰砂 真玳瑁藏 红花各五钱（各15g） 广郁金 琥珀 连翘心 石菖蒲 血竭 粉丹皮各三钱（各9g） 炒川甲 桂枝尖各二钱（各6g） 当门子一钱（3g） 蟾酥五分（1.5g） 上药研细，猪心血为丸，箔为衣，每丸计重5分（1.5g），大人每服一丸，小儿每服半丸，婴儿每服半丸之半。功用：清心开窍，疏瘀透络，凉肝醒脑。主治：湿热暑湿疫毒内陷血分证。神识昏迷，或痉或厥，或妇人热入血室，神识如狂；亦治小儿痘疹内陷，急惊暴厥等。

【鉴别】安宫牛黄丸、紫雪、至宝丹合称"凉开三宝"，均有清热开窍之功，可治热闭心包之证。但同中有异，正如《温病条辨》所云："大抵安宫牛黄丸最凉，紫雪次之，至宝又次之。"从功用主治分析，安宫牛黄丸长于清热解毒，适用于邪热较重，身热为甚者；紫雪长于息风止痉，适用于兼有热动肝风而抽搐痉厥者；至宝丹长于芳香开窍，化浊辟秽，适用于痰浊偏盛，昏

迷较重者。

至宝丹与行军散均有清热解毒、芳香开窍、重镇安神之功，治疗热闭神昏之证。但前者麝香、冰片、安息香与琥珀、朱砂、金箔、银箔同用，芳香开窍、重镇安神之力较强，适用于痰热内闭心包，昏迷较重者；而行军散牛黄、硼砂、冰片、珍珠、硝石相伍，清热辟秽解毒之力较强，适用于暑热秽浊较重之证，兼可治口疮咽痛，风热翳障等。

至宝丹与犀珀至宝丹均配伍犀角（水牛角代）、玳瑁、琥珀、麝香、朱砂，具有芳香开窍、清心醒神之功，治疗窍闭神昏之证。但至宝丹又配以冰片、安息香，辟秽化浊、芳香开窍之力较强；犀珀至宝丹则配以羚羊角、牡丹皮、藏红花、血竭、穿山甲等，凉肝息风散瘀之力较著。

【方论选录】诸中卒倒，痰热闭遏，血气不能流利而神志失养，故寒热交错，神昏不语焉。生犀、玳瑁清心热以存阴，朱砂、琥珀散瘀结以安神，牛黄、雄黄燥湿豁痰，麝香、龙脑通窍开闭，金箔、银箔镇坠心热以安神明也。诸药为末，入安息膏丸，取其解热散结、通窍辟邪，为暴仆卒中、痰血闭塞之专方。调化用参汤、用童便、用姜汁，乃扶元、散瘀、降火、开痰之别使也。（徐大椿《徐大椿医学全书·杂病证治》卷一）

【医案举例】沈，风中廉泉，舌肿喉痹，麻木厥昏，内风亦令阻窍，上则语言难出，下则二便皆不通调。考古人吕元膺每用芳香宣窍解毒，勿令壅塞致危也。至宝丹四丸，匀四服。（《临证指南医案》卷一）

【方歌】至宝朱砂麝息香，雄黄犀角与牛黄，
　　　　金银二箔兼龙脑，琥珀还同玳瑁良。

抱龙丸
《小儿药证直诀》

【组成】天竺黄一两（30g）雄黄水飞，一钱（3g）辰砂　麝香各别研，半两（各15g）天南星腊月酿牛胆中，阴干百日，如无，只将生者去皮、脐，锉，炒干用，四两（120g）

【用法】上为细末，煮甘草水和丸如皂子大，温水化下服之。百日小儿，每丸分作三四服，五岁一二丸，大人三五丸。亦治室女白带。伏暑用盐少许，嚼一二丸，新水送下。腊月中，雪水煮甘草和药尤佳。一法用浆水或新水浸天南星三日，候透软，煮三五沸，取出，乘软切去皮，只取白软者，薄切，焙干，炒黄色，取末八两（240g），以甘草二两半（75g），拍破，用水二碗浸一宿，慢火煮至半碗，去滓，旋旋洒入天南星末，慢研之，令甘草水尽，入余药（现代用法：为丸剂）。

【功用】清热化痰，开窍醒神。

【主治】小儿急惊，痰热闭窍之证。身热昏睡，痰盛气粗，发惊发厥，四肢抽搐。

【证治机理】本方所治小儿急惊，系痰热壅盛，内闭心窍，热盛动风所致。小儿脏腑娇嫩，形气未充，腠理不密，感受外邪，易入里化热生痰。痰热蒙闭心窍，扰乱神明，引动肝风，故见身热昏睡，痰盛气粗，惊厥抽搐。治宜清热化痰，开窍醒神。

【方解】方中胆南星味苦性凉，长于清热化痰、息风定惊，故用量独重；麝香芳香走窜，开窍醒神，二药配伍，既能清热化痰，又能芳香开窍，共为君药。天竺黄甘寒，清热豁痰，凉心定惊；雄黄祛痰解毒，二药助君药清热化痰，共为臣药。辰砂性寒重镇，为佐药。甘草调和诸药，为使药。诸药配伍，清热化痰以助息风，芳香开窍以助醒神。

【运用】本方为治疗小儿急惊痰热闭窍之常用方。以身热昏睡，痰盛气粗，惊厥抽搐为辨证

要点。

【方论选录】是方胆星、竹黄不过为痰热而设，然方下主治不少，皆为实热痰壅言之。以小儿伤寒温热，每多痰热窒塞，故可通治。方下瘟疫，即今之所谓温病，然麝香开泄太重，此方太多，宜大减之。又谓壮实小儿可以时服，则言之太过。方后谓亦治室女白带，则带下每多湿热凝滞，停积胞中所致，此能涤湿清热，所以可治。腊雪合药，清温甚佳。（张山雷《小儿药证直诀笺正》卷下）

【医案举例】一小儿忽腰背反张，目上视，面青赤。曰：青属肝主风，赤属心主火，此风火相搏，用柴胡栀子散，倍加钩藤钩顿安，而痰如旧，又用抱龙丸而愈。（《保婴撮要》卷二）

【方歌】抱龙丸用天竺黄，雄黄辰砂并麝香，

更加胆星甘草入，小儿急惊效力彰。

第二节　温开剂

温开剂，适用于寒湿痰浊内闭心窍，或秽浊之邪闭阻气机之寒闭证。代表方如苏合香丸、紫金锭等。

苏合香丸（原名吃力伽丸）
《广济方》，录自《外台秘要》

【组成】吃力伽　光明砂研　麝香当门子　诃黎勒皮　香附子中白　沉香重者　青木香　丁子香　安息香　白檀香　荜茇上者　犀角（水牛角代）各一两（各30g）　熏陆香　苏合香　龙脑香各半两（各15g）

【用法】上十五味，捣筛极细，白蜜煎，去沫，和为丸。每朝取井华水，服如梧子四丸，于净器中研破服，老小每碎一丸服之，仍取一丸如弹丸，蜡纸裹，绯袋盛，当心带之（现代用法：口服，每次1丸，小儿酌减，一日1～3次，温开水送服。昏迷不能口服者，可鼻饲给药）。

【功用】温通开窍，行气止痛。

【主治】寒闭证。突然昏倒，牙关紧闭，不省人事，苔白，脉迟。亦治心腹猝痛，甚则昏厥。中风、中气及感受时行瘴疠之气等属寒凝气滞之闭证者。

【证治机理】本方所治诸证多由寒邪秽浊或气郁闭阻气机，蒙蔽清窍所致。阴寒秽浊之气，郁阻气机，蒙蔽清窍，故突然昏倒，牙关紧闭，不省人事；寒凝气滞，阻滞胸腹，则心腹猝痛，甚则昏厥；阴寒内盛，而见苔白，脉迟。治以温通开窍为主，辅以行气止痛。

【方解】方中苏合香、麝香、龙脑香（冰片）、安息香芳香开窍，启闭醒神，辟秽化浊，共为君药。香附理气解郁；青木香行气止痛；沉香降气温中，温肾纳气；白檀香行气和胃；熏陆香（乳香）调气活血定痛；丁香温中降逆，治心腹冷痛。上述诸药，行气解郁，散寒止痛，理气活血，共为臣药。佐以辛热之荜茇，配合诸香温中散寒止痛；犀角（水牛角代）清心解毒，朱砂镇心安神，二者药性虽寒，但与大队温热之品相伍，则不悖温通开窍之旨；吃力伽（白术）补气健脾，燥湿化浊，诃子温涩敛气，二药一补一敛，防辛散走窜太过，耗气伤正，均为佐药。

本方原载《外台秘要》引《广济方》，名吃力伽丸（吃力伽即白术），《苏沈良方》更名为苏合香丸。原方以白术命名，提示开窍行气之方，勿忘补气扶正之意。

【运用】本方为温开法之代表方，又是治疗寒闭证以及心腹疼痛属于寒凝气滞证之常用方。

以突然昏倒，不省人事，牙关紧闭，苔白，脉迟为辨证要点。方中药物辛香走窜，有损胎气，孕妇忌用。

【附方】冠心苏合丸（《中华人民共和国药典》） 苏合香 50g　冰片 105g　乳香制, 105g　檀香 210g 土木香 210g　以上五味，除苏合香、冰片外，其余三味粉碎成细粉，过筛；冰片细研，与上述粉末配研，过筛，混匀；另取炼蜜适量，微温后加入苏合香，搅匀，再与上述粉末混匀，制成 1000 丸。含服或嚼碎服，每次 1 丸，一日 1 ～ 3 次。功用：理气，宽胸，止痛。主治：寒凝气滞、心脉不通所致的胸痹，症见胸闷、心前区疼痛；冠心病心绞痛见上述证候者。

【鉴别】苏合香丸与冠心苏合丸均为温开之剂，皆可治寒闭之证。但苏合香丸集众多辛温香散之品于一方，以开窍行气为主，为温开的代表方剂，主治寒邪或秽浊闭阻气机之证；冠心苏合丸仅用五味辛香之品衍化而成，虽仍有开窍行气之功，但其力较逊，现代常用于寒凝气滞，心脉不通所致冠心病、心绞痛之胸闷心痛者。

【方论选录】病人初中风，喉中痰塞，水饮难通，非香窜不能开窍，故集诸香以利窍；非辛热不能通塞，故用诸辛为佐使。犀角虽凉，凉而不滞；诃黎虽涩，涩而生津。世人用此方于初中之时，每每取效。丹溪谓辛香走散真气，又谓脑、麝能引风入骨，如油入面，不可解也。医者但可用之以救急，慎毋令人多服也。（吴崑《医方考》卷一）

苏合香能通十二经络、三百六十五窍，故君之以名其方；与安息香相须，能内通脏腑。龙脑辛散轻浮，走窜经络，与麝香相须，能内入骨髓。犀角入心，沉香入肾，木香入脾，香附入肝，熏陆香入肺，复以丁香入胃者，以胃亦为一脏也。用白术健脾者，欲令诸香留顿于脾，使脾转输于各脏也。诸脏皆用辛香阳药以通之，独心经用朱砂寒以通之者，以心为火脏，不受辛热散气之品，当反佐之，以治其寒阻关窍，乃寒因寒用也。（王子接《绛雪园古方选注》卷中）

【医案举例】尝有淮南监司官谢执方，因呕血甚久，遂奄奄而绝，羸败已久，手足都冷，鼻息皆绝，计无所出。唯研苏合香丸灌之，凡尽半两，遂苏。又予所乘船，有一船工之子，病伤寒日久而死，但心窝尚暖，不忍不予药，弃已不救。试与苏合香丸，灌之四丸乃醒，遂瘥。（《苏沈良方》卷五）

【方歌】苏合香丸麝息香，木丁熏陆荜檀襄，
　　　　犀冰术沉诃香附，衣用朱砂中恶尝。

紫金锭（原名太乙神丹，又名追毒丹、紫金丹、玉枢丹）
《丹溪心法附余》

【组成】雄黄一两（30g）　文蛤一名五倍子，锤碎，洗净，焙，三两（90g）　山慈菇去皮，洗净，焙，二两（60g）　红芽大戟去皮，洗净，焙干燥，一两半（45g）　千金子一名续随子，去壳，研，去油取霜，一两（30g）　朱砂五钱（15g）　麝香三钱（9g）

【用法】上除雄黄、朱砂、千金子、麝香另研外，其余三味为细末，却入前四味再研匀，以糯米糊和剂，杵千余下，作饼子四十个，如钱大，阴干。体实者，一饼作二服；体虚者，一饼作三服。凡服此丹，但得通利一二行，其效尤速。如不要行，以米粥补之。若用涂疮，立消（现代用法：上为细末，糯米糊作锭。外用：磨水外搽，涂于患处，每日 3 ～ 4 次。内服：每次 0.6 ～ 1.5g，每日 2 次，温开水送服）。

【功用】辟秽解毒，化痰开窍，消肿止痛。

【主治】秽恶痰浊闭阻之证。脘腹胀闷疼痛，恶心呕吐，泄泻，痢疾，舌苔厚腻或浊腻，以

及痰厥。外敷疗疮疖肿毒，虫咬损伤，无名肿毒，及痄腮、丹毒、喉风等。

【证治机理】本方主治范围较广，病机主要为秽恶痰浊之邪郁阻，气机闭塞，升降失常。秽恶痰浊或疫毒之邪干于肠胃，运化失司，升降失常，则见脘腹胀闷疼痛，恶心呕吐，泄泻下痢；若秽恶痰浊闭阻气机，蒙蔽清窍，则头昏胸闷，甚则昏仆而为痰厥；秽恶痰浊疫毒凝聚肌肤或咽喉，则发为肿毒、痄腮、喉风等。治当辟秽解毒，化痰开窍，消肿止痛。

【方解】方中山慈菇辛寒有毒，化痰解毒，消肿散结；麝香芳香开窍，辟秽解毒，二者解毒辟秽透窍。千金子霜辛温有毒，泻下逐水，杀虫攻毒；大戟苦辛有毒，泻下逐水，消肿散结，二药皆能以毒攻毒，荡涤肠胃，攻逐痰浊，使邪毒速从下去。入五倍子涩肠止泻，且寓"敛而降之，使之归聚不散"之意（《成方便读》卷一），所谓泻下而无滑脱之虞，涩肠而无留邪之弊。雄黄辟秽解毒，化痰消肿；朱砂重镇安神。诸药合用，芳香泻下，以毒辟秽；少佐收涩，以防滑脱，共奏辟秽化痰以开窍、解毒消肿以止痛之功。

【运用】本方既为治疗秽恶痰浊闭阻气机、蒙蔽清窍之常用方，又是外用治疗疗疮肿毒之常用方。以脘腹胀闷疼痛，呕恶泻痢，舌苔厚腻或浊腻为辨证要点。《丹溪心法附余》记载，本方可用生姜、薄荷汁入井华水磨服，以辟秽解毒开窍；大人中风、诸痫用酒磨服，以助行散之力；小儿急慢惊风、五疳八痢，入薄荷一叶，同井华水磨服，以辟秽解毒；痈疽、发背、疔肿，一切恶疮，用井华水磨服及涂患处，未溃者觉痒即消；头痛，用酒入薄荷同研烂，外敷太阳穴上，以疏风通络。因方中含有毒之品，性猛峻烈，不宜过量、久服，孕妇忌用。

【鉴别】紫金锭与苏合香丸均属温开之剂。但苏合香丸以辛温香散药为主组成，温通开窍力强，并能行气止痛，是治疗寒邪秽浊，蒙蔽清窍所致寒闭证之代表方，并可用于寒凝气滞之痛证。紫金锭开窍力不及苏合香丸，但有解毒辟秽消痰之功，秽恶痰浊郁阻，气机闭塞及毒邪凝聚者以本方为宜。

【方论选录】方中以毒攻毒之品居其大半，山慈菇辛寒有毒，功专泻热散结；千金子辛温有毒，功专行水破血，导滞通肠；大戟辛苦而寒，能通能散，专主逐水行瘀。三者功用相仿，皆能以毒攻毒，辟蛊除邪。然疫毒之邪，散漫不定，恐攻不胜攻，逐不胜逐，故以五倍子酸咸性涩者，敛而降之，使之归聚不散，然后三者之力，方可各展其长。但疫毒之来，元气为之骤闭，且恐药饵有所不受，故必用麝香以开其闭；朱砂、雄黄，皆禀土之精气结成，俱能辟恶镇邪，以疫毒既自土中而出，仍以土中之精华解化之，所谓百毒遇土则化，况又假宝气以镇邪乎！（张秉成《成方便读》卷一）

【医案举例】余寓郡中林家巷，时值盛暑，优人某之母，忽呕吐厥僵，其形如尸，而齿噤不开，已办后事矣。居停之，仆怂优求救于余。余因近邻往诊，以箸启其齿，咬箸不能出。余曰：此暑邪闭塞诸窍耳。以紫金锭二粒水磨灌之，得下，再服清暑通气之方。明日，余泛舟游虎阜，其室临河，一老妪坐窗口榻上，仿佛病者。归访之，是夜黄昏即能言，更服煎剂而全愈。此等治法，极浅极易，而知者绝少。盖邪逆上，诸窍皆闭，非芳香通灵之药，不能即令通达，徒以煎剂灌之，即使中病，亦不能入于经窍，况又误用相反之药，岂能起死回生乎？（《洄溪医案》）

【方歌】紫金锭用麝朱雄，慈戟千金五倍同，
太乙玉枢名又别，祛痰逐秽及惊风。

复习思考题

1. 安宫牛黄丸、紫雪、至宝丹均为凉开剂，各自配伍用药特点为何？
2. 抱龙丸中所用之南星当为何"性"？为何重用？

3. 至宝丹与抱龙丸均可用于痰热内闭之证，何方化痰力强，为什么？

4. 苏合香丸为温开的代表方，为何也常用于心腹疼痛等痛证？方中配伍白术和诃子的意义是什么？

5. 紫金锭中配伍五倍子的意义是什么？

扫一扫，查阅
本章数字资源，
含 PPT、音视
频、图片等

凡以行气或降气等作用为主，用于治疗气滞或气逆病证的方剂，统称为理气剂。本类方剂根据《素问·至真要大论》中"逸者行之""高者抑之"的原则立法，属于"八法"中的消法。

气机升降失常可分为气虚、气陷、气滞、气逆四类。气虚证和气陷证的方剂已在补益剂中介绍。本章方剂主要适用于气滞和气逆的证候。气滞即气机阻滞，多为肝气郁滞或脾胃气滞，治宜行气以调之；气逆即气机上逆，多见肺气上逆或胃气上逆，治当降气以平之。故本章方剂分为行气剂与降气剂两类。

使用理气剂首先应辨清病证的虚实，勿犯虚虚实实之戒。如气滞实证，治当行气，误补则气滞愈甚；如气虚之证，当用补法，误用行气，则其气更虚。其次应辨清有无兼证，若气滞与气逆相兼为病，应分清主次，行气与降气结合应用。此外，理气剂中用药多为辛温香燥之品，易耗气伤津，助热生火，慎勿过剂，或适当配伍益气滋阴之品以制其偏。对于年老体弱、阴虚火旺，或有出血倾向者，或孕妇及正值经期的妇女，均应慎用。

第一节　行气剂

行气剂，适用于气机郁滞之证。代表方如越鞠丸、柴胡疏肝散、半夏厚朴汤等。

越鞠丸（又名芎术丸）
《丹溪心法》

【组成】香附　苍术　川芎　栀子　神曲各等分（各6～10g）

【用法】上为末，水泛为丸如绿豆大（现代用法：水丸，每服6～9g，温开水送下；亦可作汤剂，水煎服）。

【功用】行气解郁。

【主治】六郁证。胸膈痞闷，脘腹胀痛，嗳腐吞酸，恶心呕吐，饮食不消。

【证治机理】本方所治之六郁证以气郁为主，气郁则诸郁随之而起。气郁则肝失条达，而见胸膈痞闷；气郁又使血行不畅而成血郁，故见脘腹胀痛；火郁则见嗳腐吞酸；湿郁、痰郁、食郁皆病在脾胃，故恶心呕吐、饮食不消。血郁、痰郁、火郁、湿郁、食郁五郁不解，又可加重气郁。本证以肝郁脾滞为要，治之重在行气解郁，使气行则血行，气行则痰、火、湿、食诸郁自解。

【方解】方以香附辛散苦泄、行气解郁以治气郁。《滇南本草》称其"开郁气而调诸气"。川芎为血中之气药，功善行气活血，以解血郁，与香附同用，可气血并调。苍术燥湿运脾，以解湿郁。栀子清热泻火，以解火郁。神曲消食和胃，以解食郁。诸药合用，行气解郁，俾气行血活，湿去热清，食化脾健，则气、血、湿、火、食五郁自解。至于痰郁，或因气滞湿聚而生，或因饮食积滞而致，或因火邪炼液而成，今五郁得解，则痰郁自消。

【运用】本方为治疗气血痰火湿食"六郁"之代表方。以胸膈满闷，脘腹胀痛，饮食不消为辨证要点。本方示人以治郁大法，临床使用时可视何郁为重，以调整相应药物之用量。若气郁偏重，可重用香附；血郁偏重，可重用川芎；湿郁偏重，可重用苍术；食郁偏重，可重用神曲；火郁偏重，可重用栀子；痰郁偏重，宜酌加瓜蒌、半夏等以助化痰行滞。

【方论选录】此手足太阴、手少阳药也。吴鹤皋曰：越鞠者，发越鞠郁之谓也。香附开气郁，苍术燥湿郁，抚芎调血郁，栀子解火郁，神曲消食郁。陈来章曰：皆理气也，气畅则郁舒矣。（汪昂《医方集解·理气之剂》）

【医案举例】一儒官，仲秋末，患便闭证，初因小便时闭，服五苓散、八正散、益元散俱不效。一医诊得二尺俱无脉，作下元阴虚水涸，用八味丸治之，日一服。服三日，大便亦闭，口渴咽干，烦满不睡。用脾约丸、润肠丸，小便一日数十次，惟点滴而已，大便连闭十日，腹满难禁。众议急用三一承气汤下之，服后微利，随闭，又加小腹绕脐满痛。复用舟车丸、遇仙丹，每空心一服，日利三五次，里急后重，粪皆赤白。如此半月，日夜呻吟，惟饮清米饮及茶盂许。九月终，请予诊治，诊得两寸沉伏有力，两关洪缓无力，两尺不见。予曰：关尺无，盖病在膈上，此思虑劳神，气秘病也。以越鞠汤投之：香附醋炒一钱，苏梗六分，连翘六分，苍术八分，神曲一钱，甘草三分，桔梗四分，黄芩八分，枳壳五分，山栀六分，抚芎六分，水煎服。服一盂，嗳气连出；再一盂，大小便若倾，所下皆沉积之物，浑身稠汗，因进姜汤一盂，就榻熟睡。睡觉觅粥，进二盏。次早复诊，六脉无恙，调理气血，数日痊愈。（《清代八名医医案·陈修园医案》）

【方歌】越鞠丸治六般郁，气血痰火湿食因，
　　　　芎苍香附兼栀曲，气畅郁舒痛闷伸。

柴胡疏肝散
《证治准绳》

【组成】陈皮醋炒　柴胡各二钱（各6g）　川芎　枳壳麸炒　芍药各一钱半（各4.5g）　甘草炙，五分（1.5g）　香附一钱半（4.5g）

【用法】水二盅半，煎八分（2.5g），食前服（现代用法：水煎服）。

【功用】疏肝解郁，行气止痛。

【主治】肝气郁滞证。胁肋疼痛，胸闷喜太息，情志抑郁或易怒，或嗳气，脘腹胀满，脉弦。

【证治机理】肝主疏泄，喜条达而恶抑郁，其经脉布胁肋，循少腹。若情志不遂，木失条达，则致肝气郁结，故见胁肋疼痛，甚则胸脘腹部胀闷；疏泄失职，则情志抑郁；久郁不解，肝失柔顺舒畅之性，则急躁易怒；肝气横逆犯胃，则见嗳气；脉弦者，亦为肝郁不舒之征。遵《素问·六元正纪大论》"木郁达之"之旨，治当疏肝解郁，行气止痛。

【方解】方中柴胡苦辛而入肝胆，功擅条达肝气而疏郁结，为君药。香附微苦辛平，入肝经，长于疏肝行气止痛；川芎味辛气温，入肝胆经，能行气活血、开郁止痛。二药共助柴胡疏肝解郁，且有行气止痛之效，同为臣药。木郁则土壅，故配伍陈皮理气行滞而健脾和胃，醋炒以入

肝行气；枳壳行气疏壅，宽胸除胀；肝为刚脏，以柔和为贵，故配伍芍药养血柔肝，缓急止痛，与柴胡相伍，养肝之体，利肝之用，且防诸辛香之品耗伤气血，俱为佐药。甘草调和药性，与白芍相合，则增缓急止痛之功，为佐使药。全方主以辛散疏肝，辅以敛阴柔肝，气血兼顾，肝脾同调，共奏疏肝解郁、行气止痛之功。

【运用】本方为治疗肝气郁结证之代表方。以胁肋胀痛，脉弦为辨证要点。但本方药性芳香辛燥，不宜久煎；易耗气伤阴，不宜久服，且孕妇慎用。

【附方】**木香顺气散**（《证治准绳·类方》引《医学统旨》） 木香 香附 槟榔 青皮醋炒 陈皮 厚朴姜汁炒 苍术米泔浸一宿，炒 枳壳麸炒 砂仁各一钱（各3g） 甘草炙，五分（1.5g） 水二盅，加生姜三片，煎八分，食前服。功用：开郁化滞，行气止痛。主治：气滞不舒，肝胃不和，腹胁胀满或胀痛，胸闷食少，大便不利。

【鉴别】柴胡疏肝散与木香顺气散均有香附、陈皮、枳壳、炙甘草，同具行肝脾之气的作用。但柴胡疏肝散中又用柴胡配伍川芎、芍药，在行气之中兼以理血，治疗肝气郁结兼血行不畅之证；而木香顺气散行气之力大于柴胡疏肝散，又有厚朴、苍术、砂仁既行气又祛湿，治疗气机郁滞兼有脾胃湿阻之证。

柴胡疏肝散为四逆散的变方，二方均有疏肝理气作用。但四逆散中柴胡、芍药、枳实、甘草四药等量配伍，侧重于调理肝脾气机；而柴胡疏肝散重用柴胡，轻用甘草，易枳实为枳壳，加入调气活血之香附、陈皮、川芎，行气活血止痛之力较强。

【医案举例】殷在兹文学年三十余，得胁痛之症。医以养血治之，而痛益剧，饮食减少，肌肤渐瘦。献岁汪善卷考廉邀余过诊，六脉沉而俱弦，约五至，面白而汲青。余曰："据色脉乃属肝木有余，脾气郁结。"问曾患疟否，云："去年夏秋之间曾染此疾，疟后亦未复元。"在兹为人深沉，喜静，怒而不发，今气郁亦其宜焉？余乃用柴胡、陈皮、青皮、白芥子、香附、枳壳、黄芩、桔梗之类，一剂知，数剂愈。（《二续名医类案》）

【方歌】柴胡疏肝芍川芎，枳壳陈皮草香附，

  疏肝行气兼活血，胁肋疼痛立能除。

金铃子散
《太平圣惠方》，录自《袖珍方》

【组成】金铃子 延胡索各一两（各9g）

【用法】上为末，每服二三钱（6～9g），酒调下，温汤亦可（现代用法：为末，每服6～9g，酒或开水冲服；亦可作汤剂，水煎服）。

【功用】疏肝泄热，活血止痛。

【主治】肝郁化火证。胸腹、胁肋、脘腹诸痛，或痛经、疝气痛，时发时止，口苦，舌红苔黄，脉弦数。

【证治机理】肝气郁结，气机不利，血行不畅，不通则痛，见心胸胁肋脘腹诸痛，时发时止；肝郁化火，则口苦，舌红苔黄，脉弦数。治宜疏肝泄热，活血止痛。

【方解】方中金铃子味苦性寒，行气疏肝，清泄肝火而止痛，《脏腑药式补正》指出："川楝（金铃子）清肝，最为柔驯刚木之良将。"故用以为君。延胡索苦辛性温，活血行气，擅长止痛，用为臣佐。两药合用，既可行气活血止痛，又可疏肝泄热，为治疗肝郁化火、气滞血瘀诸痛的良方。服时用酒送下，可行其药势，用以为使。对肝郁化火，气滞血瘀之胸腹胁肋疼痛诸症甚合。

【运用】本方为治疗气郁化火证之常用方。以胸腹胁肋疼痛，口苦，舌红苔黄，脉弦数为辨证要点。

【附方】**延胡索汤**（《济生方》）　当归去芦，酒浸，锉炒　延胡索炒，去皮　蒲黄炒　赤芍药　官桂不见火，各半两（各15g）　片子姜黄洗　乳香　没药　木香不见火，各三两（各90g）　甘草炙，二钱半（7.5g）　上㕮咀，每服四钱，水一盏半，加生姜七片，煎至七分，去滓，食前温服。功用：行气活血，调经止痛。主治：妇女室女，七情伤感，遂使血与气并，心腹作痛，或连腰胁，或引背膂，上下攻刺，经候不调，一切血气疼痛。

【鉴别】金铃子散与延胡索汤均能行气活血止痛，但金铃子散药简力薄，以行气泄热见长，其性偏凉，用治气郁血滞诸痛偏热者为宜；延胡索汤则活血止痛之力较强，且其性偏温，以气血瘀滞作痛属寒者为宜。

【方论选录】金铃子散，一泄气分之热，一行血分之滞。《雷公炮炙论》云：心痛欲死，速觅延胡。洁古复以金铃治热厥心痛。经言诸痛皆属于心。而热厥属于肝逆，金铃子非但泄肝，功专导去小肠、膀胱之热，引心包相火下行。延胡索和一身上下诸痛。时珍曰：用之中的，妙不可言。方虽小制，配合存神，却有应手取愈之功，勿以淡而忽之。（王子接《绛雪园古方选注》）

【方歌】金铃子散止痛方，玄胡酒调效更强，

　　　　疏肝泄热行气血，心腹胸胁痛经良。

栝楼薤白白酒汤
《金匮要略》

【组成】栝楼实捣，一枚（24g）　薤白半升（12g）　白酒七升（适量）

【用法】三味同煮，取二升，分温再服（现代用法：加酒适量，水煎服）。

【功用】通阳散结，行气祛痰。

【主治】胸痹，胸阳不振，痰气互结证。胸部闷痛，甚至胸痛彻背，咳唾喘息，短气，舌苔白腻，脉沉弦或紧。

【证治机理】痹者，闭阻不通之意。本方主治之胸痹，由胸阳不振，痰阻气滞所致。诸阳聚气于胸而转行于背，胸阳不振，阳不化阴，津液不得输布，凝聚为痰，痰阻气机，故胸中闷痛，甚则胸痛彻背；痰浊阻滞，肺失宣降，故见咳唾喘息、短气；舌苔白腻，脉沉弦或紧，皆胸中痰浊结聚之象。是证以胸阳不振为本，痰阻气滞为标，治以通阳散结，行气祛痰。

【方解】方中君以栝楼甘寒入肺，善于涤痰散结，理气宽胸。《本草思辨录》云："栝楼实之长，在导痰浊下行，故结胸胸痹，非此不治。"薤白辛温，善散阴寒之凝滞，通胸阳之痹结。《长沙药解》曰"薤白辛温通畅，善散壅滞"，用为臣药。二药相配，化上焦痰浊，散胸中阴寒，宣胸中气机，使之通则不痛，为治胸痹要药。佐使以辛散温通之白酒，行气活血，以增行气通阳之力。药仅三味，配伍精当，共奏通阳散结、行气祛痰之功。

【运用】本方为治疗胸阳不振，气滞痰阻之胸痹的基础方。以胸中闷痛，喘息短气，舌苔白腻，脉弦紧为辨证要点。

【附方】

1. 栝楼薤白半夏汤（《金匮要略》）　栝楼实捣，一枚（24g）　薤白三两（9g）　半夏半升（12g）　白酒一斗（适量）　上同煮，取四升，温服一升，日三服。功用：通阳散结，祛痰宽胸。主治：胸痹而痰浊较甚，胸痛彻背，不能安卧者。

2. 枳实薤白桂枝汤（《金匮要略》）　枳实四枚（12g）　厚朴四两（12g）　薤白半升（9g）　桂枝一两（3g）　栝楼实捣，一枚（24g）　上以水五升，先煎枳实、厚朴，取二升，去滓，内诸药，煮数沸，分温三服。功用：通阳散结，祛痰下气。主治：胸痹。症见气结在胸，胸满而痛，甚或气从胁下上逆抢心，舌苔白腻，脉沉弦或紧。

【鉴别】栝楼薤白白酒汤、栝楼薤白半夏汤与枳实薤白桂枝汤三方均以栝楼配伍薤白为基础，皆具通阳散结、行气祛痰之功，治疗胸阳不振、痰阻气滞之胸痹。但栝楼薤白白酒汤是通阳散结、行气祛痰之基础方，适用于胸痹而痰浊之轻者；栝楼薤白半夏汤伍用半夏，祛痰散结之力较强，适用于胸痹而痰浊较甚者；枳实薤白桂枝汤伍以枳实、厚朴及桂枝，通阳散结之力较强，善下气降逆、行气除满，适用于胸痹而气结较甚，以胸满而痛、气从胁下上逆抢心为主症者。

【方论选录】寒浊之邪，滞于上焦，则阻其上下往来之气，塞其前后阴阳之位，遂令为喘息、为咳唾、为痛、为短气也。阴寒凝泣，阳气不复自舒，故沉迟见于寸口，理自然也。乃小紧数复显于关上者，何耶？邪之所聚，自见小紧，而阴寒所积，正足以遏抑阳气，故反形数。然阳遏则从而通之，栝蒌实最足开结豁痰，得薤白、白酒佐之，既辛散而复下达，则所痹之阳自通矣。（周扬俊《金匮玉函经二注》）

【医案举例】胃痛十六年，遍治无效，得洋烟始止痛，久之亦不应，年甚一年，胸痛掣背，喘息抬肩，不能安卧，胸脘膨胀，而腑气旬余始得一解，诊其脉大搏指，舌苔垢白，此即《金匮》胸痹不得卧，胸痛掣背之候。痰垢积留胸中，溢于经脉，循脉而溢于背，腑中为清阳之府，如离照当空，不受继翳，地气一上，则真阳蒙遏，膻中之气窒塞不宣，肺胃相灌输，肺肠相表里，肠胃又同府，胃为浊阻，肺气不降，金源中涸，便闭浊结，阴翳愈甚，故痛势愈张，宜通阳蠲浊法。半夏、栝楼、薤白、白酒。（《清代名医医案精华类编》）

【方歌】栝楼薤白治胸痹，益以白酒温肺气，
　　　　加夏加朴枳桂枝，治法稍殊名亦异。

半夏厚朴汤
《金匮要略》

【组成】半夏一升（12g）　厚朴三两（9g）　茯苓四两（12g）　生姜五两（15g）　苏叶二两（6g）

【用法】上五味，以水七升，煮取四升，分温四服，日三夜一服（现代用法：水煎服）。

【功用】行气散结，降逆化痰。

【主治】梅核气。咽中如有物阻，咯吐不出，吞咽不下，或咳或呕，舌苔白润或白滑，脉弦缓或弦滑。

【证治机理】梅核气多由七情郁结，痰气交阻所致。肝喜条达而恶抑郁，脾胃主运化转输水津，肺司通调水道之职。若情志不遂，肝气郁结，肺胃宣降失常，津液输布异常，聚而成痰，痰气相搏阻于咽喉，则咽中如有"炙脔"，吐之不出，咽之不下；肺胃失于宣降，胸中气机不畅，则见胸胁满闷，或咳或呕；苔白润或白滑，脉弦缓或弦滑，均为气滞痰凝之证。治宜行气散结，降逆化痰。

【方解】方中半夏辛温入肺胃，化痰散结，降逆和胃，用为君药。厚朴苦辛性温，燥湿消痰，下气除满，为臣药。二药相合，化痰结，降逆气，痰气并治。茯苓健脾渗湿，湿去则痰无由生；生姜辛温散结，和胃止呕，且制半夏之毒；苏叶芳香行气，理肺宽中，助厚朴以行气宽胸，宣通郁结之气，共为佐药。诸药合用，辛苦行降，痰气并治，行中有宣，降中有散，共奏行气散

结，降逆化痰之功。

【运用】本方为治疗痰气互结之梅核气的代表方。以咽中如有物阻，苔白腻，脉弦滑为辨证要点。

【方论选录】吴谦："咽中如有炙脔，谓咽中有痰涎，如同炙肉，咯之不出，咽之不下者，即今之梅核气病也。此病得于七情郁气，凝涎而生。故用半夏、厚朴、生姜，辛以散结，苦以降逆；茯苓佐半夏，以利饮行涎；紫苏芳香，以宣通郁气，俾气舒涎去，病自愈矣。"（《医宗金鉴·订正金匮要略注》）

【医案举例】张奚亭乃眷，喉中梗梗有肉如炙脔，吞之不下，吐之不出，鼻塞头晕，耳常啾啾不安，汗出如雨，心惊胆怯，不敢出门，稍见风即遍身疼，小腹时疼，小水淋涩而疼。脉两寸皆短，两关滑大，右关尤搏指，此梅核气症也。以半夏四钱，厚朴一钱，紫苏叶一钱五分，茯苓一钱三分，姜三片，水煎，食后服。每用此汤调理多效。（《孙文垣医案》）

【方歌】半夏厚朴与紫苏，茯苓生姜共煎服，
　　　　痰凝气聚成梅核，降逆开郁气自舒。

枳实消痞丸（又名失笑丸）
《兰室秘藏》

【组成】干生姜　炙甘草　麦蘖面　白茯苓　白术各二钱（各6g）　半夏曲　人参各三钱（各9g）厚朴炙，四钱（12g）　枳实　黄连各五钱（各15g）

【用法】上为细末，汤浸蒸饼为丸，如梧桐子大，每服五七十丸，白汤送下，食远服（现代用法：共为细末，水泛小丸或糊丸，每服6～9g，饭后温开水送下，日2次；亦可作汤剂，水煎服）。

【功用】行气消痞，健脾和胃。

【主治】脾虚气滞，寒热互结证。心下痞满，不欲饮食，倦怠乏力，舌苔腻而微黄，脉弦。

【证治机理】本证乃由脾胃虚弱，升降失司，寒热互结，气壅湿滞而成。脾虚不运，胃纳不振，则不欲饮食；气血生化不足，则倦怠乏力；食积内停，传导失司，则大便不畅；气机阻滞，寒热互结，则心下痞满、脉弦；食积气郁化热，则苔腻而微黄。本证特点为虚实相兼，实多虚少，寒热错杂，热重寒轻。治以行气清热为主，健脾和胃为辅，温中散结为佐。

【方解】本方体现了枳术汤、半夏泻心汤、四君子汤三方配伍之法。枳实苦辛微寒，行气消痞，"涤荡郁陈，功力峻猛"（《长沙药解》），为君药。臣以厚朴、黄连，厚朴苦辛性温，芳香化湿，下气除满，与枳实相须为用，以增强行气消痞之力；重用黄连苦寒降泄，清热燥湿而开痞，"张元素谓：心下痞及宿食不消，并用枳实，黄连。"（《本草纲目》）佐以半夏散结和胃，干姜温中祛寒，二者与黄连相伍，辛开苦降以除痞。又伍以麦蘖面（麦芽曲）消食和胃，人参、白术、茯苓、炙甘草补中健脾，亦为佐药。炙甘草尚具调药之用，兼为使药。诸药合用，消补同施，消大于补；寒热并用，辛开苦降，共奏行气消痞、健脾和胃之功。

【运用】本方为治疗脾虚气滞，寒热互结之心下痞满证的常用方。以心下痞满，食少倦怠，苔腻微黄为辨证要点。

【附方】

1. 枳术汤（《金匮要略》）　枳实七枚（12g）　白术二两（6g）　上二味，以水五升，煮取三升，分温三服。功用：行气消痞。主治：气滞水停。症见心下坚，大如盘，边如旋盘。

2. 枳术丸（《脾胃论》） 枳实麸炒黄色，去瓤，一两（30g） 白术二两（60g） 上同为极细末，荷叶裹烧饭为丸，如梧桐子大，每服五十丸（9g），多用白汤下，无时。功用：健脾消痞。主治：脾虚气滞，饮食停积。症见胸脘痞满，不思饮食，舌淡苔白，脉弱。

【鉴别】枳实消痞丸、枳术汤、枳术丸三方均为消补兼施之剂。枳实消痞丸用行气消痞之药配伍益气健脾、辛开苦降及寒热同调之品，适用于脾虚气滞、寒热互结之心下痞满。枳术汤与枳术丸皆用行气之枳实配伍益气健脾之白术，但枳术汤中的枳实量重于白术，消大于补，适用于气滞水停心下坚满之证；而枳术丸中的白术量倍于枳实，补大于消，且为丸剂，作用更缓，适用于脾虚气滞停食之证。

【方论选录】夫满而不痛者，为痞。痞属无形之邪，自外而入，客于胸胃之间，未经有形之痰血饮食互结，仅与正气搏聚一处为患，故以黄连、干姜并用，一辛一苦，一散一降，则无论寒热之邪，皆可开泄，二味实为治痞之主药。然痞结于中，则气壅湿聚，必渐至痰食交阻，故以枳实破气，厚朴散湿，麦芽化食，半夏行痰，自无胶固难愈之势。但邪之所凑，其气必虚，故必以四君子坐镇中州，祛邪扶正，并驾齐驱。故此方无论虚实之痞，皆可治之。用蒸饼糊丸者，以谷气助脾胃之蒸化耳。（张秉成《成方便读》卷三）

【医案举例】某，脉寸口搏大，按之则涩，形瘦气逆，上不纳食，下不通便。老年积劳内伤，阳结不行，致脘闭阴枯，腑乏津营，必二便交阻，病名关格，为难治。人参、枳实、川连、生干姜、半夏、茯苓。（《临证指南医案》）

【方歌】枳实消痞四君全，麦芽夏曲朴姜连，

蒸饼糊丸消积满，清热破结补虚痊。

厚朴温中汤
《内外伤辨惑论》

【组成】厚朴姜制 橘皮去白，各一两（各15g） 甘草炙 草豆蔻仁 茯苓去皮 木香各五钱（各8g） 干姜七分（2g）

【用法】上为粗散，每服五钱匕（15g），水二盏，生姜三片，煎至一盏，去渣，温服，食前。忌一切冷物（现代用法：加生姜3片，水煎服）。

【功用】行气除满，温中燥湿。

【主治】脾胃气滞寒湿证。脘腹胀满或疼痛，不思饮食，舌苔白腻，脉沉弦。

【证治机理】本证乃脾胃伤于寒湿，气机壅滞所致。寒性凝滞，湿性黏腻，易阻气机，寒湿困于脾胃，致脾胃气机阻滞，升降失常，遂成脘腹胀满，或疼痛，不思饮食。治以温中行气，散寒除湿。

【方解】方中厚朴辛苦温燥，行气消胀，燥湿除满，"乃温中下气之药"（《医学衷中参西录》），为君药。草豆蔻辛温芳香，行气燥湿，温中散寒，为臣药。陈皮、木香行气宽中，助厚朴消胀除满；干姜、生姜温脾暖胃，助草豆蔻散寒止痛；茯苓渗湿健脾，均为佐药。炙甘草益气和中，调和诸药，功兼佐使。诸药合用，共奏行气除满，温中燥湿之功。

【运用】本方为治疗脾胃气滞寒湿证之常用方。以脘腹胀满或疼痛，舌苔白腻，脉沉弦为辨证要点。

【附方】良附丸（《良方集腋》） 高良姜酒洗七次，焙，研 香附子醋洗七次，焙，研，各等分（各9g） 上味各焙，各研，各贮，用时以米饮加生姜汁一匙，盐一撮为丸，服之立止。功用：行气疏肝，

祛寒止痛。主治：气滞寒凝证。症见胃脘疼痛，胸胁胀闷，畏寒喜温，苔白脉弦，以及妇女痛经等。

【鉴别】厚朴温中汤与良附丸均有温中行气的作用。但厚朴温中汤还具燥湿除满之功，且行气之力较强，适用于脾胃寒湿气滞证，病在脾胃，见有脘腹胀满疼痛、舌苔白腻者；而良附丸温中祛寒，理气疏肝，无燥湿之功，适用于气滞寒凝证，病在肝胃，见胸脘胁痛、畏寒喜热者。

厚朴温中汤与理中丸均用干姜、甘草温中散寒，主治中焦有寒之证。但厚朴温中汤以厚朴、陈皮、木香行气为主，兼可燥湿除满，主治脾胃气滞、寒湿中阻之证；理中丸则以干姜温中散寒为主，辅以人参、白术益气健脾，主治中焦虚寒之证。前者为邪实，治宜温散；后者为正虚，治宜温补。

【方论选录】夫寒邪之伤人也，为无形之邪，若无有形之痰、血、食、积互结，则亦不过为痞满、为呕吐，即疼痛亦不致拒按也。故以厚朴温中散满者为君。凡人之气，得寒则凝而行迟，故以木香、草蔻之芳香辛烈，入脾脏以行诸气。脾恶湿，故用干姜、陈皮以燥之，茯苓以渗之。脾欲缓，故以甘草缓之。加生姜者，取其温中散逆，除呕也。以上诸药，皆入脾胃，不特可以温中，且能散表，用之贵得其宜耳。（张秉成《成方便读》卷二）

【方歌】厚朴温中陈草苓，干姜草蔻木香停，
　　　　煎服加姜治腹痛，虚寒胀满用皆灵。

天台乌药散（原名乌药散）
《圣济总录》

【组成】乌药　木香　茴香子微炒　青橘皮汤浸，去白，焙　高良姜炒，各半两（各15g）　槟榔锉，二枚（9g）　楝实十枚（15g）　巴豆微炒，敲破，同楝实二味，用麸一升炒，候麸黑色，拣去巴豆并麸不用，七十枚（12g）

【用法】上八味，除炒巴豆不用外，捣罗为散。每服一钱匕（3g），空心食前温酒调下。疼甚，炒生姜、热酒调下（现代用法：为散，每服3～5g，食前温服；亦可作汤剂，水煎服）。

【功用】行气疏肝，散寒止痛。

【主治】寒凝气滞证。小肠疝气，少腹痛引睾丸，舌淡，苔白，脉沉弦。亦治妇女痛经、瘕聚。

【证治机理】本证因寒凝肝脉，气机阻滞所致。足厥阴肝经绕阴器，过少腹，若肝经气机郁滞，复感外寒，则可内外相合，发为小肠疝气。正如《圣济总录》所云："夫小肠者，连睾，系属于脊，贯膈肺，络心系，其经虚不足，则风冷乘间而入，邪气既盛，则有厥逆之证，其气上冲肝肺，客冷散于盲，结于脐，控引睾丸，上而不下，痛引少腹。"所谓"诸疝皆归肝经"（《儒门事亲》）。厥阴气滞寒凝，亦可发为痛经、瘕聚之证。故以行气疏肝，散寒止痛立法。

【方解】方中乌药辛温，入肝经，行气疏肝，散寒止痛，为君药。青皮疏肝行气，散结止痛，木香理气止痛，共助君药疏肝行气；小茴香暖肝散寒，高良姜散寒止痛，共助君药散寒止痛，四药俱为臣药。槟榔下气导滞，能直达下焦而破坚；川楝子理气止痛，但性苦寒，与辛热之巴豆同炒，去巴豆而用川楝子，巴豆既可制其苦寒之性，又能增其行气散结之力，为方中佐使药。诸药合用，辛香行气，温行并举，使寒凝得散，气滞得疏，肝经得调，则疝痛、腹痛可愈。

【运用】本方为治疗寒凝肝脉所致疝痛之常用方。以少腹痛引睾丸，舌淡苔白，脉沉弦为辨证要点。

【方论选录】方中乌药、木香，辛温香烈，善行善散，能上能下，以宣气中之滞。茴香暖下而祛寒，良姜温中而止痛，青皮入肝破气，槟榔导积下行。其妙用在巴豆与川楝二味同炒，去巴豆不用，但取其荡涤攻坚、刚猛直前之性味，同川楝入肝，导之下行，又不欲其直下之意。一如用兵之法，巴、楝，钦点之上将也；青、槟，前导之先锋也；乌药、木香为偏裨之将；茴香、良姜，为守营之官。立方之神，真战无不克也。（张秉成《成方便读》卷二）

【医案举例】吴，三十一岁，脐右结癥，径广五寸，睾丸如鹅卵大，以受重凉，又加暴怒而得。痛不可忍，不能立，不能坐，并不能卧。服辛香流气饮，三日服五帖，重加附子、肉桂至五七钱之多，丝毫无效。因服天台乌药散，初服二钱，满腹热如火烧，明知药至脐右患处，如搏物者然，痛加十倍，少时腹中起蓓蕾无数，凡一蓓蕾下浊气一次，如是者二三十次，腹中痛楚松快，少时痛又大作，服药如前，腹中热痛、起蓓蕾、下浊气亦如前，但少轻耳。自巳初服药起，至亥正共服五次，每次轻一等；次早腹微痛，再服乌药散，则腹中不知热矣。以后每日服二三次，七日后肿痛全消。（《吴鞠通医案》卷二）

【方歌】天台乌药木茴香，川楝槟榔巴豆姜，

　　　　再用青皮为细末，一钱酒下痛疝尝。

橘核丸
《济生方》

【组成】橘核炒　海藻洗　昆布洗　海带洗　川楝子去肉，炒　桃仁麸炒，各一两（各30g）　厚朴去皮，姜汁炒　木通　枳实麸炒　延胡索炒，去皮　桂心不见火　木香不见火，各半两（各15g）

【用法】上为细末，酒糊为丸，如梧子大。每服70丸（9g），空心，温酒、盐汤任下（现代用法：为细末，酒糊为小丸，每日1～2次，每次9g，空腹温酒或淡盐汤送下。亦可按原方比例酌定用量，水煎服）。

【功用】行气止痛，软坚散结。

【主治】癫疝。睾丸肿胀偏坠，或坚硬如石，或痛引脐腹，甚则阴囊肿大，轻者时出黄水，重者成痈溃烂。

【证治机理】癫疝一证，多由久处卑湿之地，寒湿滞留厥阴，肝脉气血不和所致。足厥阴肝经上抵少腹，下络阴器，初时寒湿浸淫肝经气分，故但见睾丸肿胀，偏坠疼痛；久则痰湿内结，气血瘀滞，以致坚硬如石；寒湿痰浊内阻，久之亦可致黄水淋漓，甚或成痈溃烂。治以行气活血，软坚散结，辅以散寒祛湿为法。

【方解】方中橘核入肝行气，散结止痛，乃治疝要药，《本草汇言》称其为"疏肝，散逆气，下寒疝之药也"，用为君药。川楝子行气疏肝，以开气分之郁结；桃仁活血，以行血分之瘀滞；海藻、昆布、海带咸润，以软坚散结，共为臣药。木香行气止痛，枳实行气破滞，厚朴下气除湿，延胡索活血散瘀，木通通利经脉而利下焦湿邪，桂心温肝肾而散寒凝，并制川楝、木通之寒凉，共为佐药。诸药合用，行消配伍，温散并举，可直达厥阴肝经，共奏行气血、祛寒湿、止疼痛、软坚散结之功。

【运用】本方为治疗寒湿疝气的常用方。以睾丸肿胀偏坠，或坚硬如石，或痛引脐腹为辨证要点。原著曾载"虚寒甚者，加炮川乌一两；坚胀久不消者，加硇砂二钱，醋煮旋入"，可资临证参佐。

【鉴别】橘核丸与天台乌药散均能入肝行气止痛，治疗疝气疼痛。但天台乌药散功专行气散

寒，适用于寒凝气滞的小肠疝气，以少腹痛引睾丸、偏坠肿胀为特征；橘核丸则兼能软坚散结，主治寒湿客于肝脉，肝经气血郁滞之癫疝，以睾丸肿胀硬痛为特征。

【方论选录】此足厥阴药也……橘核、木香，能入厥阴气分而行气；桃仁、延胡，能入厥阴血分而活血。川楝、木通，能导小肠、膀胱之热由小便下行，所以去湿；官桂能平肝暖肾，补肾命之火，所以祛寒。厚朴、枳实，并能行结水而破宿血；昆布、藻、带，咸润下而软坚，寒行水以泄热。同为散肿消坚之剂也。（汪昂《医方集解·祛寒之剂》）

【方歌】橘核丸中川楝桂，朴实延胡藻带昆，

　　　　桃仁二木酒糊合，癫疝痛顽盐酒吞。

加味乌药汤（原名加味乌沉汤）
《奇效良方》

【组成】乌药　缩砂　木香　延胡索各一两（各6g）　香附炒，去毛，二两（9g）　甘草一两半（9g）

【用法】上细锉。每服七钱（20g），水一盏半，生姜三片，煎至七分，不拘时温服（现代用法：水煎服）。

【功用】行气活血，调经止痛。

【主治】肝郁气滞之痛经。月经前或月经初行时，少腹胀痛，胀甚于痛，或连胸胁、乳房胀痛，舌淡，苔薄白，脉弦紧。

【证治机理】本证因肝郁气滞，血行不畅所致。则或经前或经期少腹疼痛，胀甚于痛。肝之经脉循胸布胁，肝气郁滞，则胸胁乳房胀痛，脉弦紧。治当行气活血，调经止痛。

【方解】方中香附疏肝理气，调经止痛，《本草纲目》称其为"气病之总司，女科之主帅"，故重用为君。乌药辛散温通，助香附疏肝解郁，行气止痛；延胡索行气活血，调经止痛。两药相合，气血同治，共为臣药。木香、砂仁行气止痛而消胀，生姜温胃散寒，均为佐药。甘草缓急止痛，兼调诸药，为佐使之用。诸药合用，疏肝之中寓活血之功，使气血畅而经调痛止。

【运用】本方为治疗肝郁气滞之痛经的常用方。以经前少腹胀痛，胀甚于痛为辨证要点。本方在《奇效良方》中原名"加味乌沉汤"，后《济阴纲目》卷一收载本方时更名为"加味乌药汤"，为后人习称。

【附方】

1. 乌药汤（《兰室秘藏》）　当归　甘草　木香各五钱（各1.5g）　乌药一两（3g）　香附子炒，二两（6g）　上㕮咀，每服五钱，水二大盏，去滓，食前温服。功用：行气疏肝，调经止痛。主治：瘀血夹逆气内阻，经前及经行腹痛。

2. 正气天香散（《医学纲目》引河间方）　乌药二两（6g）　香附末，八两（24g）　陈皮　苏叶　干姜各一两（各3g）　上为细末，每次三钱（9g），水调服。功用：行气温中，调经止痛。主治：妇女诸气作痛，或上冲心胸，或攻筑胁肋，腹中结块刺痛，口渴，月水不调，或眩晕呕吐，往来寒热。

【鉴别】加味乌药汤与乌药汤均有行气调经止痛之功。但加味乌药汤较乌药汤去当归，加砂仁、延胡索、生姜，养血之功逊而行气活血之力强，用于治疗肝郁气滞之痛经；而乌药汤行气止痛，且养血活血，用于治疗肝郁气血不和之痛经。

加味乌药汤与正气天香散均有行气止痛之功。但加味乌药汤兼具活血之力，用于治疗肝郁气滞之痛经；而正气天香散兼可温中和胃，用于治疗肝脾寒滞、气机不畅所致诸痛。

【方歌】加味乌药汤砂仁，香附木香姜草伦，

配入延胡共七味，经前胀痛效堪珍。

第二节　降气剂

降气剂，适用于肺气上逆或胃气上逆证。代表方如苏子降气汤、定喘汤、旋覆代赭汤等。

苏子降气汤
《太平惠民和剂局方》

【组成】紫苏子　半夏汤洗七次，各二两半（各9g）　川当归去芦，两半（6g）　甘草爁，二两（6g）
前胡去芦　厚朴去粗皮，姜汁拌炒，各一两（各6g）　肉桂去皮，一两半（3g）

【用法】上为细末，每服二大钱（6g），水一盏半，入生姜二片，枣子一个，紫苏五叶，同
煎至八分，去滓热服，不拘时候（现代用法：加生姜3g，大枣1枚，苏叶2g，水煎服）。

【功用】降气平喘，祛痰止咳。

【主治】上实下虚之喘咳证。喘咳痰多，短气，胸膈满闷，呼多吸少，或腰疼脚软，或肢体
浮肿，舌苔白滑或白腻，脉弦滑。

【证治机理】本证因痰涎壅肺，肾阳不足所致。上实，是指痰涎壅盛在肺而肺失宣降；下
虚，是指肾阳虚衰于下而失于纳气。痰涎壅阻于肺，肺失宣降，则气机上逆而咳喘，气机不畅
而胸膈满闷；腰为肾之府，肾虚，主骨生髓功能失常，则腰疼脚软；"肺为气之主，肾为气之根"
（《景岳全书》），肾不纳气，则喘而气短，呼多吸少；肾阳不足，蒸腾气化失司，肺失宣降，通调
水道功能受到影响，水液内停，则肢体浮肿；舌苔白滑或白腻，脉象弦滑，均为痰涎壅盛之征。
此乃本虚标实之证，痰涎壅盛于肺，为发病之标，属上实；肾阳不足于下，为致病之本，属下
虚。喘咳发作期以治标为主，故宜降气平喘，祛痰止咳。

【方解】方中以紫苏子为君药，温而不燥，质润而降，善降上逆之肺气，消壅滞之痰涎，
"除喘定嗽，消痰顺气之良剂"（《本经逢原》），为治痰逆咳喘之要药。半夏燥湿化痰降逆，为臣
药。厚朴燥湿消痰，下气除满；前胡降气祛痰；肉桂温肾助阳纳气；当归辛甘温润，既治"咳逆
上气"（《神农本草经典》卷二），又可养血补虚以助肉桂温补下元，共为佐药。生姜、大枣调和
脾胃；苏叶宣肺散寒，与诸药相伍，降逆化痰之中兼宣肺气；甘草和中益气，调和药性，为佐使
药。诸药合用，标本兼治，治上顾下，使气降痰消，则咳喘自平。本方始载于唐《备急千金要
方》，原名"紫苏子汤"。宋·宝庆年间此方加入苏叶，更名为"苏子降气汤"而辑入《太平惠民
和剂局方》。

本方原书注"一方有陈皮去白一两半"，理气燥湿祛痰之力有所增强。《医方集解》载本方
"一方无桂，有沉香"，则温肾力减，纳气力增。

【运用】本方为治疗痰涎壅盛，上实下虚之喘咳的常用方。以喘咳痰多，胸膈满闷，苔白滑
或白腻，脉弦滑为辨证要点。若痰涎壅盛，喘咳气逆难卧者，可酌加沉香以加强其降气平喘之
功；兼气虚者，可酌加人参等益气。

【方论选录】此手太阳药也。苏子、前胡、厚朴、橘红、半夏皆能降逆上之气，兼能祛痰，
气行则痰行也；数药亦能发表，既以疏内壅，兼以散外寒也。当归润以和血；甘草甘以缓中；下
虚上盛，故又用肉桂引火归元也。（汪昂《医方集解·理气之剂》）

【医案举例】顾芝岩夫人，喘嗽半载，卧不着枕，舌燥无津，屡治不应。诊之，右关尺虚涩

无神，此标在肺，而本在肾也。肺为出气之路，肾为纳气之府，今肾气亏乏，吸不归根，三焦之气出多入少，所以气聚于上，而为喘嗽，口干不得安卧。《中藏经》云：阴病不能吸者，此也。法当清气于上，纳气于下，使肺得清肃，肾复其蛰藏，则气自纳，而喘嗽平矣。用苏子降气汤加人参五钱，肉桂一钱，连进三剂，症渐平。改用《金匮》肾气汤加人参五钱，二十余剂，可以安枕。后因调护失宜，前症复作，乃委之庸手，纯用破气镇逆之剂，极诋人参为不可用。病者自觉不支，求少参不与，遂气败而死。伤哉！（《续名医类案》）

【方歌】苏子降气半夏归，前胡桂朴甘草煨，

　　　　上实下虚痰嗽喘，煎加姜枣苏叶随。

定喘汤
《摄生众妙方》

【组成】白果去壳，砸碎，炒黄色，二十一个（9g）　麻黄三钱（9g）　苏子二钱（6g）　甘草一钱（3g）款冬花三钱（9g）　杏仁去皮尖，一钱五分（4.5g）　桑皮蜜炙，三钱（9g）　黄芩微炒，一钱五分（4.5g）　法制半夏如无，用甘草汤泡七次，去脐用，三钱（9g）

【用法】上用水三盅，煎二盅，作二服。每服一盅，不用姜，不拘时候，徐徐服（现代用法：水煎服）。

【功用】宣降肺气，清热化痰。

【主治】痰热内蕴，风寒外束之哮喘。咳喘痰多气急，痰稠色黄，或微恶风寒，舌苔黄腻，脉滑数。

【证治机理】本证因素体痰多，复感风寒，郁而化热所致。痰壅于肺，加之风寒所遏，使肺气壅闭，郁而化热，气逆于上而发为哮喘。症见咳嗽气急、痰稠色黄；风寒束表，卫阳被遏，故见微恶风寒；痰热内蕴，故舌苔黄腻，脉来滑数。治当宣降肺气，清热化痰。

【方解】方中麻黄疏散风寒，宣肺平喘，"轻清上浮，专疏肺郁"（《本草正义》）；白果敛肺化痰定喘。二药配伍，散收结合，既能增强平喘之功，又可使宣肺而不耗气，敛肺而不留邪，共为君药。桑白皮泻肺平喘，黄芩清泻肺热，二者合用既泻肺气之逆，又消痰郁之热，为臣药。杏仁、苏子、半夏、款冬花降气平喘，化痰止咳，俱为佐药。甘草调药和中，且能止咳，用为佐使。诸药配伍，宣降清敛相伍，以适肺性，主以肃降肺气，内清痰热，外散风寒，宣降肺气而平哮喘。

【运用】本方是治疗痰热内蕴，风寒外束之哮喘的常用方。以咳喘气急，痰多色黄，苔黄腻，脉滑数为辨证要点。

【鉴别】定喘汤与苏子降气汤均为降气平喘之剂。定喘汤是用宣肺之麻黄与敛肺之白果相伍，配以清热化痰、降气平喘之品，而成宣降肺气、清热化痰之剂，主治痰热内蕴，风寒外束之哮喘；苏子降气汤以降气消痰之苏子为主，配以下气祛痰、温肾纳气之品，主治上实下虚而以上实为主之喘咳。

【方论选录】此手太阴药也。表寒宜散，麻黄、杏仁、桑皮、甘草辛甘发散，泻肺而解表；里虚宜敛，款冬温润，白果收涩定喘而清金；苏子降肺气，黄芩清肺热，半夏燥湿痰，相助为理，以成散寒疏壅之功。（汪昂《医方集解·理气之剂》）

【方歌】定喘白果与麻黄，款冬半夏白皮桑，

　　　　苏杏黄芩兼甘草，肺寒膈热喘哮尝。

四磨汤
《济生方》

【组成】人参（6g）　槟榔（9g）　沉香（6g）　天台乌药（6g）（原著本方无用量）

【用法】上四味，各浓磨水，和作七分盏，煎三五沸，放温服，或下养正丹尤佳（现代用法：水煎服）。

【功用】行气降逆，宽胸散结。

【主治】肝气郁结证。胸膈胀闷，上气喘急，心下痞满，不思饮食，苔白，脉弦。

【证治机理】本证因七情所伤，肝郁气逆所致。肝主疏泄，喜条达而恶抑郁，情志不遂，或恼怒伤肝，均可导致肝失疏泄，气机不畅，进而累及他脏。肝气郁结，横逆胸膈之间，则胸膈胀闷；上犯于肺，肺气上逆，则上气喘急；横逆犯胃，胃失和降，则心下痞满、不思饮食；苔白，脉弦，为肝郁之征。治宜降逆行气，宽胸散结。

【方解】方中乌药辛温香窜，善于疏通气机，既可疏肝气郁滞，又可行脾胃气滞，故用为君药。沉香味辛走散，下气降逆，最宜气机上逆之证，"与乌药磨服，走散滞气"（《本草衍义》），为臣药。佐以槟榔辛苦降泄，破气导滞，下气降逆而除胀满。然辛散太过易戕耗正气，故佐以人参益气扶正，使开郁行气而不伤正气。四药配伍，辛降之中寓补气之法，邪正兼顾，以降为主，使逆上之气平复，郁滞之气畅行，共奏降逆行气、宽胸散结之效。

【运用】本方为行气降逆，宽胸散结之常用方。以七情所伤之胸膈胀闷，上气喘急为辨证要点。

【附方】

1. 五磨饮子（《医便》）　木香　乌角沉香　槟榔　枳实　台乌药各等分（各6g）　白酒磨服。功用：行气降逆，宽胸散结。主治：七情郁结，脘腹胀满，或走注攻冲，以及暴怒暴死之气厥证。

2. 六磨饮子（《世医得效方》）　大槟榔　沉香　木香　乌药　枳壳　大黄各等分（各6g）　上药于擂盆内各磨半盏，和匀温服。功用：行气降逆，通便导滞。主治：气滞腹胀，胁腹痞满或腹中胀痛，大便秘结，纳食减少，舌苔薄腻，脉弦。

【鉴别】四磨汤与五磨饮子、六磨饮子均为行气降逆之剂，故三方均以乌药行气解郁配以沉香、槟榔下气降逆。但四磨饮子配伍人参培补正气，攻补兼施；五磨饮子则配以木香、枳实增强其行气之功；而六磨饮子则在五磨饮子基础上伍用大黄兼以泄热通便。

四磨汤与柴胡疏肝散均可疏肝解郁，用于肝气不舒、胸膈满闷之证。但柴胡疏肝散以柴胡配白芍疏肝柔肝，重在疏肝理气，适于肝脾气郁不舒之胸脘胁肋胀痛者；四磨汤以乌药配沉香、槟榔，重在降逆行气，适于肝气郁滞、气机上逆之胸膈胀闷、上气喘急者。

【方论选录】夫七情之病，所因各自不同，有虚实之分，脏腑之异。大抵此方所治，皆为忧愁思怒得之者多。因思则气结，怒则气上，忧愁不已，气多厥逆，故为上气喘急、妨闷不食等证。然气之所逆者，实也；实则泻之。故以槟榔、沉香之破气快膈、峻利之品，可升可降者，以之为君。而以乌药之宣行十二经气分者助之。其所以致气之逆者，虚也。若元气充足，经脉流行，何有前证？故以人参辅其不逮，否则气暂降而郁暂开，不久又闭矣。是以古人每相需而行也。若纯实无虚者，即可去参加枳壳，在用者神而明之耳。（张秉成《成方便读》卷二）

【方歌】四磨亦治七情侵，人参乌药及槟沉，
　　　　浓磨煎服调逆气，实者枳壳易人参。

旋覆代赭汤
《伤寒论》

【组成】旋覆花三两（9g） 人参二两（6g） 生姜五两（15g） 代赭石一两（3g） 甘草炙，三两（9g） 半夏洗，半升（9g） 大枣擘，十二枚（4枚）

【用法】以水一斗，煮取六升，去滓再煎，取三升，温服一升，日三服（现代用法：水煎服）。

【功用】降逆化痰，益气和胃。

【主治】胃虚气逆痰阻证。心下痞硬，噫气不除，或见纳差、呃逆、恶心，甚或呕吐，舌苔白腻，脉缓或滑。

【证治机理】本证因胃气虚弱，痰浊内阻所致。原治"伤寒发汗，若吐若下，解后，心下痞硬，噫气不除"。伤寒发汗后，又误用吐、下之法，胃气受伤，升降运化失常，则津液不得转输而为痰，痰浊阻于中焦，气机不畅，而心下痞硬。脾胃虚弱，痰气交阻，则胃气上逆，而致噫气频作，或纳差、呃逆、恶心、呕吐。舌苔白腻，脉缓或滑，乃胃虚痰阻之征。治当降逆化痰，益气和胃。

【方解】方中旋覆花苦辛咸温，性主降，善于下气消痰，降逆止噫，"除噫气而止呃逆"（《本草易读》），重用为君。代赭石重镇降逆以止呃，下气消痰，"旋复代赭石汤，取重以降逆气，涤痰涎也"（《本经逢原》），为臣药。半夏祛痰散结，降逆和胃；生姜用量独重，和胃降逆增其止呕之力，并可宣散水气以助祛痰之功；人参、大枣、炙甘草甘温益气，健脾养胃，以治中虚气弱之本，俱为佐药。炙甘草调和药性，兼作使药。诸药相合，标本兼治，沉降相须，消补相伍，下气而无伤正之虞。共奏降逆化痰、益气和胃之功，使逆气得降，痰浊得消，中虚得复。

【运用】本方为治疗胃虚痰阻气逆证之常用方。以心下痞硬，噫气频作，或呕吐，呃逆，苔白腻，脉缓或滑为辨证要点。方中代赭石性寒沉降，有碍胃气，若胃虚较著者，其用量不可过重。

【方论选录】汗、吐、下而解，则中气必虚，虚则浊气不降而上逆，故作痞硬；逆气上干于心，心不受邪，故噫气不除，《内经·宣明五气篇》曰五气所病，心为噫是也。旋覆之咸，能软痞硬而下气；代赭之重，能镇心君而止噫；姜、夏之辛，所以散逆；参、草、大枣之甘，所以补虚。（吴崑《医方考》卷一）

【医案举例】予素患噫气，凡体稍不适，其病即至，既响且多，势不可遏。戊子冬，发之最甚，苦不可言。孟英曰："此阳气式微，而浊阴上逆也。"先服理中汤一剂，随以旋覆代赭汤投之，遂愈。嗣后每发，如法服之辄效。后来发亦减轻，今已不甚发矣。予闻孟英常云："此仲圣妙方，药极平淡，奈世人畏不敢用，殊可陋也。"（《王氏医案》）

【方歌】旋覆代赭用人参，半夏甘姜大枣临，
　　　　重以镇逆咸软痞，痞硬噫气力能禁。

橘皮竹茹汤
《金匮要略》

【组成】橘皮二升（12g） 竹茹二升（12g） 大枣三十枚（5枚） 生姜半斤（9g） 甘草五两（6g） 人参一两（3g）

【用法】上六味，以水一斗，煮取三升，温服一升，日三服（现代用法：水煎服）。

【功用】降逆止呃，益气清热。

【主治】胃虚有热之呃逆。呃逆或干呕，虚烦少气，口干，舌红嫩，脉虚数。

【证治机理】本证因胃虚有热，气机上逆所致。胃虚有热，则胃失和降，其气上逆，可致呕逆或干呕。虚烦少气，口干，舌红嫩，脉虚数，均为胃虚有热之征。气逆宜降，胃虚宜补，胃热宜清，法当降逆止呕，益气清热。

【方解】方中橘皮辛苦而温，行气和胃；竹茹甘寒，清热和胃，降逆止呕。二药相伍，降逆止呃，清热除烦，行气和胃，共为君药。生姜和胃止呕，助君药以降逆止呕；人参益气补中，与橘皮相合，则行中有补，同为臣药。大枣、甘草益气补脾和胃，合人参补中以治胃气之虚；大枣与生姜为伍，调和脾胃，俱为佐药。甘草调和药性，兼作使药。诸药合用，降清补相伍，主以清降，清而不寒，补而不滞，共奏降逆止呃、益气清热之功。

【运用】本方为治疗胃虚有热，气逆不降之呃逆的常用方。以呃逆或呕吐，舌红嫩为辨证要点。

【附方】

1. 橘皮竹茹汤（《重订严氏济生方》）赤茯苓去皮 橘皮去白 枇杷叶拭去毛 麦门冬去心 青竹茹 半夏汤泡七次，各一两（各30g）人参 甘草炙，各半两（各15g）上㕮咀，每服四钱，水一盏半，姜五片，煎至八分，去滓，温服，不拘时候。功用：降逆止呕，和胃清热。主治：胃热多渴，呕哕不食。

2. 新制橘皮竹茹汤（《温病条辨》）橘皮三钱（9g）竹茹三钱（9g）柿蒂七枚（9g）姜汁三茶匙，冲 水五杯，煮取二杯，分二次温服；不知，再作服。功用：清化痰热，和胃降逆。主治：阳明湿温，气壅发哕者。

【鉴别】《金匮》橘皮竹茹汤、《济生》橘皮竹茹汤和新制橘皮竹茹汤均配伍橘皮、竹茹和生姜以降逆止呕、和胃清热，治疗胃热呃逆。但《金匮》橘皮竹茹汤配伍人参、大枣、甘草以补脾和胃，治疗胃虚有热之呃逆；《济生》橘皮竹茹汤则配伍半夏、茯苓、枇杷叶降逆止呕、祛痰，人参、甘草益气和胃，治疗胃虚有热、痰浊阻滞之呃逆；新制橘皮竹茹汤则配伍柿蒂专于降逆止呕，治疗胃热呕吐或呃逆等病证。

【方论选录】《金匮》以呃为哕，凡呃逆证，皆是寒热错乱、二气相搏使然。故方中用生姜、竹茹，一寒一热以祛之；人参、橘皮，一开一合以分之；甘草、大枣奠安中土，使中土有权，而哕逆自平矣。此伊圣经方，扁鹊丁香柿蒂散即从此方套出也。（陈修园《金匮方歌括》卷五）

【方歌】橘皮竹茹治呕呃，人参甘草枣姜益，
　　　　胃虚有热失和降，久病之后更相宜。

丁香柿蒂汤
《症因脉治》

【组成】丁香（6g）柿蒂（9g）人参（3g）生姜（6g）（原著本方无用量）

【用法】水煎服。

【功用】降逆止呃，温中益气。

【主治】胃气虚寒之呃逆。呃逆不已，胸脘痞闷，舌淡苔白，脉沉迟。

【证治机理】本证因胃气虚寒，胃失和降，气机上逆所致。中虚有寒，气逆不降，则呃逆、呕吐、胸脘痞满。舌淡苔白，脉沉迟为胃气虚寒之征。治当降逆止呃，温中益气。

【方解】 方中丁香辛温芳香，温中散寒、降逆止呃，是治疗胃寒呃逆之要药，用为君药。柿蒂苦平，善降胃气；生姜辛温，降逆止呕，为呕家之圣药。二药与君药相伍，则温胃降逆之功尤著，共为臣药。因胃气亏虚，故配人参甘温益气、补虚养胃为佐。四药配伍，降温补并用，主以温降，温而不热，补而不滞，共奏降逆止呃、温中益气之功。

【运用】 本方为治疗虚寒呃逆之常用方。以呃逆，舌淡苔白，脉沉迟为辨证要点。

【附方】 **丁香柿蒂散**（《卫生宝鉴》）丁香（6g）柿蒂（9g）青皮（6g）陈皮（6g）各等分 上为粗末，每服三钱，水一盏半，煎至七分，去渣。温服，无时。功用：降逆止呃，行气温中。主治：诸种呃噫、呕吐痰涎。

【鉴别】 丁香柿蒂汤与丁香柿蒂散均配伍丁香和柿蒂以温中降逆止呕，治疗胃中虚寒、气逆不降之证。但丁香柿蒂汤配伍生姜以降逆止呕，人参以益气和胃，则降逆止呕力较强，且兼可补虚；丁香柿蒂散则配伍青皮、陈皮，重在行气，而无补虚之能。

丁香柿蒂汤与旋覆代赭汤、橘皮竹茹汤均有降逆止呕、益气养胃之功，同治胃虚气逆之证；故方中皆用人参补中益气，生姜和胃止呕。但旋覆代赭汤重在降逆化痰，主治胃虚痰阻、气逆不降之心下痞硬，噫气不除；橘皮竹茹汤则降逆清热，主治胃虚有热之呃逆；丁香柿蒂汤则以温胃降逆为主，主治胃气虚寒之呃逆。

【方论选录】 此足阳明、少阴药也。丁香泄肺温胃而暖肾，生姜去痰开郁而散寒，柿蒂苦涩而降气，人参所以辅真气使得展布也。火呃亦可用者，盖从治之法也。（汪昂《医方集解·理气之剂》）

【医案举例】 食伤脾胃，复病呕吐，发呃下利。诊两脉微涩，是阳气欲尽，浊阴冲逆。阅方虽有姜附之理阳，反杂入芪归，呆钝牵制。后方代赭重坠，又混表药，总属不解。今事危至急，舍理阳驱阴无别法。人参、茯苓、丁香、柿蒂、炮附子、干姜、吴萸。（《临证指南医案》）

【方歌】 丁香柿蒂人参姜，呃逆因寒中气戕，

温中降逆又益气，虚寒气逆最相当。

复习思考题

1. 治疗气郁证与气逆证的组方遣药有何异同？

2. 如何理解越鞠丸可以"五药治六郁"？临证应如何变化运用？

3. 柴胡疏肝散的配伍用药，如何体现适合肝的"体阴用阳"之性？

4. 金铃子散用酒"调下"之意为何？

5. 瓜蒌薤白白酒汤为何被称为治疗胸阳不振，痰气互结之胸痹的基础方？

6. 半夏厚朴汤中配伍苏叶的意义是什么？

7. 通过组方用药分析枳实消痞丸"消大于补""寒大于温"之特点。

8. 苏子降气汤中当归、肉桂有何配伍意义？

9. 厚朴在枳实薤白桂枝汤、半夏厚朴汤、枳实消痞丸、厚朴温中汤、苏子降气汤中各有何配伍意义？

10. 定喘汤中麻黄与白果的配伍意义是什么？如何理解其配伍特点之"以适肺性"？

11. 人参在枳实消痞丸、四磨汤、旋覆代赭汤、橘皮竹茹汤、丁香柿蒂汤中各有何配伍意义？通过用药配伍阐述各方之配伍特点。

12. 苏子降气汤、定喘汤、小青龙汤、麻黄杏仁甘草石膏汤主治证的病因病机、临床表现及遣药配伍有何不同？

第十三章

理血剂

扫一扫，查阅
本章数字资源，
含 PPT、音视
频、图片等

凡以活血化瘀或止血作用为主，用于治疗瘀血证或出血证的方剂，统称为理血剂。

理血剂适用于血分病证，血分病证包括血热、血寒、血虚、血瘀及出血等证。血热当清热凉血，血寒当温经散寒，血虚当养血扶正，其相关方剂已分别在清热剂、温里剂、补益剂中论述。本章重点论述治疗血瘀证和出血证的方剂。若血行不畅，瘀蓄内阻，或血不循经，离经妄行，则形成瘀血或出血等证。血瘀证治宜活血祛瘀，出血证宜以止血为主。故本章方剂分为活血祛瘀剂与止血剂两类。

使用理血剂时，应辨清致瘀或出血之因，分清标本缓急，以相应治之。因逐瘀之品药力过猛，或久用逐瘀，每易耗血伤正，故常配伍养血益气之品，使祛瘀而不伤正；且峻猛逐瘀之剂，不可久服，当中病即止。使用止血剂时，应防其止血留瘀之弊，遂可在止血剂中少佐活血祛瘀之品，或选用兼有活血祛瘀作用的止血药，使血止而不留瘀；如出血因瘀血内阻、血不循经者，法当祛瘀为先。此外，活血祛瘀剂虽能促进血行，但其性破泄，易于动血、伤胎，故凡妇女经期、月经过多及妊娠期，均当慎用或忌用。

第一节　活血祛瘀剂

活血祛瘀剂，适用于蓄血及各种瘀血阻滞病证。代表方如桃核承气汤、血府逐瘀汤等。

桃核承气汤
《伤寒论》

【组成】桃仁去皮尖，五十个（12g）　大黄四两（12g）　桂枝去皮，二两（6g）　甘草炙，二两（6g）　芒硝二两（6g）

【用法】上五味，以水七升，煮取二升半，去滓，内芒硝，更上火，微沸，下火，先食，温服五合，日三服，当微利（现代用法：水煎服，芒硝冲服）。

【功用】逐瘀泻热。

【主治】下焦蓄血证。少腹急结，小便自利，至夜发热，其人如狂，甚则谵语烦躁；以及血瘀经闭，痛经，脉沉实而涩者。

【证治机理】本证由瘀热互结下焦所致。《伤寒论》本方治证为邪在太阳不解，循经入腑化热，与血相搏结于下焦之蓄血证。瘀热互结于下焦，故少腹急结；病在血分，膀胱气化如常，故小便自利；热在血分，故至夜发热；心主血脉而藏神，瘀热上扰，心神不宁，故烦躁谵语，甚则其人如狂。瘀热内结，正气未虚，故脉沉实而涩。若妇女瘀结少腹，血行不畅，则为痛经，甚或经闭不行。证属瘀热互结，治当因势利导，破血下瘀泻热以祛除下焦之蓄血。

【方解】本方由调胃承气汤减芒硝之量，加桃仁、桂枝而成。方中大黄苦寒，下瘀泻热；芒硝咸苦寒，泻热软坚，助大黄下瘀泻热；桃仁苦甘平，活血破瘀；桂枝辛甘温，通行血脉，既助桃仁活血祛瘀，又防硝黄寒凉凝血之弊，四者合用，瘀热并治。大黄与桃仁为破血下瘀法之代表配伍，荡涤瘀热从下而走，泻热逐瘀通便以破蓄血。桂枝与硝、黄同用，相反相成，桂枝得硝、黄则温通而不助热；硝、黄得桂枝则寒下而不凉遏。炙甘草护胃安中，并缓诸药之峻烈。诸药合用，活血攻下，相辅相成；寒中寓温，以防凉遏，共奏破血下瘀之功。

【运用】本方为逐瘀泻热法之基础方，亦为治疗瘀热互结，下焦蓄血证之代表方。以少腹急结，小便自利，脉沉实而涩为辨证要点。原方"先食，温服"，使药力下行。服后"当微利"，使蓄血除，瘀热清，邪有出路。表证未解者，当先解表，而后再用本方。因本方为破血下瘀之剂，故孕妇禁用。

【附方】

1.抵当汤（《伤寒论》） 水蛭熬　虻虫去翅足，熬，各三十个（各6g） 桃仁去皮尖，二十个（5g） 大黄酒洗，三两（9g） 上四味，以水五升，煮取三升，去滓，温服一升，不下，更服。功用：破瘀下血。主治：下焦蓄血证。症见少腹硬满，小便自利，喜忘，如狂或发狂，大便色黑易解；或妇女经闭，少腹硬满拒按者。

2.抵当丸（《伤寒论》） 水蛭熬，二十个（4g） 虻虫去翅足，熬，二十个（4g） 桃仁去皮尖，二十五个（6g） 大黄三两（9g） 上四味，捣分四丸，以水一升，煮一丸，取七合服之。晬时当下血，若不下者，更服。功用：破血逐瘀。主治：下焦蓄血之少腹硬满，发热，小便自利。

3.下瘀血汤（《金匮要略》） 大黄二两（6g） 桃仁二十枚（12g） 䗪虫熬，去足，二十枚（9g） 上三味末之，炼蜜和为四丸，以酒一升，煎一丸，取八合，顿服之，新血下如豚肝。功用：泻热逐瘀。主治：瘀血化热，瘀热内结证。症见产后少腹刺痛拒按，按之有硬块，或见恶露不下，口燥舌干，大便燥结，甚则可见肌肤甲错，舌质紫红而有瘀斑瘀点，苔黄燥，脉沉涩有力。亦治血瘀而致经水不利之证。

【鉴别】桃核承气汤、抵当汤、抵当丸及下瘀血汤均以大黄、桃仁为主药，共具破血下瘀之功，用治瘀热互结于下焦之蓄血证。桃核承气汤适用于瘀血初结之时，血结不甚之少腹急结，至夜发热以及经闭等证，且配伍桂枝温通血脉，使全方凉而不郁；抵当汤配伍水蛭、虻虫，其破血之力更强，主治瘀结日久，蓄血较重之少腹硬满，其人发狂者；抵当丸证瘀结深但病势缓，少腹满而不硬，故改抵当汤为丸；下瘀血汤配伍䗪虫，专以攻下血瘀为用，主治产妇因"干血著于脐下"而致腹痛、拒按、按之有块，以及血瘀所致经水不利者。

【方论选录】若太阳病不解，热结膀胱，乃太阳随经之阳热瘀于里，致气留不行，是气先病也。气者血之用，气行则血濡，气结则血蓄，气壅不濡，是血亦病矣。小腹者，膀胱所居也，外邻冲脉，内邻于肝。阳气结而不化，则阴血蓄而不行，故少腹急结；气血交并，则魂魄不藏，故其人如狂。治病必求其本，气留不行，故君大黄之走而不守者以行其逆气，甘草之甘平者以调和其正气；血结而不行，故用芒硝之咸以软之，桂枝之辛以散之，桃仁之苦以泄之。气行血濡，则小腹自舒，神气自安矣。此又承气之变剂也。此方治女子月事不调，先期作痛，与经闭不行者最佳。（柯琴《伤寒来苏集·伤寒附翼》卷下）

【医案举例】孙文垣治董龙山夫人，年三十五，病便血，日二三下，腹不疼，诸医治三年不效。诊之，左脉沉涩，右脉漏出关外，诊不应病，谓血既久下，且当益其气而升提之，以探其病，乃用补中益气加阿胶、地榆、侧柏叶，服八剂，血不下者半月。偶因劳血复下，再索前药，乃谓之曰：夫人之病，必有瘀血，积于经隧，前药因脉难凭，故以升提兼补兼涩者，以探虚实耳。今得病情，法当下以除其根。董曰：便血三年，虽二三下而月汛不爽，且至五日，如此尚有停蓄耶？曰：以此而知其必有瘀血也。经曰：不塞不流，不行不止。今之瘀，实由塞之故也，行则不塞。古人治痢，必先下之，亦此意也。用桃仁承气汤加丹皮、五灵脂、荷叶蒂，水煎夜服之，五更下黑瘀半桶。复索下药，曰：姑以理脾药养之，病根已动，五日再下未晚。至期复用下剂，又去黑瘀如前者半，继以补中益气汤、参苓白术散调理痊愈。(《续名医类案》)

【方歌】桃仁承气五般奇，甘草硝黄并桂枝，

　　　　热结膀胱小腹胀，如狂蓄血最相宜。

血府逐瘀汤
《医林改错》

【组成】桃仁四钱（12g）　红花三钱（9g）　当归三钱（9g）　生地三钱（9g）　川芎一钱半（4.5g）　赤芍二钱（6g）　牛膝三钱（9g）　桔梗一钱半（4.5g）　柴胡一钱（3g）　枳壳二钱（6g）　甘草二钱（6g）

【用法】水煎服。

【功用】活血化瘀，行气止痛。

【主治】胸中血瘀证。胸痛，头痛，日久不愈，痛如针刺而有定处，或呃逆日久不止，或饮水即呛，干呕，或内热瞀闷，或心悸怔忡，失眠多梦，急躁易怒，入暮潮热，唇暗或两目暗黑，舌质暗红或有瘀斑、瘀点，脉涩或弦紧。

【证治机理】本方主治诸证皆为瘀血内阻胸部，气机郁滞所致。即王清任所称"胸中血府血瘀"之证。血瘀胸中，气机阻滞，则胸痛，痛如针刺，且有定处；血瘀上焦，郁遏清阳，清窍失养，故头痛；胸中血瘀，影响及胃，胃气上逆，故呃逆干呕，甚则水入即呛；瘀久化热，则内热瞀闷，入暮潮热；瘀热扰心，则心悸怔忡、失眠多梦；瘀滞日久，肝失条达之性，故急躁易怒；至于唇、目、舌、脉所见，皆为瘀血征象。治宜活血化瘀，行气止痛。

【方解】本方取桃红四物汤与四逆散之主要配伍，加下行之牛膝和上行之桔梗而成。方中桃仁破血行滞而润燥，红花活血祛瘀以止痛，共为君药。川芎助君药活血祛瘀；牛膝入血分，性善下行，能祛瘀血，通血脉，并引瘀血下行，使血不郁于胸中，瘀热不上扰，共为臣药。生地黄甘寒，清热凉血，滋阴养血；合当归养血，使祛瘀不伤正；合赤芍清热凉血，以清瘀热。三者养血益阴，清热活血，共为佐药。桔梗、枳壳，一升一降，宽胸行气，桔梗并能载药上行；柴胡疏肝解郁，升达清阳，与桔梗、枳壳同用，尤善理气行滞，使气行则血行，亦为佐药。甘草调和诸药，为使药。诸药合用，活血与行气相伍，祛瘀与养血同施，升降兼顾，使血活瘀化气行，则诸证可愈。

【运用】本方为治疗胸中血瘀证之代表方。以胸痛、头痛，痛有定处，舌暗红或有瘀斑，脉涩或弦紧为辨证要点。

【附方】

1. 通窍活血汤（《医林改错》）　赤芍　川芎各一钱（各3g）　桃仁研泥　红花各三钱（各9g）　老葱切碎，三根（6g）　鲜姜切碎，三钱（9g）　红枣去核，七个（5g）　麝香绢包，五厘（0.15g）　黄酒半斤（250g）前七味煎一盅，去滓，将麝香入酒内，再煎二沸，临卧服。功用：活血通窍。主治：瘀阻头面之头痛昏晕，或耳聋年久，或头发脱落，面色青紫，或酒渣鼻，或白癜风，以及妇女干血痨、小儿

疳积见肌肉消瘦、腹大青筋、潮热，舌暗红，或有瘀斑、瘀点。

2. 会厌逐瘀汤（《医林改错》）　桃仁炒，五钱（15g）　红花五钱（15g）　甘草三钱（9g）　桔梗三钱（9g）　生地四钱（12g）　当归二钱（6g）　玄参一钱（3g）　柴胡一钱（3g）　枳壳二钱（6g）　赤芍二钱（6g）水煎服。功用：活血化瘀，散结利咽。主治：会厌瘀血证。症见呃逆，慢喉喑，喉痹等属气滞血瘀者。

3. 膈下逐瘀汤（《医林改错》）　五灵脂炒，二钱（6g）　当归三钱（9g）　川芎二钱（6g）　桃仁研泥，三钱（9g）　丹皮　赤芍　乌药各二钱（各6g）　元胡一钱（3g）　甘草三钱（9g）　香附钱半（4.5g）　红花三钱（9g）　枳壳钱半（4.5g）　水煎服。功用：活血祛瘀，行气止痛。主治：膈下瘀血证。症见膈下瘀血，形成结块，或小儿痞块，或肚腹疼痛，痛处不移，或卧则腹坠似有物者。

4. 少腹逐瘀汤（《医林改错》）　小茴香炒，七粒（1.5g）　干姜炒，二分（3g）　元胡一钱（3g）　没药研，二钱（6g）　当归三钱（9g）　川芎二钱（6g）　官桂一钱（3g）　赤芍二钱（6g）　蒲黄生，三钱（9g）　灵脂炒，二钱（6g）　水煎服。功用：活血祛瘀，温经止痛。主治：少腹寒凝血瘀证。症见少腹瘀血积块疼痛或不痛，或痛而无积块，或少腹胀满，或经期腰酸，少腹作胀，或月经一月见三五次，接连不断，断而又来，其色或紫或黑，或有瘀块，或崩漏兼少腹疼痛，或瘀血阻滞，久不受孕，舌暗苔白，脉沉弦而涩。

5. 身痛逐瘀汤（《医林改错》）　秦艽一钱（3g）　川芎二钱（6g）　桃仁　红花各三钱（各9g）　甘草二钱（6g）　羌活一钱（3g）　没药二钱（6g）　当归三钱（9g）　灵脂炒，二钱（6g）　香附一钱（3g）　牛膝三钱（9g）　地龙去土，二钱（6g）　水煎服。功用：活血行气，祛瘀通络，通痹止痛。主治：瘀血痹阻经络证。肩痛、臂痛、腰痛、腿痛，或周身疼痛，痛如针刺，经久不愈。

【鉴别】以上各方皆为王清任创制的活血化瘀之方。六方或配以桃仁、红花，或伍以赤芍、当归为基础加减组成，同具活血祛瘀止痛之功，主治瘀血所致之证。然血府逐瘀汤中配伍行气宽胸的枳壳、桔梗、柴胡以及引血下行的牛膝，故宣通胸胁气滞、引血下行之力较好，主治胸中瘀阻之证；通窍活血汤中配伍通阳开窍的麝香、老葱、生姜，辛香温通作用较佳，重在活血通窍，主治瘀阻头面之证；会厌逐瘀汤中配伍玄参、桔梗，散结利咽作用较好，主治瘀阻会厌之证；膈下逐瘀汤配伍香附、乌药、枳壳，行气止痛作用较大，善治膈下瘀血证；少腹逐瘀汤配伍辛热温通之干姜、官桂、小茴香，偏于温经散寒止痛，以治疗寒凝血瘀之少腹疼痛、月经不调、痛经为最宜；身痛逐瘀汤配伍秦艽、羌活、地龙，长于活血通络，宣痹止痛，当用于瘀阻脉络之肢体痹痛或关节疼痛等证。

【方论选录】王清任著《医林改错》，论多粗疏，唯治瘀血最长。所立三方，乃治瘀活套方也。一书中唯此汤歌诀"血化下行不作痨"句，颇有见识。凡痨所由成，多是瘀血为害，吾于血症诸门，言之綦详，并采此语以为印证。（唐容川《血证论》卷八）

【医案举例】江西巡抚阿霖公，年七十四，夜卧露胸可睡，盖一层布则不能睡，已经七年，召余诊之，此方五付痊愈。（《医林改错》上卷）

【方歌】血府逐瘀归地桃，红花枳壳膝芎饶，
　　　　柴胡赤芍甘桔梗，血化下行不作痨。
　　　　通窍全凭好麝香，桃红大枣老葱姜，
　　　　川芎黄酒赤芍药，表里通经第一方。
　　　　会厌逐瘀是病源，桃红甘桔地归玄，
　　　　柴胡枳壳赤芍药，水呛血凝立可痊。
　　　　膈下逐瘀桃牡丹，赤芍乌药元胡甘，

归芎灵脂红花壳，香附开郁血亦安。

少腹逐瘀芎炮姜，元胡灵脂芍茴香，

蒲黄肉桂当没药，调经止痛是良方。

身痛逐瘀膝地龙，香附羌秦草归芎，

黄芪苍柏量加减，要紧五灵桃没红。

补阳还五汤
《医林改错》

【组成】黄芪生，四两（120g） 归尾二钱（6g） 赤芍钱半（4.5g） 地龙去土，一钱（3g） 川芎一钱（3g） 红花一钱（3g） 桃仁一钱（3g）

【用法】水煎服。

【功用】补气活血通络。

【主治】气虚血瘀之中风。半身不遂，口眼㖞斜，语言謇涩，口角流涎，小便频数或遗尿不禁，舌暗淡，苔白，脉缓无力。

【证治机理】本证之中风，由正气亏虚，气虚血滞，脉络瘀阻所致。正气亏虚，不能行血，以致脉络瘀阻，筋脉肌肉失养，故见半身不遂、口眼㖞斜。正如《灵枢·刺节真邪》所言："虚邪偏客于身半，其入深，内居荣卫，荣卫稍衰则真气去，邪气独留，发为偏枯。"气虚血瘀，舌本失养，故语言謇涩；气虚失于固摄，则口角流涎、小便频数、遗尿失禁；舌暗淡、苔白、脉缓无力，为气虚血瘀之征。本证以气虚为本，血瘀为标，即王清任所谓"因虚致瘀"，非独用活血化瘀或益气补虚之所宜。治当以补气为主，活血通络为辅。

【方解】方中重用生黄芪，甘温大补元气，使气旺以促血行，瘀去络通，为君药。当归尾活血通络而不伤血，为臣药。赤芍、川芎、桃仁、红花助当归尾活血祛瘀，为佐药；地龙通经活络，力专善走，并引诸药之力直达络中，为佐使药。合而用之，重在补气，佐以活血，气旺血行，补而不滞，则诸症可愈。

【运用】本方为益气活血法之代表方，又是治疗中风后遗症之常用方。以半身不遂，口眼㖞斜，舌暗淡，苔白，脉缓无力为辨证要点。本方久服方能显效，故取效后多需继服，以巩固疗效，防止复发。方中生黄芪用量独重，宜先用小量（30～60g），效果不显者逐渐增量；原方活血祛瘀药用量较轻，可根据病情适当加量。

【方论选录】至清中叶王勋臣出，对于此证，专以气虚立论，谓人之元气，全体原十分，有时损去五分，所余五分，虽不能充体，犹可支持全身。而气虚者经络必虚，有时气从经络处透过，并于一边，彼无气之边即成偏枯。爰立补阳还五汤，方中重用黄芪四两，以竣补气分，此即东垣主气之说也。然王氏书中全未言脉象何如，若遇脉之虚而无力者，用其方原可见效，若其脉象实而有力，其人脑中多患充血，而复用黄芪之温而升补者，以助其血愈上行，必至凶危立见，此固不可不慎也。（张锡纯《医学衷中参西录》）

【方歌】补阳还五赤芍芎，归尾通经佐地龙，

四两黄芪为主药，血中瘀滞用桃红。

复元活血汤

《医学发明》

【组成】柴胡半两（15g）　栝楼根　当归各三钱（各9g）　红花　甘草　穿山甲炮，各二钱（各6g）大黄酒浸，一两（18g）　桃仁酒浸，去皮尖，研如泥，五十个（15g）

【用法】除桃仁外，锉如麻豆大，每服一两，水一盏半，酒半盏，同煎至七分，去滓，大温服之，食前，以利为度，得利痛减，不尽服（现代用法：共为粗末，每服30g，加黄酒30mL，水煎服）。

【功用】活血祛瘀，疏肝通络。

【主治】跌打损伤，瘀血阻滞证。胁肋瘀肿，痛不可忍。

【证治机理】本证因跌打损伤，瘀血滞留于胁下，气机阻滞所致。胁下为肝经循行之处，跌打损伤，瘀着胁下，气机受阻，故胁下疼痛，甚至痛不可忍。治当活血祛瘀，兼疏肝行气通络。

【方解】方中重用酒制大黄，荡涤凝瘀败血，导瘀下行，推陈致新；柴胡疏肝行气，并可引诸药入肝经。两药合用，一升一降，攻散胁下之瘀滞，共为君药。桃仁、红花活血祛瘀，消肿止痛；穿山甲破瘀通络，消肿散结，为臣药。当归补血活血；栝楼根（天花粉）"续绝伤"（《神农本草经》），"消仆损瘀血"（《日华子本草》），既能入血分助诸药而消瘀散结，又可清热消肿，共为佐药。甘草缓急止痛，调和诸药，是为使药。大黄、桃仁酒制及原方加酒煎服，乃增强活血通络之意。诸药配伍，破瘀疏肝通络合法，升降相合，气血并调，使瘀祛新生，气行络通，胁痛自平。正如《成方便读》所言："去者去，生者生，痛自舒而元自复矣。"故名"复元活血汤"。

【运用】本方为治疗跌打损伤，瘀血阻滞证之常用方。以胁肋瘀肿疼痛，痛不可忍为辨证要点。服药后应"以利为度"，不必尽剂，因瘀血已下，免伤正气；若虽"得利痛减"，而病未痊愈，需继续服药者，据证易方或调整原方剂量；孕妇忌服。

【鉴别】复元活血汤与血府逐瘀汤皆为气血同治之方，活血化瘀配疏肝理气，以祛瘀为主、理气为辅，是治疗胸胁瘀积疼痛之要方。但复元活血汤祛瘀止痛之力较大，以治跌打损伤，瘀留胁下之证；血府逐瘀汤则以活血化瘀为主，主治血瘀气滞而留结胸中之胸中血瘀证。

【方论选录】夫跌打损伤一证，必有瘀血积于两胁间，以肝为藏血之脏，其经行于两胁，故无论何经之伤，治法皆不离于肝。且跌仆一证，其痛皆在腰胁间，尤为明证。故此方以柴胡之专入肝胆者，宣其气道，行其郁结；而以酒浸大黄，使其性不致直下，随柴胡之出表入里，以成搜剔之功。当归能行血中之气，使血各归其经；甲片可逐络中之瘀，使血各从其散。血瘀之处，必有伏阳，故以花粉清之；痛盛之时，气脉必急，故以甘草缓之。桃仁之破瘀，红花之活血。去者去，生者生，痛自舒而元自复矣。（张秉成《成方便读》卷二）

【医案举例】一男子跌仆，皮肤不破，两胁作胀，发热、口干、自汗，类风症。令先饮童便一瓯，烦渴顿止。随进复元活血汤，倍用柴胡、青皮一剂，胀痛悉愈，再剂而安。《发明经》云：夫从高坠下，恶血流于内，不分十二经络，圣人俱作风中肝经，留于胁下，以中风疗之。血者皆肝之所主，恶血必归于肝，不问何经之伤，必留于胁下，盖肝主血故也。痛甚则必有自汗，但人汗出皆为风症，诸痛皆属于肝木。况败血凝滞，从其所属，入于肝也。从高坠下，逆其所行之血气，非肝而何？以破血行经药治之。（《续名医类案》）

【方歌】复元活血汤柴胡，花粉当归山甲入，
　　　　桃仁红花大黄草，损伤瘀血酒煎祛。

七厘散
《同寿录》

【组成】上朱砂水飞净，一钱二分（3.6g） 真麝香一分二厘（0.36g） 梅花冰片一分二厘（0.36g） 净乳香一钱五分（4.5g） 红花一钱五分（4.5g） 明没药一钱五分（4.5g） 瓜儿血竭一两（30g） 粉口儿茶二钱四分（7.2g）

【用法】上为极细末，瓷瓶收贮，黄蜡封口，贮久更妙。治外伤，先以药七厘（0.5～1g），烧酒冲服，复用药以烧酒调敷伤处。如金刃伤重，急用此药干掺（现代用法：共研极细末，密闭储存备用。每服0.22～1.5g，黄酒或温开水送服；外用适量，以酒调敷伤处）。

【功用】散瘀消肿，定痛止血。

【主治】跌打损伤，筋断骨折之瘀血肿痛，或刀伤出血。并治无名肿毒，烧伤烫伤等。

【证治机理】本证乃因跌打损伤，或无名肿毒、烧伤烫伤等瘀血不行所致。筋断骨折，瘀血阻滞，故为肿为痛；外伤损伤脉络，故血流不止；无名肿毒或烧烫而致皮肤脉络受损，故患处灼热、瘀痛、肿胀。治当活血祛瘀，行气止痛，收敛止血。

【方解】方中重用血竭，专入血分，活血散瘀止痛，且能收敛止血，为君药。以红花活血祛瘀；乳香、没药祛瘀行气，消肿止痛；并配伍辛香走窜之麝香、冰片，以加强活血通络、散瘀止痛之力，共为臣药。儿茶性味凉涩，以助收敛止血，并治疮肿；跌仆受惊，每致心悸不宁，故配伍朱砂定惊安神，且可清热解毒，以为佐药。诸药合用，活血止血并施，内服外敷通用，共奏散瘀消肿、定痛止血之功。

【运用】本方为伤科跌打损伤之常用方。以筋断骨折，瘀肿痛甚为辨证要点。内服外敷俱可。

【鉴别】七厘散与复元活血汤均有活血行气、消肿止痛之功，俱治跌打损伤、血瘀气滞之肿痛。复元活血汤长于活血祛瘀，疏肝通络，主治瘀血留于胁下、痛不可忍者；而七厘散长于活血散瘀，止血生肌，故善治外伤瘀血肿痛，或刀伤出血，为既可外敷、又可内服之剂。

【方歌】七厘散治跌打伤，血竭红花冰麝香，
乳没儿茶朱砂末，外敷内服均见长。

温经汤
《金匮要略》

【组成】吴茱萸三两（9g） 当归二两（6g） 芍药二两（6g） 芎䓖二两（6g） 人参二两（6g） 桂枝二两（6g） 阿胶二两（6g） 牡丹皮去心，二两（6g） 生姜二两（6g） 甘草二两（6g） 半夏半升（6g） 麦冬去心，一升（9g）

【用法】上十二味，以水一斗，煮取三升，分温三服（现代用法：水煎服，阿胶烊冲）。

【功用】温经散寒，养血祛瘀。

【主治】冲任虚寒，瘀血阻滞证。漏下不止，经血淋漓不畅，血色暗而有块，月经超前或延后，或逾期不止，或一月再行，或经停不至，而见少腹里急，腹满，傍晚发热，手心烦热，唇口干燥，舌质暗红，脉细而涩。亦治妇人宫冷，久不受孕。

【证治机理】本证因冲任虚寒，瘀血阻滞所致。冲为血海，任主胞胎，二脉皆起于胞宫，与

经、产相关。冲任虚寒,阴血不足,寒凝血滞,经脉不利,则见月经后期、经来不畅,或血色紫暗,或夹有瘀块,或量少,甚或经停不至,或久不成孕;冲任虚寒,血凝气滞,故少腹里急、腹满;冲任虚损,阴血失守,或瘀血阻滞,血不归经,又可表现为月经先期,或月经延长,或一月再行,甚或崩中漏下;如因失血过多,耗伤阴血,或因瘀血不去,新血不生,以致阴血亏虚,内生虚热,则见傍晚发热、手心烦热、唇口干燥。舌质暗红、脉细而涩为瘀血阻滞之征。本证属虚、寒、瘀、热兼夹,即阴血亏虚、寒凝、血瘀、虚热,寒热错杂,虚实兼夹,但以寒凝、血瘀为主。治当温经散寒,祛瘀养血,兼清虚热之法。

【方解】方中吴茱萸辛热,入肝肾而走冲任,散寒行气止痛;桂枝辛甘温入血分,温通血脉。二者配伍,重在温经散寒,行血通脉。当归、川芎、芍药活血祛瘀,养血调经,补血之虚,祛血之瘀,功善理血养血。丹皮辛苦微寒,活血祛瘀,清退虚热;阿胶甘平,养血止血,滋阴润燥;麦冬甘寒清润,滋阴润燥,合阿胶以滋阴养血,配丹皮以清虚热,三药相伍,养血润燥,滋阴清热,并制桂、萸之温燥。阳明气血充足,则冲任得以盈满,配伍人参、甘草,益气健脾,以资生化之源,阳生阴长,气旺血充。半夏辛温行散,入胃经通降胃气,以助通冲任,散瘀结。生姜既温胃气以助生化,又助吴茱萸、桂枝以温经散寒。甘草调和诸药。诸药配伍,温而不燥,温清补消四法并施,温经散寒,活血养血,使瘀血去、新血生,血脉和畅,经血自调。方名温经,且重用吴茱萸,使本方功效重在温散寒邪,温中寓通,温中寓补,温中寓清,可谓主次分明,全面兼顾。

【运用】本方为妇科调经之常用方。以月经不调,小腹冷痛,经有瘀块,时有烦热,舌质暗红,脉细涩为辨证要点。

【附方】

1. 温经汤（《妇人大全良方》）当归 川芎 芍药 桂心 牡丹皮 莪术各半两（各3g） 人参 甘草 牛膝各一两（各6g） 上㕮咀,每服五钱（15g）,水一盏,煎至八分,去滓温服。功用:温经补虚,化瘀止痛。主治:血海虚寒,气血凝滞之月经不调,脐腹作痛,其脉沉紧。

2. 艾附暖宫丸（《仁斋直指方论》）艾叶大叶者,去枝梗,三两（9g） 香附去毛,俱要合时采者,用醋五升,以瓦罐煮一昼夜,捣烂为饼,慢火焙干,六两（12g） 吴茱萸去枝梗 大川芎雀脑者 白芍药用酒炒 黄芪取黄色、白色软者,各二两（各6g） 川椒酒洗,三两（9g） 续断去芦,一两五钱（5g） 生地黄生用,酒洗,焙干,一两（3g） 官桂五钱（5g） 上为细末,上好米醋打糊为丸,如梧桐子大。每服五七十丸（5g）,食前淡醋汤送下。功用:温经暖宫,养血活血。主治:妇人子宫虚冷,带下白淫,面色萎黄,四肢酸痛,倦怠无力,饮食减少,经脉不调,肚腹时痛,久无子息。

【鉴别】《金匮要略》温经汤、《妇人大全良方》温经汤与艾附暖宫丸皆有温经散寒、祛瘀养血之功,治疗血海虚寒,瘀血阻滞之证。然《金匮要略》温经汤配伍吴茱萸、生姜、阿胶、麦冬、白芍等,以温经散寒、养血之功见长;而《妇人大全良方》温经汤,则配以莪术、牛膝,故以活血祛瘀止痛之效为强;艾附暖宫丸配伍艾叶、香附、吴茱萸、川椒等,重在温经暖宫。

【方论选录】药用温经汤者,其证因半产之虚而积冷气结,血乃瘀而不去。故以归、芍、芎调血,吴萸、桂枝温其血分之气而行其瘀。肺为气主,麦冬、阿胶以补其本。土以统血,参、甘以补其虚,丹皮以去标热。然下利已久,脾气有伤,故以姜、半正脾气。名曰温经汤,治其本也。唯温经,故凡血分虚寒而不调者,皆主之。（徐彬《金匮要略论注》卷二十二）

【方歌】温经汤用桂萸芎,归芍丹皮姜夏冬,
　　　　参草阿胶调气血,暖宫祛瘀在温通。

生化汤

《傅青主女科》

【组成】全当归八钱（24g） 川芎三钱（9g） 桃仁去皮尖，研，十四枚（6g） 干姜炮黑，五分（2g）
甘草炙，五分（2g）

【用法】黄酒、童便各半煎服（现代用法：水煎服，或酌加黄酒同煎）。

【功用】养血活血，温经止痛。

【主治】血虚寒凝，瘀血阻滞证。产后恶露不行，小腹冷痛。

【证治机理】本证由产后血虚寒凝，瘀血内阻所致。妇人产后体虚，极易感受寒邪，而致寒
凝血瘀，则恶露不行；瘀阻胞宫，不通则痛，故小腹冷痛。产后体虚，本当培补，然瘀血不去，
新血难生，则又当活血，故治宜活血养血，化瘀生新，温经止痛。

【方解】方中重用全当归补血活血，化瘀生新，为君药。川芎辛散温通，活血行气；桃仁活
血祛瘀，均为臣药。炮姜入血散寒，温经止血；黄酒温通血脉以助药力，共为佐药。炙甘草和中
缓急，调和诸药，用以为使。原方另用童便（现多不用）同煎者，乃取其益阴化瘀，引败血下行
之意。诸药合用，补消温相伍，具有活血养血、化瘀生新、温经止痛之功，使瘀血得去，新血得
生，则腹痛自止。方名生化，乃生新血、化瘀血之意，即唐容川所谓"血瘀能化之，即所以生
之"（《血证论》）。

【运用】本方为女子产后之常用方。以产后恶露不行，小腹冷痛为辨证要点。

【方论选录】治产后恶露不行，腹中疼痛等证。夫产后血气大虚，固当培补，然有败血不
去，则新血亦无由而生，故见腹中疼痛等证，又不可不以祛瘀为首务也。方中当归养血，甘草补
中，川芎理血中之气，桃仁行血中之瘀，炮姜色黑入营，助归、草以生新，佐芎、桃而化旧，生
化之妙，神乎其神。用童便者，可以益阴除热，引败血下行故道耳。（张秉成《成方便读》卷四）

【方歌】生化汤宜产后尝，归芎桃草酒炮姜，

　　　　恶露不行少腹痛，温养活血最见长。

桂枝茯苓丸

《金匮要略》

【组成】桂枝　茯苓　丹皮去心　桃仁去皮尖，熬　芍药各等分（各6g）

【用法】上五味，末之，炼蜜和丸，如兔屎大，每日食前服一丸（3g）；不知，加至三丸
（9g）（现代用法：共为末，炼蜜和丸，每日服 3～5g；亦可作汤剂，水煎服）。

【功用】活血化瘀，缓消癥块。

【主治】瘀阻胞宫证。妇人素有癥块，妊娠漏下不止，或胎动不安，血色紫黑晦暗，腹痛拒
按，或经闭腹痛，或产后恶露不尽而腹痛拒按者，舌质紫暗或有瘀点，脉沉涩。

【证治机理】本证由瘀阻胞宫所致。仲景原治妇人素有癥块所致的妊娠漏下不止或胎动不安
之证。胞宫素有血瘀癥块，阻遏经脉，以致血溢脉外，故有妊娠初期漏下不止，血色紫黑晦暗；
瘀血癥块，停留于胞宫，阻滞胞脉，血不养胎，则胎动不安；瘀阻胞宫，血行不畅，不通则痛，
故腹痛拒按；瘀阻胞宫，冲任受阻，则致月经不行而经闭；产后恶露不尽，亦为瘀阻而血不归经
之候；舌质紫暗或有瘀点，脉沉涩，俱为瘀阻胞宫之佐证。瘀阻成癥，病程较长，多属虚实夹

杂，尤其是妊娠之身，只宜缓消，不可猛攻，否则易耗伤正气及损伤胎元。故治当活血化瘀、缓消癥块，使瘀去癥消，血能循经以养胎，胎儿自安，下血自止。

【方解】方中桂枝辛甘而温，温通血脉，以行瘀滞，为君药。瘀结成癥，不破其血，其癥难消，故配伍桃仁、丹皮活血破瘀，散结消癥，且漏下之症用行血之品，亦含通因通用之意；丹皮又能凉血以清瘀久所化之热，共为臣药。芍药养血和血，使破瘀而不伤正，并能缓急止痛；癥块的形成，与气滞、血瘀、痰结、湿阻密切相关，尤其以瘀血痰湿互结最为多见，配伍茯苓甘淡渗利，渗湿健脾，以消痰利水，配合祛瘀药以助消癥，并健脾益胃，以扶正气，为佐药。以白蜜为丸，取蜜糖之甘缓，并用丸药，"丸者缓也"，以缓和诸破泄药之力，为使药。诸药合用，温通活血之中寓凉血养血之法，消补并行，共奏活血化瘀、缓消癥块之功，使瘀化癥消，诸症皆愈。

【运用】本方为缓消癥块法之代表方。以少腹宿有癥块，腹痛拒按，或下血色晦暗而夹有瘀块，舌质紫暗，脉沉涩为辨证要点。妇女妊娠而有瘀血癥块，只能渐消缓散，不可峻攻猛破，若攻之过急，则易伤胎元。故原著十分强调其服法："如兔屎大，每日食前服一丸，不知，加至三丸。"即应从小剂量开始，不知渐加，使消癥而不伤胎；中病即止，不可久服；正常妊娠下血者慎用；若阴道下血较多，腰酸腹痛较甚者，则非本方所宜。

【方论选录】药用桂枝茯苓丸者，桂枝、芍药一阴一阳，茯苓、丹皮一气一血，调其寒温，扶其正气。桃仁以之破恶血，消癥癖，而不嫌于伤胎血者，所谓有病则病当之也，且癥之初，必因寒，桂能化气而消其本寒；癥之成，必挟湿热为窠囊，苓渗湿气，丹清血热；芍药敛肝血而扶脾，使能统血，则养正即所以去邪耳。然消癥方甚多，一举两得，莫有若此方之巧矣。每服甚少而频，更巧。要之癥不碍胎，其结原微，故以渐磨之。此方去癥之力不独桃仁。癥者，阴气也，遇阳则消，故以桂枝扶阳，而桃仁愈有力矣。其余皆养血之药也。（徐彬《金匮要略论注》卷二十）。

【方歌】《金匮》桂枝茯苓丸，芍药桃仁和牡丹，

　　　　等分为末蜜丸服，活血化瘀癥块散。

失笑散
《太平惠民和剂局方》

【组成】蒲黄炒香　五灵脂酒研，淘去沙土，各等分（各6g）

【用法】上先用酽醋调二钱，熬成膏，入水一盏，煎七分，食前热服（现代用法：共为细末，每服6g，用黄酒或醋冲服；亦可作汤剂，用纱布包，水煎服）。

【功用】活血祛瘀，散结止痛。

【主治】瘀血疼痛证。心胸刺痛，脘腹疼痛，或产后恶露不行，或月经不调，少腹急痛。

【证治机理】本方所治诸痛皆由瘀血内停所致。瘀阻胸中，故心胸刺痛；瘀滞中焦，则脘腹疼痛；瘀留下焦，则少腹急痛；瘀阻胞宫，冲任失调，则月经不调或产后恶露不行。治宜活血祛瘀止痛。

【方解】方中五灵脂苦咸甘温，入肝经血分，且用酒研，功擅通利血脉、散瘀止痛；蒲黄甘平，《神农本草经》谓其"消瘀血"，炒用并能止血，二者相须为用，化瘀散结止痛。调以米醋，或用黄酒冲服，乃取其活血脉，行药力，化瘀血，以增活血止痛之功，且制五灵脂气味之腥臊。二药合用，药简力专，共奏祛瘀止痛、推陈出新之功，使瘀血除，脉道通，则诸症自解。吴谦释用本方"不觉诸证悉除，直可以一笑而置之矣"，故以"失笑"名之。

【运用】本方为治疗瘀血疼痛之基础方，尤以肝经血瘀者为宜。以心腹刺痛，或妇人月经不调，少腹急痛为辨证要点。五灵脂易败胃，脾胃虚弱者及月经期妇女慎用；孕妇禁用。

【附方】

1. 丹参饮（《时方歌括》） 丹参一两（30g） 檀香 砂仁各一钱半（各4.5g） 以水一杯半，煎七分服。功用：活血祛瘀，行气止痛。主治：血瘀气滞证。症见心胸刺痛，胃脘疼痛，痛有定处，拒按。

2. 活络效灵丹（《医学衷中参西录》） 当归 丹参 生明乳香 生明没药各五钱（各15g） 上药四味作汤服。若为散，一剂分作四次服，温酒送下。功用：活血祛瘀，通络止痛。主治：气血凝滞证。症见心腹疼痛，或腿臂疼痛，或跌打瘀肿，或内外疮疡，以及癥瘕积聚等。

【鉴别】失笑散、丹参饮与活络效灵丹均可治血瘀之证。但失笑散中以五灵脂配伍蒲黄，均为祛瘀止痛之品，为治疗瘀血疼痛之基础方，尤以肝经血瘀者为宜。丹参饮与活络效灵丹均有丹参，治疗血瘀气滞之证。活络效灵丹配乳香、没药、当归，故活血祛瘀止痛之功强，且祛瘀不伤血，故为血瘀所致心腹诸痛、癥瘕积聚，以及跌打损伤、瘀血肿痛之有效方剂；丹参饮则佐檀香、砂仁，行气止痛之力优，且行气不伤阴，系血瘀气滞所致之心胃诸痛之常用方。

【方论选录】凡兹者，由寒凝不消散，气滞不流行，恶露停留，小腹结痛，迷闷欲绝，非纯用甘温破血行血之剂，不能攻逐荡平也。是方用灵脂之甘温走肝，生用则行血；蒲黄辛平入肝，生用则破血；佐酒煎以行其力，庶可直抉厥阴之滞，而有推陈致新之功。甘不伤脾，辛能散瘀，不觉诸证悉除，直可以一笑而置之矣。（吴谦《医宗金鉴·删补名医方论》）。

【医案举例】立斋治一妇人因经水多，服涩药止之，致腹作痛。以失笑散二服而瘳。五灵脂、蒲黄俱炒等分，每服二三钱，醋一合熬成膏。入水一盏煎七分，食前热服。又用加味逍遥散数剂而经调。（《续名医类案》）

【方歌】失笑灵脂蒲黄共，等量为散酽醋冲，

瘀滞心腹时作痛，祛瘀止痛有奇功。

大黄䗪虫丸
《金匮要略》

【组成】大黄蒸，十分（7.5g） 黄芩二两（6g） 甘草三两（9g） 桃仁一升（6g） 杏仁一升（6g） 芍药四两（12g） 干地黄十两（30g） 干漆一两（3g） 虻虫一升（6g） 水蛭百枚（6g） 蛴螬一升（6g） 䗪虫半升（3g）

【用法】上十二味，末之，炼蜜和丸小豆大，酒饮服五丸，日三服（现代用法：共为细末，炼蜜为丸，重3g，每服1丸，温开水送服；亦可作汤剂，水煎服）。

【功用】活血消癥，祛瘀生新。

【主治】五劳虚极。形体羸瘦，腹满不能饮食，肌肤甲错，两目暗黑，舌质紫暗或边有瘀斑，脉涩。

【证治机理】本证由五劳虚极，经络营卫俱虚，血脉凝涩，日久结成"干血"（血瘀）所致。干血久郁，新血难生，化热伤阴，肌肤失养，则肌肤甲错；阴血不能上荣于目，则两目暗黑；脾胃虚弱，纳运无力，则腹满不能饮食；水谷精微化生不足，无以充养机体，故形体羸瘦；舌质紫暗或边有瘀斑，脉涩，皆为瘀血之征。是证乃五劳虚极为本，干血久瘀为标，若瘀血不去，则新血难生，正气也无由以复。故治当活血消癥，祛瘀生新。正如《血证论》所言："旧血不去，则新血断不能生。干血痨人皆知其极虚，而不知其补虚正易助病，非治病也。先去其干血，而后新

血得生，乃望回春。"

【方解】方中大黄苦寒，泻下攻积，活血祛瘀；䗪虫咸寒，破血祛瘀，共为君药。桃仁、干漆、蛴螬、水蛭、虻虫助君药以破血通络，攻逐血瘀，均为臣药。杏仁开宣肺气，润肠通便，以通利气机；干地黄、芍药滋养阴血，使破血而不伤血；黄芩清瘀久所化之热，共为佐药。甘草、白蜜益气缓中，调和诸药；以酒饮服，助活血以行药力，用为佐使。诸药合用，主以虫类，破瘀消癥，寓补于攻，使瘀血除，瘀热清，阴血得补，更以丸剂缓治，俾干血得化，故曰"缓中补虚"。(《金匮要略》)

【运用】本方为治疗"干血痨"之代表方。以形体羸瘦，肌肤甲错，两目暗黑，舌有瘀点，脉涩为辨证要点。方中破血祛瘀之品较多，补虚扶正不足，虽有"去病补虚"之意，但在干血去后，还应施以补益之剂以收全功；有出血倾向者慎用；孕妇禁用。

【附方】鳖甲煎丸 (《金匮要略》) 鳖甲炙，十二分 (90g)　乌扇烧　黄芩　鼠妇熬　干姜　大黄　桂枝　石韦去毛　厚朴　紫葳　阿胶炙，各三分 (各22.5g)　柴胡　蜣螂熬，各六分 (各45g)　芍药　牡丹皮去心　䗪虫熬，各五分 (各37g)　蜂窠炙，四分 (30g)　赤硝十二分 (90g)　桃仁　瞿麦各二分 (各15g)　人参　半夏　葶苈各一分 (各7.5g)　上二十三味，取煅灶下灰一斗，清酒一斛五斗，浸灰，候酒尽一半，着鳖甲于中，煮令泛烂如胶漆，绞取汁，内诸药，煎为丸，如梧桐子大。空心服七丸，日三服。功用：软坚消癥，行气活血，祛湿化痰。主治：疟疾日久不愈，胁下痞硬，结成疟母，以及癥块积于胁下，推之不移，腹痛，肌肉消瘦，饮食减少，时有寒热，女子经闭等。

【鉴别】大黄䗪虫丸与鳖甲煎丸均有活血化瘀之功，可用于治疗癥瘕属于瘀血内停者。但大黄䗪虫丸祛瘀力较强，兼能清瘀热、滋阴血、润燥结，主治五劳虚极、瘀血内停之干血劳；鳖甲煎丸重在软坚消癥，兼有祛湿化痰之功，主治疟母以及寒热痰湿与气血相搏所形成的癥瘕。

【方论选录】五劳者，血、气、肉、骨、筋各有虚劳病也，然必至脾胃受伤而虚乃难复。故虚极则羸瘦，大肉欲脱也；腹满，脾气不行也；不能饮食，胃不运化也。其受病之源，则因食、因忧、因饮、因房室、因饥、因劳、因经络荣卫气伤不同，皆可以渐而至极。若其人内有血在伤时溢出于回薄之间，干而不去，故使病留连，其外证必肌肤甲错。甲错者，如鳞也。肝主血主目，干血之气内乘于肝，则上熏于目而黯黑。是必拔其病根，而外证乃退。故以干漆、桃仁、四虫破其血；然瘀久必生热，气滞乃不行，故以黄芩清热，杏仁利气，大黄以行之，而以甘、芍、地黄救其元阴，则中之因此而里急者，可以渐缓，虚之因此而劳极者，可以渐补，故曰缓中补虚，大黄䗪虫丸。(徐彬《金匮要略论注》)

【方歌】大黄䗪虫芩芍桃，地黄杏草漆蛴螬，
　　　　水蛭虻虫和丸服，去瘀生新干血疗。

第二节　止血剂

止血剂，适用于血溢脉外而出现的吐血、衄血、咳血、便血、尿血、崩漏等各种出血及外伤出血等。代表方如十灰散、咳血方、小蓟饮子、槐花散、黄土汤等。

十灰散
《十药神书》

【组成】大蓟　小蓟　荷叶　侧柏叶　茅根　茜根　山栀　大黄　牡丹皮　棕榈皮各等分 (各

9g）

【用法】上药各烧灰存性，研极细末，用纸包，碗盖于地上一宿，出火毒。用时先将白藕捣汁，或萝卜汁磨京墨半碗，调服五钱，食后服下（现代用法：各药烧炭存性，为末，藕汁或萝卜汁磨京墨适量，调服 9 ～ 15g；亦可作汤剂，水煎服）。

【功用】凉血止血。

【主治】血热妄行之上部出血证。呕血、吐血、咯血、嗽血、衄血等，血色鲜红，来势急暴，舌红，脉数。

【证治机理】因火热炽盛，气火上冲，损伤血络，导致血离经妄行而至上部，发生上部出血诸症。火热炽盛，则血色鲜红；热迫血妄行，则来势急暴；舌红，脉数亦为火热炽盛之征。治当凉血止血。

【方解】方中大蓟、小蓟性味甘凉，长于凉血止血，且能祛瘀；荷叶、侧柏叶、白茅根、茜根皆能凉血止血；棕榈皮收涩止血，与止血药相配，既能增强澄本清源之力，又有塞流止血之功。血之所以上溢，是由于气盛火旺，故用栀子、大黄清热泻火，使邪热从大小便而去，则气火得降而血止，重用凉降涩止之品，恐致留瘀，故以丹皮配大黄凉血祛瘀，使止血而不留瘀。用法中用藕汁或萝卜汁磨京墨调服，藕汁能清热凉血散瘀，萝卜汁降气清热以助止血，京墨有收涩止血之功。诸药炒炭存性以收敛止血，重在治标，纳清降以助凉血，伍祛瘀以防留瘀。

【运用】本方为治疗血热妄行所致各种上部出血证之常用方。以上部出血，血色鲜红，舌红，脉数为辨证要点。本方为急则治标之剂，血止之后，还当审因图本，方能巩固疗效。对虚寒性出血不宜使用。方中药物皆"烧炭"，但应注意"存性"。

【附方】

1. 四生丸（《妇人大全良方》）生荷叶　生艾叶　生柏叶　生地黄各等分（各 9g）共研，丸如鸡子大，每服一丸，水三盏，煎至一盏，去滓温服，无时候。功用：凉血止血。主治：血热妄行所致之吐血、衄血、血色鲜红，口干咽燥，舌红或绛，脉弦数。

2. 柏叶汤（《金匮要略》）柏叶　干姜各三两（各 9 克）艾叶三把（3 克）以水五升，马通汁一升，合煮取一升，分温再服。功用：温中止血。主治：中焦虚寒之吐血，血色暗淡清稀，面色㿠白或萎黄，舌淡苔白，脉虚弱无力。

【鉴别】四生丸与十灰散均为凉血止血之剂，可用于治疗血热妄行所致的上部出血证。但十灰散诸药炒炭，意在治标；四生丸四药生用，兼有养阴之力，为标本兼顾。

柏叶汤与十灰散均为止血之剂，主治上部出血证。但柏叶汤为温中止血之剂，可用于治疗中焦虚寒之吐血证；十灰散为凉血止血之剂，可用于治疗血热妄行所致的上部出血证。

【方歌】十灰散用十般灰，柏茅茜荷丹棕煨，
　　　　二蓟栀黄各炒黑，上部出血势能摧。

咳血方
《丹溪心法》

【组成】青黛（6g）　瓜蒌仁（9g）　诃子（6g）　海粉（9g）　山栀（9g）（原著本方无用量）

【用法】上为末，以蜜同姜汁丸，噙化（现代用法：共研末为丸，每服 9g；亦可作汤剂，水煎服）。

【功用】清肝宁肺，凉血止血。

【主治】肝火犯肺之咳血证。咳嗽痰稠带血，咯吐不爽，心烦易怒，胸胁作痛，咽干口苦，颊赤便秘，舌红苔黄，脉弦数。

【证治机理】本证由肝火犯肺，灼伤肺络所致。肺为清虚之脏，木火刑金，肺津受灼为痰，清肃之令失司，则咳嗽痰稠、咯吐不爽；肝火灼肺，损伤肺络，故见痰中带血；肝火内炽，故心烦易怒、胸胁作痛、咽干口苦、颊赤便秘；舌红苔黄，脉弦数为火热炽盛之征。本证主症为咳血，病位虽在肺，但病本则在肝。治当清肝泻火，使肝火得清，肺金自宁。

【方解】方中青黛咸寒，入肝肺二经，能清肝泻火而凉血止血；山栀子苦寒，入心肝肺经，清热凉血，泻火除烦，炒黑可入血分而止血。两药合用，澄本清源，共为君药。火热灼津成痰，痰不除则咳不止，咳不止则血不宁，故用瓜蒌仁清热化痰、润肺止咳；海粉（现多用海浮石）清肺降火，软坚化痰，为臣药。诃子苦涩平，入肺和大肠经，生用清降敛肺，化痰止咳，用以为佐。诸药合用，肝肺同治，清肝以宁肺，于清泻之中求止血之功，使木不刑金，肺复宣降，痰化咳平，其血自止。

【运用】本方为治疗肝火犯肺之咳血证之常用方。以咳痰带血，胸胁作痛，舌红苔黄，脉弦数为辨证要点。原著注曰："咳甚者，加杏仁去皮尖，后以八珍汤加减调理。"

【附方】黛蛤散（《医说》引《类编》，名见《医略六书》）青黛　蚌粉用新瓦将蚌粉炒令通红，拌青黛少许。每服三钱（9g），米饮下。功用：清肝化痰。主治：肝火犯肺，灼津为痰。症见咳嗽，痰多黄稠，或黄白相间，胸胁作痛等。

【鉴别】咳血方与黛蛤散均有清肝化痰之功，治肝火犯肺所致的咳嗽痰多之证。但黛蛤散以咳嗽痰多黄稠为主，而咳血方则专治咳嗽痰中带血证。

咳血方与左金丸均治肝火之证，然有兼伤肺和伤胃之不同。两方同用苦寒之品清泻肝火，前方以青黛、山栀清肝凉血以宁血，辅以蒌仁、海浮石、诃子清热化痰、敛肺止咳；后方以黄连清肝泻火、和胃降逆，佐以吴茱萸疏肝解郁、下气止呕。故前方为清肝泻火、敛肺化痰、凉血止血之剂；后方为清肝泻火、和胃降逆之方。

【医案举例】木火凌金，咳逆不已，阳络受戕，血从外溢，形气消索，脉象细数。诃子肉、粉丹皮、旱莲草、瓜蒌霜、侧柏叶、海浮石各一钱五分，霜桑叶三钱，青黛、粉甘草各五分，藕节三枚。复诊加云茯苓三钱，山茶花三钱，参三七一钱五分。（《二续名医类案》）

【方歌】咳血方中诃子收，瓜蒌海粉山栀投，
　　　　青黛蜜丸口嚼化，咳嗽痰血服之瘳。

小蓟饮子
《济生方》，录自《玉机微义》

【组成】生地黄　小蓟　滑石　木通　蒲黄　藕节　淡竹叶　当归　山栀子　甘草各等分（各9g）

【用法】上㕮咀，每服半两（15g），水煎，空心服（现代用法：水煎服）。

【功用】凉血止血，利水通淋。

【主治】热结下焦之血淋、尿血。尿中带血，小便频数，赤涩热痛，舌红，脉数。

【证治机理】因下焦瘀热，损伤膀胱血络，气化失司所致。热结膀胱，损伤血络，血随尿出，故尿中带血，其痛者为血淋，若不痛者为尿血；由于瘀热蕴结下焦，膀胱气化失司，故见小便频数、赤涩热痛；舌红，脉数，亦为热结之征。治宜凉血止血，利水通淋。

【方解】方中小蓟甘苦性凉入血分，清热凉血止血，又可利尿通淋，尤宜于尿血、血淋之症，是为君药。生地黄甘苦性寒，凉血止血，养阴清热；蒲黄、藕节助君药凉血止血，并能消瘀，为臣药。君臣相配，使血止而不留瘀。滑石、竹叶、木通清热利水通淋；栀子清泄三焦之火，导热从下而出；当归养血和血，引血归经，并防诸药寒凉太过之弊，合而为佐。使以甘草缓急止痛，和中调药。诸药合用，凉血止血为主，利水通淋为辅，止血之中寓以化瘀，清利之中寓以养阴。

本方由导赤散加小蓟、藕节、蒲黄、滑石、栀子、当归而成。由清心养阴，利水通淋之方变为凉血止血，利水通淋之剂。《重订严氏济生方》亦载一"小蓟饮子"，其组成药物与本方相同，唯方中生地黄用量独重为四两，余药皆为半两，故是方当以生地黄为君，则凉血养阴之功较本方为胜。

【运用】本方为治疗下焦瘀热所致血淋、尿血之常用方。以尿中带血，小便赤涩热痛，舌红，脉数为辨证要点。方中药物多属寒凉通利之品，只适用于实热证。若血淋、尿血日久兼寒或阴虚火动或气虚不摄者，均不宜使用。

【医案举例】严正钦述溺血三月，赴吴门就医，教服两头尖、猪脊髓、龟鹿胶、海参淡荣膏无效。且痰多食减，胃脘满闷，小便赤涩带血，溺管淋痛。余曰：脉数滑大，乃下焦结热，热甚搏血，流入胞中，与便俱出而成血淋。方书云：凡血出命门而涩者，为血淋；不痛者多为溺血是也。当投小蓟饮子加牛膝、海金沙。服十数剂，便清血止。惟茎中气虚下陷、清阳不升，改服补中益气汤及归芍六君子得痊。（《二续名医类案》）

【方歌】小蓟饮子藕蒲黄，木通滑石生地襄，
　　　　归草黑栀淡竹叶，血淋热结服之良。

槐花散
《普济本事方》

【组成】槐花炒　柏叶杵，焙　荆芥穗　枳壳麸炒，各等分（各9g）

【用法】上为细末，用清米饮调下二钱（6g），空心食前服（现代用法：为细末，每服6g，开水或米汤调下；亦可作汤剂，水煎服）。

【功用】清肠止血，疏风行气。

【主治】风热湿毒，壅遏肠道，损伤血络便血证。肠风、脏毒，或便前出血，或便后出血，或粪中带血，以及痔疮出血，血色鲜红或晦暗，舌红苔黄，脉数。

【证治机理】大便下血一症，有肠风、脏毒之分，血清而色鲜者为肠风，浊而暗者为脏毒。其因皆由风热与湿热邪毒，壅遏肠道血分，损伤脉络，血渗外溢所致。"肠风者，下血新鲜，直出四射，皆由便前而来……脏毒者，下血瘀晦，无论便前便后皆然。"（《成方便读》）风热湿毒壅遏其中，故见舌红苔黄，脉数。治宜清肠凉血为主，兼以疏风行气。

【方解】方中槐花苦微寒，善清大肠湿热，凉血止血；侧柏叶苦涩性寒，清热凉血，燥湿收敛，二药相须为用，凉血止血之力倍增。荆芥穗辛散疏风，微温不燥，炒黑入血分而止血，与止血药相配，疏风理血；盖大肠气机为风热湿毒所遏，故用枳壳行气宽肠，以达"气调则血调"之目的。诸药合用，寓行气于止血之中，寄疏风于清肠之内，共奏清肠止血、疏风行气之功，使风热、湿热邪毒得清，则便血自止。

【运用】本方为治疗肠风脏毒下血之常用方。以便血，血色鲜红，舌红，脉数为辨证要点。

【附方】**槐角丸**（《太平惠民和剂局方》） 槐角去枝梗，炒一斤（20g） 地榆 当归酒浸一宿，焙 防风去芦 黄芩 枳壳去瓤，麸炒，各半斤（各10g） 上为末，酒糊丸，如梧桐子大。每服三十丸（6g），米饮下，不拘时候。功用：清肠疏风，和血止血。主治：肠风下血，诸痔，脱肛属风邪热毒或湿热者。

【鉴别】槐角丸与槐花散均有清肠止血，疏风行气之功，用治肠风下血诸证。但槐角丸清肠祛湿之力尤佳，且有养血和血之效，适用于湿热壅遏肠道较甚者。

【方歌】槐花散用治肠风，侧柏黑荆枳壳充，

　　　　为末等分米饮下，宽肠凉血逐风动。

黄土汤
《金匮要略》

【组成】甘草 干地黄 白术 附子炮 阿胶 黄芩各三两（各9g） 灶心黄土半斤（30g）

【用法】上七味，以水八升，煮取三升，分温二服（现代用法：先将灶心土水煎取汤，再煎余药，阿胶烊化冲服）。

【功用】温阳健脾，养血止血。

【主治】脾阳不足，脾不统血证。大便下血，先便后血，或吐血、衄血，及妇人崩漏，血色暗淡，四肢不温，面色萎黄，舌淡苔白，脉沉细无力。

【证治机理】本证因脾阳不足，统摄无权所致。脾主统血，脾阳不足，失去统摄之权，则血从上溢而为吐血、衄血，下走则为便血、崩漏。血色暗淡、四肢不温、面色萎黄、舌淡苔白、脉沉细无力，皆为脾气虚寒，阴血不足之象。治宜温阳止血为主，兼以健脾养血。

【方解】方中灶心黄土（伏龙肝）辛温而涩，温中收涩止血，用以为君。白术、附子温阳健脾，以复脾土统血之权，为臣药。三药相伍，温中止血，健脾运胃，既补纯阳之本，又益气血化生之源。然辛温之术、附易耗血动血，且出血者，阴血每亦亏耗，故以干地黄、阿胶滋阴养血止血；与苦寒之黄芩合用，又能制约术、附温燥伤血之弊；而生地、阿胶得术、附则滋而不腻，避免呆滞碍胃，均为佐药。甘草调药和中为使。诸药寒热并用，刚柔相济，共成温阳健脾、益阴止血之剂。

【运用】本方为治疗脾阳不足所致便血或崩漏之常用方。以血色暗淡，舌淡苔白，脉沉细无力为辨证要点。方中灶心黄土可用赤石脂代替。

【鉴别】黄土汤与归脾汤均可用治脾不统血之便血、崩漏。黄土汤以灶心黄土合炮附子、白术为主，配伍干地黄、阿胶、黄芩以温阳健脾而摄血，滋阴养血而止血；适用于脾阳不足，统摄无权之出血证。归脾汤用黄芪、龙眼肉，配伍人参、白术、当归、茯神、酸枣仁、远志以补气健脾，养心安神；适用于脾气不足，气不摄血之出血证。

【方歌】黄土汤将远血医，胶芩地术附甘随，

　　　　温阳健脾能摄血，便血崩漏服之宜。

复习思考题

1. 活血祛瘀剂中为何常配伍行气药、补益药？止血剂中为何常配伍化瘀药？并举例说明之。

2. 通过分析桃核承气汤组方原理，阐述"下瘀血法"之配伍主旨。

3. 通过血府逐瘀汤组方用药分析，阐述其"升降兼顾，气血并调"之配伍特点。

4. 补阳还五汤为活血祛瘀之剂，为什么重用补气之黄芪为君药？

5. 大黄与柴胡在大柴胡汤和复元活血汤中之配伍意义有何异同？

6. 如何理解七厘散之配伍特点？

7. 温经汤为"治瘀"之剂，为何仲景以"温经"名之？

8. 生化汤的组方原理及其重用当归的配伍意义是什么？

9. 如何理解桂枝茯苓丸是"缓消癥块"法之代表方？其用量如何掌握？

10. 如何理解失笑散之"失笑"？

11. 分析论述大黄在桃核承气汤、复元活血汤、大黄䗪虫丸、鳖甲煎丸、十灰散中的配伍意义。

12. 十灰散、咳血方、小蓟饮子均有凉血止血之功用，临床上如何区别使用？

13. 咳血方何以不用止血药而血自止？

14. 分析《济生方》录自《玉机微义》之小蓟饮子与《重订严氏济生方》之小蓟饮子组方配伍有何异同？

15. 槐花散与黄土汤均可治疗便血，试比较二方功用主治之异同。

16. 荆芥穗在银翘散与槐花散中用法及配伍意义有何异同？

17. 如何理解黄土汤中黄芩之配伍意义？

第十四章
治风剂

扫一扫，查阅
本章数字资源，
含PPT、音视
频、图片等

凡以疏散外风或平息内风等作用为主，用于治疗风病的方剂，统称为治风剂。

风病分为外风与内风。外风是指外来风邪，侵袭人体肌表、经络、筋骨、关节等。由于外感六淫常相兼为病，故其证又有风寒、风湿、风热等区别。其他如风邪毒气从皮肤破伤之处侵袭人体而致破伤风等，亦属外风。内风是指由于脏腑功能失调所致的风病，其发病多与肝有关，有肝风上扰、热盛风动、阴虚风动及血虚生风等。外风宜疏散，内风宜平息。因此，本章方剂分为疏散外风剂和平息内风剂两类。

治风剂的运用，首先需要辨清风病的内、外属性，以确立疏散或平息之法。其次，应鉴别病邪的兼夹以及病情的虚实，进行针对性配伍。此外，外风可以引动内风，而内风又可兼夹外风，对此应该分清主次、轻重、缓急，兼而治之。

第一节　疏散外风剂

疏散外风剂，适用于外风所致诸证。代表方如川芎茶调散、大秦艽汤、消风散等。

川芎茶调散
《太平惠民和剂局方》

【组成】薄荷叶不见火，八两（12g）　川芎　荆芥去梗，各四两（各12g）　细辛去芦，一两（3g）　防风去芦，一两半（4.5g）　白芷　羌活　甘草爁，各二两（各6g）

【用法】上为细末，每服二钱（6g），食后，茶清调下（现代用法：共为细末，每服6g，每日2次，饭后清茶调服；亦可作汤剂，水煎服）。

【功用】疏风止痛。

【主治】外感风邪头痛。偏正头痛或颠顶头痛，恶寒发热，目眩鼻塞，舌苔薄白，脉浮。

【证治机理】本证系由风邪外袭，循经上犯所致。头为诸阳之会，外感风邪，循经上犯头目，阻遏清阳之气，故头痛、目眩。《素问·太阴阳明论》之"伤于风者，上先受之"即为此类。风邪袭表，邪正相争，故见恶寒发热、鼻塞、苔薄白、脉浮等。若风邪稽留不解，头痛久而不愈者，其痛或偏或正，休作无时，即为头风。外风宜疏散为法，治当散风邪，止头痛。

【方解】方中川芎性味辛温，为"诸经头痛之要药"，善于祛风活血而止头痛，长于治少阳、厥阴经头痛（头顶或两侧痛）。薄荷为辛凉之品，且用量独重，但与方中诸辛温之药相配，则独显辛疏之势。荆芥轻而上行，善能疏风止痛，并能清利头目。羌活、白芷均能疏风止痛，其中羌活长于治太阳经头痛（后脑牵连项痛）；白芷长于治阳明经头痛（前额及眉心痛），李杲谓："头痛须用川芎，如不愈加各引经药，太阳羌活，阳明白芷。"细辛散寒止痛，并长于治少阴经头痛；防风辛散上部风邪。以上各药配伍，疏风止痛之效彰。炙甘草益气和中，调和诸药。用时以茶清调下，取茶叶苦凉之性，既可上清头目，又能制约风药的过于温燥与升散，寓降于升，利于散邪。诸药合用，辛散祛风于上，少佐苦凉清降，共奏疏风止痛之功。

【运用】本方为治疗风邪头痛之常用方。以头痛，鼻塞，脉浮为辨证要点。本方以辛散之品为多，使用时用量宜轻，且不宜久煎。

【附方】

1. 菊花茶调散（《丹溪心法附余》）菊花 川芎 荆芥穗 羌活 甘草 白芷各二两（各60g）细辛洗净，一两（30g）防风去芦，一两半（45g）蝉蜕 僵蚕 薄荷各五钱（各15g）上为末。每服二钱（6g），食后茶清调下。功用：疏风止痛，清利头目。主治：风热上犯头目之偏正头痛，或颠顶痛，头晕目眩。

2. 苍耳子散（《重辑严氏济生方》）辛夷仁半两（6g）苍耳子炒，二钱半（5g）香白芷一两（9g）薄荷叶半钱（3g）上并晒干，为细末，每服二钱（6g），用葱茶清，食后调服。功用：疏风止痛，通利鼻窍。主治：风邪上攻之鼻渊。症见鼻塞、流浊涕，不辨香臭，前额头痛等。

【鉴别】川芎茶调散、菊花茶调散、苍耳子散均可治疗外感风邪头痛。川芎茶调散总体药性偏温，对于外风头痛偏于风寒者较为适宜；菊花茶调散在川芎茶调散基础上加菊花、僵蚕、蝉蜕以疏散风热，清头明目，故对头痛及眩晕而偏于风热者较为适宜；苍耳子散用辛夷、苍耳子宣通鼻窍，配白芷、薄荷辛散祛风、清利头目，故适用于鼻渊头痛伴有鼻塞、流浊涕者。

【方论选录】此足三阳药也。羌活治太阳头痛，白芷治阳明头痛，川芎治少阳头痛，细辛治少阴头痛，防风为风药卒徒，皆能解表散寒，以风热在上，宜于升散也。头痛必用风药者，以颠顶之上，惟风可到也。薄荷、荆芥并能消散风热，清利头目，故以为君，同诸药上行，以升清阳而散郁火。加甘草者，以缓中也；用茶调者，茶能上清头目也。（汪昂《医方集解·发表之剂》）

【方歌】川芎茶调散荆防，辛芷薄荷甘草羌，

目昏鼻塞风攻上，偏正头痛悉能康。

大秦艽汤
《素问病机气宜保命集》

【组成】秦艽三两（9g）甘草 川芎 川独活 当归 白芍药 石膏各二两（各6g）川羌活 防风 吴白芷 黄芩 白术 白茯苓 生地黄 熟地黄各一两（各3g）细辛半两（1.5g）

【用法】上十六味，锉，每服一两（30g），水煎，去滓，温服，无时（现代用法：水煎服）。

【功用】祛风清热，养血活血。

【主治】风邪初中经络证。口眼㖞斜，舌强不能言语，手足不能运动，风邪散见，不拘一经者。

【证治机理】中风有真中与类中之别，有中脏腑与中经络之异。本证系由风邪初中，病在经络，气血痹阻，筋脉失养所致。中风每多正气亏虚，而后风邪乘虚入中，气血痹阻，络脉不通，因而口眼㖞斜，加之"血弱不能养筋，故手足不能运动，舌强不能言语"（《素问病机气宜保命集》）。风邪散见，不拘一经者，谓风性善行而数变，风邪初中经络，往往数经并发，病情变化多端。治宜祛风通络为主，兼以活血宣痹、养血益气之法。

【方解】方中重用秦艽，"祛一身之风"（《医方集解·祛风之剂》）。以羌活、独活、防风、白芷、细辛等辛温之品，祛风散邪。因风药多燥，易伤阴血，且口喎舌强者，多为血虚不能养筋，故配伍熟地、当归、白芍、川芎取"四物"之法以养血活血，补血养筋，络通则风易散，寓有"治风先治血，血行风自灭"之意，并制诸风药之温燥。脾为气血生化之源，故用白术、茯苓、甘草益气健脾，以化生气血。生地、石膏、黄芩清热，是为风邪郁而化热者设。甘草调和诸药。诸药相配，外散内补，邪正兼顾，共奏祛风清热、养血通络之功。

【运用】本方为治疗风邪初中经络之常用方，为"六经中风轻者之通剂也"（《医方集解·祛风之剂》）。以口眼喎斜，舌强不能言语，手足不能运动，猝然发病为辨证要点。原著曾载："如遇天阴，加生姜煎七八片；如心下痞，每两加枳实一钱同煎。"可资参佐。

【附方】小续命汤（《备急千金要方》）　麻黄　防己　人参　桂心　黄芩　芍药　甘草　川芎　杏仁各一两（各9g）　防风一两半（12g）　附子一枚（9g）　生姜五两（6g）　上十二味，呚咀，以水一斗二升，先煮麻黄三沸，去沫，内诸药，煮取三升，分三服，甚良。不瘥，更合三四剂必佳，取汗，随人风轻重虚实也。功用：祛风散寒，益气温阳。主治：阳气不足，风中经络。症见口眼喎斜，语言不利，筋脉拘急，半身不遂，或神志闷乱等。亦治风湿痹痛。

【鉴别】小续命汤与大秦艽汤同治风邪初中经络证，均以辛散祛风药为主组方。大秦艽汤证因营血不足，风邪兼有郁热，故方中配伍归、芎、芍、地以养血活血，柔养筋脉，配生地、石膏、黄芩清解郁热，功善疏风清热，养血活血；而小续命汤证因阳气虚弱，风寒外中，故方中配伍麻黄、生姜发散风寒，人参、附子、肉桂以温阳益气，功善祛风散寒，益气温阳。

【方论选录】此六经中风轻者之通剂也。以秦艽为君者，祛一身之风也；以石膏为臣者，散胸中之火也；羌活散太阳之风，白芷散阳明之风，川芎散厥阴之风，细辛、独活散少阴之风，防风为风药卒徒，随所引而无所不至者也。大抵内伤必因外感而发，诸药虽云搜风，亦兼发表，风药多燥，表药多散，故疏风必先养血，而解表亦必固里，当归养血，生地滋血，芎䓖活血，芍药敛阴和血，血活则风散而舌本柔矣；又气能生血，故用白术、茯苓、甘草补气以壮中枢，脾运湿除，则手足健矣。又风能生热，故用黄芩清上，石膏泻中，生地凉下，以共平逆上之火也。（汪昂《医方集解·祛风之剂》）

【医案举例】蓟州牧杨芊，丙寅春，五旬余，卒中肢废，口不能言，大小便难，中腑而兼中脏也。初进通幽汤不应，加大黄、麻仁，二剂始通，舌稍转动。又用加减大秦艽汤，数剂始能言，但舌根尚硬。后用地黄饮子，及参、芪、术等兼服，舌柔胃强，左手足尚不能举动。此由心境不堪，兼之参饵调服也。今庚午秋，闻其在楚，已痊愈。（《续名医类案》）

【方歌】大秦艽汤羌独防，芎芷辛芩二地黄，

石膏归芍苓甘术，风邪散见可通尝。

消风散
《外科正宗》

【组成】当归　生地　防风　蝉蜕　知母　苦参　胡麻　荆芥　苍术　牛蒡子　石膏各一钱（各6g）　甘草　木通各五分（各3g）

【用法】水二盅，煎八分，食远服（现代用法：水煎服）。

【功用】疏风养血，清热除湿。

【主治】风疹、湿疹。皮肤疹出色红，或遍身云片斑点，瘙痒，抓破后渗出津水，苔白或

黄，脉浮数。

【证治机理】本证系由风湿或风热之邪侵袭人体，浸淫血脉，内不得疏泄，外不得透达，郁于肌肤腠理之间所致，故见皮肤瘙痒、疹出色红，或抓破后渗溢津水。苔白或黄，脉浮数为邪气袭表之征。风胜则痒，痒自风来，故治宜疏风止痒为主，配以除湿、清热、养血之法。

【方解】方中荆芥、防风、蝉蜕、牛蒡子辛散以达邪，疏风以止痒。风湿相搏而致水液流溢，苍术祛风除湿，苦参清热燥湿，木通渗利湿热。风邪易于化热，故用石膏、知母清热泻火；风热或风湿浸淫血脉则伤阴血，苦寒渗利之品亦可伤及阴血，故用当归、生地、胡麻仁以养血活血，滋阴润燥，既补已伤之阴血，且达"治风先治血，血行风自灭"之意，又制约诸药之温燥。生甘草清热解毒，调和诸药。全方辛散苦燥甘润相伍，外疏清利之中寓润养之法，共奏疏风养血、清热除湿之功。

【运用】本方为治疗风疹、湿疹之常用方。以皮肤瘙痒，疹出色红，或遍身云片斑点为辨证要点。

【附方】

1. 消风散（《太平惠民和剂局方》） 荆芥穗 甘草炒 芎䓖 羌活 白僵蚕炒 防风去芦 茯苓去皮用白底 蝉壳去土，微炒 藿香叶去梗 人参去芦，各二两（各6g） 厚朴去粗皮，姜汁涂，炙熟 陈皮去瓤，洗，焙，各半两（各1.5g） 上为细末，每服二钱（6g），茶清调下。如久病偏风，每日三服，便觉轻减。如脱着淋浴，暴感风寒，头痛身重，寒热倦疼，用荆芥茶清调下，温酒调下亦得，可并服之。小儿虚风，目涩昏困，及急、慢惊风，用乳香荆芥汤调下半钱（1.5g），并不计时候。功用：祛风止痒，健脾除湿。主治：诸风上攻，头目昏痛，项背拘急，肢体烦疼，肌肉蠕动，目眩眩晕，耳啸蝉鸣，眼涩好睡，鼻塞多嚏，皮肤顽麻，瘙痒瘾疹；又治妇人血风，头皮肿痒，眉棱骨痛，眩晕欲倒，痰逆恶心。

2. 当归饮子（《济生方》） 当归去芦 白芍药 川芎 生地黄洗 白蒺藜炒，去尖 防风去芦 荆芥穗各一两（各9g） 何首乌 黄芪去芦，各半两（各6g） 甘草炙，半两（3g） 上㕮咀，每服四钱（12g），水一盏半，加生姜五片，煎至八分，去滓温服，不拘时候。功用：养血活血，祛风止痒。主治：血虚有热，风邪外袭。症见皮肤疮疖，或肿或痒，或发赤疹瘙痒。

【鉴别】当归饮子和《外科正宗》消风散、《太平惠民和剂局方》消风散均有祛风走表之荆芥、防风，皆有祛风止痒之功，用治风疹、湿疹，皮肤瘙痒等。但《外科正宗》消风散中又伍石膏、知母及苦参、苍术、木通等，清热祛湿之功著，宜于湿热较重者；《太平惠民和剂局方》消风散伍以陈皮、藿香、厚朴等，行气祛湿之力彰，宜于风湿兼有气滞者。而当归饮子配以白芍、首乌及黄芪之属，重在养血益气而祛风，故宜于风疹瘙痒日久，气血不足者。

【医案举例】一妇人肝经风湿下流阴器，浮肿痒甚，致抓出血不痛。以消风散加苦参、胆草、泽泻、木通、山栀，外以蛇床子汤熏洗，搽擦银杏散，十余日痒止肿消而愈。（《外科正宗》）

【方歌】消风散内用荆防，蝉蜕胡麻苦参苍，

　　　　石知蒡通归地草，风疹湿疹服之康。

牵正散
《杨氏家藏方》

【组成】白附子 白僵蚕 全蝎去毒，并生用，各等分（各5g）

【用法】上为细末，每服一钱（3g），热酒调下，不拘时候（现代用法：共为细末，每次3g，

温酒送服，日服 2～3 次；亦可作汤剂，水煎服）。

【功用】祛风化痰，通络止痉。

【主治】风痰阻于头面经络所致口眼㖞斜。

【证治机理】本证系由风痰阻于头面经络所致。足阳明之脉挟口环唇，足太阳之脉起于目内眦。太阳外中于风，阳明内蓄痰浊，风痰循经阻于头面经络，则经隧不利，筋肉失养，缓而不用，加之无邪之侧，气血运行通畅，牵引筋肉之缓侧，故见口眼㖞斜。治宜祛风化痰，通络止痉。

【方解】方中白附子辛温燥烈，入阳明走头面，祛风化痰，尤善治头面之风，为君药。僵蚕、全蝎均能祛风止痉，其中全蝎长于通络，僵蚕并能化痰，共为臣药。热酒调服，可宣通血脉，并能引药入络，直达病所，以为佐使。诸药合用，辛温上行，使风散痰消，经络通畅，口眼㖞斜得以复正，是名同"牵正"。

【运用】本方为治疗风痰阻于头面经络之常用方。以猝然口眼㖞斜为辨证要点。本方用药偏于温燥，对风痰阻络偏寒者为宜。方中白附子、全蝎为有毒之品，临证慎酌用量，不宜久服。

【附方】止痉散（《流行性乙型脑炎中医治疗法》）　全蝎　蜈蚣各等分　每服 1～1.5g，温开水送服，每日 2～4 次。功用：祛风止痉，通络止痛。主治：痉厥，四肢抽搐；亦可治疗顽固性头痛、偏头痛、关节痛等。

【鉴别】止痉散与牵正散比较，减白附子、僵蚕而增蜈蚣，则止痉之力强，宜于内风之抽搐痉厥；牵正散兼有化痰之功，宜于风痰阻络之口眼㖞斜。

【方论选录】夫中风口眼㖞斜一证，《金匮》有言"邪气反缓，正气即急，正气引邪，㖞僻不遂"数语，尤注谓其受邪之处，筋脉不用而缓；无邪之处，正气独治而急。是以左㖞者邪反在右；右㖞者邪反在左也。然足阳明之脉，挟口环唇；足太阳之脉，起于目内眦；足少阳之脉，起于目外眦，则中风一证，无不皆自三阳而来。然二气贯于一身，不必分左血右气。但左右者，阴阳之道路，缘人之禀赋，各有所偏，于是左右不能两协其平，偏弊相仍，外邪乘袭而病作矣。此方所治口眼㖞斜无他症者，其为风邪在经而无表里之证可知。故以全蝎色青善走者，独入肝经，风气通于肝，为搜风之主药；白附之辛散，能治头面之风；僵蚕之清虚，能解络中之风。三者皆治风之专药。用酒调服，以行其经。所谓同气相求，衰之以属也。（张秉成《成方便读》卷二）

【方歌】牵正散是《杨家方》，全蝎僵蚕白附襄，
　　　　服用少量热酒下，口眼㖞斜疗效彰。

小活络丹（原名活络丹）

《太平惠民和剂局方》

【组成】川乌炮，去皮脐　草乌炮，去皮脐　地龙去土　天南星炮，各六两（各 6g）　乳香研　没药研，各二两二钱（各 5g）

【用法】上为细末，入研药和匀，酒面糊为丸，如梧桐子大，每服二十丸，空心，日午冷酒送下，荆芥茶下亦得（现代用法：为蜜丸，每丸重 3g，每服 1 丸，每日 2 次，陈酒或温开水送服；亦可作汤剂，川乌、草乌先煎 30 分钟）。

【功用】祛风除湿，化痰通络，活血止痛。

【主治】风寒湿痹。肢体筋脉疼痛，麻木拘挛，关节屈伸不利，疼痛游走不定。亦治中风，手足不仁，日久不愈，经络湿痰瘀血，而见腰腿沉重，或腿臂间作痛。

【证治机理】本证系由风寒痰湿瘀血痹阻经络所致。风寒湿邪滞留经络，病久不愈，气血不得宣通，营卫失其流畅，津液凝聚为痰，血行痹阻为瘀。风寒湿邪与痰瘀交阻而见肢体筋脉疼痛，麻木拘挛，关节屈伸不利。中风手足不仁，迁延时久，而见腰腿沉重或腿臂间作痛者，其理亦同。根据《素问·至真要大论》"留者攻之""逸者行之"的原则，治宜祛风散寒除湿与化痰活血通络兼顾。

【方解】方中川乌、草乌大辛大热，祛风除湿，温经通络，且止痛作用强，共为君药。天南星辛温燥烈，祛风燥湿化痰，以除经络中之风痰湿浊，是为臣药。佐以乳香、没药行气活血，化瘀通络，使气血流畅，则风寒湿邪不得留滞，且亦有止痛之功；地龙性善走窜，为入络之佳品，功能通经活络。以酒送服，取其辛散温通之性以助药势，并可引诸药直达病所，为使药。合而用之，辛热温通，峻药缓用，使风寒湿邪与痰浊、瘀血得以祛除，经络疏通，营卫调和，则肢体肌肤得以温养，诸证自可痊愈。

【运用】本方为治疗风寒湿与痰瘀痹阻经络之常用方。以肢体筋脉挛痛，关节屈伸不利，舌淡紫、苔白为辨证要点。本方药性温燥，药力峻猛，以体实气壮者为宜。阴虚有热者及孕妇忌服。且川乌、草乌为有毒之品，不宜过量。

【附方】**大活络丹**（《兰台轨范》）白花蛇　乌梢蛇　威灵仙　两头尖俱酒浸　草乌　天麻煨　全蝎去毒　首乌黑豆水浸　龟板炙　麻黄　贯仲　炙草　羌活　官桂　藿香　乌药　黄连　熟地　大黄蒸　木香　沉香各二两（各60g）　细辛　赤芍　没药去油，另研　丁香　乳香去油，另研　僵蚕　天南星姜制　青皮　骨碎补　白蔻　安息香酒熬　黑附子制　黄芩蒸　茯苓　香附酒浸，焙　玄参　白术各一两（各30g）　防风二两半（75g）　葛根　虎胫骨炙（豹骨代）　当归各一两半（各45g）　血竭另研，七钱（21g）　地龙炙　犀角（水牛角代）　麝香另研　松脂各五钱（各15g）　牛黄另研　片脑（冰片）另研，各一钱五分（各4.5g）　人参三两（90g）　上为末，炼蜜为丸，如龙眼核大，金箔为衣。陈酒送下。功用：祛风扶正，活络止痛。主治：中风瘫痪、痿痹、阴疽、流注，或治跌打损伤等。

【鉴别】大活络丹与小活络丹功用、主治相近，但前者药味众多，以祛风、温里、除湿、活血药配伍补气、养血、滋阴、助阳等扶正之品组方，属标本兼顾之治，故适用于邪实正虚之证；后者以祛风、散寒、除湿药配伍化痰、活血之品组方，纯为祛邪而设，故适用于邪实而正气不衰者。

【方论选录】夫风之中于经也，留而不去，则与络中之津液气血浑合不分。由于卫气失其常道，络中之血亦凝而不行，络中之津液即结而为痰。经络中一有湿痰死血，即不仁，且不用，腿臂间痛，所由来也。然治络一法，较治腑、治脏为难，非汤剂可以荡涤，必须用峻利之品为丸，以搜逐之。故以川乌、草乌直达病所，通行经络，散风邪，逐寒湿，而胆星即随其所到之处，建祛风豁痰之功。乳、没之芳香通络，活血行瘀。蚯蚓之蠕动善穿，用为引导。用酒丸酒下，虽欲其缓，而仍欲其行也。（张秉成《成方便读》卷二）

【方歌】小活络丹天南星，二乌乳没加地龙，
　　　　寒湿瘀血成痹痛，搜风活血经络通。

玉真散
《外科正宗》

【组成】天南星　防风　白芷　天麻　羌活　白附子各等分（各6g）

【用法】上为末，每服二钱（6g），热酒一盅调服。更敷伤处。若牙关紧急、腰背反张者，

每服三钱（9g），用热童便调服，虽内有瘀血亦愈。至于昏死，心腹尚温者，连进二服，亦可保全。若治疯犬咬伤，更用漱口水洗净，搽伤处（现代用法：共为细末，每次 3 ～ 6g，每日 3 次，用热酒调服；外用适量，敷患处；亦可作汤剂，水煎服。服药后，盖被取汗，避风）。

【功用】祛风化痰，定搐止痉。

【主治】破伤风。牙关紧急，口撮唇紧，身体强直，角弓反张，甚则咬牙缩舌，脉弦紧。

【证治机理】本方系因皮肉破损，风毒之邪侵入肌腠、经脉所致。风毒之邪从破损之处，侵入经脉，以致营卫不畅，津液不行，凝聚成痰。风气通于肝，风性劲急，风胜则动，以致筋脉拘急而见牙关紧急、口撮唇紧、身体强直、角弓反张。治宜祛风化痰止痉为主。

【方解】方中白附子、天南星功善祛风化痰，定搐解痉。羌活、防风、白芷辛温而散，疏散经络之风，以祛风毒之邪外出。天麻化痰息风，长于解痉。热酒或童便调服，有通经络、行气血之功。诸药配伍，辛温疏散，共奏祛风化痰、定搐止痉之功。

本方是由《普济本事方》玉真散衍化而来，原方仅南星、防风两味，主治破伤风。《外科正宗》又加入白附子、羌活、白芷、天麻，其祛风化痰解痉之效优于前者。

【运用】本方为治疗破伤风之代表方。以牙关紧急，身体强直，角弓反张为辨证要点。

【附方】五虎追风散（《史全恩家传方》）　蝉蜕一两（30g）　天南星二钱（6g）　明天麻二钱（6g）　全虫带尾，七个（30g）　僵蚕炒，七条（20g）　水煎服。用黄酒二两为引，服前先将朱砂面五分（1.5g）冲下，每服后五心出汗即有效。但不论出汗与否，应于第二日再服，每日 1 付，服完 3 付后，第 2 日用艾灸伤口。功用：祛风解痉止痛。主治：风中经络之破伤风。症见牙关紧急，手足抽搐，角弓反张等。

【鉴别】五虎追风散与玉真散均可祛风止痉而主治破伤风，但五虎追风散重用蝉蜕、全蝎、僵蚕等虫类药，长于解痉定搐；玉真散主以白附子、天南星、羌活等品，重在祛风化痰。

【医案举例】一男子风入杖疮，牙关紧急，以玉真散，一服少愈，再服而安。（《立斋外科发挥》）

一男子被犬伤，痛甚恶心，令急吮去毒血，隔蒜灸患处，数壮痛即止；更贴太乙膏，服玉真散而愈。（《立斋外科发挥》）

【方歌】玉真散治破伤风，牙关紧急反张弓，
　　　　星麻白附羌防芷，外敷内服一方通。

第二节　平息内风剂

平息内风剂，适用于内风证。代表方如羚角钩藤汤、镇肝熄风汤、大定风珠等。

羚角钩藤汤
《通俗伤寒论》

【组成】羚角片先煎，一钱半（4.5g）　霜桑叶二钱（6g）　京川贝去心，四钱（12g）　鲜生地五钱（15g）　双钩藤后入，三钱（9g）　滁菊花三钱（9g）　茯神木三钱（9g）　生白芍三钱（9g）　生甘草八分（3g）　淡竹茹鲜刮，与羚角先煎代水，五钱（15g）

【用法】水煎服。

【功用】凉肝息风，增液舒筋。

【主治】肝热生风证。高热不退，烦闷躁扰，手足抽搐，发为痉厥，甚则神昏，舌质绛而干，或舌焦起刺，脉弦数。

【证治机理】本证系由温热病邪传入厥阴，肝经热盛，热极动风所致。邪热炽盛，故高热不退；热扰心神，则烦闷躁扰，甚则神昏；热极动风，风火相煽，灼伤阴津，筋脉失养，以致手足抽搐，发为痉厥；舌质绛而干，或舌焦起刺，脉弦数，皆为肝经热盛之象。治宜清热凉肝息风为主，配以养阴增液舒筋为法。

【方解】方中羚羊角咸寒入肝，清热凉肝息风；钩藤甘寒入肝，清热平肝，息风解痉。两者合用，相得益彰，清热凉肝、息风止痉之功益著，共为君药。桑叶、菊花辛凉疏泄，清热平肝，助君凉肝息风之效，用为臣药。热极动风，风火相煽，最易耗阴劫液，故用鲜生地凉血滋阴，白芍养阴柔肝，二者与辛疏之桑叶、菊花相伍，亦寓适肝体阴用阳之法，又白芍合甘草，酸甘化阴，养阴增液，舒筋缓急，与君药相配，标本兼顾，可增强息风解痉之效；邪热亢盛，每易灼津成痰，故用川贝母、鲜竹茹以清热化痰；热扰心神，以茯神木平肝宁心安神，俱为佐药。甘草兼和诸药，为使。诸药相配，咸寒而甘与辛凉合方，清息之中寓辛疏酸甘之意，共奏凉肝息风、增液舒筋之功。

【运用】本方为治疗肝热生风证之常用方。以高热烦躁，手足抽搐，脉弦数为辨证要点。

【附方】**钩藤饮**（《医宗金鉴》） 人参（3g） 全蝎去毒（0.9g） 羚羊角（0.3g） 天麻（6g） 甘草炙（1.5g） 钓藤钩（9g）（原著本方无用量） 水煎服。功用：清热息风，益气解痉。主治：小儿天钓，惊悸壮热，眼目上翻，手足瘛疭。

【鉴别】钩藤饮与羚角钩藤汤皆用羚羊角、钩藤，均属凉肝息风之剂，用治高热抽搐之证。但前者配伍全蝎、天麻等息风止痉之品，重在止痉，且配人参，有扶正祛邪之意，适于肝热动风，抽搐较甚而正气受损的小儿天钓；后者配伍滋阴增液、清热化痰之品，适于肝热生风而兼有津伤痰阻的高热抽搐。

【方论选录】肝藏血而主筋，凡肝风上翔，症必头晕胀痛，耳鸣心悸，手足躁扰，甚则瘛疭，狂乱痉厥，与夫孕妇子痫，产后惊风，病皆危险。故以羚、藤、桑、菊熄风定痉为君。臣以川贝善治风痉，茯神木专平肝风。但火旺生风，风助火势，最易动伤血液，尤必佐以芍、甘、鲜地酸甘化阴，滋血液以缓肝急。使以竹茹，不过以竹之脉络通人之脉络耳。此为凉肝息风，增液舒筋之良方。然惟便通者，但用甘咸静镇，酸泄清通，始能奏效。若便闭者，必须犀连承气，急泻肝火以息风，庶可救危于俄顷。（俞根初《重订通俗伤寒论》）

【方歌】俞氏羚角钩藤汤，桑叶菊花鲜地黄，
　　　　芍草茯神川贝茹，凉肝增液定风方。

镇肝熄风汤
《医学衷中参西录》

【组成】怀牛膝一两（30g） 生赭石轧细，一两（30g） 生龙骨捣碎，五钱（15g） 生牡蛎捣碎，五钱（15g） 生龟板捣碎，五钱（15g） 生杭芍五钱（15g） 玄参五钱（15g） 天冬五钱（15g） 川楝子捣碎，二钱（6g） 生麦芽二钱（6g） 茵陈二钱（6g） 甘草钱半（4.5g）

【用法】水煎服。

【功用】镇肝息风，滋阴潜阳。

【主治】类中风。头晕目眩，目胀耳鸣，脑部热痛，面色如醉，心中烦热，或时常噫气，或

肢体渐觉不利，口眼渐形㖞斜；甚或眩晕颠仆，昏不知人，移时始醒；或醒后不能复原，脉弦长有力。

【证治机理】本方所治之类中风，张氏称之为内中风，系由肝肾阴虚，肝阳偏亢，阳亢化风，气血逆乱所致。风阳上扰，故见头目眩晕、目胀耳鸣、脑部热痛、面红如醉。肝肾阴亏，水不上济，故心中烦热。肝阳上亢，气血逆乱，并走于上，遂致卒中。轻则风中经络，肢体渐觉不利，口眼渐形㖞斜；重则风中脏腑，眩晕颠仆，昏不知人，即《素问·调经论》所谓"血之与气，并走于上，则为大厥，厥则暴死。气复反则生，不反则死"。脉弦长有力亦为肝阳上亢之征。本方证以肝肾阴虚为本，阳亢化风、气血逆乱为标，本虚标实，本缓标急，当急则治标，以镇肝息风为主，佐以滋养肝肾为法。

【方解】方中怀牛膝苦酸性平，归肝肾经，重用以引血下行，折其阳亢，并有补益肝肾之效；代赭石质重沉降，镇肝降逆，合牛膝引气血下行，重在治其标，共为君药。龙骨、牡蛎、龟甲、白芍益阴潜阳，镇肝息风，共为臣药。玄参、天冬滋阴清热，壮水涵木；肝为刚脏，喜条达而恶抑郁，过用重镇之品以强制，势必影响其疏泄条达之性，故又以茵陈、川楝子、生麦芽清泄肝热，疏理肝气，以顺肝性，利于肝阳的平降镇潜，均为佐药。甘草调和诸药为使，合生麦芽又能和胃安中，以防金石、介壳类药物质重碍胃之弊。诸药相伍，镇降下行，重在治标，滋潜清疏，以适肝性，共奏镇肝息风、滋阴潜阳之功。

方中茵陈，张锡纯谓"茵陈为青蒿之嫩者"。故此，后世遂有或用茵陈，或用青蒿者。然据《医学衷中参西录》"茵陈解"及有关医案分析，似以茵陈为是。

【运用】本方为治疗内中风之常用方。以头目眩晕，脑部胀痛，面色如醉，心中烦热，脉弦长有力为辨证要点。原著曾载："心中热甚者，加生石膏一两。痰多者，加胆星二钱。尺脉重按虚者，加熟地黄八钱，净萸肉五钱。大便不实者，去龟板、赭石，加赤石脂一两。"

【附方】建瓴汤（《医学衷中参西录》）　生怀山药一两（30g）　怀牛膝一两（30g）　生赭石轧细，八钱（24g）　生龙骨捣碎，六钱（18g）　生牡蛎捣碎，六钱（18g）　生怀地黄六钱（18g）　生杭芍四钱（12g）　柏子仁四钱（12g）　磨取铁锈浓水，以之煎药。功用：镇肝息风，滋阴安神。主治：肝阳上亢证。症见头目眩晕，耳鸣目胀，心悸健忘，烦躁不宁，失眠多梦，脉弦长而硬。

【鉴别】建瓴汤与镇肝熄风汤均能镇肝息风，滋阴潜阳，用于肝肾阴亏，肝阳上亢之证。但后者镇潜清降之力较强，用于阳亢化风，气血逆乱而见脑部热痛、面色如醉，甚或中风昏仆者；而前者宁心安神之力略优，适用于肝阳上亢而见失眠多梦、心神不宁者。

【方论选录】风名内中，言风自内生，非风自外来也。《内经》谓"诸风掉眩，皆属于肝"。盖肝为木脏，木火炽盛，亦自有风。此因肝木失和，风自肝起。又加以肺气不降，肾气不摄，冲气、胃气又复上逆。于斯，脏腑之气化皆上升太过，而血之上注于脑者，亦因之太过，致充塞其血管而累及神经。其甚者，致令神经失其所司，至昏厥不省人事。西医名为脑充血证，诚由剖解实验而得也。是以方中重用牛膝以引血下行，此为治标之主药。而复深究病之本源，用龙骨、牡蛎、龟板、芍药以镇息肝风。赭石以降胃降冲。玄参、天冬以清肺气，肺中清肃之气下行，自能镇制肝木。至其脉之两尺虚者，当系肾脏真阴虚损，不能与真阳相维系。其真阳脱而上奔，并挟气血以上冲脑部，故又加熟地、萸肉以补肾敛肾。从前所拟之方，原止此数味。后因用此方效者固多，间有初次将药服下，转觉气血上攻而病加剧者，于斯加生麦芽、茵陈、川楝子即无斯弊。盖肝为将军之官，其性刚果，若但用药强制，或转激发其反动之力。茵陈为青蒿之嫩者，得初春少阳升发之气，与肝木同气相求，泻肝热兼舒肝郁，实能将顺肝木之性。麦芽为谷之萌芽，生用之亦善将顺肝木之性，使不抑郁。川楝子善引肝气下达，又能折其反动之力。方中加此三味，而后用此方者，自无他虞也。心中热甚者，当有外感，伏气化热，故加石膏。有痰者，恐痰阻气化之升降，故加胆星也。（张锡纯《医学衷中参西录》）

【医案举例】刘某丁卯来津后，其脑中常觉发热，时或眩晕，心中烦躁不宁，脉象弦长有力，左右皆然，知系脑充血证。盖其愤激填胸，焦思积虑者已久，是以有斯证也。为其脑中觉热，俾用绿豆实于囊中作枕，为外治之法。又治以镇肝熄风汤，于方中加地黄一两，连服数剂，脑中已不觉热。遂去川楝子，又将生地黄改用六钱，服过旬日，脉象和平，心中亦不烦躁，遂将药停服。（《医学衷中参西录》）

【方歌】张氏镇肝熄风汤，龙牡龟牛制亢阳，
　　　　代赭天冬元芍草，茵陈川楝麦芽襄。

天麻钩藤饮
《中医内科杂病证治新义》

【组成】天麻（9g）　钩藤后下（12g）　生决明先煎（18g）　山栀　黄芩（各9g）　川牛膝（12g）　杜仲　益母草　桑寄生　夜交藤　朱茯神（各9g）（原著本方无用量）

【用法】水煎服。

【功用】平肝息风，清热活血，补益肝肾。

【主治】肝阳偏亢，肝风上扰证。头痛，眩晕，失眠，舌红苔黄，脉弦数。

【证治机理】本证系由肝肾不足，肝阳偏亢，生风化热所致。肝阳偏亢，风阳上扰，故头痛、眩晕；肝阳有余，化热扰心，故心神不安、失眠多梦；舌红苔黄，脉弦数为肝阳上扰之征。证属本虚标实，而以标实为主；治以平肝息风为主，佐以清热安神，补益肝肾之法。

【方解】方中天麻、钩藤平肝息风，为君药。石决明咸寒质重，平肝潜阳，除热明目，助君平肝息风之力；川牛膝引血下行，兼益肝肾，并能活血利水，共为臣药。杜仲、寄生补益肝肾以治本；栀子、黄芩清肝降火，以折其亢阳；益母草合川牛膝活血利水，以利平降肝阳；夜交藤、朱茯神宁心安神，均为佐药。诸药合用，清平养并用，主以平肝；心肝肾同治，重在治肝，共奏平肝息风，清热活血，补益肝肾之功。

【运用】本方为治疗肝阳偏亢，肝风上扰证之常用方。以头痛，眩晕，失眠，舌红苔黄，脉弦为辨证要点。重症可易生决明为羚羊角，则药力益著。

【鉴别】镇肝熄风汤与天麻钩藤饮均可平肝息风，补益肝肾，主治肝肾阴虚，肝阳偏亢，肝风内动，风阳上扰之头痛、眩晕。然镇肝熄风汤重用怀牛膝引血下行，配伍代赭石、龙骨、牡蛎重镇降逆潜阳，龟甲、白芍、玄参、天冬滋阴清热，茵陈、川楝子、生麦芽疏肝泄热；全方配伍重镇降逆、滋阴潜阳力颇著，兼以引气血下行；宜于肝肾阴亏较重，肝阳偏亢，气血逆乱之类中风。症见眩晕、脑中热痛、面色如醉、肢体不利、脉弦长有力等。天麻钩藤饮以天麻、钩藤、石决明平肝潜阳息风，伍杜仲、寄生补益肝肾，栀子、黄芩清肝降火，川牛膝、益母草活血利水，夜交藤、朱茯神养心安神；全方配伍重镇滋阴潜阳之力稍逊，但兼清热安神，活血利水之功，宜于肝肾阴亏较轻，肝阳独亢，风火上扰之证。症见眩晕、头痛、失眠、舌红苔黄、脉弦或数等。

【方论选录】本方为平肝降逆之剂，以天麻、钩藤、生决明之平肝祛风降逆为主，辅以清降之山栀、黄芩，活血之牛膝、茺蔚，滋肝肾之桑寄生、杜仲等，滋肾以平肝之逆，并辅夜交藤、朱茯神，以安神安眠，缓解其失眠。故为用于肝厥头痛、晕眩、失眠之良剂。（胡光慈《中医内科杂病证治新义》）

【方歌】天麻钩藤益母桑，栀芩清热决潜阳，

杜仲牛膝益肾损，茯神夜交安眠良。

大定风珠
《温病条辨》

【组成】生白芍六钱（18g）　阿胶三钱（9g）　生龟板四钱（12g）　干地黄六钱（18g）　麻仁二钱（6g）五味子二钱（6g）　生牡蛎四钱（12g）　麦冬连心，六钱（18g）　炙甘草四钱（12g）　鸡子黄生，二枚（2个）　鳖甲生，四钱（12g）

【用法】水八杯，煮取三杯，去滓，入阿胶烊化，再入鸡子黄，搅令相得，分三次服（现代用法：水煎去渣，入阿胶烊化，再入鸡子黄搅匀，分3次温服）。

【功用】滋阴息风。

【主治】阴虚风动证。温病后期，神倦瘛疭，舌绛苔少，脉气虚弱，有时时欲脱之势。

【证治机理】本证系由温病迁延日久，邪热灼伤真阴，或因误汗、妄攻，重伤阴液所致。肝为风木之脏，阴液大亏，水不涵木，虚风内动，而见手足瘛疭；真阴欲竭，故见神倦乏力、舌绛少苔、脉弱有时时欲脱之势。本证邪热已去八九，真阴仅存一二，故治宜味厚滋补之品，滋阴养液，填补欲竭之真阴，平息内动之虚风。

【方解】方中鸡子黄、阿胶均为血肉有情之品，滋阴养液以息风。重用生白芍、干地黄、麦冬滋水涵木，柔肝濡筋。阴虚则阳浮，故以龟甲、鳖甲、牡蛎等介类潜镇之品，滋阴潜阳，重镇息风；麻仁养阴润燥；五味子味酸善收，与滋阴药相伍而收敛真阴；以上诸药相伍，共助滋阴息风之功。炙甘草调和药性。诸药相伍，血肉有情之品与滋养潜镇之药合方，寓息风于滋养之中，共成"酸甘咸法"，使真阴得复，浮阳得潜，则虚风自息。

【运用】本方为治疗温病后期，真阴大亏，虚风内动证之常用方。以神倦瘛疭，舌绛苔少，脉虚弱为辨证要点。原著曾载："喘，加人参；自汗者，加龙骨、人参、小麦；悸者，加茯神、人参、小麦。"若阴液虽亏而邪热犹盛者，则非本方所宜。《温病条辨》卷三有言："壮火尚盛者，不得用定风珠、复脉。"

【附方】

1. 小定风珠（《温病条辨》）　鸡子黄生用，一枚（1个）　真阿胶二钱（6g）　生龟板六钱（18g）　童便一杯（15mL）　淡菜三钱（9g）　水五杯，先煮龟甲、淡菜，得二杯，去滓，入阿胶，上火烊化，内鸡子黄，搅令相得，再冲童便，顿服之。功用：滋阴息风止哕。主治：温邪久踞下焦，既厥且哕，脉细而劲。

2. 三甲复脉汤（《温病条辨》）　炙甘草六钱（18g）　干地黄六钱　（18g）　生白芍六钱（18g）　麦冬不去心，五钱（15g）　阿胶三钱（9g）　麻仁三钱（9g）　生牡蛎五钱（15g）　生鳖甲八钱（24g）　生龟板一两（30g）　水八杯，煮取三杯，分三次服。功用：滋阴复脉，潜阳息风。主治：温病热邪久羁下焦，热深厥甚，心中憺憺大动，甚者心中痛。或手足蠕动者，脉细促。

【鉴别】大、小定风珠和三甲复脉汤同为滋阴息风之剂，均治阴虚风动之证。其中大定风珠属"酸甘咸法"，滋阴息风之力较强，兼能收敛阴气，适用于阴虚风动重证，有时时欲脱之势者；小定风珠属"甘寒咸法"，滋阴息风之力较弱，但能降火安神，主治阴虚风动轻证，伴有呃逆者；三甲复脉汤属"咸寒甘润法"，具有养心复脉之功，功效长于复脉而息风之力稍逊，故吴氏用以治疗阴虚风动而心脉失养，心中憺憺大动，甚则心痛，脉细促者。

【方论选录】此邪气已去八九，真阴仅存一二之治也，观脉虚苔少可知。故以大队浓浊填阴塞隙，介属潜阳镇定。以鸡子黄一味，从足太阴，下安足三阴，上济手三阴，使上下交合，阴得安其位，斯阳可立根基，俾阴阳有眷属一家之义，庶可不致绝脱欤！（吴鞠通《温病条辨》卷三）

【医案举例】额氏，二十二岁。除夕日亥时，先是产后受寒痹痛，医用桂附等极燥之品，服之大效。医见其效也，以为此人非此不可，用之一年有余，不知温燥与温养不同，可以治病，不可以养生，以致少阴津液被劫无余。厥阴头痛，单颠顶一点痛不可忍，畏明，至于窗间有豆大微光即大叫，必室如漆黑而后少安，一日厥去四五次，脉弦细数，按之无力，危急已极，勉与定风珠潜阳育阴，以息肝风。

大生地八钱，麻仁四钱，生白芍四钱，生龟板六钱，麦冬（不去心）四钱，生阿胶四钱，生鳖甲六钱，海参二条，生牡蛎六钱，鸡子黄（去渣后，化入搅匀）二枚，甘草（炙）五钱。煮成八杯，去渣，上火煎成四杯，不时频服。

正月初一，微见小效，加鲍鱼片一两，煮成十杯，去渣，煎至五杯，服如前。初二日，又见效，方法如前。初三日，厥止，头痛大减，犹畏明，方法如前。初四日，腰以上发热，腰以下冰凉，上下浑如两截，身左半有汗，身右半无汗，左右浑如两畔，自古方书未见是症，窃思古人云：琴瑟不调，必改弦而更张之，此症当令其复厥后再安则愈。照前方定风珠减半，加青蒿八分，当夜即厥二三次。初五日，照前定风珠原方分量一帖，服后厥止神安。初七日，仍照前方。初八日，方皆如前，渐不畏明。至正月二十日外，撤去帐幔，汤药服至二月春分后，与专翕大生膏一料痊愈。（《吴鞠通医案》）

【方歌】大定风珠鸡子黄，胶芍三甲五味襄，

麦冬生地麻仁草，滋阴息风是妙方。

阿胶鸡子黄汤
《通俗伤寒论》

【组成】陈阿胶烊冲，二钱（6g） 生白芍三钱（9g） 石决明杵，五钱（15g） 双钩藤二钱（6g） 大生地四钱（12g） 清炙草六分（2g） 生牡蛎杵，四钱（12g） 络石藤三钱（9g） 茯神木四钱（12g） 鸡子黄先煎代水，二枚（2个）

【用法】水煎服。

【功用】滋阴养血，柔肝息风。

【主治】邪热久羁，阴血不足，虚风内动证。筋脉拘急，手足瘛疭，或头晕目眩，舌绛苔少，脉细数。

【证治机理】本证系由邪热久羁，耗伤阴血，虚风内动所致。温热病后，津血已伤，筋脉失养，则见筋脉拘急、手足瘛疭；头目眩晕，为水不涵木，肝阳上浮，肝风上扰之象；舌绛苔少，脉细数，为阴虚津灼之征。治以滋阴养血，柔肝息风为主，辅以潜阳通络之法。

【方解】方中阿胶、鸡子黄乃血肉有情之品，滋阴养血，濡养筋脉。生地、白芍滋阴养血，柔肝息风。阴血虚者无以制阳，肝阳浮亢而生风，故以钩藤、石决明、牡蛎平肝潜阳而息风；茯神木平肝安神，兼能通络；络石藤舒筋活络。炙甘草调和诸药，合白芍酸甘化阴，舒筋缓急。全方血肉有情之品与滋养平潜之药相伍，共奏养血滋阴、柔肝息风之功。

【运用】本方为治疗邪热久羁，阴血不足，虚风内动证之常用方。以筋脉拘急，手足瘛疭，舌绛苔少，脉细数为辨证要点。

【方论选录】血虚生风者，非真有风也，实因血不养筋，筋脉拘挛，伸缩不能自如，故手足瘛疭。类似风动，故名曰内虚暗风，通称肝风。温热病末路多见此症者，以热伤血液故也。方以阿胶、鸡子黄为君，取其血肉有情，液多质重，以滋血液而熄肝风；臣以芍、草、茯神木，一则酸甘化阴以柔肝，一则以木制木而熄风。然心血虚者，肝阳必亢，故佐以决明、牡蛎介类潜阳；筋挛者，络亦不舒，故使以钩藤、络石通络舒筋也。此为养血滋阴、柔肝熄风之良方。（俞根初《重订通俗伤寒论》）

【医案举例】阿胶、鸡子黄二味，昔吾老友赵君晴初，多所发明。试述其说曰：族孙诗卿妇患肝风症，周身筋脉拘挛，神志不昏，此肝风不直上巅脑而横窜筋脉者，余用阿胶、鸡子黄、生地、制首乌、女贞子、白芍、甘草、麦冬、茯神、牡蛎、木瓜、钩藤、络石、天仙藤、丝瓜络等，出入为治，八剂愈。病人自述病发时，身体如入罗网，内外筋脉牵绊拘紧，痛苦异常，服药后辄觉渐松，迨后不时举发。觉面上肌肉蠕动，即手足筋脉抽紧，疼痛难伸，只用鸡子黄两枚，煎汤代水，溶入阿胶三钱，服下当即痛缓，筋脉放宽，不服他药，旋发旋轻，两月后竟不复发。盖二味血肉有情，质重味厚，大能育阴熄风，增液润筋，故效验若斯。吴鞠通先生曰鸡子黄为定风珠，立有大定风珠、小定风珠二方，允推卓识。观此一则，足见俞与赵所见略同，宜乎后先辉映也。（俞根初《重订通俗伤寒论》）

【方歌】阿胶鸡子黄汤好，地芍钩藤牡蛎草，
　　　　　决明茯神络石藤，阴虚动风此方保。

复习思考题

1. 川芎茶调散中何药用量最多？其配伍意义是什么？其主治何种外邪所致之头痛？用茶清调服的意义是什么？

2. 结合大秦艽汤、消风散组方配伍论述"治风先止血，血行风自灭"之理。

3. 如何理解小活络丹"峻药缓用"之特点？

4. 玉真散与牵正散组方原理有何不同？

5. 羚角钩藤汤与镇肝熄风汤、天麻钩藤饮之组方原理有何异同？

6. 镇肝熄风汤组方配伍是如何体现适合肝"体阴用阳"之性的？

7. 大定风珠与阿胶鸡子黄汤主治、配伍有何异同？

8. 如何理解《温病条辨》卷三之"壮火尚盛者，不得用定风珠、复脉"？

9. 试述薄荷在川芎茶调散、地黄饮子、逍遥散、银翘散、桑菊饮中的配伍意义各是什么？

第十五章

治燥剂

扫一扫，查阅
本章数字资源，
含 PPT、音视
频、图片等

凡以轻宣外燥或滋阴润燥等作用为主，用于治疗燥证的方剂，统称为治燥剂。

燥证分外燥和内燥两类。凡感受秋令燥邪所致的凉燥或温燥，均属外燥证。《通俗伤寒论》云："秋深初凉，西风肃杀，感之者多病风燥，此属燥凉，较严冬为轻。若久晴无雨，秋阳以曝，感之者病多温燥，此属燥热，较暮春风温为重。"内燥是由于津液亏耗、脏腑失润所致，常累及肺、胃、肾、大肠等脏腑，上燥多病在肺，中燥多涉及胃，下燥多累于肾或大肠。根据"燥者濡之"的原则，治疗燥证当以濡润为法。外燥宜轻宣祛邪外达，凉燥治以辛苦温润，温燥治以辛凉甘润；内燥宜滋养濡润复津，治以甘凉濡润。故治燥剂分为轻宣外燥剂和滋润内燥剂两类。

治燥剂多由甘凉滋润药物为主组成，易于助湿碍气而影响脾胃运化，故素体多湿、脾虚便溏、气滞痰盛者均当慎用。燥邪最易化热，伤津耗气，故运用治燥剂有时尚需配伍清热泻火或益气生津之品，不宜配伍辛香耗津或苦寒化燥之品，以免重伤津液。

第一节　轻宣外燥剂

轻宣外燥剂，适用于外感凉燥或温燥之证。代表方如杏苏散、桑杏汤、清燥救肺汤等。

杏苏散
《温病条辨》

【组成】苏叶（9g）　半夏（9g）　茯苓（9g）　甘草（3g）　前胡（9g）　苦桔梗（6g）　枳壳（6g）　生姜（3片）　橘皮（6g）　大枣去核（3枚）　杏仁（9g）（原著本方无用量）

【用法】水煎温服。

【功用】轻宣凉燥，理肺化痰。

【主治】外感凉燥证。恶寒无汗，头微痛，咳嗽痰稀，鼻塞咽干，苔白，脉弦。

【证治机理】本证乃因外感凉燥，肺失宣肃，痰湿内阻所致。凉燥袭表，则恶寒无汗、头微痛；凉燥伤肺，则肺失宣肃，津液内聚，则咳嗽痰稀；鼻为肺之门户，肺气为燥邪郁遏，燥伤肺津，则鼻塞咽干。苔白、脉弦亦为外感凉燥可见之象。治宜轻宣凉燥，理肺化痰。

【方解】方中苏叶辛温不燥，发汗解表，宣畅肺气，使凉燥之邪从表而解；杏仁苦温而润，肃降肺气，润燥止咳。二药配伍，苦辛温润，共为君药。前胡既助苏叶疏风解表，又助杏仁降气化痰；桔梗、枳壳宣降肺气，既疏理胸膈气机，又化痰止咳祛邪。三药合用，有宣有降，使气顺津布，痰消咳止，共用为臣。橘皮、半夏行气燥湿化痰；茯苓渗湿健脾以杜生痰之源；生姜、大枣调和营卫，滋脾生津以助润燥，共为佐药。甘草调和药性，且合桔梗宣肺利咽，为佐使之用。诸药配伍，外可轻宣凉燥，内可理肺健脾化痰，使表解痰消，肺气和降，诸症可除。

【运用】本方为治疗凉燥证之代表方。以恶寒无汗，咳嗽痰稀，鼻塞咽干，苔白，脉弦为辨证要点。原著曾载："无汗，脉弦甚或紧者，加羌活，微透汗。汗后咳不止，去苏叶、羌活，加苏梗。兼泄泻腹满者，加苍术、厚朴。头痛兼眉棱骨痛者，加白芷。热甚加黄芩，泄泻腹满者不用。"以资临证参佐。

【方论选录】夫燥淫所胜，平以苦温，即可见金燥之治法。经又云：阳明之胜，清发于中，大凉肃杀，华英改容。当此之时，人身为骤凉所束，肺气不舒，则周身气机为之不利，故见以上等证。方中用杏仁、前胡，苦以入肺，外则达皮毛而解散，内可降金令以下行；苏叶辛苦芳香，内能快膈，外可疏肌。凡邪束于表，肺气不降，则内之津液蕴聚为痰，故以二陈化之。枳、桔升降上下之气，姜、枣协和营卫，生津液，达腠理，且寓攘外安内之功，为治金燥微邪之一则耳。（张秉成《成方便读》卷三）

【方歌】杏苏散内夏陈前，枳桔苓草姜枣研，

　　　　轻宣温润治凉燥，咳止痰化病自痊。

桑杏汤
《温病条辨》

【组成】桑叶一钱（3g）　杏仁一钱五分（4.5g）　沙参二钱（6g）　象贝一钱（3g）　香豉一钱（3g）　栀皮一钱（3g）　梨皮一钱（3g）

【用法】水二杯，煎取一杯，顿服之，重者再作服（现代用法：水煎服）。

【功用】清宣温燥，润肺止咳。

【主治】外感温燥证。头痛，身热不甚，微恶风寒，口渴，咽干鼻燥，干咳无痰，或痰少而黏，舌红，苔薄白而干，脉浮数而右脉大。

【证治机理】本证系由温燥伤于肺卫，肺失清肃，津液受损所致。温燥乃初秋之气，邪犯肺卫，其病轻浅，故头痛、身热不甚、微恶风寒；燥邪为患，肺先受之，燥性干涩，易伤津液，故见咳嗽无痰或痰少而黏、口渴、咽干鼻燥；舌红，苔薄白而干为温燥邪气在肺卫之征；右脉候肺，温燥伤肺卫，故脉浮数而右脉大。治宜辛凉清宣以解表，润肺化痰以止咳。

【方解】方中桑叶轻清宣散，长于疏散风热，宣肺清热；杏仁苦温润降，功善肃降肺气而止咳，二药配伍宣肺止咳。淡豆豉辛凉透散，以助桑叶轻宣发表；象贝清热化痰，以助桑叶清热之力。沙参养阴生津，润肺止咳；梨皮益阴降火，生津润肺；栀子皮质轻而寒，入上焦清泄肺热，三药相伍，滋阴润燥而泻火。诸药合用，辛凉甘润并用，透散温燥而不伤津，凉润肺金而不滋腻，共奏清宣温燥、润肺止咳之功。

【运用】本方为治疗外感温燥轻证之常用方。以发热不甚，干咳无痰，或痰少而黏，右脉数大为辨证要点。本方意在清宣，故药量不宜过重，煎煮时间不宜过长，以体现"治上焦如羽，非轻不举"之法。

【鉴别】桑杏汤与杏苏散均可轻宣外燥，用治外燥咳嗽。杏苏散治疗外感凉燥证，系燥邪束肺，肺失宣肃，痰湿内阻所致，故以辛温解表之苏叶、杏仁，配宣肺化痰止咳之品，构成苦温甘辛法，意在轻宣凉燥、理肺化痰；桑杏汤治疗外感温燥证，系燥袭肺卫，肺失清肃，津液受损所致，故以辛凉解表之桑叶、杏仁配伍清热润肺止咳之品，乃辛凉甘润法，意在清宣温燥、凉润

肺金。

　　桑杏汤与桑菊饮中均用桑叶、杏仁，可治感受外邪、肺气失宣所致的咳嗽口渴、身热不甚、脉浮数之证。桑菊饮中配伍薄荷、菊花、连翘以疏散风热，体现辛凉解表法，适用于风温初期，津伤不甚的身不甚热、口微渴等风热袭肺之证候；而桑杏汤配伍养阴润肺生津的沙参、梨皮，体现辛凉甘润法，适用于外感温燥较轻之证候。

　　【方论选录】此因燥邪伤上，肺之津液素亏，故见右脉数大之象，而辛苦温散之法，似又不可用矣。止宜轻扬解外，凉润清金耳。桑乃箕星之精，箕好风，故善搜风，其叶轻扬，其纹象络，其味辛苦而平，故能轻解上焦脉络之邪。杏仁苦辛温润，外解风寒，内降肺气。但微寒骤束，胸中必为不舒，或痰或滞，壅于上焦，久而化热，故以香豉散肌表之客邪，宣胸中之陈腐。象贝化痰，栀皮清热。沙参、梨皮养阴降火，两者兼之，使邪去而津液不伤，乃为合法耳。（张秉成《成方便读》卷三）

　　【医案举例】盛陵徐闰女，秋燥发热，脉浮数，咳嗽气急，舌微黄，渴不多饮，症非轻貌，宜防昏变，候正。薄荷钱半，桑叶三钱，光杏仁三钱，象贝三钱，连翘三钱，蝉衣钱半，广橘红一钱，淡豆豉三钱，花粉三钱，前胡钱半，淡竹叶三钱，引活水芦根一两。二帖。（《邵兰荪医案》）

　　【方歌】桑杏汤中象贝宜，沙参栀豉与梨皮，
　　　　　　身热咽干咳痰少，辛凉甘润燥能医。

清燥救肺汤
《医门法律》

　　【组成】桑叶经霜者，去枝、梗，净叶，三钱（9g）　石膏煅，二钱五分（7.5g）　甘草一钱（3g）　人参七分（2g）　胡麻仁炒，研，一钱（3g）　真阿胶八分（2.5g）　麦门冬去心，一钱二分（3.5g）　杏仁泡，去皮尖，炒黄，七分（2g）　枇杷叶刷去毛，蜜涂，炙黄，一片（3g）

　　【用法】水一碗，煎六分，频频二、三次，滚热服（现代用法：水煎服）。

　　【功用】清燥润肺，益气养阴。

　　【主治】温燥伤肺证。身热头痛，干咳无痰，气逆而喘，咽喉干燥，鼻燥，胸满胁痛，心烦口渴，舌干少苔，脉虚大而数。

　　【证治机理】本方治疗温燥伤肺重证，多由秋令久晴无雨，温燥伤肺所致。肺合皮毛而主表，燥热伤肺，故身热头痛；温燥伤肺，肺失肃降，故干咳无痰、气逆而喘、胸满胁痛、咽喉干燥、鼻燥；燥热偏重，灼伤气阴，则心烦口渴、舌干少苔、脉虚大而数。治当清肺燥，补气阴。

　　【方解】方中重用桑叶，其经霜而柔润不调者，得秋之金气，秉清肃之性，质轻辛凉，入肺而清透宣泄燥热，清肺止咳。石膏辛甘大寒，善清肺热而兼能生津止渴；与甘寒养阴生津之麦门冬相伍，可助桑叶清除温燥，并兼顾损伤之津液。肺为娇脏，清肺不可过于寒凉，故石膏煅用。《素问·脏气法时论》曰："肺苦气上逆，急食苦以泄之。"用少量杏仁、枇杷叶苦降肺气，止咳平喘；阿胶、胡麻仁以助麦门冬养阴润燥。《难经·十四难》云："损其肺者，益其气。"土为金之母，故用人参、甘草益气补中，培土生金，且甘草兼以调和药性。诸药合用，宣、清、润、补、降五法并用，气阴双补，培土生金，使肺金之燥热得以清宣，肺气之上逆得以肃降，则燥热伤肺之证自除。

　　【运用】本方为治疗温燥伤肺重证之代表方。以身热，干咳无痰，气逆而喘，舌干少苔，脉

虚大而数为辨证要点。原著曾载："痰多加贝母、瓜蒌；血枯加生地黄；热甚加犀角（水牛角代）、羚羊角，或加牛黄。"本方证治虽属外燥，但温燥伤肺较重，故临证可依肺热及阴伤之程度，调整桑叶、石膏、麦冬等药之用量，不可拘泥，当圆机活法。

【附方】**沙参麦冬汤**（《温病条辨》） 沙参三钱（9g） 玉竹二钱（6g） 生甘草一钱（3g） 冬桑叶一钱五分（4.5g） 麦冬三钱（9g） 生扁豆一钱五分（4.5g） 花粉一钱五分（4.5g） 水五杯，煮取二杯，日再服。久热久咳者，加地骨皮三钱（9g）。功用：清养肺胃，生津润燥。主治：燥伤肺胃阴分证。症见咽干口燥，或身热，或干咳，舌红少苔，脉细数。

【鉴别】清燥救肺汤与桑杏汤均用桑叶、杏仁轻宣温燥、苦降肺气，同治温燥伤肺之证。然二方治证轻重有别，桑杏汤由辛凉解表合甘凉而润药物组成，清燥润肺作用弱于清燥救肺汤，治疗燥伤肺卫、津液受灼之温燥轻证，症见头痛微热、咳嗽不甚、鼻燥咽干等；清燥救肺汤由辛寒清热及益气养阴药物组成，清燥益肺作用均强，治疗燥热偏重、气阴两伤之温燥重证，症见身热咳喘、心烦口渴、脉虚大而数者。

沙参麦冬汤中沙参、麦冬同用，重在滋养肺胃之阴，生津以润燥，此方被吴鞠通称为"甘寒救其津液"之法，其主治病证较清燥救肺汤所治之燥热为轻，但肺胃同病且燥伤阴分，故其证当见身热不高，咳嗽不甚，而口干鼻燥，咽干口渴，舌干少苔，脉细数。

【方论选录】燥曰清者，伤于天之燥气，当清以化之，非比内伤血燥宜于润也。肺曰救者，燥从金化，最易自戕肺气。经言秋伤于燥，上逆而咳，发为痿厥。肺为娇脏，不容缓图，故曰救。石膏之辛，麦门之甘，杏仁之苦，肃清肺经之气；人参、甘草生津补土，培肺之母气；桑叶入肺走肾，枇杷叶入肝走肺，清西方之燥，泻东方之实；阿胶、胡麻色黑入肾，壮生水之源，虽亢火害金，水得承而制之，则肺之清气肃而治节行，尚何有喘呕痿厥之患哉？（王子接《绛雪园古方选注》）

【医案举例】体禀阴虚，水不涵木，肝胆气火偏旺，木火凌金，肺失清肃。时在燥金司气，加以秋燥，风邪乘虚袭入，风燥相搏，金受火刑，咳嗽见红，咯痰色青，胸胁引痛，午寒午热，内热为甚，今但燥咳，烘热汗溢，明是阴虚阳浮之征。脉濡小数，右寸关独大于诸部，舌质光红，中后微有黄苔。以脉参证，恐其阳络血溢，现近霜降节候，慎防加剧。谨拟喻氏清燥救肺出入为法，冀其退机，附方请政。西洋参，杷叶，炙甘草，冰糖水炒石膏，玫瑰花，连心麦冬，真川贝，陈阿胶，鸭血炒，丝瓜络，北杏仁，火麻仁，东白芍，经霜桑叶。（《清代名医医案精华》）

【方歌】清燥救肺参草杷，石膏胶杏麦胡麻，
　　　　经霜收下干桑叶，解郁滋干效堪夸。

第二节　滋润内燥剂

滋润内燥剂，适用于脏腑津液不足之内燥证。代表方如麦门冬汤、养阴清肺汤、百合固金汤等。

麦门冬汤
《金匮要略》

【组成】麦门冬七升（42g） 半夏一升（6g） 人参三两（9g） 甘草二两（6g） 粳米三合（6g） 大枣十二枚（4枚）

【用法】上六味，以水一斗二升，煮取六升，温服一升，日三夜一服（现代用法：水煎服）。

【功用】滋养肺胃，降逆下气。

【主治】

1. 虚热肺痿。咳唾涎沫，短气喘促，咽干口燥，舌红少苔，脉虚数。

2. 胃阴不足证。气逆呕吐，口渴咽干，舌红少苔，脉虚数。

【证治机理】虚热肺痿乃因肺胃阴津耗损，虚火上炎所致。肺胃阴伤，金失土养，肺叶枯萎，肃降失职，故短气喘促，咽干口燥；肺不布津，聚液为痰，故咳唾涎沫。胃阴不足，气不降而升，故气逆呕吐；胃阴不足，津不上承，故口渴咽干；舌红少苔，脉虚数亦为阴虚内热之象。以上二证均属肺胃阴虚，气逆不降。治宜润肺益胃，降逆下气。

【方解】方中重用七升麦门冬为君，甘寒清润，养阴生津，滋液润燥，兼清虚热，两擅其功。然是证为肺胃阴亏之燥证，但亦有肺胃之气上逆之候，遂臣以一升温燥之半夏降逆下气、化痰和胃，一则降逆以止咳、呕，二则开胃行津以助润肺，三则防大剂量麦冬之滋腻壅滞，麦冬得半夏滋而不腻，半夏得麦冬燥不伤津，二者相反相成。人参健脾补气，俾脾胃气旺，自能于水谷之中生化津液，上润于肺，亦即"阳生阴长"之意。甘草、粳米、大枣甘润性平，合人参以和中滋液，培土生金，以上俱为佐药。甘草调和药性，兼作使药。诸药相合，甘寒清润之中佐以辛温降逆之品，滋而不腻，温而不燥，培土生津，肺胃并治，使肺胃阴复，逆气得降，中土健运，诸症自愈。

【运用】本方为治疗肺胃阴伤，火逆上气证之常用方。以咳唾涎沫，短气喘促，或呕吐，口渴咽干，舌红少苔，脉虚数为辨证要点。

【方论选录】于竹叶石膏汤中偏除方名二味，而加麦门冬数倍为君。人参、甘草、粳米以滋肺母，使水谷之精皆得以上注于肺，自然沃泽无虞。当知火逆上气，皆是胃中痰气不清，上溢肺隧，占据津液流行之道而然，是以倍用半夏，更用大枣通津涤饮为先，奥义全在乎此。若浊饮不除，津液不致，虽曰用润肺生津之剂，乌能建止逆下气之绩哉？俗以半夏性燥不用，殊失立方之旨。（张璐《千金方衍义》）

【医案举例】徐四一，肺痿，频吐涎沫，食物不下，并不渴饮，岂是实火？津液荡尽，二便日少。宗仲景甘药理胃，乃虚则补母，仍佐宣通脘间之扞格。人参、麦冬、熟半夏、生甘草、白粳米、南枣肉。（《临证指南医案》）

【方歌】麦门冬汤用人参，枣草粳米半夏存，

肺痿咳逆因虚火，清养肺胃此方珍。

养阴清肺汤
《重楼玉钥》

【组成】大生地二钱（6g） 麦门冬一钱二分（4g） 生甘草五分（2g） 元参钱半（5g） 贝母去心，八分（3g） 丹皮八分（3g） 薄荷五分（2g） 炒白芍八分（3g）

【用法】水煎服。

【功用】养阴清肺，解毒利咽。

【主治】阴虚肺燥之白喉。喉间起白如腐，不易拭去，咽喉肿痛，初期或发热或不发热，鼻干唇燥，或咳或不咳，呼吸有声，似喘非喘，脉数无力或细数。

【证治机理】白喉多因素体阴虚蕴热，复感燥气疫毒所致。《重楼玉钥》云："缘此症发于肺

肾，凡本质不足者，或遇燥气流行，或多食辛热之物，感触而发。"喉属肺系，少阴肾经循喉咙系舌本，肺肾阴虚，虚火上炎，复感燥热疫毒之热上熏，炼液灼津，以致咽喉肿痛，布生假膜，起白如腐，不易拭去，且发展迅速；热达于外，则初期即有发热，若热闭于里，则可不发热；疫毒深重，气道受阻，肺阴耗伤，宣肃失令，故鼻干唇燥，呼吸有声，似喘非喘，或咳或不咳；脉数无力或细数，乃阴虚有热之征。治宜养阴清肺为主，兼解毒利咽。

【方解】方中重用生地，其甘寒之性，既能滋肾水而救肺燥，又能清热凉血而解疫毒，标本兼治，故以生地之力统领全方。麦门冬养阴润肺清热，益胃生津润喉；玄参清热解毒散结，启肾水上达于咽喉；白芍敛阴和营泄热，三药共助生地养阴清热、凉血解毒。丹皮凉血活血消肿，贝母润肺化痰散结，薄荷辛凉宣散利咽。生甘草清热解毒兼以调和药性。全方甘寒辛凉并用，清解之中寓以宣散之法，养阴扶正与清肺解毒相合，正邪并治，标本兼顾。

【运用】本方为治疗阴虚白喉之常用方。以喉间起白如腐，不易拭去，咽喉肿痛，鼻干唇燥为辨证要点。白喉忌解表，尤忌辛温发汗。原书方后记载："如有内热及发热，不必投表药，照方服去，其热自除。"

【方论选录】按白腐一证，即所谓白缠喉是也。诸书皆未论及，惟《医学心悟》言之，至于论治之法，亦未详备。缘此症发于肺肾，凡本质不足者，或遇燥气流行，或多食辛热之物，感触而发。初起者发热，或不发热，鼻干唇燥，或咳或不咳，鼻通者轻，鼻塞者重。音声清亮，气息调匀易治。若音哑气急，即属不治。近有好奇之辈，一遇此症，即用象牙片动手于喉中，妄刮其白，益伤其喉，更速其死，岂不哀哉！余与既均三弟疗治以来，未尝误及一人，生者甚众。经治之法，不外肺肾，总要养阴清肺，兼辛凉而散为主。（郑梅涧《重楼玉钥》卷上）

【医案举例】李君楚枏女，年方十岁，患燥症，红喉转白，服发散药，米饮不入口已数日矣。延余往诊：口渴，身大热，无汗，心烦，夜不安枕，舌无苔，鲜红多刺，幸有浮液，不甚干燥，脉浮大而芤。余曰：此乃燥症误表，挽回甚难。为疏养阴清肺汤，大剂频服，勉尽人事。次日遍身露红斑，几无完肤。余曰：内邪外出，此生机也。仍守原方大剂加味，每日夜尽三剂，三日而平复，续以养阴方善后。闻愈后半月，发肤爪甲尽脱，燥症误表之为害，有如此者。（《遯园医案》卷上）

【方歌】养阴清肺是妙方，玄参草芍冬地黄，
薄荷贝母丹皮入，时疫白喉急煎尝。

百合固金汤
《慎斋遗书》

【组成】熟地　生地　归身各三钱（各9g）　白芍　甘草各一钱（各3g）　桔梗　玄参各八分（各3g）贝母　麦冬　百合各一钱半（各6g）

【用法】水煎服。

【功用】滋润肺肾，止咳化痰。

【主治】肺肾阴亏，虚火上炎证。咳嗽气喘，痰中带血，咽喉燥痛，头晕目眩，午后潮热，骨蒸盗汗，舌红少苔，脉细数。

【证治机理】本证乃由肺肾阴虚，虚火上炎所致。肺失濡润，火伤血络，故咳嗽气喘、痰中带血；阴精不足，头目失养，故头晕目眩；阴虚则生内热，故午后潮热、骨蒸盗汗；喉为肺系，肾脉挟咽，肺肾阴亏，津液不能上潮咽喉，加之虚火上攻，故咽喉燥痛；舌红少苔、脉细数，为

阴虚内热之象。治宜滋养肺肾之阴，止咳化痰。

【方解】方中生、熟二地为君，滋补肾阴亦养肺阴，熟地兼能补血，生地兼能凉血。臣以百合、麦冬滋养肺阴并润肺止咳；玄参咸寒，协二地滋肾阴，且降虚火。君臣相伍，滋肾润肺，金水并补。佐以贝母，清热润肺，化痰止咳；桔梗载药上行，化痰散结，并利咽喉；当归、芍药补血敛肺止咳。佐使以甘草，调和诸药，且与桔梗为伍以利咽喉。诸药相合，肺肾同治，金水相生，润中寓清，共奏滋阴凉血、降火消痰之功。

【运用】本方为滋补肺肾，止咳化痰之常用方。以咳嗽气喘，痰中带血，咽喉燥痛，舌红少苔，脉细数为辨证要点。

【方论选录】此手太阴、足少阴药也。金不生水，火炎水干，故以二地助肾滋水退热为君；百合保肺安神，麦冬清热润燥，元参助二地以生水，贝母散肺郁而除痰，归、芍养血，兼以平肝，甘、桔清金，成功上部，皆以甘寒培元清本，不欲以苦寒伤生发之气也。（汪昂《医方集解·补养之剂》）

【方歌】百合固金二地黄，玄参贝母桔甘藏，
　　　　麦冬芍药当归配，喘咳痰血肺家伤。

琼玉膏
申铁瓮方，录自《洪氏集验方》

【组成】新罗人参春一千下，为末，二十四两（6g）　生地黄九月采、捣，十六斤（30g）　雪白茯苓木春千下，为末，四十九两（12g）　白沙蜜十斤（20g）

【用法】人参、茯苓为细末，蜜用生绢滤过，地黄取自然汁，捣时不得用铁器，取汁尽去滓，用药一处，拌和匀，入银、石器或好瓷器内封用。每晨服二匙，以温酒化服，不饮酒者，白汤化之（现代用法：前三味加水煎3次，合并药液，浓缩至稠膏。另取白蜜加入搅匀，加热微炼，瓶装密封备用。每服9～15g，早晚各服1次，温开水冲服或酒化服；亦可为汤剂，水煎服）。

【功用】滋阴润肺，益气补脾。

【主治】肺肾阴亏之肺痨。干咳少痰，咽燥咯血，气短乏力，肌肉消瘦，舌红少苔，脉细数。

【证治机理】本证系由肺肾阴亏，脾气虚弱，虚火灼津，阴虚肺燥所致。虚火上灼，消烁津液，损伤肺络，肺失清肃，故见干咳少痰、咽燥咯血；阴虚失养，脾气虚弱，故肌肉消瘦、气短乏力；舌红少苔、脉细数乃阴虚内热之象。治宜滋阴润肺，益气补脾。

【方解】方中重用生地黄滋阴壮水以制虚火，生津养液并能凉血，为君药。白蜜补中润肺，为治疗肺燥咳嗽之佳品，为臣药。君臣相伍，金水相生，能滋肾阴、润肺燥。人参、茯苓益气健脾，培土生金，且茯苓能渗湿化痰，使全方补而不滞，滋而不腻，为佐药。每晨用温酒化服，以助药力，并可去腻膈之弊。全方甘凉濡润，肾肺同补，肺脾兼治，共奏滋阴润肺、益气补脾之功。因是方善起沉疴，珍赛琼玉，故名"琼玉"。

【运用】本方为治疗肺痨纯虚无邪证之常用方。以干咳咯血，气短乏力，舌红少苔，脉细数为辨证要点。

【方论选录】干咳者，有声无痰，火来乘金，金极而鸣也。此本元之病，非悠游渐渍，难责成功。若误用苦寒，秪伤脾土，金反无母。故丹溪以地黄为君，令水盛则火自息；又损其肺者益

其气,故用人参以鼓生发之源;虚则补其母,故用茯苓以培万物之本;白蜜为百花之精,味甘归脾,性润悦肺,且缓燥急之火。四者皆温良和厚之品,诚堪宝重。郭机曰:起吾沉瘵,珍赛琼瑶,故有琼玉之名。(罗美《古今名医方论》)

【医案举例】平望镇张瑞五,素有血证。岁辛丑,余营葬先君,托其买砖灰等物,乡城往返,因劳悴而大病发,握手泣别,谓难再会矣。余是时始合琼玉膏,未试也,赠以数两而去,自此不通音问者三四载。一日镇有延余者,出其前所服方,问:何人所写,则曰:张瑞五。曰:今何在?曰:即在馆桥之右。即往候之,精神强健,与昔迥异。因述服琼玉膏后,血不复吐,嗽亦渐止,因涉猎方书,试之颇有效,以此助馆谷所不足耳。余遂导以行医之要,惟存心救人,小心谨慎,择清淡切病之品,俾其病势稍减,即无大功,亦不殆害。若欺世徇人,止知求利,乱投重剂,一或有误,无从挽回,病者纵不知,我心何忍。瑞五深以为然,后其道大行,遂成一镇名家,年至七十余而卒。(《洄溪医案》)

【方歌】琼玉膏中生地黄,参苓白蜜炼膏尝,

　　　　肺枯干咳虚劳症,金水相滋效倍彰。

玉液汤
《医学衷中参西录》

【组成】生山药一两(30g)　生黄芪五钱(15g)　知母六钱(18g)　生鸡内金捣细,二钱(6g)　葛根钱半(5g)　五味子三钱(9g)　天花粉三钱(9g)

【用法】水煎服。

【功用】益气养阴,固肾生津。

【主治】气阴两虚之消渴。口干而渴,饮水不解,小便频数量多,或小便浑浊,困倦气短,舌嫩红而干,脉虚细无力。

【证治机理】消渴一证,有虚实燥热之别。本证系由元气不升,气阴不足,脾肾两虚所致。元气不升,气阴不足,津液不能敷布濡养咽喉,则口干而渴、饮水不解;肾虚不固,脾气失摄,则小便频数而量多;脾虚肾亏,故困倦气短;气津不足,虚火灼津,则舌嫩红而干,脉虚细无力。治宜益气养阴,固脾肾,清虚火。

【方解】方中生山药、生黄芪补气养阴,益脾固肾,为君药。阴虚而内热生,遂以知母、天花粉滋阴清热,润燥止渴,为臣药,二药与君药相配伍,则元气升而真阴复,气旺自能生水。原书云:"黄芪能大补肺气,以益肾水之上源,使气旺自能生水,而知母又大能滋肺中津液,俾阴阳不至偏胜,即肺脏调和而生水之功益著也。"佐以葛根升阳生津,助黄芪以补脾气上升,散精达肺;鸡内金助脾健运,化水谷为津液;五味子酸收而固肾生津,不使津液下流。诸药合用,寓固肾于补脾之中,纳清降于生津之内,益气养阴,固肾止渴,使脾旺肾固,诸症可愈。

【运用】本方为治疗消渴日久,气阴两虚证之常用方。以口渴尿多,困倦气短,舌嫩红而干,脉虚细无力为辨证要点。

【方论选录】消渴之证,多由于元气不升,此方乃升元气以止渴者也。方中以黄芪为主,得葛根能升元气。而又佐以山药、知母、花粉以大滋真阴。使之阳升而阴应,自有云行雨施之妙也。用鸡内金者,因此证尿中皆含有糖质,用之以助脾胃强健,化饮食中糖质,为津液也。用五味者,取其酸收之性,大能封固肾关,不使水饮急于下趋也。(张锡纯《医学衷中参西录》)

【医案举例】邑人某,年二十余,贸易津门,得消渴证。求津门医者,调治三阅月,更医十

余人不效，归家就医于愚。诊其脉甚微细，旋饮水旋即小便，须臾数次。投以玉液汤，加野台参四钱，数剂渴见止，而小便仍数，又加萸肉五钱，连服十剂而愈。(《医学衷中参西录》)

【方歌】玉液山药芪葛根，花粉知味鸡内金，

消渴口干溲多数，补脾固肾益气阴。

增液汤

《温病条辨》

【组成】玄参—两(30g) 麦冬连心，八钱(24g) 细生地八钱(24g)

【用法】原方以水八杯，煮取三杯，·口干则与饮令尽。不便，再作服(现代用法：水煎服)。

【功用】增液润燥。

【主治】阳明温病，津亏肠燥便秘证。大便秘结，口渴，舌干红，脉细数或脉沉无力者。

【证治机理】本方所治之大便秘结，乃热邪伤津，津亏肠燥，无水舟停所致。热病伤津，阴亏液涸，肠燥失润，则大便秘结；舌干红，脉细数等属津液亏乏、阴虚内热之象。阳明热结，必伤阴液，若其人邪热炽盛，形证俱实，当用承气汤攻下，泻热以救阴；若其人阴血素虚，或津液大伤者，不可予承气汤，攻之必重竭其津。治宜滋阴润燥通便。

【方解】方中重用玄参为君药，其苦咸而寒，清热养阴生津，启肾水以滋肠燥。以细生地为臣药，其甘苦而寒，清热滋阴，壮水生津，与君药玄参相须相宜。肺与大肠相表里，故用麦冬甘寒，滋肺增液，生津润肠以润燥，为佐药。三药重剂，咸寒甘润，增水行舟，"寓泻于补，以补药之体，作泻药之用，既可攻实，又可防虚"(《温病条辨》卷二)，养阴增液而清热，使肠燥得润，大便自下，故名之曰"增液汤"。

【运用】本方是主治热病伤津、肠燥便秘证的基础方，是增水行舟法之代表方，以大便秘结、舌干红、脉细数或沉而无力为辨证要点。方中三药均较临证常用量为大，即"三药合用，作增水行舟之计，故汤名增液，但非重用不为功"(《温病条辨》卷二)。

【鉴别】增液汤、增液承气汤均重用养阴增液之品，为"增水行舟"之剂，用治肠燥津伤之便秘。然增液承气汤系增液汤加大黄、芒硝，其泻下之力尤强，用于肠燥阴亏，热结较重者。

【方论选录】夫大便闭结一证，有虚有实。其实者，或热积于中，或寒结于内，而寒下、温下之法，固当详察。至其虚者，或因气馁，或因津枯。气馁者，宜用辛温补运，以助其传送。其津枯者，非甘寒养阴，增水行舟之法，何以使肠中坚结之浊顺流而下？此方妙在寓泻于补，以补药之体，作泻药之用，既可攻实，又可防虚。元参味苦咸微寒，壮水制火通二便，启肾水上潮于天，其能治液涸，固不待言。《本经》称其主治腹中寒热积聚，又能解热结可知。麦冬、生地补肺阴，壮肾水，使金水相生，津自充而肠自润，热邪自解，闭结自通矣。(张秉成《成方便读》卷三)

【医案举例】初四日，老年温病日久，误用风药过多，汗出伤津，以致大便坚结不下，口干舌黄，系阳明症，当下之。但气血久虚，恐不任承气。议增液汤，一面增液而补正，一面去积聚以驱邪，增水行舟计也。(《吴鞠通医案》)

【方歌】增液汤用玄地冬，无水舟停便不通，

或合硝黄作泻剂，补泄兼施妙不同。

复习思考题

1. 外燥证与内燥证之治法、组方有何差异?
2. 杏苏散配伍用药是如何体现"治以苦温,佐以甘辛"之法的?
3. 桑杏汤配伍用药是如何体现"辛凉甘润"法的?
4. 清燥救肺汤针对温燥伤肺证治疗的组方思路是什么? 临证用于外燥或内燥时应如何变化?
5. 结合组方用药论述养阴清肺汤与百合固金汤之配伍特点。
6. 如何理解麦门冬汤之配伍特点。
7. 麦门冬配伍半夏在麦门冬汤与竹叶石膏汤中有何异同?
8. 怎样理解琼玉膏治证为"纯虚无邪"?
9. 玉液汤的配伍组方是如何体现补益、升阳、固涩、清热之法的?
10. 怎样理解增液汤"以补药之体,作泻药之用"的配伍特点?

第十六章

祛湿剂

扫一扫，查阅本章数字资源，含 PPT、音视频、图片等

凡以化湿利水，通淋泄浊等作用为主，用于治疗水湿病证的方剂，统称为祛湿剂。根据《素问·至真要大论》"湿淫所胜……以苦燥之，以淡泄之"，以及《素问·汤液醪醴论》"洁净府"的原则立法，属于"八法"中的"消法"。

湿与水异名而同类，湿为水之渐，水为湿之积。湿邪为患，有外湿与内湿之分。外湿与内湿又常相兼为病。大抵湿邪在外在上者，可微汗疏解以散之；在内在下者，可芳香苦燥而化之，或甘淡渗利以除之；水湿壅盛，形气俱实者，又可攻下以逐之；湿从寒化者，宜温阳化湿；湿从热化者，宜清热祛湿；湿浊下注，淋浊带下者，则宜分清化浊以治之。故本章方剂分为化湿和胃剂、清热祛湿剂、利水渗湿剂、温化寒湿剂、祛湿化浊剂、祛风胜湿剂六类。其中，外湿之证，治以汗法为主者，已于解表剂中论述；水湿壅盛，治以攻逐水饮者，已于泻下剂中论述。

祛湿剂多由芳香温燥或甘淡渗利之品组成，易于耗伤阴津，且辛香之品亦易耗气，渗利之剂有碍胎元，故素体阴血不足，或病后体弱者及孕妇等应慎用。

第一节　化湿和胃剂

化湿和胃剂，适用于湿邪中阻，脾胃失和证。代表方如平胃散、藿香正气散等。

平胃散
《简要济众方》

【组成】苍术去黑皮，捣为粗末，炒黄色，四两（12g）　厚朴去粗皮，涂生姜汁，炙令香熟，三两（9g）　陈橘皮洗令净，焙干，二两（6g）　甘草炙黄，一两（3g）

【用法】上为散。每服二钱（6g），水一中盏，加生姜二片，大枣二枚，同煎至六分，去滓，食前温服（现代用法：共研细末，每服 4～6g，姜枣煎汤送下；亦可作汤剂，加生姜 2 片、大枣 2 枚，水煎服）。

【功用】燥湿运脾，行气和胃。

【主治】湿滞脾胃证。脘腹胀满，不思饮食，口淡无味，恶心呕吐，嗳气吞酸，肢体沉重，怠惰嗜卧，常多自利，舌苔白腻而厚，脉缓。

【证治机理】本证系由湿阻气滞，脾胃失和所致。脾为太阴湿土，居中州而主运化，其性喜燥恶湿。湿困脾胃，气机失畅，见脘腹胀满；脾失健运，胃失和降，则食少无味，恶心呕吐，嗳气吞酸，泄泻；肢体沉重，怠惰嗜卧，舌苔白腻，脉缓等，皆为湿邪困阻之象。由于"太阴湿

土，得阳始运"（《临证指南医案》），故治宜燥湿运脾为主，辅之行气和胃，使气行而湿化。

【方解】方中苍术辛香苦温，为燥湿运脾要药，使湿去则脾运有权，脾健则湿邪得化，为君药。厚朴辛温而散，长于行气除满，俾气行则湿化，且其味苦性燥而能燥湿，与苍术有相须之妙，为臣药。陈皮辛行温通，理气和胃，燥湿醒脾，协苍术、厚朴燥湿行气之力益彰，为佐药。甘草甘平入脾，既可益气补中而实脾，令"脾强则有制湿之能"（《医方考》），合诸药泄中有补，使祛邪而不伤正，又能调和诸药，为佐使药。煎煮时少加生姜、大枣以增补脾和胃之效。诸药合用，苦辛芳香温燥，主以燥化，辅以行气；主以运脾，兼以和胃，俾湿去脾健，气机调畅，胃气平和，升降有序，则胀满吐泻诸症可除。

【运用】本方为治疗湿滞脾胃证之基础方。以脘腹胀满，舌苔白腻而厚为辨证要点。本方中药物辛苦温燥，易耗气伤津，故阴津不足或脾胃虚弱者及孕妇不宜使用。

【附方】

1.不换金正气散（《易简方》，原名不换金散）　藿香　厚朴　苍术　陈皮　半夏　甘草各等分（各10g）　上㕮咀，每服四钱（12g），水一盏，加生姜三片，煎至六分，去滓热服。功用：解表化湿，和胃止呕。主治：湿浊内停兼表寒证。症见呕吐腹胀，恶寒发热，或霍乱吐泻，或不服水土，舌苔白腻等。

2.柴平汤（《景岳全书》）　柴胡（6g）　人参（6g）　半夏（6g）　黄芩（6g）　甘草（6g）　陈皮（6g）　厚朴（6g）　苍术（6g）（原著本方无用量）　水二盅，加姜、枣煎服。功用：和解少阳，祛湿和胃。主治：湿疟。症见一身尽痛，手足沉重，寒多热少，脉濡。

【鉴别】不换金正气散较平胃散多藿香、半夏二味，其燥湿和胃、降逆止呕之力益佳，且兼具解表之功，用于湿邪中阻，兼有表寒之证。柴平汤即小柴胡汤与平胃散合方，功可和解少阳、燥湿化痰和胃，用于治疗素多痰湿，复感外邪，痰湿阻于少阳，寒多热少之湿疟。

【方论选录】夫土曰稼穑，不及为之卑监，太过则曰敦阜。平胃者，平胃中之敦阜也。然土无成位，湿无专主，皆从化而来，从化而去，随人之脏气使然，阴虚者化为湿热，阳虚者化为寒湿。故治此者，当因其未化而化之，乃无后患。故用苍术辛温燥湿，辟恶强脾，可散可宣者，为化湿之正药。厚朴苦温，除湿而散满；陈皮辛温，理气而行痰，以佐苍术之不及。但物不可太过，过刚则折，当如有制之师，能戡祸乱而致太平。故以甘草中州之药，能补能和者，赞辅之，使湿去而土不伤，致于平和也。（张秉成《成方便读》卷三）

【医案举例】戊寅十一月，高蔗使公子患似痢非痢，红多白少，恶寒微热，脉滑而数。询知自夏秋以来，由川北随任之粤，久积暑湿感冒而发。用平胃加羌、防、苏、藿，一剂而寒热退，再剂加槟榔、木香而瘳。或问痢忌燥药，今用苍术而愈，何也。曰：常人痢疾，因暑令火热之气而得，燥药乃天时之所忌，是以不可擅用；今以积湿之病，发于隆冬外感，乃得力要药也。（《续名医类案》卷六）

【方歌】平胃散是苍术朴，陈皮甘草四般药，
　　　　除湿散满祛瘴岚，调胃诸方从此扩。
　　　　若和小柴名柴平，煎加姜枣能除疟，
　　　　又不换金正气散，即是此方加夏藿。

藿香正气散

《太平惠民和剂局方》

【组成】大腹皮　白芷　紫苏　茯苓去皮，各一两（各3g）　半夏曲　白术　陈皮去白　厚朴去粗皮，姜汁炙　苦桔梗各二两（各6g）　藿香去土，三两（9g）　甘草炙，二两半（6g）

【用法】上为细末，每服二钱（6g），水一盏，姜三片，枣一枚，同煎至七分，热服。如欲出汗，衣被盖，再煎并服（现代用法：散剂，每服6g、生姜3片、大枣1枚，煎汤送服；亦可作汤剂，加生姜3片、大枣1枚，水煎服）。

【功用】解表化湿，理气和中。

【主治】外感风寒，内伤湿滞证。霍乱吐泻，恶寒发热，头痛，胸膈满闷，脘腹疼痛，舌苔白腻，脉浮或濡缓。以及山岚瘴疟等。

【证治机理】本证系由风寒在表，湿滞脾胃所致，尤以夏月常见。风寒犯表，正邪相争，则恶寒发热、头痛；内伤湿滞，湿浊中阻，脾胃不和，升降失常，则恶心呕吐、肠鸣泄泻；湿阻气滞，则胸膈满闷、脘腹疼痛；舌苔白腻，脉浮或濡缓乃外感风寒、内伤湿滞之征。治疗当以外散风寒，内化湿浊，理气和中，升清降浊为法。

【方解】方中藿香辛温芳香，外散风寒，内化湿滞，辟秽和中，为治霍乱吐泻之要药，重用为君。半夏曲、陈皮理气燥湿，和胃降逆以止呕；白术、茯苓健脾助运，除湿和中以止泻，助藿香内化湿浊以止吐泻，同为臣药。紫苏、白芷辛温发散，助藿香外散风寒，紫苏尚可醒脾宽中、行气止呕，白芷兼能燥湿化浊；大腹皮、厚朴行气化湿，畅中行滞，且寓气行则湿化之义；桔梗宣肺利膈，既益解表，又助化湿；煎加生姜、大枣，内调脾胃，外和营卫，俱为佐药。甘草调和药性，并协姜、枣以和中，用为使药。诸药相合，表里同治而以除湿治里为主，脾胃同调而以升清降浊为要。使风寒外散，湿浊内化，气机通畅，脾胃调和，清升浊降，则寒热、吐泻、腹痛诸症可除。感受山岚瘴气以及水土不服，症见寒甚热微，或但寒不热、呕吐腹泻、苔白厚腻者，亦可以本方散寒祛湿，辟秽化浊，和中悦脾而治之。

【运用】本方为治疗夏月感寒伤湿，脾胃失和证之常用方。以恶寒发热，上吐下泻，舌苔白腻为辨证要点。本方解表之力较弱，故"如欲出汗"，宜"热服"，且"衣被盖"。霍乱吐泻属湿热证者禁服本方。

【附方】

1. 一加减正气散（《温病条辨》）　藿香梗二钱（6g）　厚朴二钱（6g）　杏仁二钱（6g）　茯苓皮二钱（6g）　广皮一钱（3g）　神曲一钱五分（4.5g）　麦芽一钱五分（4.5g）　绵茵陈二钱（6g）　大腹皮一钱（3g）　水五杯，煮二杯，再服。功用：芳香化浊，行气导滞。主治：三焦湿郁，升降失司，脘连腹胀，大便不爽。

2. 二加减正气散（《温病条辨》）　藿香梗三钱（6g）　广皮二钱（6g）　厚朴二钱（6g）　茯苓皮三钱（9g）　木防己三钱（9g）　大豆黄卷二钱（6g）　川通草一钱五分（4.5g）　薏苡仁三钱（9g）　水八杯，煮三杯，三次服。功用：化浊利湿，行气通络。主治：湿郁三焦，脘闷，便溏，身痛，舌白，脉象模糊。

3. 三加减正气散（《温病条辨》）　藿香连梗叶，三钱（9g）　茯苓皮三钱（9g）　厚朴二钱（6g）　广皮一钱五分（4.5g）　杏仁三钱（9g）　滑石五钱（15g）　水五杯，煮二杯，再服。功用：化湿理气，兼以清热。主治：秽湿着里，舌黄脘闷，气机不宣，久则酿热。

4. 四加减正气散（《温病条辨》） 藿香梗三钱（9g） 厚朴二钱（6g） 茯苓三钱（9g） 广皮一钱五分（4.5g） 草果一钱（3g） 楂肉炒，五钱（15g） 神曲二钱（6g） 水五杯，煮二杯，渣再煮一杯，三次服。功用：化湿理气，和胃消食。主治：秽湿着里，邪阻气分，舌白滑，脉右缓。

5. 五加减正气散（《温病条辨》） 藿香梗二钱（6g） 广皮一钱五分（4.5g） 茯苓块三钱（9g） 厚朴二钱（6g） 大腹皮一钱五分（4.5g） 谷芽一钱（3g） 苍术二钱（6g） 水五杯，煮二杯，日再服。功用：燥湿运脾，行气和胃。主治：秽湿着里，脘闷便泄。

6. 六和汤（《太平惠民和剂局方》） 缩砂仁 半夏汤泡七次 杏仁去皮、尖 人参 甘草炙，各一两（各3g） 赤茯苓去皮 藿香叶拂去尘 白扁豆姜汁略炒 木瓜各二两（各6g） 香薷 厚朴姜汁制，各四两（各12g） 上锉。每服四钱，水一盏半，生姜三片，枣子一枚，煎至八分，去滓，不拘时候服。功用：解表散寒，化湿和中。主治：心脾不调，气不升降，霍乱转筋，呕吐泄泻，寒热交作，痰喘咳嗽，胸膈痞满，头目昏痛，肢体浮肿，嗜卧倦怠，小便赤涩，并伤寒阴阳不分，冒暑伏热烦闷，或成痢疾，中酒烦渴畏食。妇人胎前、产后，并宜服之。

【鉴别】藿香正气散与五首加减正气散皆含藿香、厚朴、茯苓、陈皮等药，具有化湿健脾、行气和中之功。其中藿香正气散配入紫苏、白芷、桔梗，解表散寒之功较著，适用于外感风寒，内伤湿滞之证。五首加减正气散皆减去苏、芷、桔等解表散邪药物，故其功用更重于化湿健脾，行气和中，所治证候以湿滞中焦，脘腹胀闷为主。其中一加减正气散中配伍杏仁、神曲、麦芽、茵陈、大腹皮等以宣上、和中、渗下，故宜于湿郁三焦、升降失司之证；二加减正气散中配伍防己、薏苡仁、通草、大豆黄卷等宣痹通络，利小便以实大便，属"苦辛淡法"，常用于湿郁三焦、身痛便溏之证；三加减正气散中配伍杏仁降利肺气，滑石清利湿热，属"苦辛寒法"，用于湿郁化热、湿重于热证；四加减正气散中配伍草果温中燥湿，山楂、神曲消食和中，属"苦辛温法"，宜于寒湿中阻、脘痞纳差之证；五加减正气散中配伍苍术、大腹皮、陈皮、谷芽等燥湿行气，健脾和胃，亦属"苦辛温法"，宜于湿浊之邪较著，脘闷泄泻者。

藿香正气散与六和汤组成中均有藿、苓、夏、朴、草，皆具化湿和中之功。藿香正气散中尚有紫苏、白芷、白术、陈皮、大腹皮、桔梗等药，功兼解表散邪，且理气化湿之功较著；六和汤中则伍香薷、人参、扁豆、杏仁、砂仁、木瓜等药，兼具祛暑补脾之效，理气之功逊之，尤宜于素体脾虚，复于夏月感寒伤湿之证。

【方论选录】夫四时不正之气，与岚瘴疟疾等证，无不皆有中气不足者，方能受之，而中虚之人，每多痰滞，然后无形之气，挟有形之痰，互结为患。故此方以白术、甘草补土建中者，即以半夏、陈皮、茯苓化痰除湿继之。但不正之气，从口鼻而入者居多，故复以桔梗之宣肺，厚朴之平胃，以鼻通于肺，而口达乎胃也。藿香、紫苏、白芷，皆为芳香辛散之品，俱能发表宣里，辟恶祛邪；大腹皮独入脾胃，行水散满，破气宽中；加姜、枣以和营卫致津液，和中达表，如是则邪有不退气有不正者哉。（张秉承《成方便读》卷二）

【医案举例】陈三农治制府王姓，感冒瘴气，寒热，胸膈胀闷，头疼眩晕，恶心。用藿香正气散加槟榔、羌活、防风，一剂而寒热退，头不疼。减去羌、苏、防风，加草豆蔻、枳壳，恶心、胀闷、发热俱愈。（《续名医类案》卷六）

【方歌】藿香正气大腹苏，甘桔陈苓术朴俱，
　　　　夏曲白芷加姜枣，感伤岚瘴并能祛。

第二节 清热祛湿剂

清热祛湿剂，适用于外感湿热，或湿热内蕴所致的湿温、黄疸、霍乱、热淋、痢疾、泄泻、痿痹等病证。代表方如茵陈蒿汤、八正散、三仁汤、甘露消毒丹等。

茵陈蒿汤
《伤寒论》

【组成】茵陈六两（18g） 栀子十四枚（12g） 大黄去皮，二两（6g）

【用法】上三味，以水一斗二升，先煮茵陈，减六升，内二味，煮取三升，去滓，分三服（现代用法：水煎服）。

【功用】清热利湿退黄。

【主治】黄疸阳黄。一身面目俱黄，黄色鲜明，发热，无汗或但头汗出，口渴欲饮，恶心呕吐，腹微满，小便短赤，大便不爽或秘结，舌红苔黄腻，脉沉数或滑数有力。

【证治机理】"黄家所得，从湿得之"（《金匮要略》），湿从热化者为阳黄，湿从寒化者为阴黄。本证乃湿热瘀滞，熏蒸肝胆，发为阳黄。胆汁外溢，浸渍肌肤，则一身面目俱黄，黄色鲜明；湿热壅滞，气机失畅，则腹微满、恶心呕吐、大便不爽甚或秘结；热不得外越，湿不得下泄，则无汗或但头汗出、小便不利；湿热内郁，津液不化，则口中作渴。发热，舌苔黄腻，脉沉数或滑数等皆为湿热内蕴之征。是证以湿热瘀滞，邪无去路为病机要点。法当清热利湿，化瘀通滞，导邪外出。

【方解】方中重用茵陈蒿为君药，以其苦寒降泄，长于清利肝胆湿热，为治黄疸要药。栀子泄热降火，清利三焦湿热，合茵陈可使湿热从小便而去，为臣药。大黄既利胆退黄，清热燥湿，又泻下通腑，导湿热从大便而去，为佐药。三药相伍，清利与泻热并进，前后分消，使湿热得去，则腹满自减，黄疸渐消。

【运用】本方为治疗湿热阳黄之代表方。以一身面目俱黄，黄色鲜明，舌苔黄腻，脉沉数或滑数有力为辨证要点。服本方后，以小便增多，且尿色黄赤为效，即仲景所谓"小便当利，尿如皂荚汁状，色正赤，一宿腹减，其从小便去也"（《伤寒论》）之意。

【附方】

1. 栀子柏皮汤（《伤寒论》） 栀子十五枚（10g） 甘草炙，一两（3g） 黄柏二两（6g） 上三味，以水四升，煮取一升半，去滓，分温再服。功用：清热利湿。主治：黄疸，热重于湿证。症见身热，发黄，心烦懊恼，口渴，苔黄。

2. 茵陈四逆汤（《伤寒微旨论》） 甘草 茵陈各二两（各6g） 干姜一两半（4.5g） 附子破八片，一个（6g） 水煎服。功用：温里助阳，利湿退黄。主治：阴黄。症见黄色晦暗，皮肤冷，背恶寒，手足不温，身体沉重，神倦食少，口不渴或渴喜热饮，大便稀溏，舌淡苔白，脉紧细或沉细无力。

【鉴别】茵陈蒿汤、栀子柏皮汤均主治湿热内蕴所致之阳黄。其中茵陈蒿汤以茵陈配栀子、大黄，清热利湿并重，宜于湿热俱盛之黄疸；栀子柏皮汤以栀子配伍黄柏，以清热为主，宜于湿热黄疸属热重于湿者。茵陈四逆汤以茵陈与干姜、附子配伍，故有温阳利湿退黄之功，宜于寒湿内阻之阴黄。

【方论选录】王冰曰：小热之气，凉以和之；大热之气，寒以取之。发黄者，热之极也，非大寒之剂，则不能彻其热。茵陈蒿味苦寒，酸苦涌泄为阴，酸以涌之，苦以泄之，泄其热者，必以苦为主，故以茵陈蒿为君。心法南方火而主热，栀子味苦寒，苦入心而寒胜热，大热之气，必以苦寒之物胜之，故以栀子为臣。大黄味苦寒，宜补必以酸，宜下必以苦，推除邪热，必假将军攻之，故以大黄为使。苦寒相近，虽甚热，大毒必祛除，分泄前后，复得利而解矣。（成无己《伤寒明理论》）

【医案举例】一妇，面目、周身黄如染金，腹胀气促。始由果斋用仲景栀子柏皮汤治之，不应。余诊脉濡而沉，此属湿蕴日久，水窜腠理，未能外达，郁湿化热而发黄，投以茵陈蒿汤加黄柏以泄湿热，外用金麟黑脊活鲫鱼七尾，剪鱼尾贴脐之四围，当脐勿贴，干则易之。未及四时，水由脐出，其黄渐退，如是旬日，厥疾以瘳。（《肯堂医论》卷中）

【方歌】茵陈蒿汤治疸黄，阴阳寒热细推详，

　　　　阳黄大黄栀子入，阴黄附子与干姜。

　　　　亦有不用茵陈者，加草柏皮栀子汤。

八正散
《太平惠民和剂局方》

【组成】车前子　瞿麦　萹蓄　滑石　山栀子仁　甘草炙　木通　大黄面裹煨，去面，切，焙，各一斤（各9g）

【用法】上为散，每服二钱，水一盏，入灯心，煎至七分，去滓，温服，食后临卧。小儿量力少少与之（现代用法：散剂，每服6～10g，灯心煎汤送服；亦可作汤剂，加灯心，水煎服）。

【功用】清热泻火，利水通淋。

【主治】热淋。尿频尿急，溺时涩痛，淋沥不畅，尿色浑赤，甚则癃闭不通，小腹急满，口燥咽干，舌苔黄腻，脉滑数。

【证治机理】本证由湿热下注，蕴于膀胱所致。膀胱湿热，气化不利，则尿频尿急、排尿涩痛、淋沥不畅，甚则癃闭不通、少腹急满；湿热蕴蒸，则尿色浑赤；津液不布，则口燥咽干；湿热内蕴，则舌苔黄腻、脉来滑数。法当清热利水通淋。

【方解】方中滑石清热利湿，利水通淋；木通上清心火，下利湿热，使湿热之邪从小便而去。萹蓄、瞿麦、车前子均为清热利水通淋要药，合滑石、木通则利尿通淋之效尤彰。山栀子仁清热泻火，清利三焦湿热；大黄荡涤邪热，通利肠腑，亦治"小便淋沥"（《本草纲目》），合诸药可令湿热由二便分消。甘草调和诸药，兼以清热缓急。煎加灯心则更增利水通淋之力。诸药合用，可谓集寒凉降泻之品于一方，清利之中寓以通腑，既可直入膀胱清利而除邪，又兼通利大肠导浊以分消，务使湿热之邪尽从二便而去，共成清热泻火、利水通淋之剂。

《太平惠民和剂局方》曾载本方治"大人、小儿心经邪热，一切蕴毒"，乃取方中木通、山栀子仁、大黄、车前子、灯心等药，皆入心经以清热，并可泻火解毒；又合滑石、萹蓄、瞿麦诸清热利湿之品，通利小肠以导心热下行。

【运用】本方为治疗热淋之代表方。以尿频尿急，溺时涩痛，舌苔黄腻，脉滑数为辨证要点。

【附方】

1. 五淋散（《太平惠民和剂局方》）　赤茯苓六两（18g）　当归去芦　甘草生用，各五两（各15g）　赤芍药去芦，锉　山栀子仁各二十两（各15g）　上为细末，每服二钱（6g），水一盏，煎至八分，空心，

食前服。功用：清热凉血，利水通淋。主治：湿热血淋。症见尿如豆汁，溺时涩痛，或溲如砂石，脐腹急痛。

2. 石韦散（《外台秘要》引《集验方》） 石韦去毛，二两（6g） 瞿麦一两（3g） 滑石五两（15g） 车前子三两（9g） 葵子二两（6g） 上为散，每服方寸匕（3g），一日三次。功用：清热利湿，通淋排石。主治：热淋、石淋。症见小便淋沥涩痛，少腹拘急，尿中或见砂石，或排尿突然中断。

【鉴别】八正散与导赤散均有清热利水通淋之功，用于治疗热淋。八正散集滑石、木通、萹蓄、瞿麦、车前子等大队清热利湿之品，利尿通淋之效颇著，且配入大黄之降泄，令诸药直达下焦，故为临床治疗热淋之主方；导赤散仅以木通、竹叶清热通淋，药简力薄，但有清心之功，并伍以生地，故既可上清心火，又能下利小肠，且利水而不伤阴，适用于心经热盛或心火下移小肠之口糜口疮、小便赤涩热痛或热淋轻证，若兼阴津不足者尤宜。

八正散与小蓟饮子亦同具清热通淋之效，均可治疗淋证。八正散专于清热利尿通淋，主治热淋；小蓟饮子则以小蓟、生地、藕节、蒲黄等凉血止血药与利水通淋之品为伍，故宜于膀胱有热，灼伤血络之血淋。

五淋散、石韦散与八正散均有利水通淋之功，可治疗湿热蕴结膀胱之淋证。五淋散重用栀子、赤芍，故具清热凉血之功，尤宜于治疗血淋；石韦散重用石韦、滑石、葵子等，除清热利湿外，擅长排石，常用治石淋；八正散集大队利水通淋之品于一方，清热通淋之效著，故为治疗热淋主方。

【方论选录】热结膀胱，不能化气而水积下焦，故小腹硬满，小便不通焉。大黄下郁热而膀胱之气自化，滑石清六腑而水道闭塞自通，瞿麦清热利水道，木通降火利小水，萹蓄泻膀胱积水，山栀清三焦郁火，车前子清热以通关窍，生草梢泻火以达茎中。为散，灯心汤煎，使热结顿化，则膀胱肃清而小便自利，小腹硬满自除矣。此泻热通窍之剂，为热结溺闭之专方。（徐灵胎《医略六书》卷七）

【医案举例】王左。由发热而致溲结不爽，甚至带出血块。此热结膀胱，高年之所忌也。细木通、滑石块、牛膝梢、赤猪苓、丹皮、车前子、甘草梢、泽泻、瞿麦、淡竹叶，水煎去滓，先研上沉香三分、西血珀四分，再以药汤调服。（《张聿青医案》卷十三）

【方歌】八正木通与车前，萹蓄大黄滑石研，
　　　　草梢瞿麦兼栀子，煎加灯草痛淋蠲。

三仁汤
《温病条辨》

【组成】杏仁五钱（15g） 飞滑石六钱（18g） 白通草二钱（6g） 白蔻仁二钱（6g） 竹叶二钱（6g） 厚朴二钱（6g） 生薏苡仁六钱（18g） 半夏五钱（15g）

【用法】甘澜水八碗，煮取三碗，每服一碗，日三服（现代用法：水煎服）。

【功用】宣畅气机，清利湿热。

【主治】湿温初起或暑温夹湿之湿重于热证。头痛恶寒，身重疼痛，肢体倦怠，面色淡黄，胸闷不饥，午后身热，苔白不渴，脉弦细而濡。

【证治机理】本证多由长夏之季感受湿热，卫阳被遏，脾胃失和所致。夏秋之季，天暑下逼，地湿上腾，人处气交之中，易感受湿热病邪，加之脾胃呆滞，湿邪内困，导致"外邪入里，里湿为合"而成湿温之病。诚如薛生白所言："太阴内伤，湿饮停聚，客邪再至，内外相引，故

病湿热。"(《湿热论》)湿温初起，邪遏卫阳，则头痛恶寒；湿性重浊，故身重疼痛，肢体倦怠；湿邪内蕴，气机不畅，脾失健运，则胸闷不饥；湿为阴邪，湿遏热伏，故午后身热；面色淡黄，苔白不渴，脉弦细而濡，皆湿邪为患，气机受阻，湿重于热之征。法当宣畅气机，清热利湿。至于暑温初起夹湿而证见湿重热轻者，治法亦同。

【方解】方中以薏苡仁、杏仁、白蔻仁"三仁"相伍，上中下三焦并治。其中薏苡仁淡渗利湿以健脾，使湿热从下焦而去；白蔻仁芳香化湿，利气宽胸，畅中焦之脾气以助祛湿；杏仁宣利上焦肺气，"盖肺主一身之气，气化则湿亦化"(《温病条辨》)。重用滑石，清热利湿而解暑，寓意治湿利小便之法，使暑湿之邪从小便而去，又入通草、竹叶甘寒淡渗，以助利湿清热之效；半夏、厚朴行气除满，化湿和胃，以助理气除湿之功。原方以甘澜水（又名"劳水"）煎药，意在取其下走之性以助利湿之效。诸药相合，芳化苦燥寒清同用，宣上畅中渗下并行，使三焦湿热上下分消，气行湿化，热清暑解，水道通利，则湿温可除。

【运用】本方为治疗湿温初起，湿重于热证之代表方。以头痛恶寒，身重疼痛，午后身热，苔白不渴为辨证要点。湿温初起，证多疑似，每易误治，故吴鞠通于《温病条辨》中明示"三戒"：一者，不可见其头痛恶寒，身重疼痛，以为伤寒而汗之，汗伤心阳，则神昏耳聋，甚则目瞑不欲言；二者，不可见其中满不饥，以为停滞而下之，下伤脾胃，湿邪乘势下注，则为洞泄；三者，不可见其午后身热，以为阴虚而用柔药润之，否则易使湿热锢结而病深不解。

【附方】

1. 藿朴夏苓汤（《感证辑要》引《医原》）　杏仁二钱至三钱（6～9g）　蔻仁八分冲（2.5g）　半夏二钱至三钱（6～9g）　厚朴八分至一钱（2.5～3g）　藿梗一钱半至二钱（4.5～6g）　苡仁四钱至六钱（12～18g）　通草三钱至五钱（9～15g）　茯苓三钱至四钱（9～12g）　猪苓一钱半至两钱（4.5～6g）　泽泻一钱半至两钱（4.5～6g）　先用通草煎汤代水，煎上药服。功用：化湿解表。主治：湿温初起。症见身热恶寒，肢体倦怠，胸闷口腻，舌苔薄白，脉濡缓。

2. 黄芩滑石汤（《温病条辨》）　黄芩三钱（9g）　滑石三钱（9g）　茯苓皮三钱（9g）　大腹皮二钱（6g）　白蔻仁一钱（3g）　通草一钱（3g）　猪苓三钱（9g）　水六杯，煮取二杯，渣再煮一杯，分温三服。功用：清热利湿。主治：湿热蕴结中焦之湿温病。症见发热身痛，汗出热解，继而复热，渴不多饮，或竟不渴，舌苔淡黄而滑，脉缓。

【鉴别】藿朴夏苓汤与三仁汤组成中均有三仁、半夏、厚朴、通草，皆可宣上、畅中、渗下以除湿热，宜于湿温初起，邪遏卫气，表里合邪，湿重热轻之证。前者配入藿香、二苓、泽泻，故芳香宣散与渗利湿邪之功较著；后方伍以滑石、竹叶，清热之力胜之。

黄芩滑石汤与三仁汤组成中均有白蔻仁、通草、滑石等药，皆有清热祛湿之功。前方尚有黄芩、茯苓皮、猪苓、大腹皮，清热与祛湿之效略胜，宜于湿温病湿热并重证；后方用杏仁、厚朴、薏苡仁、竹叶、半夏，功擅畅达三焦气机，清热之功逊之，宜于湿温病湿重于热证。

上述三方，从祛湿之效而言，以藿朴夏苓汤为优，黄芩滑石汤次之；以清热之力而论，黄芩滑石汤为佳，三仁汤次之；藿朴夏苓汤兼散表湿。

【方论选录】头痛恶寒，身重疼痛，有似伤寒，脉弦濡，则非伤寒矣。舌白不渴，面色淡黄，则非伤暑之偏于火者矣。胸闷不饥，湿闭清阳道路也。午后身热，状若阴虚者，湿为阴邪，阴邪自旺于阴分，故与阴虚同一午后身热也。湿为阴邪，自长夏而来，其来有渐，且其性氤氲黏腻，非若寒邪之一汗而解，湿热之一凉则退，故难速已。世医不知其为湿温，见其头痛恶寒，身重疼痛也，以为伤寒而汗之，汗伤心阳，湿随辛温发表之药蒸腾上逆，内蒙心窍则神昏，上蒙清窍则耳聋目瞑不言。见其中满不饥，以为停滞而大下之，误下伤阴，而重抑脾阳之升，脾气转陷，湿邪乘势内渍，故洞泄。见其午后身热，以为阴虚而用柔药润之，湿为胶滞阴邪，再加柔润阴药，二阴相合，同气相求，遂有锢结而不可解之势。惟以三仁汤轻开上焦肺气，盖肺主一身之气，气化则湿亦化也。湿气弥漫，本无形质，以重浊滋味之药治之，愈治愈坏。伏暑、湿温，吾乡俗名秋呆子，悉以陶氏《六书》法治之，不知从何处学来，医者呆，反名病呆，不亦诬乎！再按：湿温较诸温，病势虽缓而实重，上焦最少，病势不甚显张，中焦病最多，详见中焦篇，以湿为阴邪故也，当于中焦求之。（吴鞠通《温病条辨》卷一）

【医案举例】前日左关独浮而弦，系少阳头痛，因暑而发，用清胆络法。兹左关已平其半，但缓甚，舌苔白厚而滑，胸中痞闷，暑中之热已解，而湿尚存也。议先宣上焦气分之湿。生薏仁、飞滑石、藿香梗、杏仁泥、半夏、广郁金、旋覆花、广皮、白通草、茯苓皮、白蔻仁。（《清代名医医案精华》）

【方歌】三仁杏蔻薏苡仁，朴夏白通滑竹伦，

　　　　水用甘澜扬百遍，湿温初起法堪遵。

甘露消毒丹
《医效秘传》

【组成】飞滑石十五两（15g）　淡黄芩十两（10g）　绵茵陈十一两（11g）　石菖蒲六两（6g）　川贝母木通各五两（各5g）　藿香　连翘　白蔻仁　薄荷　射干各四两（各4g）

【用法】生晒研末，每服三钱，开水调下，或神曲糊丸，如弹子大，开水化服亦可（现代用法：散剂，每服 6～9g；或为丸剂，每服 9～12g；亦可作汤剂，水煎服）。

【功用】利湿化浊，清热解毒。

【主治】湿温时疫之湿热并重证。发热口渴，胸闷腹胀，肢酸倦怠，颐咽肿痛，或身目发黄，小便短赤，或泄泻淋浊，舌苔白腻或黄腻或干黄，脉濡数或滑数。

【证治机理】本证由湿热疫毒，蕴于气分所致。湿热交蒸，蕴而化毒，充斥气分，以致发热口渴，肢酸倦怠；湿邪困阻，气机失畅，故胸闷腹胀；热毒上壅，则咽痛颐肿；湿热熏蒸肝胆，胆汁外溢，则身目发黄；湿热下注，则小便短赤、淋浊，甚或泄泻；舌苔白腻或黄腻或干黄，脉濡数或滑数，亦为湿热稽留气分之征。是证病涉三焦，症状繁杂，但皆由湿热蕴毒而致，法当利湿化浊，清热解毒。

【方解】方中重用滑石、茵陈、黄芩，其中滑石利水渗湿，清热解暑，两擅其功；茵陈善清利湿热而退黄；黄芩清热燥湿，泻火解毒，三药相伍，正合湿热并重之病机。以白豆蔻、石菖蒲、藿香行气化湿，悦脾和中，令气畅湿行，助祛湿之力。连翘、薄荷、射干、贝母清热解毒，透邪散结，消肿利咽，增解毒之功；木通清热通淋，以导湿热从小便而去。诸药苦寒芳化渗利同用，上解中化下利并行，共奏利湿化浊、清热解毒之功，故可令弥漫三焦之湿热毒邪俱除。

【运用】王世雄称本方为"治湿温时疫之主方"，夏令暑湿季节尤为常用。以身热肢酸，口渴尿赤，或咽痛身黄，舌苔白腻或微黄为辨证要点。

【鉴别】甘露消毒丹与三仁汤均有清热利湿之功，治疗湿温邪留气分之证。三仁汤以"三仁"配伍滑石、通草、竹叶清利湿热，故重在化湿理气，兼以清热，适用于湿多热少之湿温初起或暑温夹湿证；甘露消毒丹重用滑石、茵陈、黄芩，配伍连翘、射干、贝母散结消肿，故利湿化浊与清热解毒并重，适用于湿热疫毒充斥气分之证。

【方论选录】此治湿温时疫之主方也。《六元正纪》五运分步，每年春分后十三日交二运，

徼火旺，天乃渐温；芒种后十日交三运，宫土旺，地乃渐湿，温湿蒸腾，更加烈日之暑，烁石流金。人在气交之中，口鼻吸受其气，留而不去，乃成温热、疫疠之病，而为发热，倦怠，胸闷，腹胀，肢酸，咽肿，斑疹，身黄，颐肿，口渴，溺赤，便闭，吐泻，疟痢，淋浊，疮疡等证。但看病人舌苔，淡白，或厚腻，或干黄者，是暑湿、热疫之邪，尚在气分，悉以此丹治之立效。并主水土不服诸病。（王世雄《温热经纬》卷五）

【方歌】甘露消毒蔻藿香，茵陈滑石木通菖，
　　　　芩翘贝母射干薄，暑疫湿温为末尝。

连朴饮
《霍乱论》

【组成】制厚朴二钱（6g）　川连姜汁炒　石菖蒲　制半夏各一钱（各3g）　香豉炒　焦栀各三钱（各9g）　芦根二两（60g）

【用法】水煎服。

【功用】清热化湿，理气和中。

【主治】湿热霍乱。胸脘痞闷，恶心呕吐，口渴不欲多饮，心烦溺赤，泄泻，或霍乱吐泻，舌苔黄腻，脉濡数。

【证治机理】本证由湿热内蕴，脾胃升降失常所致。湿热中阻，气滞不行，脾失健运，胃失和降，则胸脘烦闷、恶心呕吐、大便泄泻；湿阻气滞，津不上承，则口渴而不欲多饮；湿热下注，则小便短赤；热扰心神，则心烦不宁；舌苔黄腻，脉濡数亦湿热内蕴之象。法当清热化湿，理气和中。

【方解】方中芦根用量独重，取其清热止呕除烦，兼具利小便而导湿热之功。黄连苦寒，清热燥湿，姜制又增和胃止呕之功；厚朴辛苦性温，宣畅气机，化湿行滞。半夏辛燥性温，降逆和胃止呕；栀子苦寒，清心泻热，导湿热从小溲而出；石菖蒲芳香化湿醒脾；淡豆豉宣郁止烦，合栀子以清宣郁热而除心烦。诸药相伍，苦辛合法，寒温并用，清化降利以和中，俾湿热去、脾胃和，则痞闷、吐泻诸症可除。

【运用】本方为治疗湿热霍乱证之常用方。以呕吐泄泻，胸脘痞闷，舌苔黄腻，脉濡数为辨证要点。

【附方】蚕矢汤（《霍乱论》）　晚蚕沙五钱（15g）　生苡仁　大豆黄卷各四钱（12g）　陈木瓜三钱（9g）　川连姜汁炒，三钱（9g）　制半夏　黄芩酒炒　通草各一钱（各3g）　焦栀一钱五分（4.5g）　陈吴萸泡淡，三分（1g）　地浆或阴阳水煎，稍凉徐服。功用：清热利湿，升清降浊。主治：湿热霍乱。症见吐泻，腹痛转筋，口渴烦躁，舌苔黄厚而干，脉濡数。

【鉴别】连朴饮与蚕矢汤皆有黄连、栀子、半夏，均有清热利湿，升清降浊之功，主治湿热霍乱吐泻。但连朴饮中伍以厚朴、芦根、石菖蒲、豆豉，偏于行气和胃以止呕；蚕矢汤中配入苡仁、木瓜、大豆黄卷、通草等，偏于利湿舒筋而止泻。

【医案举例】段尧卿之太夫人，患霍乱转筋，年逾七十。孟英投自制连朴饮，三啜而瘳。（《回春录新诠》）

【方歌】连朴饮用香豆豉，菖蒲半夏焦山栀，
　　　　芦根厚朴黄连入，湿热霍乱此方施。

当归拈痛汤（又名拈痛汤）
《医学启源》

【组成】羌活半两（15g）　防风三钱（9g）　升麻一钱（3g）　葛根二钱（6g）　白术一钱（3g）　苍术三钱（9g）　当归身三钱（9g）　人参二钱（6g）　甘草五钱（15g）　苦参酒浸，二钱（6g）　黄芩炒，一钱（3g）　知母酒洗，三钱（9g）　茵陈酒炒，五钱（15g）　猪苓三钱（9g）　泽泻三钱（9g）

【用法】上锉，如麻豆大。每服一两（30g），水二盏半，先以水拌湿，候少时，煎至一盏，去滓温服。待少时，美膳压之（现代用法：水煎服）。

【功用】利湿清热，疏风止痛。

【主治】湿热相搏，外受风邪证。遍身肢节烦痛，或肩背沉重，或脚气肿痛，脚膝生疮，舌苔白腻或微黄，脉濡数。

【证治机理】本证由风湿热邪留滞经脉关节，气血失畅所致。湿热之邪，或由外感，或自内生，与外受风邪相合，风湿热邪浸淫经脉关节，气血运行失畅，则遍身肢节烦痛、痛处有灼热感；湿热流注肩背肌腠经络，故觉肩背沉重；湿热化毒，注于下肢，则脚气肿痛、脚膝生疮；舌苔白腻或微黄，脉濡数，亦为湿热内蕴之象。法当祛风胜湿清热以除邪，和血行滞通痹以止痛。

【方解】方中羌活辛散祛风，苦燥胜湿，通痹止痛，尤擅治上肢肩背之痛；茵陈苦泄下降，清热利湿，《本草拾遗》言其能"通关节，去滞热"，两药相合，共成祛风散邪，除湿清热，通痹止痛之功，使风湿热邪由内外分消。猪苓、泽泻甘淡以助茵陈渗湿于下；黄芩、苦参寒凉以助茵陈清热毒于内。入防风、升麻、葛根辛散以助羌活祛风湿于外；苍术辛温，擅除内外之湿；白术甘温，专以健脾燥湿；知母苦寒质润，既可助诸药清热之力，又可防苦燥渗利伤阴之偏；当归养血活血，"血壅不流则为痛，当归辛温以散之"（《医方集解》）；人参、甘草"补脾养正气，使苦药不能伤胃"（《医学启源》），二药合当归亦能补益气血，使辛散温燥而无耗气伤阴之虞。甘草清热解毒，调和诸药。共奏利湿清热、疏风止痛之功。可谓表里同治，上下分消，升降并行，邪正兼顾，无论外感、内生湿热俱可藉之以除。此外，方中人参、白术、甘草配伍羌活、防风、升麻、葛根有补气升阳之妙，似东垣"补中益气汤""升阳益胃汤"之滥觞；退黄要药茵陈蒿与辛散、苦燥、渗利诸药相配，令湿邪内清外越，故吴崑又有"湿热发黄者，此方主之"（《医方考》）之论。

【运用】本方为治疗风湿热痹或湿热脚气之常用方。以肢节沉重肿痛，苔白腻微黄，脉数为辨证要点。

【附方】宣痹汤（《温病条辨》卷二）　防己五钱（15g）　杏仁五钱（15g）　滑石五钱（15g）　连翘三钱（9g）　山栀三钱（9g）　薏苡五钱（15g）　半夏醋炒，三钱（9g）　晚蚕沙三钱（9g）　赤小豆皮三钱（9g），乃五谷中之赤小豆，味酸肉赤，凉水浸取皮用　水八杯，煮取三杯，分温三服。痛甚者，加片子姜黄二钱（6g），海桐皮三钱（9g）。功用：清热祛湿，通络止痛。主治：风湿热痹证。症见寒战热炽，骨节烦疼，面目萎黄，舌色灰滞。

【鉴别】当归拈痛汤与宣痹汤均有清热利湿，通痹止痛之功，常用于治疗风湿热痹。当归拈痛汤在清热利湿药中伍以羌活、防风、升麻、葛根、苍术等大队辛散祛风胜湿之品，故适宜于痹证之风湿热邪俱甚者；宣痹汤中仅伍防己等少量祛风之药，故重在清利湿热，适用于痹证之湿热偏甚者。

【方论选录】经云：湿淫于内，治以苦温，羌活苦辛，透利关节而胜湿；防风甘辛，温散经络中留湿，故以为君。水性润下，升麻、葛根苦辛平，味之薄者，阴中之阳，引而上行，以苦发之也。白术苦甘温，和中除湿；苍术体轻浮，气力雄壮，能去皮肤腠理之湿，故以为臣。血壅而不流则痛，当归身辛，温以散之，使气血各有所归。人参、甘草甘温，补脾养正气，使苦药不能伤胃。仲景云：湿热相合，肢节烦痛。苦参、黄芩、知母、茵陈者，乃苦以泄之也。凡酒制药，以为因用。治湿不利小便，非其治也。猪苓甘温平，泽泻咸平，淡以渗之，又能导其留饮，故以为佐。气味相合，上下分消，其湿气得以宣通矣。（张元素《医学启源》卷下）

【医案举例】东垣治一朝贵，年近四十，身体充肥，脚气始发，头面浑身肢节微肿，皆赤色，足胫赤肿，痛不可忍，手近皮肤，其痛转甚，起而复卧，卧而复起，日夕苦楚。春间，李为治之，其人以北土高寒，故多饮酒，积久伤脾，不能运化，饮食下流之所致。投以当归拈痛汤一两二钱，其痛减半。再服，肿悉除，只有右手指末微赤肿。以三棱针刺指爪甲端，多出黑血，赤肿全去。（《名医类案》卷六）

予友人佘近峰，贾秣陵，年五十余，患脚痛，卧不能起年余，胫与腿肉俱消。邑医徐古塘，昔患痹疾治愈，求其成方。初用当归拈痛汤，二服效。次用十全大补汤加枸杞子、防己、牛膝、萆薢，朝用六味地黄丸加虎胫骨、牛膝、川萆薢、鹿角胶。服三年，矍铄如初。徐书云：久久服之，自获大益，幸勿责效于旦夕。信然。（《名医类案》卷六）

【方歌】当归拈痛羌防升，猪泽茵陈芩葛人，

二术苦参知母草，疮疡湿热服皆应。

二妙散
《丹溪心法》

【组成】黄柏炒　苍术米泔水浸，炒（各15g）（原著本方无用量）

【用法】上二味为末，沸汤，入姜汁调服（现代用法：二药等分，研细末和匀，每次3～6g；或制成丸剂，每次6g；亦可作汤剂，水煎服）。

【功用】清热燥湿。

【主治】湿热下注证。筋骨疼痛，或两足痿软，或足膝红肿疼痛，或湿热带下，或下部湿疮，小便短赤，舌苔黄腻。

【证治机理】本方所治诸症皆由湿热注于下焦所致。湿热下注，浸淫经脉关节，则致筋骨疼痛、足膝红肿或脚气肿痛；湿热下注于带脉与前阴，则为带下臭秽；湿热浸淫下焦，郁滞肌肤，则患湿疮；湿热不攘，筋脉弛缓，则两足痿软无力而成痿证；小便短赤，舌苔黄腻皆为湿热之征。法当清热燥湿。

【方解】方中黄柏寒凉苦燥，其性沉降，擅清下焦湿热，为君药。苍术辛苦而温，其性燥烈，一则健脾助运以治生湿之本，一则芳化苦燥以除湿阻之标，为臣药。"苍术妙于燥湿，黄柏妙于去热"（《医方考》），且二药互制其苦寒或温燥之性，以防败胃伤津之虞。再入姜汁少许调药，既可藉其辛散以助祛湿，亦可防黄柏苦寒伤中。

【运用】本方为治疗湿热下注之痿痹、脚气、带下、湿疮等病证之基础方。以足膝肿痛，小便短赤，舌苔黄腻为辨证要点。

【附方】

1. 三妙丸（《医学正传》）黄柏切片，酒拌，略炒，四两（12g）苍术米泔浸一二宿，细切，焙干，六两（18g）川牛膝去芦，二两（6g）上为细末，面糊为丸，如梧桐子大，每服五七十丸（10～15g），

空腹，姜、盐汤下。忌鱼腥、荞麦、热面、煎炒等物。功用：清热燥湿。主治：湿热下注之痿痹。症见两脚麻木或肿痛，或如火烙之热，痿软无力。

2. 四妙丸（《成方便读》） 黄柏 苍术 牛膝 薏苡仁各八两（各240g） 水泛为丸，每服 6～9g，温开水送下。功用：清热利湿，舒筋壮骨。主治：湿热痿证。症见两足麻木，痿软，肿痛。

【鉴别】三妙丸即二妙散加牛膝以补肝肾，强筋骨，引药下行，故专治下焦湿热之两脚麻木、痿软无力；四妙丸乃三妙丸再加薏苡仁以渗湿健脾，舒筋缓急，故适用于湿热下注之痿证。

【方论选录】二妙丸苍术、黄柏各等分。治湿热盛于下焦而成痿证者。夫痿者，萎也，有软弱不振之象，其病筋脉弛张，足不任地，步履歪斜，此皆湿热不攘，蕴留经络之中所致。然湿热之邪，虽盛于下，其始未尝不从脾胃而起，故治病者，必求其本，清流者，必洁其源。方中苍术辛苦而温，芳香而燥，直达中州，为燥湿强脾之主药。但病既传于下焦，又非治中可愈，故以黄柏苦寒下降之品，入肝肾直清下焦之湿热，标本并治，中下两宣。如邪气盛而正不虚者，即可用之。

本方加牛膝，为三妙丸。以邪之所凑，其气必虚，若肝肾不虚，湿热决不流入筋骨。牛膝补肝肾，强筋骨，领苍术、黄柏入下焦而祛湿热也。再加苡仁，为四妙丸。因《内经》有云：治痿独取阳明。阳明者，主润宗筋，宗筋主束筋骨而利机关也。苡仁独入阳明，祛湿热而利筋骨，故四味合而用之，为治痿之妙药也。（张秉成《成方便读》卷三）

【方歌】二妙散中苍柏煎，若云三妙膝须添，

　　　　痿痹足疾堪多服，湿热全除病自痊，

　　　　再加苡仁名四妙，渗湿健脾功更全。

第三节　利水渗湿剂

利水渗湿剂，适用于水湿壅盛所致的水肿、泄泻等。代表方如五苓散、猪苓汤、防己黄芪汤等。

五苓散
《伤寒论》

【组成】猪苓去皮，十八铢（9g） 泽泻一两六铢（15g） 白术十八铢（9g） 茯苓十八铢（9g） 桂枝去皮，半两（6g）

【用法】上五味，捣为散，以白饮和，服方寸匕，日三服，多饮暖水，汗出愈，如法将息（现代用法：散剂，每服 6～10g，多饮热水，取微汗；亦可作汤剂，水煎服，温服取微汗）。

【功用】利水渗湿，温阳化气。

【主治】

1. 蓄水证。小便不利，头痛微热，烦渴欲饮，甚则水入即吐，舌苔白，脉浮。

2. 痰饮。脐下动悸，吐涎沫而头眩，或短气而咳者。

3. 水湿内停证。水肿，泄泻，小便不利，以及霍乱吐泻等。

【证治机理】本方原治伤寒太阳病之"蓄水证"，后世用于多种水湿内停证候。所谓"蓄水证"，即太阳表邪不解，循经传腑，以致膀胱气化不利，而成太阳经腑同病之证。表邪未解，故头痛微热，脉浮；膀胱气化失司，故小便不利；水蓄下焦，津液不得上承于口，故渴欲饮水；饮

入之水不得输布而上逆，故水入即吐，又称"水逆证"。若因脏腑功能失调，水湿内盛，泛溢肌肤，则为水肿；下注大肠，则为泄泻；水湿稽留，升降失常，清浊相干，则霍乱吐泻；水停下焦，水气内动，则脐下动悸；水饮上犯，阻遏清阳，则吐涎沫而头眩；水饮凌肺，肺气不利，则短气而咳。诸症之候虽然各异，但皆属膀胱气化不利、水湿内停而以湿盛为主。法当利水渗湿，兼以温阳化气。

【方解】方中重用泽泻为君，利水渗湿。臣以茯苓、猪苓助君药利水渗湿。佐以白术补气健脾以运化水湿，合茯苓既可彰健脾制水之效，又可奏输津四布之功。《素问·灵兰秘典论》谓："膀胱者，州都之官，津液藏焉，气化则能出矣。"膀胱之气化有赖于阳气之蒸腾，故又佐以桂枝温阳化气以助利水，且可辛温发散以祛表邪，一药而表里兼治。诸药相伍，表里通治，重在渗湿治里，标本兼顾，重在利水治标，共奏淡渗利湿、健脾助运、温阳化气、解表散邪之功。由于方中桂枝并非专为解表而设，故"蓄水证"得之，有利水而解表之功；痰饮病得之，有温阳平冲降逆之功；水湿内盛而无表证者得之，则可收化气利水之效。

【运用】本方为利水化气之代表方。以小便不利，舌苔白，脉浮或缓为辨证要点。本方后嘱曰"多饮暖水，汗出愈"，即取暖水以助发汗，可令表邪由汗而解，亦可使水饮内外分消。《伤寒六经辨证治法》云："盖多服暖水，犹桂枝汤啜热粥之法……溺汗俱出，经腑同解，至妙之法，可不用乎！"

【附方】

1. 四苓散（《丹溪心法》）　白术　茯苓　猪苓各一两半（各5g）　泽泻二两半（8g）　四味共为末，每次12g，水煎服。功用：利水渗湿。主治：水湿内停证。症见水泻，小便不利。

2. 胃苓汤（《世医得效方》）　五苓散　平胃散（各3～6g）（原著本方无用量）　上二钱合和，紫苏、乌梅煎汤下；未效，加木香、缩砂、白术、丁香煎服。功用：祛湿和胃，行气利水。主治：夏秋之间，脾胃伤冷，水谷不分，泄泻如水，以及水肿、腹胀、小便不利者。

3. 茵陈五苓散（《金匮要略》）　茵陈蒿末十分（4g）　五苓散五分（2g）　上二物合，先食，饮方寸匕（6g），日三服。功用：利湿退黄。主治：湿热黄疸，湿重于热，小便不利者。

4. 春泽汤（《证治准绳》）　泽泻去粗皮，二两半（15g）　白茯苓去皮　猪苓去皮　白术各一两半（各9g）　肉桂去粗皮，七钱半（6g），不过火　人参一钱（3g）　上碎，入桂同研为末。每服一钱，温汤调下。不拘时。若作咀，用赤茯苓、分两同前，每服二钱，水一盏，煎七分，温服。功用：益气温阳，化气利水。主治：气虚伤湿，小便不利者。

【鉴别】四苓散、胃苓汤、茵陈五苓散、春泽汤皆由五苓散加减而成，均可健脾利水渗湿，用于治疗脾失健运，水湿内停，小便不利之证。四苓散为五苓散去桂枝而成，故无助膀胱气化及解表之能，适用于水湿内停之水泻；胃苓汤系五苓散与平胃散合方，故有燥湿和中、行气利水之效，适用于水湿内盛、气机阻滞之水肿、泄泻、腹胀、舌苔厚腻者；茵陈五苓散为五苓散加倍量茵陈而成，故有利湿清热退黄之功，适宜于湿重热轻之黄疸；春泽汤由五苓散加人参而成，故有益气温阳，化气利水之功，适用于气虚伤湿，小便不利之证。

【方论选录】此两解表里之药，故云复取微汗。茯苓、猪苓味淡，所以渗水涤饮也；泽泻味咸，所以泻肾止渴也；白术味甘，所以燥脾逐湿也；桂枝味辛，所以散邪和营也。欲兼温表，必用桂枝；专用利水，则宜肉桂，妙用全在乎此。若以其辛热而去之，则何能疏肝伐肾，通津利水乎。（张璐《伤寒缵论》卷一）

【医案举例】程仁甫治孚谭汪尚新之父。年五十余，六月间，忽小便不通，更数医，已五日矣。予诊其六脉沉而细，曰夏月伏阴在内，因用冷水、凉药过多，气不化而愈不通矣。用五苓散

倍加肉桂（桂属龙火，使助其化也），外用葱白煎水热洗，一剂顿通。(《名医类案》卷九)

江应宿治余氏仆。年十七岁，五月初患泄泻，至六月骨瘦如柴，粒米不入者五日矣，将就木。诊其脉，沉细濡弱而缓。告其主曰："湿伤脾病也。"用五苓散加参、术各三钱，不终剂而索粥，三剂而愈。(《名医类案》卷四)

【方歌】五苓散治太阳腑，白术泽泻猪茯苓，
　　　　膀胱化气添桂枝，利便消暑烦渴清。

猪苓汤
《伤寒论》

【组成】猪苓去皮　茯苓　泽泻　阿胶　滑石碎，各一两（各10g）

【用法】上五味，以水四升，先煮四味，取二升，去滓，内阿胶烊消，温服七合，日三服（现代用法：水煎服，阿胶烊化）。

【功用】利水渗湿，养阴清热。

【主治】水热互结伤阴证。发热，口渴欲饮，小便不利，或心烦不寐，或咳嗽，或呕恶，或下利，舌红苔白或微黄，脉细数。亦治热淋，血淋等。

【证治机理】本证由伤寒之邪传里化热，与水相搏所致。水热互结，气化不利，热灼阴津，津不上承，则小便不利、发热、口渴欲饮；阴虚生热，内扰心神，则心烦不寐；水气上逆犯肺则为咳嗽，流于胃脘则为呕恶，注于大肠则为下利；水热结于下焦，膀胱气化不利则致小便热涩疼痛，热灼膀胱血络则为血淋；舌红苔白或微黄，脉细数，为里热阴虚之征。法当利水清热为主，兼以养阴止血。

【方解】方中猪苓归肾与膀胱经，专以淡渗利水，乃方中诸利水药中"性之最利者"(《绛雪园古方选注》)，为君药。泽泻、茯苓助君药利水渗湿，且泽泻兼可泄热，茯苓兼可健脾，同为臣药。滑石清热利水；阿胶滋阴止血，既益已伤之阴，又防诸药渗利重伤阴血，正如吴崑所言："四物皆渗利，则又有下多亡阴之惧，故用阿胶佐之，以存津液于决渎尔。"(《医方考》)并止淋证出血，俱为佐药。诸药配伍，甘寒淡渗，寓养血于清利之中，利水而不伤阴，利水渗湿，兼养阴清热，俾水湿去，邪热清，阴津复，则诸症可痊。

【运用】本方为治疗水热互结而兼阴虚证候之常用方。以小便不利，口渴，身热，舌红，脉细数为辨证要点。

【鉴别】猪苓汤与五苓散均含泽泻、猪苓、茯苓三药，为利水渗湿之常用方剂，皆可用于小便不利、身热口渴之证。然五苓散证由膀胱气化不利，水湿内盛而致，故配伍桂枝温阳化气兼解太阳未尽之邪，白术健脾燥湿，共成温阳化气利水之剂；猪苓汤治证乃因邪气入里化热，水热互结，灼伤阴津而成里热阴虚、水湿停蓄之证，故配伍滑石清热利湿，阿胶滋阴润燥，共成利水清热养阴之方。

【方论选录】猪苓汤与五苓散二方，大同而异者也。但五苓散中有术、桂，兼治于表也；猪苓汤中有滑石，兼治于内也。今此脉浮而发热本为表，又渴欲饮水，小便不利，乃下焦热也。少阴下利，不渴者为寒。今此下利渴，又咳而呕，心烦不得眠，知非虚寒，乃实热也。故用猪苓为君，茯苓为臣，轻淡之味，而理虚烦、行水道。泽泻为佐，而泄伏水。阿胶、滑石为使，镇下而利水道者也。(许宏《金镜内台方议》卷八)

【方歌】猪苓汤用猪茯苓，泽泻滑石阿胶并，

小便不利兼烦渴，利水养阴热亦平。

防己黄芪汤
《金匮要略》

【组成】防己一两（12g）　甘草炒，半两（6g）　白术七钱半（9g）　黄芪去芦，一两一分（15g）

【用法】上锉麻豆大，每抄五钱匕（15g），生姜四片，大枣一枚，水盏半，煎八分，去滓，温服，良久再服。服后当如虫行皮中，从腰下如冰，后坐被上，又以一被绕腰以下，温令微汗，瘥（现代用法：加生姜4片，大枣1枚，水煎服）。

【功用】益气祛风，健脾利水。

【主治】表虚之风水或风湿。汗出恶风，身重或肿，或肢节疼痛，小便不利，舌淡苔白，脉浮。

【证治机理】仲景原以本方治疗"风湿"或"风水"。本证缘于肺脾气虚，风湿外袭，或脾虚失运，水湿内停，复感风邪，风湿客于肌腠，流注关节，痹阻筋脉，则身体困重、肢节疼痛，或为水肿；蓄而不行，则小便不利；气虚卫表失固，故汗出恶风；舌淡苔白，脉浮，为风邪在表之象。治宜祛风胜湿与益气固表、健脾利水合法。

【方解】方中防己祛风胜湿以止痛，黄芪益气固表而利水，二药相使而用，祛风除湿而不伤正，益气固表而不恋邪，共为君药。白术补气健脾祛湿，既助防己祛湿行水之力，又增黄芪益气固表之功，为臣药。煎时加生姜以助防己祛风湿，加大枣以助芪、术补脾气，姜枣为伍，调和营卫，俱为佐药。甘草益气和中，调和诸药，兼司佐使之职。诸药相伍，祛风除湿与益气固表并用，祛邪而不伤正，固表而不留邪，共奏益气祛风、健脾利水之功。

【运用】本方为治疗风湿、风水属表虚证之常用方。以汗出恶风，小便不利，苔白脉浮为辨证要点。原著曾载："腹痛加芍药。"服本方后，患者可能出现"如虫行皮中""从腰下如冰"之感，此乃卫阳振奋，风湿欲解，湿邪下行之兆。"以被绕腰"，意在保暖以助汗出。

【附方】防己茯苓汤（《金匮要略》）　防己三两（9g）　黄芪三两（9g）　桂枝三两（9g）　茯苓六两（18g）　甘草二两（6g）　上五味，以水六升，煮取二升，分温三服。功用：利水消肿，益气通阳。主治：卫阳不足之皮水。症见四肢肿，水气在皮肤中，四肢聂聂动者。

【鉴别】防己茯苓汤与防己黄芪汤均含防己、黄芪、甘草，有益气利水消肿之功，为治疗气虚水肿之常用方。防己黄芪汤以防己配黄芪为君，伍以白术益气健脾利水，故益气补虚固表之效佳，适宜于风水表虚、脉浮身重、汗出恶风者；防己茯苓汤以防己配茯苓为君，配入桂枝温阳化气，重在健脾利水消肿，适宜于阳气不足、水溢肌肤之皮水，症见水肿较甚、按之没指者。

【方论选录】此治卫阳不足，风湿乘虚客于表也。风湿在表，本当以风药胜之，从汗出而愈。此为表虚有汗，即有风去湿不去之意，故不可更用麻黄、桂枝等药，再发其汗，使表益虚。防风、防己二物，皆走表行散之药，但一主风而一主湿，用各不同，方中不用防风之散风，而以防己之行湿。然病因表虚而来，若不振其卫阳，则虽用防己，亦不能使邪迳去而病愈。故用黄芪助卫气于外，白术、甘草补土德于中，佐以姜、枣，通行营卫，使防己大彰厥效。服后如虫行皮中，上部之湿欲解也。或腰以下如冰，用被绕之，令微汗，瘥。下部之湿，仍从下解，虽下部而邪仍在表，仍当以汗而解耳。（张秉成《成方便读》卷三）

【方歌】黄芪防己《金匮》方，术甘姜枣共煎尝，
　　　　此治风水与诸湿，身重汗出服之良。

五皮散
《中藏经》

【**组成**】生姜皮　桑白皮　陈橘皮　大腹皮　茯苓皮各等分（各9g）

【**用法**】上为粗末，每服三钱（9g），水一盏半，煎至八分，去滓，不拘时候温服（现代用法：水煎服）。

【**功用**】利水消肿，理气健脾。

【**主治**】水停气滞之皮水证。一身悉肿，肢体沉重，心腹胀满，上气喘急，小便不利，以及妊娠水肿，苔白腻，脉沉缓。

【**证治机理**】本证由脾失健运，水停气滞，外溢肌肤而致。水湿内停，泛溢肌肤，则一身悉肿；水湿不化，气机壅滞，则心腹胀满；肺气不降，水道不通，则上气喘急、小便不利。肢体沉重，苔白腻，脉沉缓等皆为水湿停聚之象。法当健脾渗湿，利水消肿，理气除满。

【**方解**】方中茯苓皮甘淡性平，专行皮肤水湿，以奏健脾渗湿、利水消肿之功；大腹皮行气消胀，利水消肿；橘皮理气和胃，醒脾化湿；生姜皮散皮间水气以消肿；桑白皮肃降肺气以通调水道，令"肺气清肃，则水自下趋"（《成方便读》）。诸药相伍，纳行气于利水之中，佐肃肺于健运之内，共成"以皮行皮"健脾行气利水之剂。

《麻科活人全书》所载之五皮饮，较本方多五加皮，少桑白皮，主治相近，惟稍兼通络祛风之力。《太平惠民和剂局方》所载之五皮散，较本方多五加皮、地骨皮，少桑白皮、橘皮，其行气之力不及本方。

【**运用**】本方为治疗皮水之常用方。以一身悉肿，心腹胀满，小便不利为辨证要点。

【**方论选录**】治水病肿满，上气喘急，或腰以下肿。此亦肺之治节不行，以致水溢皮肤，而为以上诸证。故以桑皮之泻肺降气，肺气清肃，则水自下趋，而以茯苓之从上导下，大腹之宣胸行水，姜皮辛凉解散，陈皮理气行痰。皆用皮者，因病在皮，以皮行皮之意。然肺脾为子母之脏，子病未有不累及其母也。故肿满一证，脾实相关，否则脾有健运之能，土旺则自可制水，虽肺之治节不行，决无肿满之患。是以陈皮、茯苓两味，本为脾药，其功用皆能行中带补，匡正除邪，一举而两治之，则上下之邪，悉皆涣散耳。（张秉成《成方便读》卷二）

【**方歌**】五皮散用五般皮，陈茯姜桑大腹奇，

　　　　　或用五加易桑白，脾虚肤胀此方司。

第四节　温化寒湿剂

温化寒湿剂，适用于阳虚不能化水或湿从寒化所致的痰饮、水肿、痹证、脚气等。代表方如苓桂术甘汤、真武汤、实脾散等。

苓桂术甘汤
《金匮要略》

【**组成**】茯苓四两（12g）　桂枝三两（9g）　白术三两（9g）　甘草炙，二两（6g）

【**用法**】上四味，以水六升，煮取三升，分温三服（现代用法：水煎服）。

【功用】温阳化饮，健脾利水。

【主治】中阳不足之痰饮。胸胁支满，目眩心悸，或短气而咳，舌苔白滑，脉弦滑或沉紧。

【证治机理】本证系由中阳素虚，饮停心下所致。脾居中州、司运化，若脾阳不足，健运失常，则水湿内停，成痰成饮。又饮动不居，随气升降，无处不到，饮停心下，气机不畅，则胸胁支满；痰阻中焦，清阳不升，则头晕目眩；痰饮凌心犯肺，心阳被遏，则心中动悸，肺气不利，则短气而咳。舌苔白滑，脉弦滑或沉紧，亦为痰饮内停之征。诸症皆由痰饮，痰饮又缘阳虚，故临证当遵仲景"病痰饮者，当以温药和之"之旨，治宜温阳化饮，健脾利水。

【方解】方以甘淡之茯苓为君，健脾利水渗湿，消已聚之饮，杜生痰之源。臣以桂枝温阳化气。苓、桂相伍，一利一温，温阳行水之功著，为阳虚水停之常用配伍。佐以白术健脾燥湿，苓、术相须，健脾祛湿之力彰，是治病求本之意。炙甘草甘温和中，配白术能益气健脾，崇土制水；配桂枝可辛甘化阳，温补中焦，并可调和诸药而兼佐使之用。四药相合，淡渗甘温合法，温而不热，利而不峻，标本兼顾，则中阳得建，痰饮得化，津液得布，诸症自愈。

【运用】本方为治疗中阳不足痰饮病之代表方。以胸胁支满，目眩心悸，舌苔白滑为辨证要点。原方用法之后有"小便则利"四字，即服本方后，小便增多，此为饮从小便而去之兆，亦即《金匮要略》"夫短气有微饮，当从小便去之"之意。

【附方】**茯苓桂枝甘草大枣汤**（《伤寒论》）　茯苓半斤（15g）　桂枝_{去皮}，四两（12g）　甘草_炙，二两（6g）　大枣_擘，15枚　上四味，以甘澜水一斗，先煮茯苓，减二升，内诸药，煮取三升，去滓，温服一升，日三服。功用：温通心阳，化气行水。主治：发汗后，其人脐下悸，欲作奔豚。伤寒发汗后，腹下气满，小便不利。

【鉴别】茯苓桂枝甘草大枣汤与苓桂术甘汤皆有茯苓、桂枝、甘草三药，均能温阳健脾利水，以治阳虚饮停之患。但前方重用茯苓半斤，且桂枝四两，则温心通肾，利水降逆之功较胜，主治心阳不足，肾水妄动，脐下悸，欲作奔豚之证；而苓桂术甘汤茯苓用量减半，桂枝亦减一两，重在温脾阳，化水饮，主治脾阳不足，水饮内停，胸胁支满，目眩心悸，短气之证。

苓桂术甘汤与五苓散中皆有茯苓、桂枝、白术三药，均有温阳化饮之功，用于治疗痰饮病。五苓散以泽泻为君，配伍茯苓、猪苓直达下焦，以利水渗湿为主，主治饮停下焦之脐下悸、头眩、吐涎沫等症；苓桂术甘汤以茯苓为君，配伍桂枝温阳化饮，四药皆入中焦脾胃，主治饮停中焦之胸胁支满、头眩、心下悸等症。

【方论选录】君以茯苓，以清胸中之肺气，则治节出而逆气自降。用桂枝以补心血，则营气复而经络自和。白术培既伤之元气，而胃气可复。甘草调和气血，而营卫以和，则头自不眩而身不振摇矣。（柯琴《伤寒来苏集·伤寒附翼》）

【医案举例】黄，味过甘腻，中气缓，不主运，延绵百天，聚气结饮。东垣云："病久发不焦，毛不落，不食不饥，乃痰饮为患。"饮属阴类，故不渴饮，仲景五饮互异，其要言不烦，当以温药和之，通阳方法，固无容疑惑，大意外饮治脾、内饮治肾，是规矩准绳矣，议用苓桂术甘汤。（《临证指南医案》）

【方歌】苓桂术甘化饮剂，温阳化饮又健脾，
　　　　饮邪上逆胸胁满，水饮下行悸眩去。

甘草干姜茯苓白术汤（又名肾著汤）

《金匮要略》

【组成】甘草二两（6g） 干姜四两（12g） 茯苓四两（12g） 白术二两（6g）

【用法】上四味，以水五升，煮取三升，分温三服（现代用法：水煎服）。

【功用】祛寒除湿。

【主治】肾著病。身重，腰下冷痛，腰重如带五千钱，饮食如故，口不渴，小便自利，舌淡苔白，脉沉迟或沉缓。

【证治机理】肾著病以腰部冷痛为主症，多由寒湿外侵，痹着于腰部所致。盖腰为肾之府，故名"肾著"。此病多起于劳作之后，汗出湿衣，衣湿而冷，或久居卑湿，或冒雨涉水，致使寒湿之气侵于腰间，阳气痹阻不行，故身体困重、腰以下冷痛；邪气着于肌里，而未伤及脏腑，故其人饮食如故、小便自利；口不渴，舌淡苔白，脉沉迟或沉缓均为寒湿痹阻之象。《金匮要略心典》云："肾受冷湿，著而不去，则为肾著。然病不在肾之本脏，而在肾之外府，故其治法，不在温肾以散寒，而在燠土以胜水。"治当温中燠土，祛寒除湿。

【方解】方中重用干姜为君，取其辛热之性，温中燠土以散寒湿。臣以甘淡性平之茯苓，与干姜相配，一热一利，热以胜寒，利以渗湿，使寒去湿消。佐以苦温之白术，健脾燥湿，助茯苓祛湿之力。甘草调和药性，合术、苓补脾助运以祛湿止痛，合干姜辛甘化阳以培土散寒，为佐使之用。四药相伍，温中燠土以散寒，补脾助运以祛湿，使寒湿祛而冷重除。

【运用】本方为治疗寒湿腰痛之常用方。以腰重冷痛，苔白不渴，脉沉迟或沉缓为辨证要点。

【鉴别】苓桂术甘汤与甘草干姜茯苓白术汤组成仅一药之差。但前者重用茯苓，配伍桂、术、草，重在利水渗湿，兼以温阳健脾，是治疗痰饮病之代表方；后者重用干姜，配伍苓、术、草，意在温中祛寒，兼以渗湿健脾，是治疗肾著病之常用方。

【方论选录】此足少阴、太阳药也。干姜辛热以燥湿，白术苦温以胜湿，茯苓甘淡以渗湿，甘草甘平和中而补土。此肾病，而皆用脾药，益土正所以制水也。（汪昂《医方集解·利湿之剂》）

【方歌】肾著汤内用干姜，茯苓甘草白术襄，
　　　　伤湿身重与腰冷，亦名甘姜苓术汤。

真武汤

《伤寒论》

【组成】茯苓三两（9g） 芍药三两（9g） 白术二两（6g） 生姜切，三两（9g） 附子炮，去皮，破八片，一枚（9g）

【用法】上五味，以水八升，煮取三升，去滓，温服七合，日三服（现代用法：水煎服）。

【功用】温阳利水。

【主治】

1.阳虚水泛证。小便不利，四肢沉重疼痛，浮肿，腰以下为甚，畏寒肢冷，腹痛，下利，或咳，或呕，舌淡胖，苔白滑，脉沉细。

2. 太阳病发汗太过，阳虚水泛证。汗出不解，其人仍发热，心下悸，头眩，身瞤动，振振欲擗地。

【证治机理】本方治疗脾肾阳虚，水湿泛滥证；亦可治疗太阳病发汗太过，阳虚水泛证。脾阳虚则水湿难运，肾阳虚则气化不利，脾肾阳虚则水湿泛溢。肾阳虚衰，气化失常，水气内停则小便不利；水湿内停，溢于肌肤，则四肢沉重疼痛，甚则浮肿；湿浊内生，流走肠间，则腹痛下利；上逆肺胃，则或咳或呕。若太阳病发汗太过，既过伤其阳，阴不敛阳而浮越，则见仍发热；又伤津耗液，津枯液少，阳气大虚，筋脉失养，则身体筋肉瞤动、振振欲擗地；阳虚水泛，上凌于心，则心悸不宁；阻遏清阳，清阳不升，则头目眩晕；舌淡胖，苔白滑，脉沉细为阳虚水泛之象。治以温肾助阳，健脾利水。

【方解】方中君以大辛大热之附子，温肾助阳以化气行水，暖脾抑阴以温运水湿。臣以茯苓、白术补气健脾，利水渗湿，合附子可温脾阳而助运化，三药配伍，温阳利水之功彰。以辛温之生姜，配附子温阳散寒，伍苓、术辛散水气，并可和胃而止呕。配伍酸收之白芍，其意有四：一者利小便以行水气，《本经》言其能"利小便"，《名医别录》亦谓之"去水气，利膀胱"；二者柔肝缓急以止腹痛；三者敛阴舒筋以解筋肉瞤动；四者防止附子燥热伤阴，亦为佐药。方中辛热渗利合法，纳酸柔于温利之中，泻中寓补，标本同治，脾肾兼顾，重以温肾，共奏温阳利水之功。

【运用】本方为温阳利水之基础方。以小便不利，肢体沉重或浮肿，舌质淡胖，苔白，脉沉为辨证要点。

【附方】附子汤（《伤寒论》） 附子炮，去皮，破八片，二枚（15g） 茯苓三两（9g） 人参二两（6g） 白术四两（12g） 芍药三两（9g） 上五味，以水八升，煮取三升，去滓，温服一升，日三服。功用：温经助阳，祛寒化湿。主治：寒湿内侵，身体骨节疼痛，恶寒肢冷，苔白滑，脉沉微。

【鉴别】附子汤与真武汤药物组成仅一味之差，均可治疗阳虚水湿泛溢之证。但前者重用附、术，并配伍人参，重在温补脾阳而祛寒湿，主治阳虚寒湿内盛所致之痹证；后者附、术量减半，并佐以生姜，重在温补肾阳而散水气，主治阳虚水湿泛溢之证。

【方论选录】真武一方，为北方行水而设。用三白者，以其燥能治水，淡能伐肾邪而利水，酸能泄肝木以疏水故也。附子辛温大热，必用为佐者何居？盖水之所制者脾，水之所行者肾也。肾为胃关，聚水而从其类。倘肾中无阳，则脾之枢机虽运，而肾之关门不开，水虽欲行，孰为之主？故脾家得附子，则火能生土，而水有所归矣；肾中得附子，则坎阳鼓动，而水有所摄矣。更得芍药之酸，以收肝而敛阴气，阴平阳秘矣。若生姜者，并用以散四肢之水气而和胃也。（罗美《古今名医方论》卷三）

【医案举例】吴孚先治赵太学，患水气咳嗽而喘，误作伤风，概投风药，面目尽肿，喘逆愈甚。曰：风起则水涌，药之误也。以真武汤温中镇水，诸症悉平。（《续名医类案》）

一叟，患滞下，色白不黏，不饥不渴，腹微痛而不胀。孟英切脉迟微。进大剂真武汤加人参而愈。（《回春录》）

【方歌】真武汤壮肾中阳，茯苓术芍附生姜，
　　　　少阴腹痛有水气，悸眩瞤惕保安康。

实脾散

《严氏济生方》

【组成】厚朴去皮，姜制，炒 白术 木瓜去瓤 木香不见火 草果仁 大腹子 附子炮，去皮脐 白茯苓去皮 干姜炮，各一两（各30g） 甘草炙，半两（15g）

【用法】上㕮咀，每服四钱，水一盏半，生姜五片，枣子一枚，煎至七分，去滓，温服，不拘时候（现代用法：加生姜5片，大枣1枚，水煎服）。

【功用】温阳健脾，行气利水。

【主治】脾肾阳虚，水气内停之阴水。身半以下肿甚，手足不温，口中不渴，胸腹胀满，大便溏薄，舌苔白腻，脉沉弦而迟。

【证治机理】本方所治之水肿，是谓阴水，乃由脾肾阳虚，阳不化水，水气内停所致。水湿内停，泛溢肌肤，故肢体浮肿；水邪下趋，故身半以下肿甚；脾肾阳虚，失于温煦，则手足不温；水湿内阻，气机不畅，则胸腹胀满；脾阳不足，运化失司，则大便溏薄；口中不渴，舌苔白腻，脉沉弦而迟等亦为阳虚水停之征。治宜温阳健脾，行气利水。

【方解】方中附子温肾阳、助气化以祛湿，干姜暖脾阳、助运化以制水。二药相合，温肾暖脾，扶阳抑阴，共为君药。茯苓、白术健脾渗湿，利水消肿，同为臣药。君臣相协，补火助阳，崇土实脾，利水渗湿。厚朴、木香、大腹子（槟榔）行气利水，使气行则湿化，气顺则胀消；木瓜除湿和中；草果温中燥湿，俱为佐药。甘草、生姜、大枣益脾和中，生姜兼能温散水气，甘草亦可调和药性，同司佐使之职。诸药合用，辛热与淡渗合法，纳行气于温利之中，脾肾兼顾，主以实脾，共奏温阳健脾，行气利水之功。吴谦曰："气者水之母也，土者水之防也，气行则水行，土实则水治，故名曰实脾也。"（《医宗金鉴·删补名医方论》卷五）

【运用】本方为治疗脾肾阳虚水肿之常用方。以身半以下肿甚，胸腹胀满，舌淡苔腻，脉沉迟为辨证要点。

【附方】鸡鸣散（《类编朱氏集验医方》） 槟榔七枚（15g） 陈皮 木瓜各一两（12g） 吴茱萸二钱（3g） 桔梗半两（6g） 生姜和皮，半两（6g） 紫苏茎叶三钱（4g） 上为粗末，分作八服。隔宿用水三大碗，慢火煎，留一碗半，去滓；用水二碗，煎滓取一小碗。两次以煎相和，安顿床头，次日五更分二三服。功用：行气降浊，宣化寒湿。主治：湿脚气，症见足胫肿重无力，麻木冷痛，行动不便；或挛急上冲，甚至胸闷泛恶。风湿流注，症见发热恶寒，脚足痛不可忍，筋脉浮肿。

【鉴别】鸡鸣散与实脾散均可行气化湿，治疗水湿内停，肢体浮肿之症。但鸡鸣散以质重下达、行气逐湿之槟榔为重，配伍陈皮、木瓜，意在宣化下焦寒湿之气兼以行气开壅、舒筋通络，主治寒湿壅滞，气不宣通之湿脚气；实脾散以温肾暖脾之附子、干姜为君，配伍厚朴、槟榔、木香，重在温脾助阳兼以行气利水，主治脾肾阳虚，水气内停之阴水证。

实脾散与真武汤均治阳虚水肿，皆具温补脾肾，利水渗湿之功。真武汤以附子为君，配伍芍药、生姜，偏于温肾，温阳利水之中兼以敛阴柔筋、缓急止痛，主治肾阳不足，水湿内停之小便不利、浮肿者；实脾散以附子、干姜为君，温脾助阳之力更胜，且佐入木香、厚朴、草果等行气导滞之品，主治脾肾阳虚水肿兼有胸腹胀满等气滞见症者。

【方论选录】脾胃虚寒，不能制水，则水妄行，故肢体浮肿。以无郁热，故口不渴而大小皆利。是方也，用白术、茯苓、甘草之甘温者补其虚。用干姜、附子之辛热者温其寒。用木香、草果之辛温者行其滞。用厚朴、腹子之下气者攻其邪。用木瓜之酸温者抑其所不胜。名曰实脾散

者，实土以防水也。虽其药味不皆实土，然能去其邪，乃所以使脾气之自实也。（吴崑《医方考》卷四）

【方歌】实脾苓术与木瓜，甘草木香大腹加，
草果附姜兼厚朴，虚寒阴水效堪夸。

第五节　祛湿化浊剂

祛湿化浊剂，适用于湿浊下注所致的白浊、妇女带下等。代表方如萆薢分清饮、完带汤等。

萆薢分清饮（原名萆薢分清散）
《杨氏家藏方》

【组成】益智仁　川萆薢　石菖蒲　乌药各等分（各9g）

【用法】上为细末，每服三钱，水一盏半，入盐一捻，同煎至七分，食前温服（现代用法：水煎服，加入食盐少许）。

【功用】温肾利湿，分清化浊。

【主治】下焦虚寒之膏淋、白浊。小便频数，混浊不清，白如米泔，凝如膏糊，舌淡苔白，脉沉。

【证治机理】本证乃由下焦虚寒，湿浊不化所致。肾司开阖，若肾阳亏虚，则膀胱失约而小便频数；又肾主封藏，元阳不足，精微下泄，则小便混浊、白如米泔，甚则凝如膏糊；舌淡苔白，脉沉为下焦虚寒之象。法当温暖下元，分清化浊。

【方解】方中萆薢味苦性平，可利湿祛浊，为治疗白浊、膏淋之要药，故为君药。益智仁温补肾阳，涩精缩尿，为臣药。石菖蒲辛香苦温，化浊祛湿，兼祛膀胱之寒，以助萆薢分清化浊；乌药温肾散寒，行气止痛，能除膀胱冷气，治小便频数，为佐药。加盐同煎，则取其咸以入肾，引药直达下焦，为使药。诸药合用，利温相合，通中寓涩，药简效专，共奏温肾祛湿、分清化浊之功。

本方出自南宋医家杨倓的《杨氏家藏方》，原名"萆薢分清散"，及至元代《丹溪心法》收载此方，改名为"萆薢分清饮"。

【运用】本方为治疗下焦虚寒淋浊之常用方。以小便混浊频数，舌淡苔白，脉沉为辨证要点。原书方后云："一方加茯苓、甘草。"则其利湿分清之力益佳。

【附方】**萆薢分清饮**（《医学心悟》）　川萆薢二钱（6g）　黄柏炒褐色　石菖蒲各五分（各2g）　茯苓白术各一钱（各3g）　莲子心七分（2g）　丹参　车前子各一钱五分（各4.5g）　水煎服。功用：清热利湿，分清化浊。主治：湿热白浊。症见小便混浊，尿有余沥，舌苔黄腻。

【鉴别】萆薢分清饮两方皆用萆薢、石菖蒲利湿分清，均可治疗白浊。但《杨氏家藏方》萆薢分清饮配以益智、乌药，功可温暖下元，主治下焦虚寒之白浊；《医学心悟》萆薢分清饮则伍黄柏、车前子以清热祛湿，功可清热利湿，主治下焦湿热之白浊。

【医案举例】某，四五，淋浊，溺短、涩痛，下焦阳气不流行，先通阳气。萆薢三钱，乌药一钱，益智五分，赤苓三钱，远志四分，琥珀末五分。（《临证指南医案》）

【方歌】萆薢分清石菖蒲，萆薢乌药益智俱，
或益茯苓盐煎服，通心固肾浊精驱。

完带汤
《傅青主女科》

【组成】白术土炒，一两（30g）　山药炒，一两（30g）　人参二钱（6g）　白芍酒炒，五钱（15g）　车前子酒炒，三钱（9g）　苍术制，三钱（9g）　甘草一钱（3g）　陈皮五分（2g）　黑芥穗五分（2g）　柴胡六分（2g）

【用法】水煎服。

【功用】补脾疏肝，化湿止带。

【主治】脾虚肝郁，湿浊下注之带下证。带下色白，清稀无臭，倦怠便溏，舌淡苔白，脉缓或濡弱。

【证治机理】本证乃由脾虚肝郁，带脉失约，湿浊下注所致。《傅青主女科》云："带下俱是湿证……脾气之虚，肝气之郁，湿气之侵，热气之逼，安得不成带下之病哉！"脾虚则水湿内停，肝郁则疏泄无权，脾虚肝郁，带脉不固，故带下色白、清稀无臭；又脾虚生化乏源，肌肉失养，则肢体倦怠；脾失健运，水湿内停，则大便溏薄；舌淡苔白，脉缓濡弱为脾虚湿盛之象。法当益气健脾，疏肝解郁，化湿止带。

【方解】方中白术健脾而化湿浊，山药补肾以固带脉，二者相合，补脾肾，祛湿浊，约带脉，则带下可止，共为君药。人参补中益气，助君药补脾之力；苍术燥湿运脾，车前子利湿泄浊，以增君药祛湿之能；白芍柔肝理脾，使肝木条达而脾土自强，共为臣药。辅以陈皮理气和中，使君药补而不滞，又可令气行而湿化；柴胡、芥穗之升发疏散，得白术可升发脾胃清阳，配白芍可疏达肝气以适肝性，均为佐药。甘草和中调药，为使药。诸药相配，扶土抑木，肝脾同治，补中寓散，升清除湿，使脾气健运，肝气条达，清阳得升，湿浊得化，则带下自止。

【运用】本方为治疗脾虚肝郁，湿浊下注带下证之常用方。以带下色白，清稀无臭，舌淡苔白，脉濡缓为辨证要点。

【方论选录】夫白带乃湿盛而火衰，肝郁而气弱，则脾土受伤，湿土之气下陷。是以脾精不守，不能化荣血以为经水，反变成白滑之物，由阴门直下，欲自禁而不可得也。治法宜大补脾胃之气，稍佐以舒肝之品，使风木不闭塞于地中，则地气自升腾于天上，脾气健而湿气消，自无白带之患矣。（傅山《傅青主女科》卷上）

【方歌】完带汤中用白术，山药人参白芍辅，
　　　　苍术车前黑芥穗，陈皮甘草与柴胡。

第六节　祛风胜湿剂

祛风胜湿剂，适用于风湿在表所致的头痛身重，或风湿痹阻经络所致的肢节不利、腰膝顽麻痹痛等证。代表方如羌活胜湿汤、独活寄生汤等。

羌活胜湿汤
《脾胃论》

【组成】羌活　独活各一钱（各6g）　藁本　防风　甘草炙，各五分（各3g）　蔓荆子三分（2g）　川

芎二分（1.5g）

【用法】上件㕮咀，都作一服，水二盏，煎至一盏，去滓，食后温服（现代用法：水煎服）。

【功用】祛风胜湿止痛。

【主治】风湿犯表之痹证。肩背痛不可回顾，头痛身重，或腰脊疼痛，难以转侧，苔白，脉浮。

【证治机理】本证由汗出当风，或久居湿地，风湿之邪侵袭肌表所致。风湿相搏，郁于肌腠，阻于经络，则头痛身重、肩背或腰脊疼痛、难以转侧；苔白，脉浮为风湿郁于肌表之象。风湿在表，宜从汗解，故法当祛风胜湿，宣痹止痛。

【方解】方中羌活、独活辛苦温燥，皆可祛风除湿，通利关节。其中羌活善祛上部风湿，独活善祛下部风湿，二者合用，可散周身风湿而止痹痛，共为君药。防风散风胜湿而治一身之痛；川芎上行头目，旁通络脉，既可疏散周身风邪，又能活血行气而止头身之痛，共助君药散邪通痹止痛之力，用为臣药。藁本疏散太阳经之风寒湿邪，且善达颠顶而止头痛；蔓荆子亦轻浮上行，主散头面之邪，并可清利头目，俱为佐药。甘草缓诸药辛散之性，并调和诸药，为佐使药。诸药配伍，可祛风胜湿，宣痹止痛。

【运用】本方为治疗风湿在表痹证之常用方。以头身重痛，或腰脊疼痛，苔白脉浮为辨证要点。

【鉴别】羌活胜湿汤与九味羌活汤均用羌活、防风、川芎和甘草，皆可祛风除湿止痛，治疗风湿在表之头身疼痛。但九味羌活汤配伍细辛、白芷、苍术及生地、黄芩，发汗解表力强，兼能清热，主治风寒湿邪在表而里有蕴热之证，其症以恶寒发热为主，兼见口苦微渴；羌活胜湿汤则配伍独活、藁本、蔓荆子，以祛周身风湿见长，方中各药用量较小，发汗之力逊之，主治风湿客于肌表经络之证，其症以头身、腰脊重痛为主。

【方论选录】此治头项之湿，故用羌、防、芎、藁一派风药，以祛上盛之邪。然热虽上浮，湿本下著，所以复用独活透达少阴之经。其妙用尤在缓取微似之汗，故剂中加用甘草，以缓诸药辛散之性，则湿著之邪，亦得从之缓去，无藉大开汗孔，急驱风邪之法，使肌腠馁弱无力，湿邪因之内缩，但风去而湿不去也。（张璐《张氏医通》卷十三）

【医案举例】张三锡治一人，体厚，自觉遍身沉重，难以转侧，两膝时痛肿，不红不硬，六脉濡弱，天阴更甚。作湿郁治，加减羌活胜湿汤，不十剂愈。（《续名医类案》）

【方歌】羌活胜湿羌独芎，甘蔓藁本与防风，
　　　　湿气在表头腰重，发汗升阳有奇功。

独活寄生汤
《备急千金要方》

【组成】独活三两（9g）　桑寄生　杜仲　牛膝　细辛　秦艽　茯苓　肉桂心　防风　川芎　人参　甘草　当归　芍药　干地黄各二两（各6g）

【用法】上十五味，㕮咀，以水一斗，煮取三升，分三服，温身勿冷也（现代用法：水煎服）。

【功用】祛风湿，止痹痛，益肝肾，补气血。

【主治】痹证日久，肝肾两虚，气血不足证。腰膝疼痛，肢节屈伸不利，或麻木不仁，畏寒喜温，心悸气短，舌淡苔白，脉细弱。

【证治机理】本证由风寒湿痹日久不愈，累及肝肾，耗伤气血所致。风寒湿邪客于经络关节，气血运行不畅，又兼肝肾不足，气血亏虚，筋骨失养，故腰膝疼痛、肢节屈伸不利或麻木不仁；寒湿伤阳，则畏寒喜温；气血不足，则心悸气短、舌淡苔白、脉细弱。其证属邪实正虚，治宜祛邪与扶正兼顾，既应祛风除湿散寒，又当补益肝肾气血。

【方解】方中重用独活为君，辛苦微温，善治伏风，长于祛下焦风寒湿邪而除痹痛。细辛发散阴经风寒，搜剔筋骨风湿；防风、秦艽祛风胜湿，活络舒筋；桂心温里祛寒，通行血脉。四药助君药祛风胜湿，宣痹止痛，共为臣药。桑寄生、牛膝、杜仲补肝肾，祛风湿，壮筋骨；当归、芍药、地黄、川芎养血活血，寓"治风先治血，血行风自灭"之意；人参、茯苓、甘草补气健脾，皆为佐药。甘草调和诸药，又兼为使药。诸药合用，辛温行散则风寒湿邪俱除，甘温滋柔则肝肾强健，气血充盛，如此邪正兼顾，诸症自缓。

【运用】本方为治疗风寒湿痹日久，肝肾两虚，气血不足证之常用方。以腰膝冷痛，关节屈伸不利，心悸气短，舌淡苔白，脉细弱为辨证要点。

【方论选录】肾气虚弱，肝脾之气袭之，令人腰膝作痛，屈伸不便，冷痹无力者，此方主之。肾，水脏也，虚则肝脾之气凑之，故令腰膝实而作痛；屈伸不便者，筋骨俱病也。《灵枢经》曰：能屈而不能伸者，病在筋；能伸而不能屈者，病在骨。故知屈伸不便，为筋骨俱病也。冷痹者，阴邪实也；无力者，气血虚也。是方也，独活、寄生、细辛、秦艽、防风、桂心，辛温之品也，可以升举肝脾之气，肝脾之气升，则腰膝弗痛矣；当归、熟地、白芍、川芎、杜仲、牛膝者，养阴之品也，可以滋补肝肾之阴，肝肾之阴补，则足得血而能步矣；人参、茯苓、甘草者，益气之品也，可以长养诸脏之阳，诸脏之阳生，则冷痹去而有力矣。（吴崑《医方考》卷五）

【方歌】独活寄生艽防辛，芎归地芍桂苓均，

　　　　　杜仲牛膝人参草，冷风顽痹屈能伸。

复习思考题

1. 为什么说平胃散为治疗湿滞脾胃之基础方？

2. 平胃散与藿香正气散皆有化湿和中之功，二者的适应证有何不同，为什么？

3. 查阅《温病条辨》"五加减正气散"，并与藿香正气散进行用药配伍比较，深刻理解"方之用，变也"之义。

4. 茵陈蒿汤为治湿热黄疸之代表方，其配伍有何特点？

5. 茵陈蒿汤、八正散两方中配伍大黄的意义是什么？

6. 结合导赤散、龙胆泻肝汤、小蓟饮子、八正散四方中生地黄与木通的配伍，谈谈你对古人遣药组方的理解。三方临证应如何鉴别应用？

7. 联系三仁汤分析《温病条辨》中提出湿温初起"三禁"的临床意义。

8. 甘露消毒丹重用滑石、茵陈、黄芩的配伍意义是什么？

9. 连朴饮、五苓散、理中丸、藿香正气散等均可用治霍乱，如何区别应用？

10. 当归拈痛汤治证属湿热，何以重用辛温之羌活？方名取"当归"之意为何？

11. 服五苓散为何宜"多饮暖水"？方中配伍桂枝有何意义？为何重用泽泻为君？

12. 猪苓汤中为何伍用阿胶？

13. 简述五苓散与猪苓汤在组成、配伍、功用、主治等方面的异同点。

14. 简析黄芪在当归补血汤、玉屏风散、补中益气汤、补阳还五汤、防己黄芪汤等方中的配伍意义。

15. 苓桂术甘汤组方配伍是如何体现"病痰饮者，当以温药和之"的？

16. 鉴别苓桂术甘汤、理中丸、肾著汤、四君子汤组方用药及配伍之异同。

17. 桂枝汤、小建中汤、当归四逆汤、肾气丸、桃核承气汤、桂枝茯苓丸、五苓散、苓桂术甘汤等方配伍桂枝的意义是什么？

18. 真武汤中芍药的配伍意义是什么？从方中用药配伍分析真武汤与附子汤何者偏于温肾？何者偏于温脾？

19. 五苓散、五皮散、真武汤、实脾散等均可治疗水肿，临证应如何区别使用？

20. 完带汤中柴胡、芥穗与白芍的配伍意义是什么？

21. 从组成、主治、功用等方面比较羌活胜湿汤与九味羌活汤的异同。

22. 独活寄生汤何药用量独重，为什么？怎样理解本方的组方原理？

第十七章

祛痰剂

扫一扫，查阅本章数字资源，含 PPT、音视频、图片等

凡以消除痰涎作用为主，用于治疗各种痰病的方剂，统称为祛痰剂。属于"八法"中"消法"的范畴。

痰是水液代谢障碍所形成的病理产物，可留滞于脏腑、经络、肢体而致病。《医方集解》云："在肺则咳，在胃则呕，在头则眩，在心则悸，在背则冷，在胁则胀，其变不可胜穷也。"痰的形成多由外感六淫、饮食失节、七情内伤等致使肺、脾、肾及三焦功能失调，导致水液代谢障碍，津液停聚而酿湿成痰，正所谓"脾为生痰之源""肾为成痰之本""肺为贮痰之器"。依据痰病的临床表现，可分为寒痰、热痰、湿痰、燥痰、风痰等。故本章方剂分为燥湿化痰剂、清热化痰剂、润燥化痰剂、温化寒痰剂、治风化痰剂五类。

痰随气而升降流行，气滞则痰聚，气顺则痰消。诚如庞安常所言："善治痰者，不治痰而治气，气顺则一身津液亦随气而顺矣。"故祛痰剂中常配伍理气药。至于痰流经络、肌腠而为瘰疬、痰核者，又常结合软坚散结之品，随其虚实寒热而调之。

应用祛痰剂时，首先应辨别痰证之性质，分清寒热燥湿之不同而选用相应的方剂；对于咳嗽痰黏难咯或有咳血倾向者，则不宜应用辛温燥烈之剂，以免引起咳血；表邪未解或痰多者，慎用滋润之品，以防壅滞留邪。

第一节　燥湿化痰剂

燥湿化痰剂，适用于湿痰证。代表方如二陈汤、温胆汤等。

二陈汤
《太平惠民和剂局方》

【组成】半夏汤洗七次　橘红各五两（各15g）　白茯苓三两（9g）　甘草炙，一两半（4.5g）

【用法】上药㕮咀，每服四钱（12g），用水一盏，生姜七片，乌梅一个，同煎六分，去滓，热服，不拘时候（现代用法：加生姜7片，乌梅1枚，水煎服）。

【功用】燥湿化痰，理气和中。

【主治】湿痰证。咳嗽痰多，色白易咯，恶心呕吐，胸膈痞闷，肢体困重，或头眩心悸，舌苔白滑或腻，脉滑。

【证治机理】本证乃因脾失健运，湿聚成痰所致。湿痰犯于肺，肺失宣降，则咳嗽痰多、色白易咯；痰阻胸膈，气机不畅，则胸膈痞闷；痰阻中焦，胃失和降，则恶心呕吐；湿性重滞，故

肢体困重；湿痰凝聚，阻遏清阳，则头目眩晕；痰浊凌心，则为心悸；舌苔白滑或腻，脉滑，亦为湿痰之象。治宜燥湿化痰，理气和中。

【方解】方中半夏辛温而燥，燥湿化痰，降逆和胃，散结消痞，《本草从新》言其为"治湿痰之主药"，故为君药。湿痰既成，阻滞气机，橘红辛苦温燥，理气行滞，燥湿化痰，乃"治痰先治气，气顺则痰消"之意，为臣药。茯苓甘淡，渗湿健脾以杜生痰之源，与半夏配伍，体现了朱丹溪"燥湿渗湿则不生痰"之理；生姜既助半夏降逆，又制半夏之毒；少许乌梅收敛肺气，与半夏相伍，散中有收，使祛痰而不伤正，且有"欲劫之而先聚之"之意，均为佐药。炙甘草调和诸药，为使药。全方用药精简，体现燥化之中寓行运之法，达治脾消痰之功。方中"陈皮、半夏贵其陈久，则无燥散之患，故名二陈"（《医方集解·除痰之剂》）。

【运用】本方为治疗湿痰证之基础方。以咳嗽，呕恶，痰多色白易咯，舌苔白腻，脉滑为辨证要点。若阴虚燥咳，痰中带血者，不宜应用本方。

【附方】

1. 导痰汤（《传信适用方》引皇甫坦方）　半夏汤洗七次，四两（12g）　天南星细切，姜汁浸，一两（3g）　枳实去瓤，一两（3g）　橘红一两（3g）　赤茯苓一两（3g）　上为粗末。每服三大钱（9g），水二盏，生姜十片，煎至一盏，去滓，食后温服。功用：燥湿祛痰，行气开郁。主治：痰厥证。症见头目眩晕，或痰饮壅盛，胸膈痞塞，胁肋胀满，头痛呕逆，喘急痰嗽，涕唾稠黏，舌苔厚腻，脉滑。

2. 涤痰汤（《奇效良方》）　南星姜制　半夏汤洗七次，各二钱半（各6.5g）　枳实麸炒，二钱（6g）　茯苓去皮，二钱（6g）　橘红一钱半（4.5g）　石菖蒲　人参各一钱（各3g）　竹茹七分（2g）　甘草半钱（1.5g）　上作一服。水二盅，生姜五片，煎至一盅，食后服。功用：涤痰开窍。主治：中风痰迷心窍证。症见舌强不能言，喉中痰鸣，辘辘有声，舌苔白腻，脉沉滑或沉缓。

3. 小半夏汤（《金匮要略》）　半夏一升（6g）　生姜半斤（9g）　上二味，以水七升，煮取一升半，分温再服。功用：化痰散饮，和胃降逆。主治：痰饮呕吐。症见呕吐痰涎，口不渴，或干呕呃逆，谷不得下，舌苔白滑。

4. 金水六君煎（《景岳全书》）　当归二钱（6g）　熟地黄三五钱（9~15g）　陈皮一钱半（4.5g）　半夏二钱（6g）　茯苓二钱（6g）　炙甘草一钱（3g）　水二盅，生姜三五七片，煎七八分，食远温服。功用：燥湿化痰，养血滋阴。主治：肺肾虚寒，水泛为痰，兼阴血不足证。症见咳嗽呕恶，喘逆多痰，痰带咸味，或口干舌燥，自觉口咸，舌质红，苔水滑或薄白而腻，脉沉滑或沉缓。

【鉴别】导痰汤、涤痰汤皆由二陈汤化裁而成，均有燥湿化痰之功用。导痰汤是二陈汤去乌梅，加天南星、枳实而成。半夏与天南星相伍则燥湿化痰之力强，橘红与枳实相合则行气之力增，故祛痰行气之功较二陈汤为著，适宜于痰厥证，或痰饮壅盛所致的胸膈痞塞、咳嗽喘促等症；涤痰汤是导痰汤加石菖蒲、竹茹、人参而成，涤痰开窍、益气扶正之功优，适宜于中风痰迷心窍证。

小半夏汤与二陈汤皆以半夏为君药，具有化痰和胃之功，均可治疗痰阻中焦，胃失和降而致恶心呕吐等症，但小半夏汤长于治疗痰饮呕吐，二陈汤偏于治疗湿痰咳嗽。

金水六君煎是二陈汤去乌梅加当归、熟地黄而成，适宜于肺肾两虚、阴血不足、内有痰饮而致喘咳久延者。当归、熟地黄与二陈汤同用，可以互制其弊而各展其长，达到不腻滞、不刚燥，既补阴血，又化痰饮，两全其功。

【方论选录】此足太阴、阳明药也。半夏辛温，体滑性燥，行水利痰，为君。痰因气滞，气顺而痰降，故以橘红利气；痰由湿生，湿去则痰消，故以茯苓渗湿，为臣。中不和则痰涎聚，又以甘草和中补土，为佐也。（汪昂《医方集解·除痰之剂》）

【医案举例】盛文纪以医名吴中。有训导病头疼，发热恶寒。初作外感治，或以风治，见热则退热，痛则止痛，或又以气虚治，由是病剧，人事不省，饮食已绝危哉。盛诊视，曰：君几误死。法当先去其滞，遂用二陈汤加大黄六七钱，令守者曰：急煎俾服。至夜分，左眼若动，肝气乃舒，大泄则有可生之机矣。至夜半时，腹中有声，左眼果开，遗秽物斗许，中有坚硬如卵之状，竹刀剖视，即痰裹面食也。此症断之痰裹食，非明眼不能。既而气舒结散，津液流通，即索食矣。众医问故，盛曰：训导公，北人也，久居于吴，饮酒食面，皆能助湿，湿能伤脾，脾土一亏，百病交作，有是病服是药，更何疑焉？众医咸服。(《名医类案》卷三)

【方歌】二陈汤用半夏陈，益以茯苓甘草成，

　　　　利气调中兼去湿，一切痰饮此方珍。

茯苓丸（又名治痰茯苓丸）
《全生指迷方》，录自《是斋百一选方》

【组成】茯苓一两（6g）　枳壳麸炒，去瓤，半两（3g）　半夏二两（12g）　风化朴硝一分（1g）

【用法】上四味为末，生姜自然汁煮糊为丸，如梧桐子大，每服三十丸，生姜汤下（现代用法：姜汁糊丸，每服 6g，生姜汤或温开水送下；亦可作汤剂，加生姜 3～5 片，水煎服，朴硝溶化）。

【功用】燥湿行气，软坚化痰。

【主治】痰伏中脘，流注经络证。两臂酸痛或抽掣，手不得上举，或左右时复转移，或两手麻木，或四肢浮肿，舌苔白腻，脉沉细或弦滑。

【证治机理】本方原治臂痛，缘于痰停中脘，"滞于肠胃，流于经络"(《徐大椿医书全集》)。盖四肢皆禀气于脾，脾湿生痰，痰饮流于四肢，气血运行不畅，故见两臂或四肢疼痛麻木，甚则浮肿。如《是斋百一选方》云："伏痰在内，中脘停滞，脾气不流行，上与气搏，四肢属脾，滞而气不下，故上行攻臂。"舌苔白腻，脉沉细或弦滑，乃湿痰内阻之象。此痰停中脘，流于四肢之证，不可以风湿论治，法当燥湿行气化痰。

【方解】方中半夏燥湿化痰，为君药，茯苓健脾渗湿，为臣药，君臣相伍，既消已生之痰，又杜生痰之源。佐以枳壳理气宽中，此气顺则痰消之意。然中脘之伏痰，非一般化痰药所能及，故又佐以软坚润下之风化朴硝，取其消痰破结，与半夏相合，一燥一润，一辛一咸，意在消解顽痰，相制为用；与茯苓相伍，可从二便分消结滞之伏痰。更以姜汁糊丸，且姜汤送服，既能开胃化痰，又可兼制半夏毒性。诸药配伍，消下并用，咸寒软坚与辛燥行化相合，且以丸剂渐消缓化中脘伏痰，俾脾运复健，自然流于四肢之痰亦潜消默运，实属"治病求本"之方。

【运用】本方为治疗痰伏中脘，流注经络之臂痛证的代表方。以两臂酸痛，舌苔白腻，脉沉细或弦滑为辨证要点。临证对咳痰稠黏不爽、胸脘满闷，以及眩晕、梅核气等由顽痰所致者，亦可酌情用之。风湿臂痛者不宜使用本方。

【方论选录】此足太阴、阳明药也。半夏燥湿，茯苓渗水，枳壳行气，化硝软坚，生姜制半夏之毒而除痰，使痰行气通，臂痛自止矣。(汪昂《医方集解·除痰之剂》)

此方为中有留饮，而经隧不利者立法。荡涤其垢腻，则机轴自灵，络脉流利。本非专治肢节痹着之病，乃为治痹痛者，别开一条门径。(张山雷《中风斠诠》)

【医案举例】一妇人，亦有臂痛不能举，或转左右作痛，由中脘伏痰，脾气滞而不行，宜茯苓丸，或控涎丹治之。(《续名医类案》)

【方歌】《指迷》茯苓丸最精，风化芒硝枳半并，
臂痛难移脾气阻，停痰伏饮有嘉名。

温胆汤
《三因极一病证方论》

【组成】半夏汤洗七次　竹茹　枳实麸炒，去瓤，各二两（各6g）　陈皮三两（9g）　甘草炙，一两（3g）
茯苓一两半（4.5g）

【用法】上为锉散，每服四大钱（12g），水一盏半，姜五片，枣一枚，煎七分，去滓，食前
服（现代用法：加生姜5片，大枣1枚，水煎服）。

【功用】理气化痰，清胆和胃。

【主治】胆胃不和，痰热内扰证。胆怯易惊，虚烦不宁，失眠多梦，或呕恶呃逆，或眩晕，
或癫痫等，苔腻微黄，脉弦滑。

【证治机理】本证乃因胆胃不和，痰热内扰所致。胆为清净之府，性喜宁谧而恶烦扰。若胆
为邪扰，失其宁谧，则胆怯易惊、虚烦不宁、失眠多梦；胆热犯胃，胃失和降，浊阴上逆，则呕
吐痰涎或呃逆；痰蒙清窍，则可发为眩晕，甚至癫痫；苔腻微黄，脉弦滑均为痰热内扰之象。治
宜理气化痰，清胆和胃。

【方解】方中半夏燥湿化痰，和胃止呕，为君药。竹茹清胆和胃，清热化痰，除烦止呕，为
臣药。君臣相配，既化痰和胃，又清胆热，令胆气清肃，胃气顺降，则胆胃得和，烦呕自止。陈
皮理气和中，燥湿化痰；枳实破气化痰；茯苓渗湿健脾以消痰；生姜、大枣和中培土，使水湿无
以留聚，共为佐药。炙甘草益气和中，调和诸药，为佐使药。诸药相伍，温凉兼进，令全方不寒
不燥，理气化痰以和胃，胃气和降则胆郁得舒，痰浊得去则胆无邪扰，如是则复其宁谧，诸症
自愈。

温胆汤最早见于《外台秘要》引《集验方》，方中生姜四两，半夏（洗）二两，橘皮三两，
竹茹二两，枳实（炙）二枚，甘草（炙）一两，主治"大病后，虚烦不得眠，此胆寒故也"。是
方药性以温为主，后世多以此方化裁，亦用治"虚烦"诸症。其中，尤以《三因极一病证方论》
之温胆汤为后世所喜用，其减生姜四两为五片，另入茯苓一两半，大枣一枚，遂使方之温性有减
而凉性得增，然仍沿用"温胆"之名。罗东逸云："和即温也，温之者，实凉之也。"

【运用】本方为治疗胆胃不和，痰热内扰证之常用方。以虚烦不眠，眩悸呕恶，苔白腻微
黄，脉弦滑为辨证要点。

【附方】

1. 黄连温胆汤（《六因条辨》）　黄连（6g）　半夏（9g）　竹茹（9g）　枳实（9g）　陈皮（9g）　茯
苓（6g）　甘草（6g）（原著本方无用量）　功用：清热化痰，定惊除烦。主治：胆胃痰热，上扰神明。
症见心惊胆怯，性急善忘，多虑多思，烦闷欲呕，口苦呕涎，胸脘内热，舌苔浊腻带黄，脉
滑数。

2. 十味温胆汤（《世医得效方》）　半夏汤洗七次　枳实去瓤切，麸炒　陈皮去白，各三两（各9g）　白茯
苓去皮，两半（4.5g）　酸枣仁微炒　大远志去心，甘草水煮，姜汁炒　北五味子　熟地黄切，酒炒　条参
各一两（各3g）　粉草五钱（1.5g）　上锉散，每服四钱，水盏半，姜五片，枣一枚，煎，不以时服。
功用：化痰宁心，益气养血。主治：痰浊内扰，心胆虚怯证。症见触事易惊，心悸不宁，不眠多
梦，心胸烦闷，坐卧不安，短气乏力，或癫狂，舌淡苔腻，脉弦而虚。

【鉴别】温胆汤与酸枣仁汤均可治虚烦不眠等证。但温胆汤所治虚烦不眠乃因胆胃不和、痰热内扰所致，故用药重在理气化痰、清胆和胃，使痰热得清、胆胃得和，则虚烦自除；酸枣仁汤所治虚烦不眠乃因心肝血虚兼阴虚内热所致，其组方重在养血安神、清热除烦，使心肝得养、虚热得清，则虚烦可止。

十味温胆汤即温胆汤去清热化痰之竹茹，加益气养血、补心安神之人参、熟地黄、五味子、酸枣仁、远志而成。适用于痰浊内扰，气血不足之心胆虚怯、神志不宁证。

黄连温胆汤即温胆汤加黄连，其清心胃之火，燥湿之功倍增，适用于湿热生痰，留于胆腑，胆腑疏泄失职，累及心神之胆胃痰热、上扰神明证。

【方论选录】此足少阳、阳明药也。橘、半、生姜之辛温，以之导痰止呕，即以之温胆；枳实破滞；茯苓渗湿；甘草和中；竹茹开胃土之郁，清肺金之燥，凉肺金即所以平肝木也。如是则不寒不燥而胆常温矣。（汪昂《医方集解·和解之剂》）

【方歌】温胆夏茹枳陈助，佐以茯草姜枣煮，
　　　　理气化痰利胆胃，胆郁痰扰诸症除。

第二节　清热化痰剂

清热化痰剂，适用于热痰证。代表方如清气化痰丸、小陷胸汤、滚痰丸等。

清气化痰丸
《医方考》

【组成】陈皮去白　杏仁去皮尖　枳实麸炒　黄芩酒炒　瓜蒌仁去油　茯苓各一两（各6g）　胆南星制半夏各一两半（各9g）

【用法】姜汁为丸。每服二至三钱（6～9g），温开水送下（现代用法：生姜汁为丸，每服6～9g，日2次，温开水送下；亦可作汤剂，加生姜3片，水煎服）。

【功用】清热化痰，理气止咳。

【主治】热痰咳嗽。咳嗽，痰黄稠，胸膈痞闷，甚则气急呕恶，舌质红，苔黄腻，脉滑数。

【证治机理】本证乃因热淫于内，灼津成痰，痰热互结所致。痰热壅肺，肺失清肃，故咳嗽痰黄、黏稠难咯；痰热内结，气机阻滞，则胸膈痞闷，甚则气逆于上，故气急呕恶；舌质红，苔黄腻，脉滑数，均为痰热之象。正如汪昂云："气有余则为火，液有余则为痰，故治痰者必降其火，治火者必顺其气也。"（《医方集解·除痰之剂》）故治宜清热化痰，理气止咳。

【方解】本方系二陈汤去甘草、乌梅，加胆南星、瓜蒌仁、黄芩、杏仁、枳实而成。方中胆南星味苦性凉，功善清热豁痰，为君药。瓜蒌仁甘寒质润而性滑，长于清热化痰，黄芩苦寒，功善清泻肺火，二者合用，助君药以增强清肺热、化痰结之力；制半夏虽属辛温之品，但与苦寒之黄芩相配，则避其性温助热之弊，而独取化痰散结、降逆止呕之功，共为臣药。治痰者当须降其火，治火者必须顺其气，故佐以杏仁降利肺气，陈皮理气化痰，枳实破气化痰，并佐茯苓健脾渗湿。使以姜汁为丸，既可制半夏之毒，又增强祛痰降逆之力。诸药合用，苦寒与辛燥合法，清化佐以行降，使气顺火清痰消。

【附方】

1. 清金降火汤（《古今医鉴》）　陈皮一钱五分（4.5g）　半夏泡，一钱（4.5g）　茯苓一钱（3g）　桔梗一钱（3g）　枳壳麸炒，一钱（3g）　贝母去心，一钱（3g）　前胡一钱（3g）　杏仁去皮尖，一钱五分（4.5g）　黄芩炒，一钱（3g）　石膏一钱（3g）　瓜蒌仁一钱（3g）　甘草炙，三分（1g）　右剉一剂，生姜三片，水煎，食远临卧服。功用：清热泻火，化痰止咳。主治：肺胃郁火痰结证。症见咳嗽胸满，痰少而黏，面赤心烦，苔黄脉数。

2. 清金化痰汤（《杂病广要》引《医学统旨》）　黄芩　山栀子各一钱半（各4.5g）　桔梗二钱（6g）　麦门冬去心　桑白皮　贝母　知母　瓜蒌仁炒　橘红　茯苓各一钱（各3g）　甘草四分（1.2g）　水二盅，煎八分，食后服。功用：清火化痰。主治：肺火痰结证。症见咽喉干痛，面赤，鼻出热气，咳嗽而痰难出，色黄黏稠，或带血丝，或出腥臭，舌质红，苔黄腻，脉濡数。

【鉴别】清金降火汤、清金化痰汤与清气化痰丸均可用治热痰，但清金降火汤较清气化痰丸少胆南星，多桔梗、贝母、前胡、石膏、炙甘草，且剂型为汤剂，长于清热化痰止咳之效；清金化痰汤较清气化痰丸少胆南星、半夏、杏仁、枳实，多桔梗、贝母、山栀子、知母、桑白皮、麦门冬、甘草，清肺热、平喘咳之力优于清金降火汤、清气化痰丸。清金降火汤较之清金化痰汤，不仅清肺热，亦可清胃热。

【运用】本方为治疗痰热咳嗽之常用方。以咯痰黄稠，胸膈痞闷，舌红苔黄腻，脉滑数为辨证要点。

【方论选录】气之不清，痰之故也，能治其痰，则气清矣。是方也，星、夏所以燥痰湿，杏、陈所以利痰滞，枳实所以攻痰积，黄芩所以消痰热，茯苓之用，渗痰湿也；若瓜蒌者，则下气利痰云尔。（吴崑《医方考》卷二）

【方歌】清气化痰星夏橘，杏仁枳实瓜蒌仁，
　　　　芩苓姜汁为糊丸，气顺火消痰自失。

小陷胸汤
《伤寒论》

【组成】黄连一两（6g）　半夏洗，半升（12g）　瓜蒌实大者一枚（20g）

【用法】上三味，以水六升，先煮瓜蒌，取三升，去滓，内诸药，煮取二升，去滓，分温三服（现代用法：水煎服）。

【功用】清热化痰，宽胸散结。

【主治】痰热互结之小结胸证。心下痞闷，按之则痛，或心胸闷痛，或咳痰黄稠，舌红苔黄腻，脉滑数。

【证治机理】本方原治伤寒表证误下，邪热内陷，痰热结于心下之小结胸证。痰热互结于心下，气郁不通，升降失司，故胸脘痞闷、按之则痛；痰热互结，肺失宣降，则咳吐黄痰、质黏而稠；舌红苔黄腻，脉滑数，无不为痰热之象。治宜清热化痰，宽胸散结。

【方解】方中瓜蒌实味甘性寒，既可清热涤痰以除胸中之痰热邪气，又能利气散结而宽胸以治气郁不畅之胸满痞痛，为君药。正如《本草思辨录》所谓："瓜蒌实之长，在导痰浊下行，故结胸、胸痹非此不治。"黄连苦寒，泻热降火，为臣药，与瓜蒌实相合则清热化痰之力倍增。半夏祛痰降逆，开结消痞，为佐药。半夏与黄连同用，辛开苦降，既清热化痰，又开郁除痞。全方药虽三味，配伍精当，苦降辛开，润燥相得，"以半夏之辛散之，黄连之苦泻之，瓜蒌之苦润涤

之，所以除热散结于胸中也"（《古今名医方论》）。

【运用】本方为治疗痰热互结证之常用方。以胸脘痞闷，按之则痛，舌红苔黄腻，脉滑数为辨证要点。

【附方】**柴胡陷胸汤**（《重订通俗伤寒论》）柴胡一钱（3g）姜半夏三钱（9g）小川连八分（2.5g）苦桔梗一钱（3g）黄芩钱半（4.5g）瓜蒌仁杵，五钱（15g）小枳实钱半（4.5g）生姜汁四滴，分冲　水煎服。功用：和解清热，涤痰宽胸。主治：邪陷少阳，痰热结胸证。症见寒热往来，胸胁痞满，按之疼痛，呕恶不食，口苦且黏，目眩，或咳嗽痰稠，苔黄腻，脉弦滑数。

【鉴别】小陷胸汤与大陷胸汤皆主治热实结胸。但大陷胸汤证为水热互结心下，涉及胸腹，其病情较重，病势较急，临证以心下痛、按之石硬、甚则从心下至少腹硬满而痛不可近、脉象沉紧为特征，治宜泻热逐水、破结通便，故方用大黄、芒硝与甘遂配伍，以泻热逐水破结；而小陷胸汤证则为痰热互结心下，病位局限，病情相对较轻，病势较缓，临证仅见胸脘痞闷、按之则痛、脉象滑数，治宜清热化痰、宽胸散结，方用瓜蒌与黄连、半夏相伍，重在清热涤痰散结。

柴胡陷胸汤乃小柴胡汤与小陷胸汤两方加减化裁而成，即小柴胡汤去人参、甘草、大枣益气扶正之品，加小陷胸汤及枳实、苦桔梗以清热化痰，利气宽胸，共呈和解少阳、清热涤痰、宽胸散结之效。较之小陷胸汤，兼有和解少阳之功，且行气消痰之力有所增强，故对于邪陷少阳，痰热内结所致之少阳、结胸合病者尤为适宜。

【方论选录】心下硬，不按而痛，手不可近者，大结胸也。心下满，按之则痛者，邪热浅结，为小结胸也。此不可下，只宜散也。故用栝楼为君，其味苦性寒，能破胸膈结气；半夏为佐为使，以辛能散气也；黄连为臣，苦以泄之，以辅君主之药，而下心下之结也。（许宏《金镜内台方议》卷五）

【医案举例】一妇人患胸中痞急，不得喘息，按之则痛，脉数且涩，此胸痹也。因与小陷胸汤，二剂而愈。（《续名医类案》）

【方歌】小陷胸汤连夏蒌，宽胸开结涤痰周，

　　　　邪热大陷胸汤治，甘遂硝黄一泻柔。

滚痰丸（又名礞石滚痰丸）

《泰定养生主论》，录自《玉机微义》

【组成】大黄酒蒸　片黄芩酒洗净，各八两（各24g）礞石捶碎，同焰硝一两，投入小砂罐内盖之，铁线缚定，盐泥固济，晒干，火煅红，候冷取出，一两（3g）沉香半两（2g）

【用法】上为细末，水丸如梧桐子大。每服四五十丸，量虚实加减服，清茶、温水送下，临卧食后服（现代用法：水泛小丸，每服6～9g，日1～2次，温开水送下）。

【功用】泻火逐痰。

【主治】实热老痰证。癫狂昏迷，或惊悸怔忡，或咳喘痰稠，或胸脘痞闷，或眩晕耳鸣，或绕项结核，或口眼蠕动，或不寐，或梦寐奇怪之状，或骨节猝痛难以名状，或嗳息烦闷，大便秘结，舌苔黄厚腻，脉滑数有力。

【证治机理】本方所治诸多"怪症"皆由实热老痰久积不去所致。若痰热上蒙清窍，则发为癫狂、昏迷；扰乱心神，则为惊悸怔忡、梦寐怪状；内壅于肺，则咳喘痰稠，甚则嗳塞烦闷；阻塞气机，则胸脘痞闷；痰火上扰清空，则发为眩晕、耳鸣；痰热留于经络关节，则口眼蠕动、绕项结核，或骨节猝痛；痰火胶结，腑气不通，故大便秘结；苔黄厚腻、脉滑数有力，均为实火顽

痰之征。治宜泻火逐痰。

【方解】方中礞石味甘咸而性平质重，咸能软坚，质重沉坠，下气坠痰以攻逐陈积伏匿之顽痰，并平肝镇惊而治痰火上攻之惊痫，且制以火硝，《本草问答》谓："礞石，必用火硝煅过，性始能发，乃能坠痰，不煅则石质不化，药性不发。又毒不散，故必煅用。"煅后攻逐下行之力尤强，为治顽痰之要药，故以之为君。臣以大黄苦寒降泄，荡涤实热，开痰火下行之路。大黄与礞石相伍，攻下与重坠并用，攻坚涤痰泻热之力尤胜。黄芩苦寒，清肺及上焦之实热；沉香行气开郁，降逆平喘，令气顺痰消，共为佐药。四药相合，重坠速降，下、清、消三法并施，药简而效宏，确为泻火逐痰之峻剂。

【运用】本方为治疗实热老痰证之常用方。以癫狂惊悸，大便干燥，苔黄厚腻，脉滑数有力为辨证要点。因本方药力峻猛，体虚之人及孕妇均不可轻用，以免损伤正气。可根据病情之轻重、病势之缓急，以及药后反应而增减药量：急重病，每服 9～12g；慢性病，每服 6～9g，均临卧服。服药后多见腹泻，此乃顽痰浊垢自肠道而下之象。

【附方】竹沥达痰丸（《古今医鉴》）半夏汤泡七次，生姜汁浸透，晒干切片，瓦上微炒熟用之，二两（6g） 橘红二两（6g） 人参一两五钱（4.5g） 茯苓二两（6g） 大黄酒蒸晒干，二两（6g） 黄芩酒炒，二两（6g） 沉香五钱（1.5g） 甘草炙，一两半（4.5g） 礞石一两（3g） 上为细末，竹沥二大碗，生姜自然汁三钟，为丸如桐子大。每服五七十丸，食后白汤送下。功用：清热化痰，理气和中。主治：咳喘痰多，恶心呕吐，惊悸怔忡，或眩晕耳鸣，或骨节卒痛，四肢浮肿，苔黄腻，脉滑。

【鉴别】滚痰丸与竹沥达痰丸均有清热化痰之功，竹沥达痰丸乃二陈汤和滚痰丸加人参、竹沥组成，其清泻老痰之力逊于滚痰丸。方中清下并用，消补兼施，祛痰不伤正，扶正不留邪，正如原书指出："此药能运痰如神，不损元气，其痰从大便中出。丹溪云，痰在四肢，非竹沥不开。"故对于痰热壅肺而见咳喘，痰热扰心而见惊悸怔忡，上扰清空则眩晕耳鸣等均适宜。

【方论选录】实热老痰，此方主之。大黄能推荡，黄芩能去热，沉香能下气，礞石能坠痰。是方乃攻击之剂，必有实热者始可用之。若与虚寒之人，则非宜矣。又礞石由焰硝煅炼，必陈久为妙，若新煅火毒未除，则不宜服。（吴崑《医方考》卷二）

【医案举例】王中阳治一妇。疑其夫有外好，因病失心狂惑，昼夜言语相续不绝。举家围绕，捉拿不定。王投滚痰丸八十丸，即睡不语。次夜再进一服。前后两次逐下恶物。患人觉知羞赧。遂饮食起坐如常。（《古今医案按》）

【方歌】滚痰丸用青礞石，大黄黄芩沉水香，
　　　　百病多因痰作祟，顽痰怪症力能匡。

第三节　润燥化痰剂

润燥化痰剂，适用于燥痰证。代表方如贝母瓜蒌散等。

贝母瓜蒌散
《医学心悟》

【组成】贝母一钱五分（9g） 瓜蒌一钱（6g） 花粉　茯苓　橘红　桔梗各八分（各5g）

【用法】水煎服。

【功用】润肺清热，理气化痰。

【主治】燥痰咳嗽。咳嗽痰少，咯痰不爽，涩而难出，咽喉干燥，苔白而干。

【证治机理】本证乃因燥热伤肺，灼津成痰，燥痰阻肺，肺失清肃而致。肺为娇脏，喜清肃濡润。若燥痰阻于气道，肺失清肃，故咳嗽、痰少而黏、咯痰不利、涩而难出；燥热伤津，气道干涩，则咽喉干燥；苔白而干为燥痰之象。《素问·至真要大论》云："燥者润之。"治宜润肺清热，理气化痰。

【方解】方中贝母甘而性微寒，主入肺经，清热化痰，润肺止咳，为君药。瓜蒌功善清热涤痰，利气润燥，与贝母相须为用，增强清润化痰止咳之力，为臣药。佐以天花粉清肺生津，润燥化痰。张锡纯谓："天花粉为其能生津止渴，故能润肺，化肺中燥痰，宁肺止嗽。"（《医学衷中参西录》）茯苓健脾渗湿以祛痰，橘红理气化痰，使气顺痰消；桔梗宣利肺气，化痰止咳，使肺宣降有权，亦为佐药。诸药相伍，甘寒而清润，化痰而不伤津，使肺得清润而燥痰自化，宣降有权而咳逆自平。

《医学心悟》另有一贝母瓜蒌散，较本方少天花粉、茯苓、桔梗，多胆南星、黄芩、黄连、黑山栀、甘草。主治痰火壅肺之类中风。其症虽猝然昏倒，喉中痰鸣，但无喎斜偏废之候。

【运用】本方为治疗燥痰证之常用方。以咳嗽痰少，咯痰不爽，咽喉干燥，苔白而干为辨证要点。

【附方】二母二冬汤（《症因脉治》） 麦门冬（12g） 天门冬（12g） 贝母（12g） 知母（12g）（原著本方无用量） 上四味，水煎服。功用：养阴润肺，化痰止咳。主治：燥痰咳嗽。症见咳嗽喘逆，时咳时止，痰不能出，面赤，舌红苔少，尺脉沉数。

【鉴别】贝母瓜蒌散、桑杏汤、清燥救肺汤、二母二冬汤皆能清润肺燥而止咳，用治肺有燥热之咳嗽证。但贝母瓜蒌散重在润肺祛痰，润燥与化痰两相兼顾，主治燥痰咳嗽证，故以咳嗽痰少而黏，涩而难出，咽干口燥，舌苔干为主；桑杏汤用药轻清宣透，偏于轻宣肺经温燥之邪而化痰止咳，其宣散之力大于清润化痰之力，适用于温燥外袭，肺燥津伤之轻证，症见身热不甚，干咳或痰少而黏，脉浮数者；清燥救肺汤则重在清燥润肺，止咳平喘，兼以养阴益气，适用于温燥伤肺之重证，症见身热，心烦口渴，干咳无痰，气逆而喘，舌红少苔，脉虚数者；二母二冬汤偏于滋阴润肺，适用于肺阴亏虚，虚火灼津之燥痰咳嗽，症见咳嗽喘逆，痰不能出，面赤，舌红苔少，尺脉沉数者。

【医案举例】吴西源令眷，因未有子，多郁多思，肌肉渐瘦，皮肤燥揭，遍身生疮，体如火燎，胸膈胀痛而应于背，咳嗽不住口，医治十越月，金以为瘵疾不可治。知予在程方塘宅中，乃迓予治。诊得右寸关俱滑大有力，左弦数。予以瓜蒌仁四钱，萝卜子、贝母、枳壳，调气化痰开郁为君，桑白皮、葶苈子、黄芩泻肺火为臣，甘草、前胡为使，三十帖痊愈。仍以《千金》化痰丸调理，向来年至冬月，则咳嗽痰喘不能睡，自此后遇冬月痰再不复发。（《孙文垣医案》卷三）

【方歌】贝母瓜蒌天花粉，橘红茯苓加桔梗，
　　　　肺燥有痰咳难出，润肺化痰此方珍。

第四节　温化寒痰剂

温化寒痰剂，适用于寒痰病证。代表方如苓甘五味姜辛汤、三子养亲汤。

苓甘五味姜辛汤
《金匮要略》

【组成】茯苓四两（12g） 甘草三两（9g） 干姜三两（9g） 细辛三两（3g） 五味子半升（5g）

【用法】上五味，以水八升，煮取三升，去滓，温服半升，日三服（现代用法：水煎服）。

【功用】温肺化饮。

【主治】寒饮咳嗽。咳嗽痰多，清稀色白，胸膈痞满，舌苔白滑，脉弦滑。

【证治机理】本证因于脾阳不足，寒从中生，运化失司，湿聚而成饮；加之肺寒，肺失宣降，津失敷布，聚而为饮。寒饮停滞于肺，肺失清肃，宣降失和，故见咳嗽痰多、清稀色白；饮阻气机，故胸膈痞满；舌苔白滑，脉弦滑皆为寒饮内停之象。据"病痰饮者，当以温药和之"（《金匮要略》）之旨，治宜温肺化饮。

【方解】方中用干姜为君，入肺、脾经，既温肺化饮，又温脾化湿。细辛为臣，温肺散寒化饮，助干姜温散凝聚之寒饮。仲景每以两味配伍以温阳化饮，其中干姜温热为主，温阳化饮之力强，细辛以辛散为主，开郁散饮之力优，两者相伍，温肺化饮之力倍增。茯苓健脾渗湿，既可化已聚之痰，又能杜生痰之源，亦为臣药。喘咳日久，必耗散肺气，方中诸药又是以辛散温燥之药为主，恐更伤肺气，故佐以五味子敛肺止咳，与干姜、细辛为伍，一散一收，开阖相济，散不伤正，收不留邪，既防辛散耗伤肺气，又使肺脏宣降有权。甘草和中，调和药性，为佐使药。诸药合用，温散之中佐以酸收，开阖相济，共奏温肺化饮之功。

【运用】本方为治疗寒饮咳嗽之常用方。以咳嗽痰稀色白，舌苔白滑，脉弦滑为辨证要点。

【附方】**冷哮丸**（《张氏医通》） 麻黄泡 川乌生 细辛 蜀椒 白矾生 牙皂去皮弦子，酢炙 半夏曲 陈胆星 杏仁去双仁者，连皮共用 甘草生，各一两（各3g） 紫菀茸 款冬花各二两（各6g） 共为细末，姜汁调神曲末打糊为丸，每遇发时，临卧生姜汤服二钱（6g），羸者一钱（3g），更以三建膏贴肺俞穴中，服后时吐顽痰，胸膈自宽。服此数日后，以补脾肺药调之，候发如前，再服。功用：散寒涤痰。主治：寒痰哮喘。背受寒邪，遇冷即发，咳嗽痰多，胸膈痞满，倚息不得卧。

附：三建膏方 天雄 附子 川乌各一枚 桂心 官桂 桂枝 细辛 干姜 蜀椒各二两 上切为片，麻油二斤，煎熬去滓，黄丹收膏，摊成，加麝少许，贴肺俞及华盖、膻中穴。

【鉴别】苓甘五味姜辛汤与小青龙汤均用干姜、细辛、五味子，皆有温肺化饮之功，可治疗寒饮内停所致的咳嗽痰稀色白。但苓甘五味姜辛汤功专温肺化饮，而无解表之功；而小青龙汤除温肺化饮外，尚可发散风寒，适用于外感风寒、内有水饮者。

冷哮丸与苓甘五味姜辛汤均有温化祛痰之功。但冷哮丸所治寒痰哮喘为内外俱寒之实证，方中以麻黄、细辛散外寒，蜀椒、川乌温里寒，皂荚、胆南星化顽痰，白矾、半夏燥湿化痰，紫菀、款冬花、杏仁降利肺气，止咳化痰，且用药较燥烈，虚人慎用；而苓甘五味姜辛汤长于温肺散寒化饮，故多用于寒饮内停所致之咳喘痰多、清稀色白者。

【方论选录】服前汤（桂苓五味甘草汤）已，冲气即低，而反更咳胸满者，下焦冲逆之气即伏，而肺中伏匿之寒饮续出也。故去桂之辛而导气，加干姜、细辛之辛而入肺者，合茯苓、五味、甘草消饮驱寒，以泄满止咳也。（尤怡《金匮要略心典》）

【方歌】苓甘五味姜辛汤，温肺化饮常用方，
半夏杏仁均可加，寒痰水饮咳嗽康。

三子养亲汤

《韩氏医通》

【组成】白芥子（9g）　紫苏子（9g）　莱菔子（9g）（原著本方无用量）

【用法】上三味各洗净，微炒，击碎。看何证多，则以所主者为君，余次之。每剂不过三钱（9g），用生绢小袋盛之，煮作汤饮，随甘旨代茶水啜用，不宜煎熬太过（现代用法：三药捣碎，用纱布包裹，煎汤频服，不宜煎煮太过）。

【功用】温肺化痰，降气消食。

【主治】痰壅气逆食滞证。咳嗽喘逆，痰多胸痞，食少难消，舌苔白腻，脉滑。

【证治机理】本方所治之痰壅气逆食滞之证，原系年老中虚，脾运不健，每致停食生湿，湿聚成痰。痰浊阻滞，气机壅塞，肺失宣降，故见咳嗽喘逆、胸膈痞闷；痰湿困脾，脾失健运，水谷停滞于胃，故食少难消；舌苔白腻，脉滑均乃痰浊之象。法宜温肺化痰，降气消食。

【方解】方中白芥子温肺化痰，利气畅膈；苏子降气消痰，止咳平喘；莱菔子消食导滞，降气祛痰。三药均属消痰理气之品，但白芥子豁痰力强，苏子以降气为长，而莱菔子消食独胜。诸药合用，祛痰理气消食，使气顺痰消，食积得化，则咳喘自平，为药简治标之剂。韩氏自述："夫三子者，出自老圃，其性度和平芬畅，善佐饮食奉养，使人亲有勿药之喜，是以仁者取焉。老吾老以及人之老，其利博矣。"故取名"三子养亲"。

【运用】本方为治疗痰壅气逆食滞证之常用方。以咳喘痰多色白，食少脘痞，舌苔白腻为辨证要点。原方用法"每剂不过三钱，用生绢小袋盛之"，煮汤代茶，以使药力缓行。本方为治标之剂，不宜久服，待症状缓解，则当标本兼顾。原著载其加减："若大便素实者，临服加熟蜜少许，若冬寒，加生姜三片。"

【方论选录】治老人气实痰盛，喘满懒食等证。夫痰之生也，或因津液所化，或因水饮所成。然亦有因食而化者，皆由脾运失常，以致所食之物不化精微而化为痰。然痰壅则气滞，气滞则肺气失下行之令，于是为咳嗽，为喘逆等证矣。病因食积而起，故方中以莱菔子消食行痰；痰壅则气滞，以苏子降气行痰；气滞则膈塞，白芥子畅膈行痰。三者皆治痰之药，而又能于治痰之中各逞其长。食消气顺，喘咳自宁，而诸证自愈矣，又在用者之得宜耳。（张秉成《成方便读》卷三）

【医案举例】翁媪。一诊：痰饮内阻，肺气失降，咳嗽痰多气逆，卧着尤甚，食入胀满。脉象沉弦，舌苔白腻。宜温开饮邪，用重药轻服法。麻黄（蜜炙，后入）三分，淡干姜三分，北细辛二分，长牛膝（盐水炒）三钱，白芍（酒炒）一钱，桂枝三分，五味子（同干姜打）四粒，炙草三分，茯苓三钱。

二诊：辛温以开太阳，喘咳稍轻，痰略见少。再用三子养亲汤以温肺蠲饮。白芥子（研）五分，生莱菔子二钱，广橘红一钱，炒於术一钱五分，淡干姜三分，五味子四粒（同打），炒苏子三钱，茯苓三钱，炒枳壳一钱，制半夏一钱五分。(《张聿青医案》卷七）

【方歌】三子养亲痰火方，芥苏莱菔共煎汤，
　　　　外台别有茯苓饮，参术陈姜枳实尝。

第五节　治风化痰剂

治风化痰剂，适用于风痰证。代表方如半夏白术天麻汤、定痫丸。

半夏白术天麻汤
《医学心悟》

【组成】半夏一钱五分（9g）　天麻　茯苓　橘红各一钱（各6g）　白术三钱（18g）　甘草五分（3g）

【用法】生姜一片，大枣二枚，水煎服（现代用法：加生姜1片，大枣2枚，水煎服）。

【功用】化痰息风，健脾祛湿。

【主治】风痰上扰证。眩晕，头痛，胸膈痞闷，恶心呕吐，舌苔白腻，脉弦滑。

【证治机理】本证多因脾虚生湿，湿聚成痰，引动肝风，肝风夹湿痰上扰清窍所致。肝风内动，风痰上扰清空，故见眩晕、头痛；湿痰内阻，胃气上逆，故见恶心呕吐；痰阻气滞，故胸膈痞闷；舌苔白腻，脉弦滑，皆为风痰上扰之征。治宜化痰息风，健脾祛湿。

【方解】本方乃二陈汤去乌梅，加天麻、白术、大枣而成。方中半夏辛温而燥，燥湿化痰，降逆止呕；天麻甘平而润，入肝经，善于平肝息风而止眩晕。《脾胃论》曰："足太阴痰厥头痛，非半夏不能疗；眼黑头旋，风虚内作，非天麻不能除。"二者相伍，长于化痰息风，共为君药。白术健脾燥湿；茯苓健脾渗湿，以治生痰之本，与半夏、天麻配伍，加强化痰息风之效，共为臣药。橘红理气化痰，使气顺痰消，为佐药。使以甘草调药和中，煎加姜、枣以调和脾胃。诸药合用，共奏化痰息风、健脾祛湿之效。诸药合用，"二陈"之法伍息风之品，肝脾同调而成治风痰之剂。

《医学心悟》另有一半夏白术天麻汤，较本方白术减为一钱，且加蔓荆子三钱，虽健脾之力不及本方，但有清利头目之功，主治"痰厥头痛，胸膈多痰，动则眩晕"。

【运用】本方为治疗风痰眩晕、头痛之常用方。以眩晕头痛，舌苔白腻，脉弦滑为辨证要点。

【附方】半夏白术天麻汤（《脾胃论》）黄柏二分（1g）　干姜三分（1g）　天麻　苍术　白茯苓　黄芪　泽泻　人参以上各五分（各2.5g）　白术　炒曲以上各一钱（各5g）　半夏汤洗七次　大麦糵　橘皮以上各一钱五分（各7.5g）　上件㕮咀，每服半两，水二盏，煎至一盏，去渣。食前带热服。功用：燥湿化痰，益气和胃。主治：吐逆食不能停，痰唾稠黏，涌吐不止，眼黑头眩，恶心烦闷，气短促上喘，无力，不欲言，心神颠倒，兀兀不止，目不敢开，如在风云中，头苦痛如裂，身重如山，四肢厥冷，不得安卧。

【鉴别】《医学心悟》半夏白术天麻汤与《脾胃论》半夏白术天麻汤均可健脾祛痰。但前者以化痰息风为重，兼健脾祛湿，为治风痰上扰之眩晕、头痛之剂；后者以补气健脾燥湿为主，兼化痰息风，为治气虚痰厥头痛之专方。

【医案举例】大宗伯董浔老夫人，常眩晕，手指及肢节作胀。脉右寸软弱，关滑，左脉弦长，直上鱼际，两尺皆弱，此亢而不下之脉。《难经》所谓："木行乘金之候也。总由未生育而肝经之血未破尔。"《内经》云："诸风掉眩，皆属于肝。"兼有痰火，治当养金平木，培土化痰。以半夏白术天麻汤，正与此对，服两帖而眩晕平。再与六君子汤加天麻、白僵蚕以治其晕，加白芍以泻肝，麦冬、人参以补肺金，麦芽、枳实、神曲、苍术以健脾，使宿痰去而新痰不生。少用黄

柏二分为使，引热下行，令不再发。(《孙文垣医案》卷二)

【方歌】半夏白术天麻汤，苓草橘红枣生姜，

眩晕头痛风痰盛，痰化风息复正常。

定痫丸
《医学心悟》

【组成】明天麻　川贝母　半夏姜汁炒　茯苓蒸　茯神去木，蒸，各一两（各30g）　胆南星九制者　石菖蒲石杵碎，取粉　全蝎去尾，甘草水洗　僵蚕甘草水洗，去嘴，炒　真琥珀腐煮，灯草研，各五钱（各15g）　陈皮洗，去白　远志去心，甘草水泡，各七钱（各20g）　丹参酒蒸　麦冬去心，各二两（各60g）　辰砂细研，水飞，三钱（9g）

【用法】用竹沥一小碗，姜汁一杯，再用甘草四两熬膏，和药为丸，如弹子大，辰砂为衣，每服一丸（现代用法：共为细末，用甘草120g熬膏，加竹沥100mL、姜汁50mL，和匀调药为小丸，每服6g，早晚各一次，温开水送下）。

【功用】涤痰息风，清热定痫。

【主治】痰热痫证。忽然发作，眩仆倒地，不省高下，目斜口喎，甚则抽搐，痰涎直流，叫喊作声，舌苔白腻微黄，脉弦滑略数。亦用于癫狂。

【证治机理】本方主治痫证系因肝风夹痰，蔽阻心窍所致。其病每因痰涎内结，或遇情志失调，惊恐恚怒，使气机逆乱，阳亢化风，肝风夹痰，上蒙脑窍，壅滞经脉，发为痫证；风痰上扰，蒙蔽心窍，则忽然发作，眩仆倒地，不省人事；痰阻经络，则四肢抽搐，目斜口喎，风痰上涌，故口吐涎沫，叫喊作声。治宜涤痰息风，清热定痫。

【方解】方中竹沥善于清热化痰，定惊利窍，《本草备要》云其"治痰迷大热，风痉癫狂"；配伍胆南星性凉味苦，清热化痰，息风止痉，合竹沥则豁痰利窍之功倍增，共为君药。天麻功善平肝息风；半夏燥湿化痰，与天麻相配，则增化痰息风之效，助君药以治风痰，为臣药。石菖蒲芳香化浊，除痰开窍；远志开心窍，安心神，两药助君药增强祛痰通窍醒神之力，亦为臣药。佐以陈皮燥湿化痰，使气顺则痰消；茯苓健脾渗湿，以杜生痰之源；川贝母化痰清热；全蝎、僵蚕息风止痉，通络化痰，以定肝风之内动；丹参、麦冬清心除烦；辰砂、琥珀、茯神安神定惊；又以姜汁化痰涎，且助竹沥化痰而行经络。使以甘草调和诸药，补虚缓急。诸药相伍，清化与息风共施，醒神与镇惊并行，共奏涤痰息风、清热定痫之功。

【运用】本方为治疗风痰蕴热之痫证的常用方。痫证发作之时以舌苔白腻微黄，脉弦滑略数为辨证要点。本方重在涤痰息风，以治其标，待病情缓解，则须化痰与培本兼顾，并调摄精神，合理饮食，避免过劳，以收全功。原书加减法："痫证，照五痫分引下：犬痫，杏仁五枚，煎汤化下；羊痫，薄荷三分，煎汤化下；马痫，麦冬二钱，煎汤化下；牛痫，大枣二枚，煎汤化下；猪痫，黑料豆三钱，煎汤化下。"久病频发者，应注意调补正气，原方后有"方内加人参三钱亦佳"。原书在定痫丸之后，附有河车丸一方，并曰："既愈之后，则用河车丸以断其根。"

附：河车丸方　紫河车一具　茯苓　茯神　远志各一两（各30g）　人参五钱（15g）　丹参七钱（21g）　炼蜜为丸，每早开水下三钱（9g）。

【附方】

1.五生丸(《杨氏家藏方》) 天南星生姜汁浸一宿，焙干　半夏汤洗七次　附子炮，去皮、脐　白附子　天麻　白矾枯，各一两（各30g）　朱砂别研为衣，二钱（6g）　上药为细末。生姜自然汁煮面糊为丸，

如梧桐子大，朱砂为衣。每服 30 丸，食后用生姜汤送下。功用：涤痰息风。主治：风痰上扰，头目眩晕，呕吐痰涎。

2. 五痫神应丸（《杨氏家藏方》）又名五痫丸　天南星一两，炮（30g）　乌蛇一两，酒浸一宿，去皮、骨，焙干，称（30g）　朱砂一分，别研（7.5g）　全蝎二钱，去毒（6g）　半夏一两，汤浸七次（60g）　雄黄一钱半，研（4.5g）　蜈蚣半条，去头、足，炙　白僵蚕一两半，炒，去丝、嘴（45g）　白附子半两，炮（15g）　麝香别研（1g）　白矾一两（30g）　皂角四两，搥碎，用水半斤（250mL），揉汁去滓，与白矾一处熬干为度，研（120g）　上药为细末，生姜汁煮面糊为丸，如梧桐子大。每服三十丸，温生姜汤送下，食后。功用：祛风豁痰，定痫止痉。主治：癫痫朝发，不问久新。

3. 神仙解语丹（《妇人大全良方》）　白附子炮　石菖蒲去毛　远志去心，甘草水煮，十沸　天麻　全蝎酒炒　羌活　白僵蚕炒　南星牛胆酿，如无，只炮，各一两（各30g）　木香半两（15g）　上为细末，煮面糊为丸，如梧桐子大，辰砂为衣。每服二十丸至三十丸，生薄荷汤下。无时候。功用：息风通络，化痰开窍。主治：中风不语。心脾经受风，言语謇涩，舌强不转，涎唾溢盛，舌苔厚腻，脉弦滑。

4. 白金丸（《医方考》）　白矾三两（90g）　郁金七两，须四川蝉腹者为真（210g）　上药为末，糊丸梧桐子大。每服五六十丸，温汤下。功用：豁痰开窍，清热凉肝。主治：痰迷心窍之癫狂。

【鉴别】定痫丸、五生丸、五痫神应丸、神仙解语丹、白金丸均具化痰息风之功。定痫丸重在清热涤痰，息风止痉，适用于风痰夹热之痫证；五生丸息风化痰并重，可治疗风痰上扰之头目眩晕、呕吐涎沫等证；五痫神应丸祛风化痰，温散通络之力较强，有定痫止痉之功，治癫痫朝发，不问久新；神仙解语丹重在开窍化痰，通络息风，专治风痰阻于心脾舌络之言语謇涩等；白金丸除豁痰开窍外，清热凉肝之功较强，治气郁痰凝，痰阻心窍之癫狂。

【方论选录】痫者，忽然发作，眩仆倒地，不省高下，甚则瘛疭抽掣，目斜口㖞，痰涎直流，叫喊作畜声。医家听其五声，分为五脏。如犬吠声，肺也；羊嘶者，肝也；马鸣者，心也；牛吼者，脾也；猪叫者，肾也。虽有五脏之殊，而为痰涎则一，定痫丸主之。既愈之后，则用河车丸以断其根。（程钟龄《医学心悟》卷四）

【方歌】定痫二茯贝天麻，丹麦陈蒲远半夏，
　　　　胆星全蝎蚕琥珀，竹沥姜汁草朱砂。

复习思考题

1. 如何理解二陈汤重在治脾及《医方集解》"治痰通用二陈"之意？

2. 温胆汤治胆胃不和，痰热内扰证，为何取名"温胆"？

3. 清气化痰丸主治痰热证，为何配伍温燥之半夏？

4. 小陷胸汤与大陷胸汤在组成、功用、主治、配伍上有何异同？

5. 滚痰丸主治实热老痰证，如何理解其组方配伍意义？

6. 贝母瓜蒌散与清燥救肺汤均治肺燥咳嗽，二者在病机、证候、配伍方面有何异同？

7. 小青龙汤与苓甘五味姜辛汤均能治疗咳喘，二者在病机、证候、用药方面有何区别？并据此分析小青龙汤当以何药为君？临证应如何化裁？

8. 临证应用三子养亲汤当如何酌定方中药物之用量？

9. 半夏白术天麻汤与苓桂术甘汤均可治疗眩晕，临证如何鉴别应用？

第十八章

消食剂

凡以消食运脾、化积导滞等作用为主,用于治疗各种食积证的方剂,统称为消食剂。属于"八法"中的"消法"。

消法应用的范围十分广泛。程钟龄云:"消者,去其壅也,脏腑、经络、肌肉之间,本无此物,而忽有之,必为消散,乃得其平。"(《医学心悟》)因此,凡由气、血、痰、湿、食、虫等壅滞而成的积滞痞块,均可用之。本章主要论述食积内停的治法与方剂,其他可分别参阅理气、理血、祛湿、化痰、驱虫等章。

食积之病多因饮食不节,暴饮暴食或脾虚饮食难消所致。因此,本章方剂分为消食化滞剂和健脾消食剂两类。

食积之因,有表里、寒热、虚实之别,故每以汗、吐、下、和多法并举,或清、温、补、消随证选用。食滞内停,继而每致气机运行不畅,气机阻滞又可导致积滞不化,故消食剂中常配伍理气之药,使气行则积消。对于正气素虚,或积滞日久,脾胃虚弱者,又当健脾固本与消积导滞并用。否则,只消积而不扶正,其积暂去,犹有再积之虞,况正虚不运,积滞亦难尽除。此外,本类病证之兼证尚有化热或兼寒之别,故配伍用药亦应温清有别。

消食剂与泻下剂均为消除体内有形实邪的方剂,本类方剂作用较泻下剂缓和,但仍属克削或攻伐之剂,应中病即止,不宜长期服用,且多用丸剂,取其渐消缓散。若过用攻伐之剂,则正气更易受损,而病反不除。纯虚无实者则当禁用。

第一节　消食化滞剂

消食化滞剂,适用于食积内停之证。代表方如保和丸、枳实导滞丸、木香槟榔丸等。

保和丸

《丹溪心法》

【组成】山楂六两(18g)　神曲二两(6g)　半夏　茯苓各三两(各9g)　陈皮　连翘　莱菔子各一两(各3g)

【用法】上为末,炊饼为丸,如梧桐子大,每服七八十丸,食远白汤下(现代用法:共为末,水泛为丸,每服 6～9g,温开水送下;亦可作汤剂,水煎服)。

【功用】消食化滞,理气和胃。

【主治】食积证。脘腹痞满胀痛,嗳腐吞酸,恶食呕逆,或大便泄泻,舌苔厚腻,脉滑。

【证治机理】本证因饮食不节，暴饮暴食所致。《素问·痹论》曰："饮食自倍，肠胃乃伤。"胃司纳谷，脾主运化，胃宜降则和，脾宜升则健。若饮食不节，过食酒肉油腻之物，脾胃运化不及，则停滞而为食积。食积内停，中焦气机受阻，故见脘腹胀满，甚则疼痛；食积中阻，脾胃升降失职则嗳腐吞酸，浊阴不降则呕吐，清阳不升则泄泻；舌苔厚腻，脉滑皆为食积之候。治宜消食化滞，理气和胃。

【方解】方中以山楂为君药，可消一切饮食积滞，尤善消肉食油腻之积。臣以神曲消食健脾，更长于化酒食陈腐之积；莱菔子下气消食，长于消麦面痰气之积。三药同用，可消各种饮食积滞。佐以半夏、陈皮行气化痰，和胃止呕；茯苓利湿健脾，和中止泻。食积易于化热，故又佐以苦而微寒之连翘，既可散结以助消积，又可清解食积所生之热。全方合用，消食之中兼以行气理脾，共奏消食和胃之功，使食积得化，脾胃调和，热清湿去，则诸症可愈。本方以消导为主，但作用平和。诚如《成方便读》云："此方虽纯用消导，毕竟是平和之剂，故特谓之保和耳。"

【运用】本方为治疗"一切食积"轻证之常用方。以脘腹胀满，嗳腐厌食，苔厚腻，脉滑为辨证要点。

【附方】**大安丸**（《丹溪心法》） 山楂二两（12g） 神曲炒 半夏 茯苓各一两（各6g） 陈皮 萝卜子 连翘各半两（各3g） 白术二两（12g） 上为末，粥糊丸服。功用：消食健脾。主治：食积兼脾虚证。症见饮食不消，脘腹胀满，纳少肢倦，大便稀溏，以及小儿食积。

【鉴别】大安丸较保和丸多白术一味，余药用量也较之为轻。全方配伍，消中兼补，即消食之中兼有健脾之功，故适用于食积兼脾虚者，对于小儿食积证尤宜。

【方论选录】此为食积痰滞，内瘀脾胃，正气未虚者而设也。山楂酸温性紧，善消腥膻油腻之积，行瘀破滞，为克化之药，故以为君。神曲系蒸窨而成，其辛温之性，能消酒食陈腐之积。莱菔子辛甘下气，而化面积；麦芽咸温消谷，而行瘀积，二味以之为辅。然痞坚之处，必有伏阳，故以连翘之苦寒，散结而清热。积郁之凝，必多痰滞，故以二陈化痰而行气。此方虽纯用消导，毕竟是平和之剂，故特谓之保和耳。（张秉成《成方便读》卷三）

【医案举例】朱丹溪治一老人，年七十，面白，脉弦数，独胃脉沉滑，因饮白酒作痢，下淡血水，圊后腹痛，小便不利，里急后重。参、术为君，甘草、滑石、槟榔、木香、苍术为佐，下保和丸二十五丸。次日，前症俱减，独小便不利，以益元散服之而愈。（《续名医类案》）

【方歌】保和神曲与山楂，苓夏陈翘菔子加，
        曲糊为丸白汤下，亦可方中用麦芽。

枳实导滞丸
《内外伤辨惑论》

【组成】大黄一两（30g） 枳实麸炒，去瓤 神曲炒，各五钱（各15g） 茯苓去皮 黄芩去腐 黄连拣净 白术各三钱（各9g） 泽泻二钱（6g）

【用法】上为细末，汤浸蒸饼为丸，如梧桐子大，每服五十丸至七十丸，温水送下，食远，量虚实加减服之（现代用法：共为细末，水泛小丸，每服6～9g，食后温开水送下，每日2次；亦可作汤剂，水煎服）。

【功用】消食导滞，清热祛湿。

【主治】湿热食积证。脘腹胀痛，大便秘结，或下痢泄泻，小便短赤，舌苔黄腻，脉沉

有力。

【证治机理】本证因饮食积滞内停，生湿蕴热；或素有湿热，又与食积互结于肠胃所致。积滞内阻，阻遏气机，则脘腹痞满胀痛；湿热积滞内壅，腑气不通，故大便秘结；若湿热积滞下迫，又可见下痢或腹泻；小便黄赤，舌苔黄腻，脉沉有力，皆为湿热征象。本方证病势较急，食积与湿热并存。治宜攻积导滞之法，即汪昂所谓"饮食伤滞，作痛成积，非有以推荡之则不行"（《医方集解·攻里之剂》）。

【方解】方中以苦寒之大黄为君药，攻积泻热，使积滞湿热从大便而下。以苦辛微寒之枳实为臣，行气化滞，既助大黄攻积之力，又解气滞之腹满痞痛；神曲甘辛性温，消食健脾，使食消而脾胃得和。病属湿热，故佐苦寒之黄连、黄芩清热燥湿，且可厚肠止痢；茯苓、泽泻甘淡渗湿，使湿热从小便分消；白术甘苦性温，健脾燥湿，协苓、泽以祛湿，且可防大黄、枳实攻积伤正，以及芩、连苦寒败胃。诸药合用，下消清利合法，以下助消，消中寓补，使积去食消，湿化热清，对于湿热食积证较重者尤为适宜。此方用于湿热食滞之泄泻、下痢，亦属"通因通用"之法。

【运用】木方为治疗湿热食积证之常用方。以脘腹胀满，泻痢或便秘，苔黄腻，脉沉有力为辨证要点。

【附方】**木香导滞丸**（《幼科发挥》）枳实炒 厚朴姜汁炒 槟榔各五钱（各15g）黄连 黄芩 黄柏 大黄各七钱半（各22g）木香二钱五分（7.5g）黑牵牛半生半炒，取头末，二钱半（7.5g）上为末，酒糊为丸，如小豆大，白汤送下。功用：行气导滞，清热祛湿。主治：痢不问赤白，有湿热食积，可下者。

【鉴别】枳实导滞丸与木香导滞丸均能消积导滞，清热祛湿。枳实导滞丸消下与清利并用，以攻下湿热积滞为主，并兼顾正气，主治湿热食积证。木香导滞丸纯以攻下湿热积滞为主，作用强于枳实导滞丸，但无扶正作用，主治湿热痢疾和湿热食积。

【方论选录】饮食伤滞，作痛成积，非有以推荡之则不行，积滞不尽，病终不除，故以大黄、枳实攻而下之，而痛泻反止，经所谓通因通用也。伤由湿热，黄芩、黄连佐以清热；茯苓、泽泻佐以利湿。积由酒食，神曲蒸窨之物，化食解酒，因其同类，温而消之。芩、连、大黄苦寒太甚，恐其伤胃，故又以白术之甘温，补土而固中也。（汪昂《医方集解·攻里之剂》）

【方歌】枳实导滞首大黄，芩连曲术茯苓襄，
　　　　泽泻蒸饼糊丸服，湿热积滞力能攘。

木香槟榔丸
《儒门事亲》

【组成】木香 槟榔 青皮 陈皮 莪术烧 黄连麸炒，各一两（各3g）黄柏 大黄各三两（各9g）香附子炒 牵牛各四两（各12g）

【用法】以上细末，水丸，如小豆大，每服三十丸，食后生姜送下（现代用法：共为细末，水泛小丸，每服3～6g，生姜汤或温送下，日2次；亦可作汤剂，水煎服）。

【功用】行气导滞，攻积泄热。

【主治】痢疾，食积。脘腹痞满胀痛，或赤白痢疾，里急后重，或大便秘结，舌苔黄腻，脉沉实。

【证治机理】本证系湿热积滞内蕴中焦所致。饮食积滞，气机壅遏，遂见脘腹痞满胀痛；湿

热蕴蒸，肠胃传化失常，则泄泻，或下痢赤白、里急后重，或大便秘结。苔黄腻，脉沉实，皆为湿热积滞之象。法当行气导滞，攻积泄热。

【方解】方中木香、槟榔皆辛苦而温，前者尤善通行胃肠、三焦气滞，为行气止痛之要药，后者则"破气坠积，能下肠胃有形之物耳"（《本草经疏》）。两药消痞满胀痛，除里急后重之功甚佳，共为君药。牵牛、大黄通便泻热，推荡积滞，引邪下行，共为臣药。佐以香附、莪术疏肝行气，其中莪术长于破血中气滞；青皮、陈皮理气宽中，共助木香、槟榔行气导滞；黄连、黄柏清热燥湿而止泻痢。诸药相伍，行气与攻下、清热并用，以行气攻积为主，则积滞下，湿热去，胀痛缓解，二便自调。该方亦体现了"通因通用"法。

【运用】本方为治疗湿热积滞重症之常用方。以脘腹胀痛，下痢赤白，里急后重，苔黄腻，脉沉实为辨证要点。本方行气破滞之力强，体虚者慎用，孕妇忌用。

【鉴别】枳实导滞丸、木香槟榔丸均配伍大黄、黄连，具有消积导滞，清热祛湿之功，主治湿热食积之证，亦体现"通因通用"之法，但枳实导滞丸伍以黄芩、枳实、神曲、白术、茯苓、泽泻，方中泻中寓补，清利湿热之功益佳；木香槟榔丸入以清热燥湿之黄柏与木香、槟榔、青皮、陈皮、莪术、香附子、牵牛等行气之品，纯泄无补，行气导滞之效更著。

【方歌】木香槟榔青陈皮，黄柏黄连莪术齐，

　　　　大黄黑丑兼香附，泻痢后重热滞宜。

第二节　健脾消食剂

健脾消食剂，适用于脾胃虚弱，食积内停之证。代表方如健脾丸、葛花解醒汤等。

健脾丸
《证治准绳》

【组成】白术炒，二两半（15g）　木香另研　黄连酒炒　甘草各七钱半（各6g）　白茯苓去皮，二两（10g）　人参一两五钱（9g）　神曲炒　陈皮　砂仁　麦芽炒　山楂取肉　山药　肉豆蔻面裹，纸包槌去油，各一两（各6g）

【用法】上共为细末，蒸饼为丸，如绿豆大，每服五十丸，空心服，一日二次，陈米汤下（现代用法：共为细末，糊丸或水泛小丸，每服6～9g，温开水送下，日2次；亦可作汤剂，水煎服）。

【功用】健脾和胃，消食止泻。

【主治】脾虚食积证。食少难消，脘腹痞闷，大便溏薄，倦怠乏力，苔腻微黄，脉虚弱。

【证治机理】本证因脾胃虚弱，运化失常，食积停滞，郁而生热所致。脾胃虚弱，胃虚不能纳谷，脾虚水谷失于运化，故食少难消、大便溏薄；饮食不化，碍气生湿，湿蕴生热，故见脘腹痞闷、苔腻微黄；气血生化乏源，则倦怠乏力、脉象虚弱。脾虚不运当补，食滞不化宜消，故法当健脾和胃，消食止泻。

【方解】本方人参、白术、茯苓用量居多，法取"四君"之义，重在补气健脾运湿以止泻，共用为君。臣以山楂、神曲、麦芽消食和胃，除已停之积。再佐肉蔻、山药健脾止泻；木香、砂仁、陈皮理气开胃，醒脾化湿，且使全方补而不滞；黄连清热燥湿，以除食积所生之热。甘草补中和药，是为佐使之用。诸药共用，消补兼施，补重于消，补而不滞，消中寓清，使脾健、食

消、气畅、热清、湿化。因方中四君子汤及山药等补气健脾之品居多，使脾健运而食积消，食积消则脾自健，故取名"健脾丸"。

【运用】本方为治疗脾虚食积证之常用方。以食少难消，脘腹痞闷，大便溏薄，苔腻微黄，脉虚弱为辨证要点。

【方歌】健脾参术苓草陈，肉蔻香连合砂仁，

楂肉山药曲麦炒，消补兼施不伤正。

葛花解酲汤
《内外伤辨惑论》

【组成】白豆蔻仁　缩砂仁　葛花以上各五钱（各15g）　干生姜　神曲炒黄　泽泻　白术以上各二钱（各6g）　橘皮去白　猪苓去皮　人参去芦　白茯苓以上各一钱五分（各4.5g）　木香五分（3g）　莲花青皮去瓤，三分（3g）

【用法】上为极细末，秤和匀。每服三钱匕，白汤调下，但得微汗，酒病去矣（现代用法：共为极细末，和匀，每服9g，温开水调下；亦可作汤剂，水煎服）。

【功用】分消酒湿，理气健脾。

【主治】酒积伤脾证。眩晕呕吐，胸膈痞闷，食少体倦，小便不利，大便泄泻，舌苔腻，脉滑。

【证治机理】本方乃李杲针对酒积而设。酒本水谷之精液酝酿而成，体性湿热，其性剽悍，少饮能"通血脉，厚肠胃，消忧愁"（《饮膳正要》）。若饮酒无度，酒毒熏蒸则头痛、眩晕、心烦；脾胃受伤，升降失司则呕吐、泄泻、食少体倦；湿阻气机，则小便不利、胸膈痞闷、苔腻、脉滑等。"夫酒者，大热有毒，气味俱阳，乃为无形之物也。若伤之，止当发散，汗出则愈矣，此最妙法也。其次莫如利小便，二者乃上下分消其湿，何酒病之有。"（《内外伤辨惑论》）故治疗当以分消酒湿，理气健脾为法。

【方解】方中以葛花为君，甘寒芳香，独入阳明，解酒醒脾。神曲消食和胃，尤善消酒食之积；砂仁化湿行气，温中止泻；白蔻仁化湿行气，温中止呕，二药合用，理气开胃醒脾，辛散解酒，合葛花之芳香以散酒毒，三者同为臣药。茯苓、猪苓、泽泻淡渗利湿，引酒湿从小便而出；青皮、橘皮、木香行气和胃；干姜、人参、白术温中健脾，共为佐药。诸药同用，芳化渗利，消中寓补，行中寓温，共奏分消酒湿、温中健脾之功。

【运用】本方为治疗酒积之常用方。以头痛眩晕，胸闷呕吐，食少苔腻等为辨证要点。

【方论选录】葛花之寒，能解中酒之毒；茯苓、泽泻之淡，能利中酒之湿；砂仁、豆蔻、木香、青皮、陈皮之辛，能行酒食之滞；生姜所以开胃止呕，神曲所以消磨炙腻；而人参、白术之甘，所以益被伤之胃尔。（吴崑《医方考》卷四）

【方歌】葛花解酲香砂仁，二苓参术蔻青陈，

神曲干姜兼泽泻，温中利湿酒伤珍。

复习思考题

1. 如何理解保和丸为治"一切食积"轻证之剂？

2. 连翘在保和丸、银翘散、清营汤、凉膈散中的配伍意义是什么？

3. 枳实导滞丸与木香槟榔丸均为消下兼清之剂，两方的配伍特点有何不同？如何体现"通因通

用"之法？临证怎样鉴别应用？

4. 健脾丸中黄连的配伍意义是什么？本方与参苓白术散均有补脾止泻之功，临床上应如何区别运用？

5. 如何理解葛花解醒汤的配伍特点？

扫一扫，查阅本章数字资源，含 PPT、音视频、图片等

凡以驱虫、杀虫或安蛔等作用为主，用于治疗人体寄生虫病的方剂，统称为驱虫剂，属于"八法"中的"消"法。

驱虫剂主要用于寄生虫所致病证。常见的有蛔虫、蛲虫、钩虫、绦虫等消化道寄生虫。多见脐腹作痛，时发时止，面色萎黄，或青或白，或生虫斑，舌苔剥落，脉象乍大乍小等症。如失治迁延日久，可有肌肉消瘦，不思饮食，精神萎靡，肚大青筋等疳积证表现。

本类方剂常以驱虫药为主组方。代表方如乌梅丸、化虫丸等。使用驱虫剂，首先应注意辨别寄生虫的种类，有针对性地选择方药。其次要注意掌握某些有毒驱虫药的用量，以免中毒或损伤正气；驱虫后，应注意调理脾胃，以善其后。再者驱虫剂宜空腹服用，服后忌食油腻食物。此外，驱虫药多系攻伐之品，不宜久服，年老、体弱者及孕妇等宜慎用。

乌梅丸
《伤寒论》

【组成】乌梅三百枚（30g）　细辛六两（3g）　干姜十两（9g）　黄连十六两（9g）　当归四两（6g）　附子炮，去皮，六两（6g）　蜀椒炒香，四两（5g）　桂枝六两（6g）　人参六两（6g）　黄柏六两（6g）

【用法】上十味，异捣筛，合治之。以苦酒渍乌梅一宿，去核，蒸之五斗米下，饭熟，捣成泥，和药令相得，内臼中，与蜜杵两千下，丸如梧桐子大，每服十丸，食前以饮送下，日三服，稍加至二十丸。禁生冷、滑物、臭食等（现代用法：乌梅用醋浸一宿，去核打烂，和余药打匀，烘干或晒干，研成细末，加蜜制丸，每服 9g，日 2～3 次，空腹温开水送下；亦可作汤剂，水煎服）。

【功用】温脏安蛔。

【主治】蛔厥证。腹痛时作，手足厥冷，烦闷呕吐，时发时止，得食即呕，常自吐蛔。亦治久泻、久痢。

【证治机理】本证系因患者原有蛔虫，复由肠寒胃热，蛔虫上扰所致。蛔虫本喜温而恶寒，"遇寒则动，得温则安"。素患蛔虫之人，蛔寄生于肠内，若肠寒胃热，亦即上热下寒，则不利于蛔虫生存而扰动不安，逆行窜入胃中或胆腑，阻塞胆道，则脘腹阵痛、烦闷呕吐，甚则吐出蛔虫；蛔虫起伏无时，虫动则发，虫伏则止，故时发时止；腹剧痛，气机逆乱，阴阳之气不相顺接，故四肢厥冷、发为蛔厥。此乃蛔虫内扰，寒热错杂之证。至于所治久泻久痢者，亦属寒热错杂，正气虚弱之证。法当温脏安蛔，寒热并调。

【方解】柯琴言："蛔得酸则静，得辛则伏，得苦则下。"故重用味酸之乌梅以安蛔，使蛔静

痛止，又能涩肠以止泻止痢，为君药。蛔动因于肠寒胃热，故以味辛性温之蜀椒、细辛，温脏而驱蛔；味苦性寒之黄连、黄柏，清热而下蛔，二药又为止痢之要药，共为臣药。附子、干姜、桂枝助其温脏祛寒、伏蛔之力；蛔虫久积脏腑，必耗伤气血，故以人参、当归益气补血，扶助正气，与桂、附、姜相配，既可养血通脉，以除四肢厥冷，亦有利于温脏安蛔，合为佐药。炼蜜为丸，甘缓和中，为使药。诸药合用，酸苦并进，寒温并用，邪正兼顾，共奏温脏安蛔、扶正祛邪之功。

本方具酸收涩肠、清热燥湿、温中补虚之功，亦可用治胃热肠寒，正气虚弱的久泻、久痢等证。

【运用】本方为治疗蛔厥证之代表方。以腹痛时作，常自吐蛔，甚或手足厥冷为辨证要点。蛔虫病发作之时，可先用本方安蛔，再行驱虫。

【附方】

1. 连梅安蛔汤（《通俗伤寒论》）胡黄连一钱（3g）川椒炒，十粒（2g）白雷丸三钱（9g）乌梅肉二枚（5g）生川柏八分（2g）尖槟榔磨汁冲，二枚（9g）水煎，空腹时服。功用：清热安蛔。主治：肝胃热盛蛔动证。症见腹痛，不思饮食，食则吐蛔，甚或烦躁，厥逆，面赤口燥，舌红，脉数。

2. 理中安蛔汤（《万病回春》，原名安蛔汤）人参七分（7g）白术一钱（10g）茯苓一钱（10g）干姜炒黑，五分（5g）乌梅二个（9g）花椒去目，三分（3g）上锉，水煎服。功用：温中安蛔。主治：中焦虚寒蛔扰证。症见便溏溲清，腹痛肠鸣，便蛔或吐蛔，四肢不温，舌苔薄白，脉虚缓。

【鉴别】乌梅丸、连梅安蛔汤、理中安蛔汤三方均有安蛔驱虫之功。然乌梅丸酸苦辛并进，寒热并用，攻补兼施，既能安蛔止痛，又能温脏补虚，适用于胃热肠寒、寒热错杂之蛔厥重证；连梅安蛔汤清泄肝胃配以驱蛔，适用于肝胃热盛、引动蛔虫所致之腹痛、食则吐蛔、烦躁、面赤等；理中安蛔汤温中祛寒配以驱蛔，适用于中焦虚寒之蛔扰证。

乌梅丸、半夏泻心汤两方均为寒温并用，攻补兼施之剂，均可以用于寒热错杂之证。乌梅丸酸苦辛并进，乌梅酸以安蛔，蜀椒、细辛辛以伏蛔，黄连、黄柏苦以下蛔，主治蛔厥证，亦适用于寒热错杂所致的久泻久痢；半夏泻心汤辛开苦降，以辛温之半夏、干姜配伍苦寒之黄芩、黄连，温中散寒，泄热开痞，适用于中焦寒热错杂之心下痞。

【方论选录】仲景此方，本为厥阴诸证之法，叔和编于吐蛔条下，令人不知有厥阴之主方。观其用药，与诸证符合，岂只吐蛔一证耶？……蛔得酸则静，得辛则伏，得苦则下。杀虫之方，无更出其右者。久利则虚，调其寒热，扶其正气，酸以收之，其利自止。（柯琴《伤寒来苏集·伤寒附翼》卷下）

【医案举例】沈尧封治朱承宗室。甲戌秋，体倦吐食。诊之，略见动脉，询得停经两月，恶阻症也。述前治法，有效有不效。如或不效，即当停药。录半夏茯苓汤方之，不效，连更数医。越二旬，复邀沈诊，前之动脉不见，但觉细软，呕恶日夜不止，且吐蛔两条。沈曰：恶阻无碍，吐蛔是重候，姑安其蛔，以观动静。用乌梅丸，早晚各二十丸，四日蛔止，呕亦不作。此治恶阻之变局也，故志之。（《续名医类案》）

【方歌】乌梅丸用细辛桂，人参附子椒姜继，
　　　　黄连黄柏及当归，温脏安蛔寒厥剂。

化虫丸
《太平惠民和剂局方》

【组成】胡粉炒 鹤虱去土 槟榔 苦楝根去浮皮, 各五十两（各15g） 白矾枯, 十二两半（3g）

【用法】上为末, 以面糊为丸, 如麻子大。一岁儿服五丸, 温浆水入生麻油一二点, 调匀, 下之, 温米汤饮下亦得, 不拘时候。其虫细小者, 皆化为水, 大者自下（现代用法：上为末, 面糊为麻子大小丸, 每服6~9g, 日1次, 空腹米汤送下, 儿童用量酌减）。

【功用】驱虫杀虫。

【主治】肠中诸虫。腹痛时作时止, 往来上下, 或呕吐清水涎沫, 或吐蛔虫, 多食而瘦, 面色青黄。

【证治机理】本证系诸虫寄生肠中, 脾胃失和所致。肠中诸虫或因脏腑虚实寒热失调, 或因饮食偏嗜不节而扰动不安, 虫动则腹痛阵作、往来上下; 诸虫上扰, 胃失和降, 则呕吐清水, 甚可吐蛔; 虫积日久, 必耗伤脏腑气血, 故多食而形瘦、面色青黄。治当驱虫杀虫。

【方解】方中鹤虱苦辛平, 有小毒, 能驱杀诸虫; 苦楝根苦寒, 有小毒, 既可驱杀蛔虫, 又可缓解腹痛; 槟榔辛苦温, 既能杀绦虫、姜片虫, 又能行气导滞, 促进虫体排出; 胡粉（铅粉）辛寒有毒, 性能杀虫; 枯矾酸咸而寒, 能燥湿杀虫。诸药相合, 集诸杀虫之品于一方, 效专力宏, 杀虫驱虫之力颇强。

【运用】本方为治疗肠道寄生虫之常用方, 尤以治疗蛔虫为佳。以腹痛时作, 呕吐或吐虫为辨证要点。本方药毒性较大, 要严格把握用量, 不宜久服。使用后要注意调补脾胃, 若虫未尽, 可隔周再服。年老体弱者、小儿慎用, 孕妇忌用。

【方歌】化虫丸中用胡粉, 鹤虱槟榔苦楝根,
　　　　少加枯矾面糊丸, 专治虫病未虚人。

肥儿丸
《太平惠民和剂局方》

【组成】神曲炒 黄连去须, 各十两（各10g） 肉豆蔻面裹, 煨 使君子去皮 麦芽炒, 各五两（各5g） 槟榔不见火, 细锉, 晒, 二十个（10g） 木香二两（2g）

【用法】上为细末, 猪胆为丸如粟米大, 每服三十丸, 量岁数加减, 熟水下, 空心服（现代用法：诸药共为细末, 取猪胆汁和丸, 每次3g, 空腹服。一岁以内小儿酌减）。

【功用】杀虫消积, 健脾清热。

【主治】小儿虫疳。食欲不振, 面黄形瘦, 肚腹胀大, 口臭发热, 大便溏薄, 虫积腹痛, 舌苔黄腻。

【证治机理】本证好发于幼弱小儿, 多为虫积中焦, 加之饮食不节, 虫食之积, 郁久化热, 伤及脾胃, 而成疳积。《小儿药证直诀》曾云："疳皆脾胃病, 亡津液之所作也。"脾虚失运, 则食欲不振, 大便溏薄; 水谷精微生化不足, 机体失于濡养, 则面黄体瘦; 积阻气滞, 则肚腹胀大或疼痛; 发热口臭, 苔黄腻等皆为积热之征。针对虫积疳疾, 法当杀虫消积, 清热健脾。

【方解】方中神曲重在消食, 使君子专于杀虫,《本草纲目》记载"凡大人小儿有虫病, 清晨空腹食使君子仁数枚, 或以壳煎汤咽下, 次日虫皆死而出也"。两药相合, 祛食、虫之积, 除

致病之因，共为君药。臣以麦芽增强神曲消食之力，尚可健脾和胃；槟榔既能驱虫，又能行气消胀，以除胀满；黄连清热燥湿，泻其疳热，苦又下虫，以助使君子、槟榔之力。佐以肉豆蔻、木香行气止痛，其中肉豆蔻尚可涩肠止泻。更用胆汁和药为丸，与黄连配合，则清热之功更佳。全方标本兼顾，杀虫消食并举，健脾除疳，使食消虫去，气畅热清。患儿服之，邪去正安，小儿正气得复，病愈而肥健，故名"肥儿丸"。

【运用】本方为治疗小儿虫疳之常用方。以面黄体瘦，肚腹胀大，发热口臭为辨证要点。

【方论选录】谷以养人，而过食成积，神曲、麦芽以变化之；食积则气郁，木香、槟榔以升降之；气郁则生湿热，黄连、川楝子以燥之、泄之；湿热则生虫蠹，使君子、黄连、川楝子以杀之。其肠胃薄而太阴未足也，君黄连以健之、厚之；要其本元火不足，而脾胃不能化食也，肉豆蔻以壮命火而温之。此方本末条理，非他攻伐之方所可易也。（汪绂《医林纂要探源》卷九）

【方歌】肥儿丸内用使君，豆蔻香连曲麦槟，

猪胆为丸热水下，虫疳食积一扫清。

复习思考题

1. 乌梅丸组方配伍特点是什么？为何既可治蛔厥证，又可治久泻久痢？

2. 乌梅丸、大承气汤、四逆散、当归四逆汤、四逆汤、导痰汤均可治疗"厥"证，其症候、用药配伍有何异同？

3. 体现"寒温并用，攻补兼施"配伍特点的方剂有哪些，如何鉴别使用？

4. 化虫丸和肥儿丸同为驱虫之剂，两者在组成及配伍用药等方面有何异同？

第二十章

涌吐剂

扫一扫，查阅本章数字资源，含 PPT、音视频、图片等

凡以涌吐痰涎、宿食、毒物等作用为主，用于治疗痰涎、食积及胃中毒物的方剂，统称为涌吐剂。根据《素问·阴阳应象大论》"其高者，因而越之"的原则立法，属"八法"之"吐法"。

涌吐剂多适用于中风痰涎壅盛，喉痹痰壅咽喉，宿食停积胃脘，毒物尚留胃中，干霍乱吐泻不得，以及痰厥、食厥等病情急剧变化而又必须迅速吐出的实证。若用之得当，去病迅速，疗效确切，可收立竿见影之功，确为救急之捷径。

涌吐剂作用迅猛，易伤胃气，应中病即止；年老体弱者、孕妇、产妇、幼儿均应慎用。若服药后仍不呕吐者，可用手指探喉，或多饮热水以助涌吐；若服后呕吐不止者，可用姜汁或者冷粥、冷开水以止吐。服涌吐药之后，应注意避风寒，以防吐后体虚外感；同时应注意调理脾胃，可服稀粥自养，忌食油腻及不易消化的食物，以免更伤胃气。

瓜蒂散
《伤寒论》

【组成】瓜蒂熬黄，一分（3g）　赤小豆一分（3g）

【用法】上二味，各别捣筛，为散已，合治之，取一钱匕，以香豉一合（9g），用热汤七合，煮作稀糜，去滓。取汁和散，温顿服之。不吐者，少少加，得快吐乃止（现代用法：将二药研细末和匀，每服 1～3g，用香豉 9g，煎汤送服）。

【功用】涌吐痰涎宿食。

【主治】痰涎、宿食壅滞胸脘证。胸中痞硬，烦懊不安，欲吐不出，气上冲咽喉不得息，寸脉微浮。

【证治机理】本证为痰涎壅塞胸中，或宿食停于上脘所致。痰食壅塞，气机不通，故见胸中痞硬、烦懊不安、气上冲欲呕等症。寸脉微浮为邪气在上之征。治之当因势利导，通过涌吐，使痰涎、宿食一涌而出。

【方解】方中瓜蒂苦寒有小毒，能涌吐痰涎宿食，为君药。赤小豆酸平，与瓜蒂相须为用，酸苦涌泄，善吐胸脘实邪，为臣药。以淡豆豉煎汤调服，既可宣解胸中邪气，利于涌吐，又可安中护胃，使催吐而不伤胃气，为佐使药。三药合用，涌吐痰涎宿食，宣越胸中陈腐之邪就近从上而解。如此则上焦得通，气机得畅，痞硬可消，胸中可和。若服之不吐，可"少少加服，得快吐乃止"，唯恐伤气耗液也。全方酸苦相须，意在涌泄，佐以安中，使吐不伤胃。

【运用】本方为涌吐之代表方。以胸中痞硬，欲吐不出，气上冲咽喉不得息，或误食毒物仍在胃中者为辨证要点。方中瓜蒂苦寒有毒，催吐力峻，易伤胃气，体虚者应慎用；若宿食已离

胃入肠，或痰涎不在胸膈，亦应禁用。服瓜蒂散而吐不止者，可服麝香 0.03 ～ 0.06g，或丁香 0.3 ～ 0.6g 以解之。

【附方】

1. 三圣散（《儒门事亲》） 防风去芦，三两（9g） 瓜蒂剥净碾破，以纸卷定，连纸锉细，去纸，用粗罗子罗过，另放末，将滓炒微黄，次入末一处，同炒黄用，三两（9g） 藜芦去苗及心，加减用之。或一两，或半两，或一分（3g） 上各为粗末，每服约半两（15g），以虀汁三茶盏，先用二盏，煎三五沸，去虀汁，次入一盏，煎至三沸，却将原二盏同一处熬二沸，去滓，澄清，放温，徐徐服之，不必尽剂，以吐为度。功用：涌吐风痰。主治：中风闭证，口眼喎斜或不省人事，牙关紧闭，脉浮滑实；癫痫，浊痰壅塞胸中，上逆时发；误食毒物，停于上脘者。

2. 盐汤探吐方（《金匮要略》） 盐一升（30g） 水三升（600mL） 上二味，煮令盐消，分三服，当吐出食，便瘥。功用：涌吐宿食。主治：宿食停滞胃中，脘腹胀痛不舒；或干霍乱，欲吐不得吐，欲泻不得泻，腹中绞痛，烦满不舒者。

【鉴别】瓜蒂散善于涌吐痰食，主要用于痰涎宿食壅塞胸脘，胸中痞硬，气上冲喉咽不得息者；三圣散的涌吐作用大于瓜蒂散，长于涌吐风痰，主要用于中风闭证和浊痰上壅之癫痫；盐汤探吐方味咸，药性平和，配制便捷，广泛用于宿食停滞胃脘，以及干霍乱，吐泻不得者。

【方论选录】此足太阳、阳明药也。胸中痰食与虚烦者不同，越以瓜蒂之苦，涌以赤小豆之酸，吐去上焦有形之物，则水得舒畅，天地交而万物通矣。（汪昂《医方集解·涌吐之剂》）

【医案举例】一妇从少年时，因大哭罢，饮冰困卧，水停心下，渐发痛闷，咸以为冷积，治以温热之剂，及禁食冷物，一闻茶气，病辄内作。如此数年，燎灸烧艾，疮孔数千。十余年后，小大便秘闷，两目如昏，积水转甚，流于两胁，世谓水癖，或谓支饮，泽、漆、棱、莪攻磨之药，竟施之矣。食日衰，积日茂，上至鸠尾，旁至两胁及脐下。但发之时，按之如水声，心腹结硬，手不可近者，月发五次，甚则欲死，已二十余年。张诊其脉，寸口独沉而迟，此胸中有痰。先以瓜蒂散涌痰五七升，不数日再越痰水及斗，又数日上涌数升。凡三涌三下，汗如水者亦三，其积皆去。以流湿饮调之，月余大瘥。（《续名医类案》）

【方歌】瓜蒂散用赤豆研，豆豉煎汁送下安，

痰涎宿食填上脘，逐邪宣壅服之先。

救急稀涎散
《经史证类备急本草》引孙尚药方

【组成】猪牙皂角须是肥实不蛀，削去黑皮，四挺（30g） 白矾光明通莹者，一两（30g）

【用法】二味同捣，罗为细末，再研为散。如有患者，可服半钱（1.5g），重者三字匕（4.5g），温水调灌下，不大呕吐，只是微微涎稀冷出，或一升二升，当时惺惺，次缓而调治。不可便大段吐之，恐过伤人命（现代用法：共为细末，每服 1.5 ～ 4.5g，温开水调下）。

【功用】开关涌吐。

【主治】中风闭证。痰涎壅盛，喉中痰声辘辘，气闭不通，心神瞀闷，四肢不收，或倒仆不省，或口角似喎，微有涎出，脉滑实有力者。亦治喉痹。

【证治机理】本证乃由痰壅气闭所致。痰涎壅盛，气道不利，故喉中痰声辘辘；痰浊上蒙清窍，故心神瞀闷，或倒仆不省人事；痰气流窜，阻于经脉，筋脉失荣，故四肢不收或口角似喎，微有涎出。脉滑实有力，为痰涎壅盛之征。喉痹亦为痰涎壅盛，咽喉阻塞所致。此证病情紧急，

当立即疏通咽喉，缓解危急。《素问·阴阳应象大论》云："其高者，因而越之。"故当以开关涌吐为法。

【方解】方中白矾酸苦涌泄，能化顽痰，并有开闭催吐之功。皂角辛咸，善于通窍开闭，荡涤痰浊。合而用之，酸苦辛咸相须，通关涌吐，共奏稀涎催吐、通关开窍之功。

【运用】本方为急救中风闭证及喉痹之代表方。以喉中痰声辘辘，气闭不通，心神瞀闷，人事不省，脉滑实有力为辨证要点。

【方论选录】经曰：病发于不足，标而本之，先治其标，后治其本。治不与疏风补虚，而先吐其痰涎。白矾酸苦能涌泄，咸能软顽痰，故以为君；皂角辛能通窍，咸能去垢，专制风木，故以为使，固夺门之兵也。(汪昂《医方集解·涌吐之剂》)

【医案举例】李思瑭母，年六旬，体甚肥，正月间忽中风卒倒，不省人事，口噤喉鸣，手足不随。服牛黄丸、小续命不效。脉之浮洪而滑，右手为甚。缘奉养极厚，形气盛而脉有余。经云：消瘅击仆，偏枯痿厥，气满发逆，肥贵人则膏粱之疾也。又云：土太过，令人四肢不举。丹溪所谓湿生痰，痰生热，热生风也。当先用子和法涌吐之，乃以稀涎散齑汁调灌之，涌出痰涎碗许。少顷又以三化汤灌之，至晚泻两三行，喉声顿息，口亦能言，但人事不甚省，知上下之障塞已通，中宫之积滞未去也。用二陈汤加枳实、黄连、莱菔子、木香、白蔻仁，每日二服。数日人事渐爽，腹中知饥，令进稀粥。(《续名医类案》)

【方歌】稀涎皂角白矾班，或益藜芦微吐间，
　　　　风中痰升人眩仆，当先服此通其关。

参芦饮
《格致余论》

【组成】参芦半两（15g）

【用法】逆流水一盏半，煎一大碗饮之。服后以物微探吐之（现代用法：水煎服）。

【功用】涌吐痰涎。

【主治】气虚痰涎壅盛于胸膈证。痰多气急，胸膈满闷，温温欲吐，脉象虚弱者。

【证治机理】本证为本虚标实。由于痰涎壅塞胸膈，气机不利，故呼吸气促，胸膈满闷，温温欲吐。邪在胸膈，且有上逆欲吐之势，治之当因势利导，通过涌吐引邪外出。

【方解】方中仅用参芦一味，味甘苦而温，药性缓和，对痰涎壅盛，属本虚标实之需涌吐者，最为适宜。"参芦能耗气，专入吐剂，涌虚人膈上清饮宜之。"(《本经逢原》)

【运用】本方为涌吐痰涎的治标之剂，尤其宜于虚弱者之痰涎壅盛。以痰多气急，胸膈满闷，温温欲吐为辨证要点。

【鉴别】参芦饮、瓜蒂散、救急稀涎散均属涌吐剂。瓜蒂散善于涌吐痰食，涌吐之力较强，且瓜蒂苦寒有毒，故以形体壮实者为宜；救急稀涎散善于通关开窍，涌吐之力较弱，只是微微令涎出，具有稀涎的作用；参芦饮药性和缓，刺激性小，尤其宜于年高体弱而痰壅当吐者。

【方论选录】此手太阴、足太阳药也。经曰：在上者，因而越之。痰涎上壅，法当涌之。病人虚羸，故以参芦代藜芦、瓜蒂，宣犹带补，不致耗伤元气也。(汪昂《医方集解·涌吐之剂》)

【医案举例】一女子性躁味厚，暑月因怒而病呃，每作则举身跳动，昏冒不知人。其形气俱实，乃痰因怒郁，气不得降，非吐不可。遂以人参芦半两，逆流水一盏半，煎一大碗饮之。大吐顽痰数碗，大汗，昏睡一日而安。(《本草纲目》卷十二)

【**方歌**】参芦饮是丹溪方，竹沥新加效更良，
　　　　气虚体弱痰壅盛，服此得吐自然康。

复习思考题

1. 涌吐剂的适应证是什么？使用涌吐剂时应注意什么？如何认识现代临证"吐法"之应用？

2. 瓜蒂散、救急稀涎散、参芦饮均能涌吐，三者主治、立法及组方有何异同？

第二十一章
治痈疡剂

扫一扫，查阅本章数字资源，含 PPT、音视频、图片等

凡以散结消痈、解毒排脓、生肌敛疮等作用为主，用于治疗痈疽疮疡证的方剂，统称为治痈疡剂。《素问·至真要大论》中"结者散之""坚者削之"等为其立法依据。

痈疡者，有七情郁滞化火，或恣食辛热而化生湿热，或外感六淫邪气侵入腠理经脉，或机体虚寒、痰浊壅阻等发病因素的不同，其主要病机是热毒或阴寒之邪凝滞，营卫失调，气血郁滞，经络阻塞，肉腐血败而变生痈疡。正如《灵枢·痈疽》所谓："营卫稽留于经脉之中，则血泣不行，不行则卫气从之而不通，壅遏不得行，故热。大热不止，热盛则肉腐，肉腐则为脓……故命曰痈。"

通常以生于躯干、四肢等体表的痈疡，称为外痈（体表痈疮）；生于体内脏腑之痈，称为内痈（脏腑痈）。体表痈疡的内治法，每每依据病情的不同阶段（初起、成脓、溃后）而分别采用消、托、补三法。消法，多用于痈疡初期，脓未成之时，通过散邪解毒、疏利气血的方法，以制止成脓，消散痈肿，正如《疡科纲要》之谓："治疡之要，未成者必求其消，治之于早，虽有大证，而可以消散于无形。"托法，《外科启玄》有谓："托者，起也，上也。"多用于痈疡中期，邪盛毒深而正气不足，疮毒内陷，脓成难溃之证，用之扶助正气、托毒外出、软坚透脓。补法，即《外科启玄》所谓："言补者，治虚之法也。"适用于疮疡后期，正气亏虚，疮口经久不敛者，用之补益正气、生肌敛疮。至于内痈之治，则重在辨别病证的寒热虚实，总以散结消肿、逐瘀排脓为基本治疗大法。

痈疡之治多以散结消痈、托里透脓、补虚敛疮为法。因此本章方剂相应分为散结消痈剂、托里透脓剂、补虚敛疮剂三类。

应用本类方剂，首先当辨别病证的阴阳表里虚实。痈疡脓已成，不宜固执内消一法，应促其速溃，不致疮毒内攻。若毒邪炽盛，则须侧重清热解毒以增祛邪之力；若脓成难溃，又应配透脓溃坚之品。痈疡后期，疮疡虽溃，毒邪未尽时，切勿过早应用补法，以免留邪为患。

第一节　散结消痈剂

散结消痈剂，适用于痈疽疮疡等。代表方如仙方活命饮、五味消毒饮、四妙勇安汤、阳和汤、苇茎汤、大黄牡丹汤等。

仙方活命饮
《校注妇人良方》

【组成】白芷 贝母 防风 赤芍药 当归尾 甘草 皂角刺炒 穿山甲炙 天花粉 乳香 没药各一钱（各6g） 金银花 陈皮各三钱（各9g）

【用法】用酒一大碗，煎五七沸服（现代用法：水煎服，或水酒各半煎服）。

【功用】清热解毒，消肿溃坚，活血止痛。

【主治】痈疡肿毒初起。局部红肿焮痛，或身热凛寒，苔薄白或黄，脉数有力。

【证治机理】本方主治痈疡肿毒初起之证，乃为热毒壅聚，气滞血瘀痰结而成。热毒壅聚，营气郁滞，气滞血瘀，聚而成形，故见局部红、肿、热、痛；风热邪毒，壅郁肌腠，邪正交争，故身热凛寒；正邪俱盛，相搏于经，则脉数有力。阳证痈疮初起，治宜清热解毒为主，伍以理气活血、化痰散结、消肿溃坚之法。

【方解】方中金银花芳香透达，轻清气浮，善清热解毒，消肿疗疮，乃"疮疡圣药"，故重用为君药。然单用清热解毒，则气滞血瘀难消，肿结不散，又以当归尾、赤芍、乳香、没药、陈皮行气活血通络，消肿止痛，气行则营卫畅通，营卫畅通则邪无滞留，使瘀去肿散痛止，共为臣药。白芷、防风疏风散表，以助散结消肿；气机阻滞每致液聚成痰，故配用贝母、花粉清热化痰排脓，可使脓未成即消；山甲、皂刺通行经络，透脓溃坚，可使脓成即溃，均为佐药。甘草助清热解毒，并和中调药，为佐使药。煎药加酒者，借其通行周身，助药力直达病所，使邪尽散。诸药合用，消清并举，清解之中寓活血祛瘀之法，佐辛透散结之品，共奏清热解毒、消肿溃坚、活血止痛之功，使脓"未成者即散，已成者即溃"（《校注妇人良方》），罗美称"此疡门开手攻毒之第一方也"（《古今名医方论》），全面地体现了外科阳证疮疡内治消法之基本配伍法则。

【运用】本方为"疮疡之圣药，外科之首方"，适用于阳证而体实的各种疮疡肿毒。以红肿焮痛，或身热凛寒，苔薄白或黄，脉数有力为辨证要点。

【鉴别】仙方活命饮与普济消毒饮两方均具清热解毒、疏风化痰散结之功，用治热毒壅结之肿毒。但仙方活命饮于清热解毒之中，并能活血行气、散结消肿、透脓溃坚，通治阳证体表疮疡初起，局部红肿热痛，脉数有力者；而普济消毒饮则清热解毒之力较强，并能疏风散邪，发散郁火，适用于风热疫毒壅郁上焦、上攻头面之大头瘟，见头面红肿焮痛，恶寒发热，舌红苔白兼黄，脉浮数者。

【方论选录】此疡门开手攻毒之第一方也。经云：营气不从，逆于肉理。故痈疽之发，未有不从营气之郁滞，因而血结痰滞，蕴崇热毒为患。治之之法，妙在通经之结，行血之滞，佐之以豁痰、理气、解毒。是方穿山甲以攻坚，皂刺必达毒所，白芷、防风、陈皮通经理气而疏其滞，乳香定痛和血，没药破血散结，赤芍、当归以驱血热，而行之以破其结。佐以贝母、花粉、金银花、甘草，一以豁痰解郁，一以散毒和血，其为溃坚止痛宜矣。然是方为营卫尚强、中气不亏者设，若脾胃素弱，营卫不调，则有托里消毒散之法，必须斟酌而用。（罗美《古今名医方论》）

【医案举例】城内耿顺德，年二十余。患玉枕疽，疮形甚恶，大如瓜蒌，疼似火烧，硬如铁石，半月后不溃，诊其脉皆虚细无力。此系督脉受寒湿凝结而成，久之寒化为热，阴变为阳，方能成脓。目今之治，先服仙方活命饮，令其速溃，以免毒气蔓延。伊亦信服。三帖疮已半软，又投四帖，疮已熟矣。用刀取破，脓血各半碗许，上以红升丹，每日两次。共服药十帖而愈。（《湖岳村叟医案》）

【方歌】仙方活命金银花，防芷归陈草芍加，

贝母天花兼乳没，穿山皂刺酒煎佳，

一切痈毒能溃散，溃后忌服用勿差。

五味消毒饮
《医宗金鉴》

【组成】金银花三钱（30g）　野菊花　蒲公英　紫花地丁　紫背天葵子各一钱二分（各12g）

【用法】水二盅，煎八分，加无灰酒半盅，再滚二三沸时热服。渣如法再煎服。被盖出汗为度（现代用法：水煎服，加酒一二匙和服，取汗）。

【功用】清热解毒，消散疔疮。

【主治】火毒结聚之疔疮。疔疮初起，发热恶寒，疮形似粟，坚硬根深，状如铁钉，以及痈疡疖肿，局部红肿热痛，舌红苔黄，脉数。

【证治机理】本证系感热毒邪气，或恣食辛热，内生积热，火热毒邪蕴结肌肤所致。《医宗金鉴·外科心法要诀》云："疔者，如丁钉之状，其形小，其根深，随处可生。由恣食厚味，或中蛇蛊之毒，或中疫死牛、马、猪、羊之毒，或受四时不正疫气，致生是证。夫疔疮者，乃火证也。迅速之病，有朝发夕死，随发随死……若一时失治，立判存亡。"故疔疮除局部红肿热痛外，有疔疮形如粟粒，坚硬根深，状如铁钉之征；若毒深邪盛者，则易"走黄"，其病势凶险，为急危之证。故其治重在清热解毒，消散疔疮。

【方解】方中金银花清热解毒，消散疔疮，清宣透邪，外清气分之毒，内清血分之毒，为君药。蒲公英长于清热解毒，兼能消痈散结，《本草正义》言其"治一切疔疮痈疡红肿热痛诸证"；紫花地丁清热解毒，凉血消痈。二者助君药清热解毒、消散痈肿之力，共为臣药。佐以野菊花、紫背天葵子清热解毒而治痈疮疔毒，其中野菊花尤专于治"痈肿疔毒，瘰疬眼瘜"（《本草纲目》），而紫背天葵子则能"散诸疮肿毒，攻痈疽，排脓定痛"（《滇南本草》）。加酒少量，是行血脉以助药效。诸药配伍，独取苦寒，相须为用，药简力专，共奏清热解毒、消散疔疮之功。

【运用】本方为治火热疔毒之常用方。以疮疡初起，疮形如粟，坚硬根深，状如铁钉，以及痈疡疖肿，红肿热痛，舌红苔黄，脉数为辨证要点。

【医案举例】羊毛疔，初起恶寒发热，状类伤寒，当先验其前心后心，起有紫黑斑点，或如疹子者，急用针挑破，刮出如羊毛，方是疔苗。前心后心，共挑数处，用黑豆、荞麦研末涂之，内服五味消毒饮取汗，次服化疔内消散。轻者用拔疔法，重者按前内治要诀各方服药。（《验方新编》）

【方歌】五味消毒疗诸疔，银花野菊蒲公英，

紫花地丁天葵子，煎加酒服效非轻。

四妙勇安汤
《验方新编》

【组成】金银花　玄参各三两（各90g）　当归二两（60g）　甘草一两（30g）

【用法】水煎服，一连十剂，永无后患，药味不可少，减则不效，并忌抓擦为要（现代用法：水煎服）。

【功用】清热解毒，活血止痛。

【主治】热毒炽盛之脱疽。患肢暗红微肿灼热，疼痛剧烈，久则溃烂腐臭，甚则脚趾节节脱落，延及足背，烦热口渴，舌红，脉数。

【证治机理】本证系火毒内郁，血行不畅，瘀阻经脉所致。《灵枢·痈疽》载："发于足趾，名曰脱疽。其状赤黑，死不治；不赤黑，不死；不衰，急斩之，不则死矣。"热毒壅滞血脉，以致局部气血凝滞，经脉瘀阻不通，故见患肢末端暗红微肿、疼痛剧烈；火毒内郁，肉腐血败，故见患肢灼热、溃烂、腐臭，甚则脚趾节节脱落；热毒内扰，耗伤津液，故见烦热口渴、舌红、脉数。证属热毒内蕴，经脉瘀滞，尤以热毒炽盛为主。故治宜重剂清热解毒为主，兼以活血养血，通脉止痛。

【方解】方中金银花味甘性寒，尤善清热解毒而治痈疽，故重用为君。玄参长于清热凉血，泻火解毒，并能散结软坚，与君药合用，既清气分之邪热，又解血分之热毒，则清热解毒之力尤著；当归性味甘辛而温润，养血活血，既可行气血、化瘀通脉而止痛，又合玄参养血滋阴而生新，共为臣药。甘草生用，既助金银花清热解毒，合当归、玄参养阴生津，又能调和诸药，为之佐使。四药配伍，药简量大而力专，清热解毒之中寓活血养血之法，气血兼顾，通脉止痛，则诸证自愈。

【运用】本方为治疗热毒脱疽之代表方。以患肢暗红微肿灼热，疼痛剧烈，烦热口渴，舌红，脉数为辨证要点。本方服法独特，"水煎服，一连十剂，永无后患，药味不可少"，旨在示人服用本方一则要大剂连服，二则不可缺味。如此，方能获药精力宏之"妙"。

【鉴别】四妙勇安汤与仙方活命饮、五味消毒饮均为治疗阳证疮疡之常用方，皆具清热解毒之功。然仙方活命饮为痈肿初起之要方，尚有疏风活血、软坚散结之功；五味消毒饮独重清热解毒，其力为三方之冠，善消散疔毒；而四妙勇安汤药少量大力专，且须连服，尚兼扶正之意，主治脱疽之热毒炽盛者。

【方歌】四妙勇安金银花，玄参甘草当归加，
　　　　清热解毒兼活血，热毒脱疽效堪夸。

犀黄丸
《外科证治全生集》

【组成】犀牛黄三分（1g）　乳香　没药各一两（各30g）　麝香一钱五分（4.5g）

【用法】共研和，取黄米饭一两捣烂，入末再捣，为丸，如萝卜子大，晒干，忌烘。每服三钱（9g），热陈酒送下。患生上部，临卧服；患生下部，空心服（现代用法：以上四味，除牛黄、麝香外，另取黄米30g，蒸熟烘干，与乳香、没药粉碎成细粉；将牛黄、麝香研细，与上述粉末配研，过筛，混匀。用水泛丸，阴干即得。每服9g，以陈酒送服）。

【功用】活血行瘀，解毒消痈。

【主治】火郁痰凝、气滞血瘀所致之乳岩、瘰疬、横痃、痰核、流注、肿痛、小肠痈等见舌红、脉滑数者。

【证治机理】本方所治诸证，皆因气火内郁，痰浊瘀血内聚而致。若痰瘀互结乳间，乳中结块，坚硬如石，则为乳岩；若肝郁化火，痰火凝结，气血瘀滞于颈项，结块累累如珠，则为瘰疬；若邪毒凝聚于股腹之间，结块或小如杏核，或大如鹅卵，坚硬不痛，或溃后流脓，久不收口，是为横痃；若痰瘀流聚于肌肤、腠理之间，则为痰核，推之可移；若邪毒、痰湿与瘀血相搏

结于内，日久脓成，流走不定，则为流注；若热毒、湿浊壅结肠中，血败肉腐，而致右少腹痛拒按，其痛如淋而成小肠痈。治宜解毒消痈，化痰散结，活血祛瘀。

【方解】方中犀黄（牛黄）味苦甘，性凉，长于清热解毒，化痰散结，为清热解毒之要药，故为君药。麝香芳香辛窜，通经络，散结滞，辟邪毒，除秽浊，为臣药。乳香、没药活血祛瘀，消肿定痛，共为佐药。黄米饭为丸，调胃和中，以免攻邪太过而伤脾胃；陈酒送服，宣通血脉，加强解毒散结之功，共为佐使。诸药相伍，清消并用，解毒消痈，化痰散结，活血祛瘀，使气血流通，诸病皆除。

【运用】本方为治疗内外痈疽肿毒之代表方。以舌质红，脉滑数为辨证要点。

【方论选录】凡瘰疬，有溃烂，间有成脓未溃者，亦有未成脓者，须服犀黄丸，止其已溃之痛，松其成脓未溃之胀，消其未成脓之核。（王洪绪《外科证治全生集》卷一）

【医案举例】初起乳中生一小块，不痛不痒，症与瘰疬恶核相若，是阴寒结痰，此因哀哭忧愁，患难惊恐所致。其初起以犀黄丸，每服三钱，酒送，十服痊愈。（《外科证治全生集》卷一）

【方歌】犀黄丸内用麝香，乳香没药与牛黄，

　　　　乳岩横痃或瘰疬，正气未虚均可尝。

牛蒡解肌汤
《疡科心得集》

【组成】牛蒡子（12g）　薄荷（6g）　荆芥（6g）　连翘（6g）　山栀（12g）　丹皮（12g）　石斛（3g）　玄参（12g）　夏枯草（15g）（原著本方无用量）

【用法】水煎服。

【功用】疏风清热，凉血消肿。

【主治】风火热毒上攻之痈疮。风火牙痛，颈项痰毒，兼有表热证；外痈局部焮红肿痛，寒轻热重，汗少口渴，小便黄，苔白或黄，脉浮数。

【证治机理】本证多因外感风热夹阳明痰火，循经上攻，壅结头面所致。风火热毒上攻于头面，则牙龈颊腮或外痈局部焮红肿痛；风热在表，热灼津伤，则寒轻热重、汗少口渴、小便黄赤、舌苔薄黄、脉浮数。治宜疏风清热，散结消肿。

【方解】方中牛蒡子辛苦而寒，性偏滑利，功善疏散风热，解毒散肿。薄荷、荆芥辛能疏风，透邪解表，连翘清热解毒，散结消痈，三药相配，既助牛蒡子以增强疏散风热之力，又清中有散，寓"火郁发之"之意。夏枯草、山栀子清气泻火，解毒散结，以解痰火之郁结；丹皮、玄参、石斛凉血解毒，软坚散瘀，滋阴清热，以泄血分之伏火。诸药相配，辛苦甘寒合法，散中有清，清中有养，清消之中寓辛散之法，则痰火得清，痈疮得消。

【运用】本方为治疗风火热毒上攻痈疮之常用方。以风火牙痛，头面风热，兼有表热证，及外痈局部焮红肿痛，寒轻热重，汗少口渴，小便黄，脉浮数，苔白或黄为辨证要点。

【方歌】牛蒡解肌用荆夏，山栀丹皮石斛翘，

　　　　玄参薄荷共成方，头面风热疮疡消。

阳和汤

《外科证治全生集》

【组成】熟地黄一两（30g） 麻黄五分（2g） 鹿角胶三钱（9g） 白芥子炒研，二钱（6g） 肉桂一钱（3g） 生甘草一钱（3g） 炮姜炭五分（2g）

【用法】水煎服。

【功用】温阳补血，散寒通滞。

【主治】阴疽。如贴骨疽、脱疽、流注、痰核、鹤膝风等。患处漫肿无头，皮色不变，酸痛无热，口中不渴，舌淡苔白，脉沉细或迟细。

【证治机理】本证系由素体阳虚，营血不足，寒邪乘虚而入里，寒凝痰滞，痹阻于肌肉、筋骨、血脉而成。阴寒为病，故局部肿势弥漫，皮色不变，酸痛无热，并可伴有全身虚寒症状；舌淡苔白，脉沉细亦为虚寒之象。治当温阳补血，散寒通滞。

【方解】方中重用熟地黄，温补营血，填精益髓；鹿角胶温肾助阳，补益精血。两者合用，温阳补血，以治其本，共为君药。肉桂、姜炭药性辛热，均入血分，温阳散寒，温通血脉，共为臣药。白芥子辛温，可达皮里膜外，温化寒痰，通络散结；少量麻黄，辛温达表，宣通毛窍，开腠理，散寒凝，合为佐药。方中鹿角胶、熟地黄得姜、桂、芥、麻之宣通，则补而不滞；麻、芥、姜、桂得熟地黄、鹿角胶之滋补，则温散而不伤正。生甘草为使，解毒并调诸药。全方配伍，补而不滞，温补营血药与辛散温行药相伍，滋补之中寓温散之法，则宣化寒凝而通经脉，补养精血而扶阳气，用于阴疽，犹如离照当空，阴霾自散，化阴凝而布阳气，使筋骨、肌肉、血脉、皮里膜外凝聚之阴邪，皆得尽去，故名"阳和汤"。

【运用】本方是治疗阴疽的常用方。以患处漫肿无头，皮色不变，酸痛无热者为辨证要点。马培之云："此方治阴证，无出其右，用之得当，应手而愈。乳岩万不可用，阴虚有热及破溃日久者，不可沾唇。"（《重校外科证治全生集》）

【附方】中和汤（《外科正宗》） 人参 黄芪 白术 白芷 川芎 当归 甘草 桔梗 白芍各一钱 肉桂 麦冬 藿香各五分 水二钟，姜三片，枣二枚，临服入酒一杯，食后服。主治：骨槽风。症见前证已经穿溃，流脓臭秽，疼痛不止者。

【鉴别】阳和汤与中和汤均为外科常用治疗方。但阳和汤主治素体阳虚，营血不足，寒凝痰滞之阴疽；中和汤主治外证已经溃破之骨槽风。

【方论选录】夫痈疽流注之属于阴寒者，人皆知用温散之法，然痰凝血滞之证，若正气充足者，自可运行无阻，所谓邪之所凑，其气必虚，故其所虚之处，即受邪之处。疡因于血分者，仍必从血而求之。故以熟地大补阴血之药为君；恐草木无情，力难充足，又以鹿角胶有形精血之属以赞助之；但既虚且寒，又非平补之性可收速效，再以炮姜之温中散寒，能入血分者，引领熟地、鹿角胶直入其地，以成其功；白芥子能祛皮里膜外之痰，桂枝入营，麻黄达卫，共成解散之勋，以宣熟地、鹿角胶之滞。（张秉成《成方便读》卷四）

【医案举例】程姓母，年七十，膝下患一阴毒流注，溃经数月。患下及旁，又起硬肿二块，与旧患相连。延一医，以新发之毒，认为旧患旁肿，不识流注，竟以托毒之剂与服。服二剂，致新发者，被托发痛，始延余治。余以阳和汤与服三剂，新发之二毒皆消。（《外科证治全生集》）

【方歌】阳和汤法解寒凝，外症虚寒色属阴，
　　　　熟地鹿胶姜炭桂，麻黄白芥草相承。

小金丹

《外科证治全生集》

【组成】白胶香　草乌制　五灵脂　地龙　木鳖各一两五钱（各150g）　没药去油　乳香去油　归身各净末，各七钱五分（各75g）　麝香三钱（15g）　墨炭一钱二分（12g）

【用法】各研细末，以糯米粉一两二钱，同上药末糊厚，千捶打融为丸，如芡实大。每料约为二百五十粒，临用陈酒送下一丸，醉盖取汗。如流注将溃久者，以十丸均作五日服完，以杜流走不定，可绝增入者。如小儿不能服煎剂，以一丸研碎，酒调服之。但丸内有五灵脂与人参相反，断不可与参剂同日服也（现代用法：以上十味，除麝香外，其余木鳖子等九味粉碎成细粉，将麝香研细，与上粉末配研，过筛。每100g粉末加淀粉25g，混匀。另用淀粉5g，制稀糊泛丸，阴干或低温干燥即得。每服2～5丸，一日二次，小儿酌减）。

【功用】化痰除湿，祛瘀通络。

【主治】寒湿痰瘀所致之流注、痰核、瘰疬、乳岩、横痃、贴骨疽、蟮拱头等病。初起皮色不变、肿硬作痛者。

【证治机理】本方所治流注、痰核、瘰疬等病证，多由寒湿痰瘀，阻滞凝结于肌肉、筋骨间而成。虽病证有异，然临床所见初起皆有皮色不变、肿硬作痛等症状。其病机要点为寒湿痰瘀，凝滞经络。治宜化痰除湿祛瘀，温经散寒通络。

【方解】方中木鳖子性温味苦微甘，散结消痰，攻毒疗疮，"能搜筋骨入骱之风湿，祛皮里膜外凝结之痰毒"（《外科证治全生集》）。草乌辛热有毒，温经散寒，除湿通络。二药相配，则解散寒凝之力益彰。麝香、五灵脂、地龙散瘀化滞，活血通络；乳香、没药、白胶香散瘀定痛，活血消痈；当归活血补血，使破瘀而不耗血；墨炭色黑入血，消肿化痰。糯米粉为丸，取其养胃和中之用。诸药合方，重在温通消散，剂以为丸，峻药缓用，共奏温散寒湿、祛瘀止痛、消肿散结之功。

【运用】本方适用于阴疽、流注、痰核、瘰疬、乳岩、横痃等初起，证属寒湿痰瘀凝结者。以皮色不变，肿硬作痛为辨证要点。

【鉴别】本方与阳和汤均可用治外科痈疽阴证。但本方专于攻邪，适宜于寒湿痰瘀结滞经络而正气不虚者；阳和汤以温阳补血为主，寓通于补，适宜于阳虚血弱，寒凝痰滞肌肉筋骨者。故原书中使用小金丹，常与阳和汤并进，或交替使用，两方有互补之妙。

【方论选录】冉先德："本方所治流注痰核等证，乃由寒湿痰瘀，阻于经络所致。方中用草乌逐寒湿，通经络，开顽痰；当归、麝香、地龙温经养血，开通经络；五灵脂、乳香、没药活血祛瘀，消肿定痛；白胶香调气血，消痈疽；木鳖子祛皮里膜外凝结之痰毒，散结肿恶疮；墨炭消肿化瘀；糯米以养胃气；酒服以助药势，使诸药速达病所。全方共奏化痰祛湿，祛瘀通络之功。"（《历代名医良方诠释》）

【方歌】小金丹内麝草乌，灵脂胶香与乳没，
　　　　木鳖地龙归墨炭，诸疮肿痛最宜服。

海藻玉壶汤
《外科正宗》

【组成】海藻　贝母　陈皮　昆布　青皮　川芎　当归　半夏　连翘　甘草节　独活各一钱（各3g）　海带五分（1.5g）

【用法】水二盅，煎八分，量病上下，食前后服之（现代用法：水煎服）。

【功用】化痰软坚，散结消瘿。

【主治】气滞痰凝之瘿瘤初起。漫肿或结块，皮色不变，不痛，不溃，或肿或硬，或赤不赤。亦可治石瘿，坚硬如石，推之不移，皮色不变。

【证治机理】本证多成于气滞痰凝，由气及血，以致气血结聚而见瘿瘤初起，或肿或硬，或赤不赤，但未破者。治当化痰软坚，散结消瘿。

【方解】方用海藻、昆布、海带化痰软坚，散结消瘿，为治瘿瘤之要药。青皮、陈皮行气解郁，使气顺则痰消；当归、川芎活血调营。四味相合，活血理气，调畅气血以助散结消瘿。半夏、贝母化痰散结，以增消瘿之力；连翘清热散结，独活辛散通络。甘草与海藻相反，取其相反相成，以激发药力，且调和诸药。诸药配伍，相反相成，化痰软坚之中寓行气活血之法，化痰、散结、行气、活血并施，以散结消瘿。

【运用】本方为治疗瘿瘤之常用方。多发于颈部，以漫肿或结块，皮色不变，不痛，不溃为辨证要点。方中海藻配伍甘草，属中药配伍禁忌"十八反"之列，然亦有谓二者相反而用，有"相反相成，以激发药力"之效。但临证应用，理当慎重。此外，原著注曰："凡服此门药饵，先断厚味大荤，次宜绝欲虚心者为妙。"

【方歌】海藻玉壶带昆布，青陈归芎夏贝母，
　　　　连翘独活甘草入，化痰散结瘿瘤除。

消瘰丸
《医学心悟》

【组成】元参蒸　牡蛎煅，醋研　贝母去心，蒸，各四两（各12g）

【用法】共为末，炼蜜为丸。每服三钱，开水下，日二服（现代用法：蜜丸，每服9g，开水送下，日2服；亦可作汤剂，水煎服）。

【功用】清热化痰，软坚散结。

【主治】瘰疬，痰核，瘿瘤初起。颈项结块，或如串珠，咽干，舌红，脉弦滑略数。

【证治机理】本方证因肝火郁结，灼津为痰，痰火凝聚而成。痰火凝结，结聚成核，故见颈项结块，或为瘰疬，或为痰核，或为瘿瘤；阴液亏乏，故咽干、舌红；脉弦滑略数为肝经痰热之征。治宜清热化痰，软坚散结。

【方解】方中贝母苦甘微寒，清热化痰，消瘰散结，用之为君。牡蛎咸微寒，软坚散结；玄参苦咸而寒，软坚散结，清热养阴，既能助贝母、牡蛎软坚散结以消瘰，又可滋水涵木，共为臣药。三药合用，可使阴复热除，痰化结散，则瘰疬、痰核自消。

【运用】本方为治疗瘰疬、痰核、瘿瘤初起之常用方。以颈下红肿硬结，咽干，舌红，脉弦滑略数等为辨证要点。

【方歌】消瘰牡蛎贝玄参，消痰散结并养阴。

　　　　肝肾阴亏痰火结，临时加减细斟酌。

苇茎汤
《外台秘要》引《古今录验方》

【组成】苇锉，一升（60g）　薏苡仁半升（30g）　瓜瓣半升（24g）　桃仁去皮、尖、两仁者，五十枚（9g）

【用法】上四味㕮咀，内苇汁中，煮取二升，服一升，再服，当吐如脓（现代用法：水煎服）。

【功用】清肺化痰，逐瘀排脓。

【主治】痰瘀互结，热毒壅滞之肺痈证。身有微热，咳嗽痰多，甚则咳吐腥臭脓血，胸中隐隐作痛，舌红，苔黄腻，脉滑数。

【证治机理】本方所治之肺痈，乃因热毒壅肺、痰瘀互结而致。热毒迫肺，以致热伤血络，热壅血瘀，肉腐血败，酝酿而成痈脓，故咳吐腥臭脓血；痰热壅肺，肺失清肃，是以咳嗽；痰热瘀血壅结于肺，肺络不通，则胸中隐隐作痛，咳则痛增；舌红苔黄腻，脉滑数，为痰热之征。治当清热化痰，逐瘀排脓。

【方解】本方重用苇茎为君药，其性甘寒轻浮，善清肺热，其茎"中空，专于利窍，善治肺痈，吐脓血臭痰"（《本经逢原》），为治肺痈之要药。臣以瓜瓣（冬瓜仁）清热化痰，利湿排脓，能清上彻下，肃降肺气，与君药配伍，则清肺宣壅、涤痰排脓；薏苡仁甘淡微寒，上清肺热而排脓，下利肠胃而渗湿，亦为臣药。佐以桃仁活血祛瘀以助消痈，且能润燥滑肠而通下，使痰瘀之邪从下而解。四药配伍，药性平和，清化于上，降渗于下，凉而不寒，共奏清热化痰、逐瘀排脓之效。

【运用】本方为治肺痈之常用方。以身有微热，咳嗽痰多，胸中隐隐作痛，舌红，苔黄腻，脉滑数等为辨证要点。方中苇茎一药，现临证多用芦根，而鲜有用茎者，似古今用药之异。瓜瓣一药，《张氏医通》认为"瓜瓣即甜瓜子"，后世常以冬瓜子代瓜瓣，其功用相近。

【附方】桔梗汤（《伤寒论》）　桔梗一两（30g）　甘草二两（60g）　上二味，以水三升，煮取一升，去滓，温分再服。功用：清热解毒，消肿排脓。主治：少阴客热咽痛证，以及肺痈溃脓，咳吐脓血，腥臭胸痛，气喘身热，烦渴喜饮，舌红苔黄，脉象滑数。

【鉴别】苇茎汤与桔梗汤均可用于治疗肺痈，具有清热解毒排脓之功。但桔梗汤独取桔梗和甘草两味，其清热解毒排脓之力较弱；苇茎汤既能清热解毒排脓，又伍桃仁化瘀逐痰，故不论肺痈之将成或已成，或善后调理，均可用之。

　　苇茎汤与泻白散同为治肺热之方，均具有清肺止咳之功，用治肺热咳嗽之证。泻白散以桑白皮、地骨皮为主，偏于清泄肺热，且甘寒清热而不伤阴，用治肺有伏火郁热，见咳嗽气喘、皮肤蒸热、日晡尤甚、舌红苔黄、脉细数者；苇茎汤以苇茎、薏仁、桃仁、瓜瓣，既能清热化痰以止咳，又善逐瘀排脓而消痈，故主治热毒壅肺、痰瘀互结之肺痈，见咳唾腥臭脓血，胸中疼痛，舌红苔黄腻，脉滑数者。

【方论选录】治咳吐臭痰脓血，胸中隐隐作痛，烦满甲错，此汤主之。夫肺痈、肺痿二证，《金匮》论之其详，大抵肺痈属实，肺痿属虚。故痿者，萎也，犹草木之萎而不振也；痈者，壅也，犹土地之壅而不通也。是以肺痈之证，皆由痰血火邪互结肺中，久而成脓所致。桃仁、甜瓜子皆润降之品，一则行其瘀，一则化其浊。苇茎退热而清上，苡仁除湿而下行。方虽平淡，其散结通瘀、化痰除热之力，实无所遗。以病在上焦，不欲以重浊之药重伤其下也。（张秉成《成方便读》卷四）

【医案举例】王氏，五十六岁，癸亥三月初八日。初起喉痹，为快利药所伤，致成肺痈。胸中痛，口中燥，喉痹仍未痊，不食不寐，痰气腥臭，已有成脓之象，脉短而数，寒热，且移热于大肠而泄泻。难愈之证，勉与急急开提肺气，议《千金》苇茎汤，与甘桔合法。桔梗二两，甘草一两，桃仁五钱，冬瓜仁五钱，苡仁一两，鲜苇根四两，水八碗，煮三碗，二煎再煎一碗，分四次服。（《吴鞠通医案》）

【方歌】苇茎瓜瓣苡桃仁，清肺化痰逐瘀能，
　　　　热毒痰瘀致肺痈，脓成未成均胜任。

大黄牡丹汤
《金匮要略》

【组成】大黄四两（12g）　丹皮一两（3g）　桃仁五十个（9g）　瓜子半升（30g）　芒硝三合（6g）

【用法】上五味，以水六升，煮取一升，去滓，内芒硝，再煎沸，顿服之，有脓当下，如无脓，当下血（现代用法：水煎，芒硝溶服）。

【功用】泻热破瘀，散结消肿。

【主治】湿热瘀滞之肠痈初起。右下腹疼痛拒按，或右足屈而不伸，伸则痛甚，甚则局部肿痞，或时时发热，自汗恶寒，舌苔薄腻而黄，脉滑数。

【证治机理】本方所治肠痈初起，乃因湿热郁蒸，气血凝聚，邪结肠中而致。《外科正宗》谓"肠痈者……饥饱劳伤……或生冷并进，以致气血乖违，湿动痰生，多致肠胃痞塞，运化不通，气血凝滞而成"。盖肠主传化，以通为用，湿热内蕴，与气血相搏，瘀热、湿浊壅郁肠中，则成肠痈。见右下腹疼痛拒按，甚则肿痞，右足屈而不伸，牵引则痛剧；湿热邪在肠腑，气血瘀积，邪正相争，营卫失调，故时时发热、自汗恶寒；舌苔薄黄而腻、脉滑数，乃湿热蕴结之征。治当泻热破瘀，散结消痈。

【方解】方中大黄苦寒攻下，泻肠中湿热郁结，祛肠中稽留之瘀血；桃仁苦平入血分，性善破血，与大黄相配，破瘀泻热。芒硝咸寒，泻热导滞，软坚散结，助大黄以荡涤实热；牡丹皮辛苦微寒，凉血散瘀消肿。以冬瓜子能清肠中湿热，排脓散结消痈。诸药配伍，下消之中寓清利之能，以通为用，热清瘀祛，肠痈得消。

【运用】本方为治湿热瘀滞肠痈初起之常用方。以右少腹疼痛拒按，善屈右足，舌苔薄黄而腻，脉滑数为辨证要点。

【附方】清肠饮（《辨证录》）　银花三两（90g）　当归二两（60g）　地榆一两（30g）　麦冬一两（30g）　元参一两（30g）　生甘草三钱（10g）　薏仁五钱（15g）　黄芩二钱（6g）　水煎服。功用：活血解毒，滋阴泻火。主治：大肠痈。

【鉴别】大黄牡丹汤与清肠饮均可用于肠痈。但大黄牡丹汤长于泻下破瘀，主要用于肠痈初起，湿热瘀滞，少腹肿痛兼有大便秘结或大便涩滞不畅者；而清肠饮主要用于肠痈屡发，热毒甚，伴有口干、舌红少津等津伤表现者，其更长于清热解毒滋阴。

　　大黄牡丹汤与大承气汤、大陷胸汤三方均有大黄、芒硝，且同属寒下剂，具有泻下热结之功，用于治疗里热积滞实证。大承气汤用泻下之大黄、芒硝配伍行气之厚朴、枳实，适用于阳明

腑实、大便秘结、腹部胀满硬痛拒按、苔黄、脉实者；大陷胸汤以大黄、芒硝与逐水之甘遂合用，意在荡涤邪热水结，适用于邪热与痰水互结之结胸证；大黄牡丹汤则以大黄、芒硝配伍活血利湿药桃仁、丹皮、冬瓜仁，适用于湿热内蕴、气血凝聚所致的肠痈初起。

【方论选录】《金匮》上章用附子，后人硬派小肠痈是寒结，此汤用大黄、芒硝，又妄派大肠痈是热结，斯诚未足议也。然以医司生命，又不得不重言以明之。夫肺与大肠为表里，大肠痈者，肺气下结于大肠之头，其道远于上，其位近于上。治在下者，因而夺之也，故重用大黄、芒硝开大肠之结，桃仁、牡丹皮下将败之血。至于清肺润肠，不过瓜子一味而已。服之当下血，下未化脓之血也。若脓已成，形肉已坏，又当先排脓散及汤。故原文云：脓已成，不可下也。（王子接《绛雪园古方选注》）

【医案举例】陆左，初诊：痛在脐右斜下一寸，西医所谓盲肠炎也，脉大而实，当下之，用仲景法。生军五钱，芒硝三钱，桃仁五钱，冬瓜仁一两，丹皮一两。

二诊：痛已略缓，右足拘急，不得屈伸，伸则牵腹中痛，宜芍药甘草汤。赤白芍药各五钱，生甘草三钱，炙乳没各三钱。

三诊：右足已伸，腹中剧痛如故。仍宜大黄牡丹汤以下之。生川军一两，芒硝七钱（冲），桃仁五钱，冬瓜仁一两，丹皮一两。拙巢注：愈。（《经方实验录》）

【方歌】《金匮》大黄牡丹汤，桃仁瓜子芒硝襄，
　　　　肠痈初起腹按痛，苔黄脉数服之康。

第二节　托里透脓剂

托里透脓剂，适用于疮痈邪盛毒深而气血亏虚，虽脓已成，但正气不足，无力托毒外透，正虚邪陷，脓成难溃之证。代表方如透脓散。

透脓散
《外科正宗》

【组成】黄芪四钱（12g）　山甲炒末，一钱（3g）　川芎三钱（9g）　当归二钱（6g）　皂刺一钱五分（5g）

【用法】水二盅，煎一半，随病前后服，临服入酒一杯亦好（现代用法：水煎服，临服入酒适量）。

【功用】补气养血，托毒溃痈。

【主治】气血两虚，疮痈脓成难溃。疮痈内已成脓，无力外溃，漫肿无头，或酸胀热痛。

【证治机理】本方所治乃因气血两虚，不能托毒外透，形成疮痈脓成难溃之证。气血两虚，无力托毒外透，故脓成而难于溃破，毒亦难泄。治宜补益气血，活血行滞，溃坚排脓为法，以扶助正气，托毒透脓。

【方解】方中重用黄芪，甘温益气，托疮生肌，《本草纲目》谓其"内托阴疽，为疮家圣药"，故为君药。当归养血活血；川芎活血行气，化瘀通络。两药与黄芪相伍，既补益气血，又活血通脉，俾气旺血充，血脉通畅，则可透脓外泄，生肌长肉，共为臣药。穿山甲、皂角刺善于消散穿透，软坚溃痈；加酒少许，宣通血脉，以助药力，均为佐药。诸药配伍，重用甘温以扶助正气，寓消于补以托毒透脓。

【运用】本方为治气血两虚，痈疮脓成难溃之常用方。以疮痈脓成而体虚无力外溃，舌淡，脉细弱为辨证要点。脓已成而不溃者，本方服之即破；本方用之不宜过早，疮疡初起未成脓者禁用。

【附方】

1. 透脓散（《医学心悟》） 黄芪四钱（12g） 皂刺　白芷　川芎　牛蒡子　穿山甲炒，研，各一钱（各3g） 金银花　当归各五分（各1.5g） 酒水各半煎服。功用：益气活血，溃痈解毒。主治：痈毒内已成脓，不穿破者。

2. 托里透脓汤（《医宗金鉴》） 人参　白术土炒　穿山甲炒，研　白芷各一钱（各3g） 升麻　甘草节各五分（各1.5g） 当归二钱（6g） 生黄芪三钱（9g） 皂角刺一钱五分（4.5g） 青皮炒，五分（1.5g） 水三盅，煎一盅，病在上部，先饮煮酒一盅，后热服此药；病在下部，先服药后饮酒，疮在中部，药内兑酒半盅，热服（现代用法：水煎，温酒送服）。功用：益气扶正，托里透脓。主治：痈疽脓成将溃者。

【鉴别】《外科正宗》透脓散与《医学心悟》透脓散均能补益气血，托毒溃痈，可用治疮痈脓成难溃之证。前者功专补气养血，托毒溃痈；后者系前方加白芷、牛蒡子、金银花而成，故其在扶正托毒透脓之中，兼能透散解毒，用治疮痈脓成难溃，且有热毒者。

托里透脓汤重在益气扶正以托毒透脓，方中用人参、白术、升麻、青皮等补气行气，较《外科正宗》透脓散活血之力弱而行气散结之力强，无《医学心悟》透脓散之清热解毒之功。

【方论选录】夫痈毒之成脓也，必由正气冲旺，方得变化而成。倘或气血衰弱，即不能郁蒸为热，而脓之成也无期。即既成脓矣，亦须赖正气以托之，方能速溃，否则有脓而不能即溃。即用刀针决之，溃后脓亦清稀，流而不畅，仍须补托之剂，方得脓稠出畅。方中黄芪大补元气，芎、归润养阴血，而以白芷、牛蒡宣之于皮毛肌肉之间，使之补而不滞。甲片、角针为精锐之品，能直达病所，以成速溃之功。金银花以化其余毒，酒则行其药势耳。（张秉成《成方便读》卷三）

【医案举例】一妇人阴器半边肿痛，身发寒热，口干便秘，脉实有力。以内疏黄连汤一剂，大便通利，口干乃止，惟肿痛尤甚，此湿毒结聚欲为脓也。以四物汤加角针、泽泻二剂，脓熟胀痛，又以透脓散一服，出臭脓钟许，疼痛顿止；以八珍汤加丹皮、泽泻，十余剂而安。（《外科正宗》）

【方歌】透脓散治毒成脓，芪归山甲皂刺芎，
　　　　程氏又加银蒡芷，更能速奏溃破功。

第三节　补虚敛疮剂

补虚敛疮剂，适用于痈疡溃后，毒邪虽去，但气血不足、阴阳亏虚，久不生肌收口之证。代表方如内补黄芪汤。

内补黄芪汤
《外科发挥》

【组成】黄芪盐水拌炒　麦门冬去心　熟地黄酒拌　人参　茯苓各一钱（各9g） 甘草炙炒，三分（4g） 白芍药炒　远志去心，炒　川芎　官桂　当归酒拌，各五分（各6g）

【用法】作一剂，水二盅，姜三片，枣一枚，煎八分，食远服（现代用法：水煎服）。

【功用】温补气血，生肌敛疮。

【主治】痈疽溃后，气血两虚证。痈疽发背，溃后虚羸少气，溃疡作痛，或疮口经久不敛，脓水清稀，倦怠懒言，少食乏味，自汗口干，夜寐不安，间有发热，经久不退，舌淡苔白，脉细弱。

【证治机理】本方所治痈疽发背诸证，乃因痈疽溃后，气血两虚，不能生肌敛疮而成。盖痈疽发背溃后，正气大伤，气血不足，或素体元气亏虚，不能化腐生肌，故疮口久不愈合；气血亏虚，不能托毒化脓，则脓水清稀；气虚阳弱，寒凝血滞，经脉不畅，故痈疽溃处作痛；气血两虚，血虚则气无所依，则发热而经久不退；中气不足，脾胃运化乏力，故倦怠、食少乏味；气虚不能固护肌表，腠理疏松，阴液外泄，则见自汗；气虚气不化津，津不上承，故口干；舌淡，脉细弱，均为气血亏虚之象。治宜温补气血，生肌敛疮。

【方解】本方乃十全大补汤去白术，加麦门冬、远志而成。方中黄芪善补脾肺之气，生肌敛疮，《神农本草经》谓其"主痈疽，久败疮"；人参大补元气，补脾益肺。二者相合，益气生肌敛疮力著。肉桂温阳散寒，通畅气血，与补气药相配伍则能温补阳气，以鼓舞气血之化生。熟地黄滋养阴血，与黄芪同用，益气养血，以益祛腐生肌、收敛疮口之效。当归、川芎活血养血，行滞通络。麦门冬、白芍滋阴补血，敛阴以配阳。远志宁心安神，疏泄壅滞而消痈疽，《本草纲目》言其"长肌肉……治一切痈疽"。茯苓健脾泄浊；生姜、大枣调补脾胃以益中州、促运化，《寿世保元》云"痈疽溃后，须当大补血气，和脾胃，托毒外出，实为切要"。炙甘草益气和中，调和诸药。诸药配伍，气血并补，佐以温通，共奏生肌敛疮之功。

【运用】本方为治疗痈疽溃后、气血不足、疮口经久不敛证之常用方。以痈疽发背，溃后虚羸少气力，溃疡作痛，或疮口经久不敛，脓水清稀，倦怠懒言，舌淡苔白，脉细弱为辨证要点。本方为补虚而设，溃后虽气血亏虚但毒邪未尽时切勿使用，以免留邪为患，犯"实实之戒"；疮疡早期、成脓期热毒尚盛者禁用。

【附方】保元大成汤《外科正宗》 人参 白术 黄芪蜜水拌炒，各二钱（各6g） 茯苓 白芍 陈皮 归身 甘草炙 附子 山萸肉 五味子各一钱（各3g） 木香 砂仁各五分（各1.5g） 水二盅，煨姜三片去皮，大枣三枚，煎八分，食远服。功用：益气温阳，生肌敛疮。主治：胃气将绝，元阳衰微之溃疡。症见睡卧昏倦，足冷身凉，便溏或秘，胸膈或宽或不宽，食而无味，舌润少津，脉虚细。

【鉴别】内补黄芪汤与保元大成汤均以恢复正气、生肌敛疮为法，皆用于疮疡溃后之邪去正虚，久不收口之证。内补黄芪汤以十全大补汤去白术加麦门冬、远志而成，重在双补气血，主治因气血两虚所致的疮口不愈；保元大成汤以异功散为基础，重在调补脾胃，补气回阳，生肌收口，加附子助阳补火，山萸肉、五味子补益肝肾、收敛疮口，木香、砂仁、生姜、大枣调补脾胃，以助化生气血，故主治胃气将绝、元阳衰微之痈疡久溃不敛。

【医案举例】一童子腋下患痈，不敛脓清，脉大倦怠，懒食少寐，自汗口干。以内补黄芪汤，及豆豉饼灸之，两月而愈。凡疮脓溃而清，或疮口不合，或聚肿不赤，肌寒肉冷，自汗色脱者，皆气血俱虚也，非补不可。（《外科发挥》卷一）

【方歌】内补黄芪地芍冬，参苓远志加川芎，
　　　　当归甘草官桂并，力补痈疽善后功。

复习思考题

1. 如何理解仙方活命饮中白芷与防风、贝母与天花粉、穿山甲与皂刺的配伍意义?

2. 试比较仙方活命饮与黄连解毒汤、五味消毒饮的功用、主治之异同。

3. 如何理解四妙勇安汤之服法?

4. 犀黄丸临床多用于哪些病证? 怎样理解方中药物的配伍意义。

5. 如何理解牛蒡解肌汤之配伍特点?

6. 小金丹与犀黄丸主治、用药配伍有何不同?

7. 试分析仙方活命饮、阳和汤、苇茎汤、大黄牡丹汤的立法与组方配伍特点。

8. 试分析麻黄在阳和汤、麻黄汤、越婢汤、麻杏甘石汤、麻黄细辛附子汤、定喘汤等方中的不同配伍意义。

9. 如何理解海藻玉壶汤中甘草与海藻之配伍意义?

10. 如何理解消瘰丸之病机及配伍特点?

11. 试述黄芪在透脓散、补中益气汤、玉屏风散、当归补血汤、补阳还五汤、防己黄芪汤、黄芪桂枝五物汤、固冲汤、玉液汤等方中的不同配伍意义。

12. 透脓散与内补黄芪汤的主治证候病机有何异同?

13. 试述大黄在大黄牡丹汤、大承气汤、桃核承气汤、温脾汤、三物备急丸、茵陈蒿汤、八正散、凉膈散、芍药汤、大黄附子汤、大柴胡汤、复元活血汤、十灰散、大黄䗪虫丸、枳实导滞丸、木香槟榔丸等方中的不同配伍意义。

主要参考书目

1. 汉・张仲景. 伤寒论. 重庆：重庆人民出版社，1955.

2. 汉・张仲景. 金匮要略. 北京：人民卫生出版社，2005.

3. 唐・王焘. 外台秘要方. 北京：中国医药科技出版社，2011.

4. 唐・蔺道人. 仙授理伤续断秘方. 北京：人民卫生出版社，2006.

5. 宋・王怀隐. 太平圣惠方. 北京：人民卫生出版社，1958.

6. 宋・王衮. 博济方. 北京：商务印书馆，1959.

7. 宋・周应. 简要济众方. 北京：人民卫生出版社，2006.

8. 宋・沈括，宋・苏轼. 苏沈良方. 上海：上海科学技术出版社，2003.

9. 宋・太平惠民和剂局. 太平惠民和剂局方. 北京：人民卫生出版社，2007.

10. 宋・钱乙. 小儿药证直诀. 北京：人民卫生出版社，2006.

11. 宋・许叔微. 普济本事方. 上海：上海科学技术出版社，1959.

12. 宋・王硕. 易简方. 北京：人民卫生出版社，1995.

13. 宋・寇宗奭. 本草衍义. 北京：人民卫生出版社，1990.

14. 宋・陈自明. 妇人大全良方. 北京：人民卫生出版社，2006.

15. 宋・严用和. 严氏济生方. 北京：中国医药科技出版社，2012.

16. 宋・杨士瀛. 仁斋直指方论. 福州：福建科学技术出版社，1989.

17. 宋・陈言. 三因极一病证方论. 北京：人民卫生出版社，2007.

18. 宋・杨倓. 杨氏家藏方. 北京：人民卫生出版社，1988.

19. 金・成无己. 伤寒明理论. 北京：中国中医药出版社，2007.

20. 金・张元素. 医学启源. 北京：人民卫生出版社，1978.

21. 金・刘完素. 素问病机气宜保命集. 北京：人民卫生出版社，2005.

22. 金・刘完素. 黄帝素问宣明论方. 北京：中国中医药出版社，2007.

23. 金・李东垣. 脾胃论. 北京：人民卫生出版社，2005.

24. 金・李东垣. 内外伤辨惑论. 北京：人民卫生出版社，2007.

25. 金・李杲. 东垣试效方. 上海：上海科学技术出版社，1984.

26. 金・李杲. 兰室秘藏. 北京：人民卫生出版社，2005.

27. 金・张子和. 儒门事亲. 北京：人民卫生出版社，2005.

28. 元・王好古. 此事难知. 北京：中国中医药出版社，2008.

29. 元・危亦林. 世医得效方. 北京：人民卫生出版社，2006.

30. 元・朱震亨. 丹溪心法. 北京：人民卫生出版社，2005.

31. 元·朱震亨．局方发挥．北京：中华书局，1985.

32. 元·朱震亨．脉因证治．北京：科技卫生出版社，1958.

33. 元·倪维德．原机启微．上海：上海卫生出版社，1958.

34. 明·楼英．医学纲目．北京：中国中医药出版社，1998.

35. 元·罗天益．卫生宝鉴．北京：中国医药科技出版社，2011.

36. 元·葛可久．十药神书．北京：人民卫生出版社，1956.

37. 明·徐用诚．玉机微义．上海：上海古籍出版社，1991.

38. 明·陶华．伤寒六书．上海：上海古籍出版社，1996.

39. [朝鲜]金礼蒙．医方类聚．北京：人民卫生出版社，1982.

40. 明·董宿．奇效良方．天津：天津科学技术出版社，2006.

41. 明·虞抟．医学正传．北京：人民卫生出版社，1965.

42. 明·薛己．正体类要．北京：人民卫生出版社，2006.

43. 明·薛己．外科发挥．北京：人民卫生出版社，2006.

44. 明·薛己．内科摘要．南京：江苏科学技术出版社，1985.

45. 明·方广．丹溪心法附余．北京：中国中医药出版社，1997.

46. 明·万全．痘疹世医心法．上海：上海古籍出版社，1996.

47. 明·周慎斋．慎斋遗书．南京：江苏科学技术出版社，1987.

48. 明·李时珍．本草纲目．北京：军事医学科学出版社，2006.

49. 明·吴崑．医方考·脉语．北京：中国医药科技出版社，2012.

50. 明·孙一奎．赤水玄珠全集．北京：人民卫生出版社，1986.

51. 明·龚廷贤．寿世保元．上海：第二军医大学出版社，2006.

52. 明·赵养葵．医贯．北京：人民卫生出版社，1964.

53. 明·陈实功．外科正宗．北京：人民卫生出版社，2007.

54. 明·武之望．济阴纲目．北京：人民卫生出版社，2006.

55. 明·缪希雍．先醒斋医学广笔记．北京：人民卫生出版社，2007.

56. 明·张介宾．景岳全书．上海：第二军医大学出版社，2006.

57. 明·吴有性．温疫论．北京：人民卫生出版社，2007.

58. 明·陶节庵．伤寒六书．北京：人民卫生出版社，1990.

59. 明·许宏．金镜内台方议．北京：人民卫生出版社，1986.

60. 明·王肯堂．证治准绳集要．沈阳：辽宁科学技术出版社，2007.

61. 明·秦昌遇．症因脉治．北京：中国中医药出版社，2008.

62. 清·柯琴．伤寒来苏集．上海：上海科学技术出版社，1959.

63. 清·柯琴．伤寒附翼．北京：中国中医药出版社，2008.

64. 清·徐彬．金匮要略论注．北京：人民卫生出版社，1993.

65. 清·罗美．古今名医方论．北京：中国中医药出版社，2007.

66. 清·周扬俊．温热暑疫全书．上海：上海中医药大学出版社，1993.

67. 清·周扬俊．金匮玉函经二注．北京：人民卫生出版社，1990.

68. 清·汪昂．医方集解．北京：人民卫生出版社，2006.

69. 清·傅山．傅青主女科．上海：上海科学技术出版社，1959.

70. 清·李用粹．证治汇补．北京：中国中医药出版社，1999.

71. 清·陈士铎.石室秘录.北京：人民卫生出版社，2006.

72. 清·张璐.张氏医通.北京：中国中医药出版社，1995.

73. 清·张璐.本经逢原.北京：中国中医药出版社，1996.

74. 清·张璐.千金方衍义.北京：中国中医药出版社，1995.

75. 清·钱潢.伤寒溯源集.上海：上海卫生出版社，1957.

76. 清·尤怡.金匮要略心典.上海：上海卫生出版社，1975.

77. 清·尤怡.伤寒贯珠集.上海：上海科学技术出版社，1978.

78. 清·程国彭.医学心悟.北京：人民卫生出版社，2006.

79. 清·徐大椿.医略六书.上海：上海赵翰香居，1903.

80. 清·徐大椿.医学源流论.北京：人民卫生出版社，2007.

81. 清·吴谦.医宗金鉴.北京：人民卫生出版社，2006.

82. 清·郑梅涧.重楼玉钥.北京：人民卫生出版社，2006.

83. 清·林珮琴.类证治裁.北京：人民卫生出版社，2005.

84. 清·王旭高.医方歌括.上海：上海科学技术出版社，2004.

85. 清·费伯雄.医方论.上海：上海古籍出版社，1995.

86. 清·唐容川.血证论.上海：第二军医大学出版社，2005.

87. 清·张秉成.成方便读.上海：上海科学技术出版社，1958.

88. 清·张山雷.中风斠诠.福州：福建科学技术出版社，2005.

89. 清·王清任.医林改错.北京：人民卫生出版社，2005.

90. 清·王子接.绛雪园古方选注.北京：中国医药科技出版社，2012.

91. 清·喻昌.医门法律.北京：人民卫生出版社，2006.

92. 清·俞根初.重订通俗伤寒论.上海：上海科学技术出版社，1959.

93. 清·吴鞠通.温病条辨.北京：中国医药科技出版社，2011.

94. 清·吴瑭.吴鞠通医案.北京：中国医药科技出版社，1998.

95. 清·王士雄.温热经纬.北京：中国医药科技出版社，2011.

96. 清·王孟英.随息居重订霍乱论.北京：中国医药科技出版社，2008.

97. 清·石芾南.医原.上海：上海浦江教育出版社，2011.

98. 清·吴仪洛.成方切用.北京：科学技术文献出版社，1996.

99. 清·余震.古今医案按.北京：人民卫生出版社，2007.

100. 清·丁甘仁.丁甘仁医案.太原：山西科学技术出版社，2013.

101. 清·魏之琇.续名医类案.北京：人民卫生出版社，1957.

102. 清·余霖.疫疹一得.南京：江苏科学技术出版社，1985.

103. 清·鲍相璈.验方新编.上海：第二军医大学出版社，2007.

104. 清·王维德.外科证治全生集.北京：人民卫生出版社，2005.

105. 翟竹亭.湖岳村叟医案.郑州：中原农民出版社，2014.

106. 李冀.方剂学.北京：中国中医药出版社，2012.

107. 李冀.方剂学.北京：高等教育出版社，2009.

108. 李刘坤.吴鞠通医学全书.北京：中国中医药出版社，1999.

109. 鲁兆麟等.二续名医类案.沈阳：辽宁科学技术出版社，1996.

110. 汉·神农本草经.北京：人民卫生出版社，1955.

111. 梁·陶弘景. 名医别录. 北京：人民卫生出版社，1986.

112. 唐·孙思邈. 备急千金要方. 北京：人民卫生出版社，1982.

113. 唐·孙思邈. 千金翼方. 北京：中国医药科技出版社，2011.

114. 五代·李珣. 海药本草. 北京：北京科学技术出版社，2019.

115. 宋·朱肱. 类证活人书. 天津：天津科学技术出版社，2003.

116. 宋·太医院. 圣济总录. 北京：人民卫生出版社，1982.

117. 宋·韩祗和. 伤寒微旨论. 北京：中国中医药出版社，2015.

118. 宋·赵佶. 圣济经. 北京：学苑出版社，2014.

119. 宋·吴彦夔. 传信适用方. 上海：上海科学技术出版社，2003.

120. 宋·王璆. 是斋百一选方. 上海：上海中医学院出版社，1991.

121. 宋·洪遵. 洪氏集验方. 上海：上海科学技术出版社，2003.

122. 宋·张杲. 医说. 上海：上海科学技术出版社，1984.

123. 宋·朱佐. 类编朱氏集验医方. 北京：人民卫生出版社，1983.

124. 金·李杲. 医学发明. 北京：中国医药科技出版社，2020.

125. 元·朱震亨. 格致余论. 北京：人民卫生出版社，2011.

126. 明·韩懋. 韩氏医通. 北京：人民卫生出版社，1989.

127. 明·江瓘. 名医类案. 北京：人民卫生出版社，1957.

128. 明·张介宾. 类经. 北京：人民卫生出版社，1982.

129. 明·缪希雍. 本草经疏. 北京：中国医药科技出版社，2011.

130. 明·张时彻. 摄生众妙方. 北京：中医古籍出版社，2004.

131. 明·方有执. 伤寒论条辨. 北京：中国中医药出版社，2009.

132. 明·薛己. 校注妇人良方. 太原：山西科学技术出版社，2012.

133. 明·兰茂. 滇南本草. 北京：中国中医药出版社，2012.

134. 明·贾所学. 药品化义. 北京：中医古籍出版社，2012.

135. 明·王纶. 明医杂著. 南京：江苏科学技术出版社，1985.

136. 明·龚信. 古今医鉴. 北京：中国中医药出版社，2007

137. 明·张三锡. 医学六要. 上海：上海科学技术出版社，2005.

138. 明·徐春甫. 古今医统大全. 合肥：安徽科学技术出版社，1995.

139. 明·倪朱谟. 本草汇言. 北京：中医古籍出版社，2005.

140. 明·王三才. 医便. 北京：中国中医药出版社，2015.

141. 明·陈嘉谟. 本草蒙筌. 北京：中医古籍出版社，2009.

142. 明·李梴. 医学入门. 北京：中国医药科技出版社，2011.

143. 明·申斗垣. 外科启玄. 北京：人民卫生出版社，1955.

144. 明·万全. 幼科发挥. 北京：人民卫生出版社，2006.

145. 明·龚廷贤. 万病回春. 北京：中国医药科技出版社，2014.

146. 清·汪昂. 汤头歌诀. 北京：中国医药科技出版社，2018.

147. 清·喻昌. 寓意草. 北京：中国中医药出版社，2008.

148. 清·吴篪. 临证医案笔记. 北京：中国中医药出版社，2015.

149. 清·吴仪洛. 本草从新. 北京：中国中医药出版社，2013.

150. 清·徐大椿. 兰台轨范. 北京：人民卫生出版社，2007.

151. 清·徐大椿. 洄溪医案. 北京：人民军医出版社，2008.

152. 清·陆廷珍. 六因条辨. 北京：人民卫生出版社，2008.

153. 清·汪讱庵. 本草易读. 太原：山西科学技术出版社，2015.

154. 清·王泰林. 王旭高医书六种. 上海：上海科学技术出版社，1965.

155. 清·陈士铎. 辨证录. 北京：中国医药科技出版社，2011.

156. 清·陈士铎. 本草新编. 北京：中国中医药出版社，1996.

157. 清·叶天士. 临证指南医案. 北京：中国医药科技出版社，2011.

158. 清·叶天士. 温热论. 北京：人民卫生出版社，2007.

159. 清·叶天士. 医效秘传. 上海：上海科学技术出版社，1963.

160. 清·王士雄. 随息居饮食谱. 北京：人民卫生出版社，1987.

161. 清·赵学敏. 本草纲目拾遗. 北京：中医古籍出版社，2017.

162. 清·王学权. 重庆堂随笔. 北京：人民军医出版社，2012.

163. 清·谢星焕. 得心集医案. 北京：中国中医药出版社，2016.

164. 清·徐玉台. 医学举要. 上海：上海卫生出版社，1964.

165. 清·陈修园. 时方歌括. 福州：福建科学技术出版社，2007.

166. 清·陈修园. 金匮方歌括. 北京：中国中医药出版社，2016.

167. 清·沈源. 奇症汇. 北京：中国中医药出版社，2018.

168. 清·黄宫绣. 本草求真. 北京：中国中医药出版社，2008.

169. 清·高秉钧. 疡科心得集. 北京：人民卫生出版社，2006.

170. ［日本］丹波元坚. 杂病广要. 北京：中医古籍出版社，2002.

171. 秦伯未. 清代名医医案精华. 北京：人民卫生出版社，2006.

172. 曹颖甫. 经方实验录. 北京：人民军医出版社，2010.

173. 张山雷. 疡科纲要. 上海：上海科学技术出版社，1982.

174. 张山雷. 本草正义. 太原：山西科学技术出版社，2013.

175. 张锡纯. 医学衷中参西录. 北京：中医古籍出版社，2016.

176. 胡光慈. 中医内科杂病证治新义. 成都：四川人民出版社，1983.

177. 严鸿志. 感证辑要. 北京：中国医药科技出版社，2019.

全国中医药行业高等教育"十四五"规划教材

全国高等中医药院校规划教材（第十一版）

教材目录（第一批）

注：凡标☆号者为"核心示范教材"。

（一）中医学类专业

序号	书　名	主　编		主编所在单位	
1	中国医学史	郭宏伟	徐江雁	黑龙江中医药大学	河南中医药大学
2	医古文	王育林	李亚军	北京中医药大学	陕西中医药大学
3	大学语文	黄作阵		北京中医药大学	
4	中医基础理论☆	郑洪新	杨　柱	辽宁中医药大学	贵州中医药大学
5	中医诊断学☆	李灿东	方朝义	福建中医药大学	河北中医学院
6	中药学☆	钟赣生	杨柏灿	北京中医药大学	上海中医药大学
7	方剂学☆	李　冀	左铮云	黑龙江中医药大学	江西中医药大学
8	内经选读☆	翟双庆	黎敬波	北京中医药大学	广州中医药大学
9	伤寒论选读☆	王庆国	周春祥	北京中医药大学	南京中医药大学
10	金匮要略☆	范永升	姜德友	浙江中医药大学	黑龙江中医药大学
11	温病学☆	谷晓红	马　健	北京中医药大学	南京中医药大学
12	中医内科学☆	吴勉华	石　岩	南京中医药大学	辽宁中医药大学
13	中医外科学☆	陈红风		上海中医药大学	
14	中医妇科学☆	冯晓玲	张婷婷	黑龙江中医药大学	上海中医药大学
15	中医儿科学☆	赵　霞	李新民	南京中医药大学	天津中医药大学
16	中医骨伤科学☆	黄桂成	王拥军	南京中医药大学	上海中医药大学
17	中医眼科学	彭清华		湖南中医药大学	
18	中医耳鼻咽喉科学	刘　蓬		广州中医药大学	
19	中医急诊学☆	刘清泉	方邦江	首都医科大学	上海中医药大学
20	中医各家学说☆	尚　力	戴　铭	上海中医药大学	广西中医药大学
21	针灸学☆	梁繁荣	王　华	成都中医药大学	湖北中医药大学
22	推拿学☆	房　敏	王金贵	上海中医药大学	天津中医药大学
23	中医养生学	马烈光	章德林	成都中医药大学	江西中医药大学
24	中医药膳学	谢梦洲	朱天民	湖南中医药大学	成都中医药大学
25	中医食疗学	施洪飞	方　泓	南京中医药大学	上海中医药大学
26	中医气功学	章文春	魏玉龙	江西中医药大学	北京中医药大学
27	细胞生物学	赵宗江	高碧珍	北京中医药大学	福建中医药大学

序号	书　名	主　编		主编所在单位	
28	人体解剖学	邵水金		上海中医药大学	
29	组织学与胚胎学	周忠光	汪　涛	黑龙江中医药大学	天津中医药大学
30	生物化学	唐炳华		北京中医药大学	
31	生理学	赵铁建	朱大诚	广西中医药大学	江西中医药大学
32	病理学	刘春英	高维娟	辽宁中医药大学	河北中医学院
33	免疫学基础与病原生物学	袁嘉丽	刘永琦	云南中医药大学	甘肃中医药大学
34	预防医学	史周华		山东中医药大学	
35	药理学	张硕峰	方晓艳	北京中医药大学	河南中医药大学
36	诊断学	詹华奎		成都中医药大学	
37	医学影像学	侯　键	许茂盛	成都中医药大学	浙江中医药大学
38	内科学	潘　涛	戴爱国	南京中医药大学	湖南中医药大学
39	外科学	谢建兴		广州中医药大学	
40	中西医文献检索	林丹红	孙　玲	福建中医药大学	湖北中医药大学
41	中医疫病学	张伯礼	吕文亮	天津中医药大学	湖北中医药大学
42	中医文化学	张其成	臧守虎	北京中医药大学	山东中医药大学

（二）针灸推拿学专业

序号	书　名	主　编		主编所在单位	
43	局部解剖学	姜国华	李义凯	黑龙江中医药大学	南方医科大学
44	经络腧穴学☆	沈雪勇	刘存志	上海中医药大学	北京中医药大学
45	刺法灸法学☆	王富春	岳增辉	长春中医药大学	湖南中医药大学
46	针灸治疗学☆	高树中	冀来喜	山东中医药大学	山西中医药大学
47	各家针灸学说	高希言	王　威	河南中医药大学	辽宁中医药大学
48	针灸医籍选读	常小荣	张建斌	湖南中医药大学	南京中医药大学
49	实验针灸学	郭　义		天津中医药大学	
50	推拿手法学☆	周运峰		河南中医药大学	
51	推拿功法学☆	吕立江		浙江中医药大学	
52	推拿治疗学☆	井夫杰	杨永刚	山东中医药大学	长春中医药大学
53	小儿推拿学	刘明军	邰先桃	长春中医药大学	云南中医药大学

（三）中西医临床医学专业

序号	书　名	主　编		主编所在单位	
54	中外医学史	王振国	徐建云	山东中医药大学	南京中医药大学
55	中西医结合内科学	陈志强	杨文明	河北中医学院	安徽中医药大学
56	中西医结合外科学	何清湖		湖南中医药大学	
57	中西医结合妇产科学	杜惠兰		河北中医学院	
58	中西医结合儿科学	王雪峰	郑　健	辽宁中医药大学	福建中医药大学
59	中西医结合骨伤科学	詹红生	刘　军	上海中医药大学	广州中医药大学
60	中西医结合眼科学	段俊国	毕宏生	成都中医药大学	山东中医药大学
61	中西医结合耳鼻咽喉科学	张勤修	陈文勇	成都中医药大学	广州中医药大学
62	中西医结合口腔科学	谭　劲		湖南中医药大学	

（四）中药学类专业

序号	书 名	主 编		主编所在单位	
63	中医学基础	陈 晶	程海波	黑龙江中医药大学	南京中医药大学
64	高等数学	李秀昌	邵建华	长春中医药大学	上海中医药大学
65	中医药统计学	何 雁		江西中医药大学	
66	物理学	章新友	侯俊玲	江西中医药大学	北京中医药大学
67	无机化学	杨怀霞	吴培云	河南中医药大学	安徽中医药大学
68	有机化学	林 辉		广州中医药大学	
69	分析化学（上）（化学分析）	张 凌		江西中医药大学	
70	分析化学（下）（仪器分析）	王淑美		广东药科大学	
71	物理化学	刘 雄	王颖莉	甘肃中医药大学	山西中医药大学
72	临床中药学☆	周祯祥	唐德才	湖北中医药大学	南京中医药大学
73	方剂学	贾 波	许二平	成都中医药大学	河南中医药大学
74	中药药剂学☆	杨 明		江西中医药大学	
75	中药鉴定学☆	康廷国	闫永红	辽宁中医药大学	北京中医药大学
76	中药药理学☆	彭 成		成都中医药大学	
77	中药拉丁语	李 峰	马 琳	山东中医药大学	天津中医药大学
78	药用植物学☆	刘春生	谷 巍	北京中医药大学	南京中医药大学
79	中药炮制学☆	钟凌云		江西中医药大学	
80	中药分析学☆	梁生旺	张 彤	广东药科大学	上海中医药大学
81	中药化学☆	匡海学	冯卫生	黑龙江中医药大学	河南中医药大学
82	中药制药工程原理与设备	周长征		山东中医药大学	
83	药事管理学☆	刘红宁		江西中医药大学	
84	本草典籍选读	彭代银	陈仁寿	安徽中医药大学	南京中医药大学
85	中药制药分离工程	朱卫丰		江西中医药大学	
86	中药制药设备与车间设计	李 正		天津中医药大学	
87	药用植物栽培学	张永清		山东中医药大学	
88	中药资源学	马云桐		成都中医药大学	
89	中药产品与开发	孟宪生		辽宁中医药大学	
90	中药加工与炮制学	王秋红		广东药科大学	
91	人体形态学	武煜明	游言文	云南中医药大学	河南中医药大学
92	生理学基础	于远望		陕西中医药大学	
93	病理学基础	王 谦		北京中医药大学	

（五）护理学专业

序号	书 名	主 编		主编所在单位	
94	中医护理学基础	徐桂华	胡 慧	南京中医药大学	湖北中医药大学
95	护理学导论	穆 欣	马小琴	黑龙江中医药大学	浙江中医药大学
96	护理学基础	杨巧菊		河南中医药大学	
97	护理专业英语	刘红霞	刘 娅	北京中医药大学	湖北中医药大学
98	护理美学	余雨枫		成都中医药大学	
99	健康评估	阚丽君	张玉芳	黑龙江中医药大学	山东中医药大学

序号	书 名	主 编		主编所在单位	
100	护理心理学	郝玉芳		北京中医药大学	
101	护理伦理学	崔瑞兰		山东中医药大学	
102	内科护理学	陈 燕	孙志岭	湖南中医药大学	南京中医药大学
103	外科护理学	陆静波	蔡恩丽	上海中医药大学	云南中医药大学
104	妇产科护理学	冯 进	王丽芹	湖南中医药大学	黑龙江中医药大学
105	儿科护理学	肖洪玲	陈偶英	安徽中医药大学	湖南中医药大学
106	五官科护理学	喻京生		湖南中医药大学	
107	老年护理学	王 燕	高 静	天津中医药大学	成都中医药大学
108	急救护理学	吕 静	卢根娣	长春中医药大学	上海中医药大学
109	康复护理学	陈锦秀	汤继芹	福建中医药大学	山东中医药大学
110	社区护理学	沈翠珍	王诗源	浙江中医药大学	山东中医药大学
111	中医临床护理学	裘秀月	刘建军	浙江中医药大学	江西中医药大学
112	护理管理学	全小明	柏亚妹	广州中医药大学	南京中医药大学
113	医学营养学	聂 宏	李艳玲	黑龙江中医药大学	天津中医药大学

（六）公共课

序号	书 名	主 编		主编所在单位	
114	中医学概论	储全根	胡志希	安徽中医药大学	湖南中医药大学
115	传统体育	吴志坤	邵玉萍	上海中医药大学	湖北中医药大学
116	科研思路与方法	刘 涛	商洪才	南京中医药大学	北京中医药大学

（七）中医骨伤科学专业

序号	书 名	主 编		主编所在单位	
117	中医骨伤科学基础	李 楠	李 刚	福建中医药大学	山东中医药大学
118	骨伤解剖学	侯德才	姜国华	辽宁中医药大学	黑龙江中医药大学
119	骨伤影像学	栾金红	郭会利	黑龙江中医药大学	河南中医药大学洛阳平乐正骨学院
120	中医正骨学	冷向阳	马 勇	长春中医药大学	南京中医药大学
121	中医筋伤学	周红海	于 栋	广西中医药大学	北京中医药大学
122	中医骨病学	徐展望	郑福增	山东中医药大学	河南中医药大学
123	创伤急救学	毕荣修	李无阴	山东中医药大学	河南中医药大学洛阳平乐正骨学院
124	骨伤手术学	童培建	曾意荣	浙江中医药大学	广州中医药大学

（八）中医养生学专业

序号	书 名	主 编		主编所在单位	
125	中医养生文献学	蒋力生	王 平	江西中医药大学	湖北中医药大学
126	中医治未病学概论	陈涤平		南京中医药大学	